40 ANNÉES

DE

Pratique Médicale et Administrative

PAR LE

Docteur DOUTREBENTE

DIRECTEUR-MÉDECIN HONORAIRE DES ASILES PUBLICS D'ALIÉNÉS

ADMINISTRATEUR DE L'HOPITAL GÉNÉRAL DE TOURS

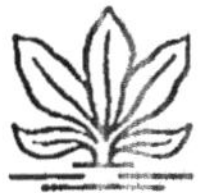

TOURS

PÉRICAT, LIBRAIRE

35, RUE DE LA SCELLERIE, 35

1909

40 ANNÉES

DE PRATIQUE MÉDICALE ET ADMINISTRATIVE

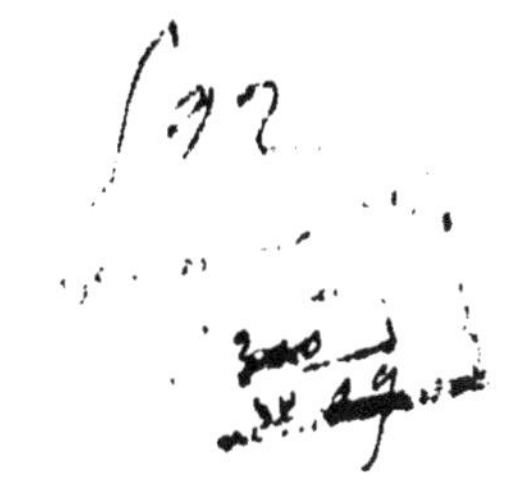

40 ANNÉES

DE

Pratique Médicale et Administrative

PAR LE

Docteur DOUTREBENTE

DIRECTEUR-MÉDECIN HONORAIRE DES ASILES PUBLICS D'ALIÉNÉS
ADMINISTRATEUR DE L'HOPITAL GÉNÉRAL DE TOURS

TOURS

PÉRICAT, LIBRAIRE

35, RUE DE LA SCELLERIE, 35

—

1909

TOURS, IMPRIMERIE BONNESŒUR ET Cⁱᵉ

PRÉFACE

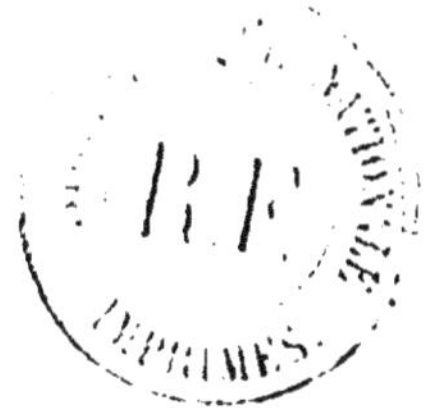

Arrivé au terme de la carrière médicale active et encore tout pénétré du temps passé près de maîtres bienveillants et de sympathiques collaborateurs, il m'a paru, sinon utile, au moins agréable, de refaire, par la pensée, le chemin parcouru et de réunir en un volume un certain nombre de publications (dont je ne m'exagère point l'importance) faites dans les asiles d'aliénés où j'ai vécu en qualité d'interne, de médecin-adjoint et de directeur-médecin.

Ce n'est pas sans émotion que je me reporte à l'époque où je m'initiais à la pratique des maladies mentales, à l'asile des aliénés de Tours dont le médecin en chef était alors le docteur Danner (1864-1865).

Plus tard les conseils de mon grand-oncle Baillarger me conduisirent à Rouen, à l'asile Saint-Yon, où pendant deux ans, j'ai eu le très grand honneur de remplir les fonctions d'interne dans le service de Morel, sous la direction duquel j'ai publié mon mémoire sur les aliénés héréditaires (1867-1868). Lauréat du prix Esquirol, je devenais interne de la maison nationale de Charenton dont Calmeil et Achille Foville étaient alors les médecins (1869).

En 1870-1871, attaché d'abord comme chirurgien à une ambulance fixe, j'attendais ensuite patiemment une nomination de médecin-adjoint en exerçant la médecine générale dans le canton de Vouvray.

Nommé enfin médecin-adjoint de l'asile des aliénés de Montdevergues (Vaucluse) en 1876, je ne tardai pas trop à arriver au
même poste à l'asile de Ville-Evrard en août 1877.

C'est là que j'ai rencontré pour la première fois un jeune étudiant en médecine, E. Régis, devenu depuis un ami fidèle et l'un
des plus brillants représentants de la Psychiatrie française et
mondiale.

En octobre 1879, j'étais nommé à Sainte-Anne, médecin responsable et chef de clinique du professeur Benjamin Ball, avec
E. Régis comme interne ; Chambard et mon excellent ami le docteur Vallon étaient attachés au laboratoire.

Nommé directeur-médecin de l'asile des aliénés de Blois, j'y
étais installé le 1er septembre 1880 et j'y ai pris la retraite le
1er mars 1906.

A Blois, je ne puis pas oublier les bons rapports entretenus
avec les membres de la Commission de surveillance et en particulier avec les docteurs Dufay et Guérin, pas plus que je
n'oublie mes nombreux collaborateurs et parmi eux : Peybernès,
Millet, Adam, Sicurac, Jean, Arnavon, Journiac, et mes amis
de la dernière heure, MM. Fenayrou, Gombaud, Vernet, Albès,
L. Marchand et Olivier, dont j'ai tant apprécié la valeur scientifique et la dignité du caractère. C'est à eux que je dédie
ce modeste recueil, en souvenir des années passées les uns très
près des autres, dans un asile de la province où pendant 26 ans
nous avons fait, j'ose le croire, de la bonne confraternité médicale, et où aussi je me suis efforcé de continuer les traditions
médico-administratives et les exemples de l'un de mes prédécesseurs et maître, le docteur L. Lunier, mon oncle maternel.

Dans la vie administrative, j'ai aussi rencontré des fonctionnaires dont j'ai fortement apprécié les relations et les services
rendus : MM. de Person, Quéant, Thomas-Payen, Vazeux,
Arnoult, Guion et L. Paurillan, le modèle des secrétaires de
direction !

Les surveillants en chef des asiles d'aliénés de province, dont le rôle et les attributions sont si importantes, me fournissent l'occasion de remercier Jean Gaudin et surtout Edouard Lefort de leur active et intelligente collaboration et, au même titre, je tiens aussi à rendre hommage et justice à divers préposés, parmi lesquels je tiens à citer cette admirable femme de service, Joséphine Delaunay, qui, impeccable, courageuse, patiente et dévouée, a vécu, pendant un demi-siècle, dans la section des femmes agitées, en qualité d'infirmière.

Pour ne pas augmenter les dimensions de ce volume j'ai éliminé à dessein différentes publications, telles que celles relatives à l'anthropologie, parues dans le volume du Congrès de Blois pour l'avancement des sciences ou dans les bulletins de la Société d'Anthropologie, le plus souvent, d'ailleurs, en collaboration avec le docteur Manouvrier ; j'ai laissé aussi de côté les recherches historiques sur le prieuré Saint-Lazare, actuellement la « Villa-Lunier » à Blois, et une étude sur l'hospitalisation des épileptiques et des aliénés dans le département du Loir-et-Cher présentée au Congrès de Nancy (1896) et publiée dans les Archives de Neurologie. Il m'a paru inutile enfin de faire réimprimer mon rapport, au Congrès de Toulouse, sur l'organisation administrative et médicale du service des aliénés, qui a déjà fait l'objet d'un tirage à part et forme à lui seul une forte brochure de plus de cent pages avec tableaux statistiques en annexe.

Tours, le 15 juillet 1909.

Dr DOUTREBENTE.

ÉTUDE GÉNÉALOGIQUE

SUR LES

ALIÉNÉS HÉRÉDITAIRES[1]

(MÉMOIRE QUI A OBTENU LE PRIX ESQUIROL POUR L'ANNÉE 1868)

> Cette funeste transmission peut se reconnaître
> dans la physionomie, les formes extérieures, les
> idées, les passions, les habitudes, les penchants
> de ceux qui doivent en être les victimes. . . . . .
> . . . . Averti par quelques-uns de ces signes,
> il m'est arrivé d'annoncer un accès de folie plu-
> sieurs années avant qu'il n'éclatât.
>
> ESQUIROL.

Etablir, d'une façon plus accentuée, l'importance capitale de
la forme et du cachet que l'hérédité morbide progressive ou accumulée imprime aux maladies mentales, et surtout présenter les
signes de l'ordre moral, physique et intellectuel qui permettent
de diagnostiquer d'emblée l'influence morbide héréditaire chez
les individus prédisposés ou atteints d'aliénation mentale ; tel est
le but que je me suis proposé en présentant les quelques considérations qui vont suivre avec des observations à l'appui.

Je suis loin de réclamer la priorité dans cette manière d'étudier
et de considérer les maladies mentales ; élève du docteur Morel,
j'ai simplement voulu, dans cet essai, prendre par le côté clinique
une des questions qu'il a émises depuis quelques années déjà.

L'examen de la classification étiologique qui place les aliénés
héréditaires dans un groupe spécial, nous oblige à rattacher notre
sujet à l'importante question de la classification des maladies
mentales.

Pour Esquirol, les formes générales de la folie se caractérisaient par cinq genres :

« 1° LA LYPÉMANIE (mélancolie des anciens), *délire sur un*

---

[1] *Annales médico-psychologiques*, 5ᵉ série, t. 2, sept. 1869.

» *objet ou un petit nombre d'objets avec prédominance d'une*
» *passion triste ou dépressive ;*

» 2° LA MONOMANIE, *dans laquelle le délire est borné à un*
» *seul objet, avec excitation et prédominance d'une passion*
» *gaie et expansive ;*

» 3° LA MANIE, *dans laquelle le délire s'étend sur toutes*
» *sortes d'objets et s'accompagne d'excitation.*

» 4° LA DÉMENCE ;

» 5° L'IMBÉCILLITÉ OU L'IDIOTIE. » (Tome 1ᵉʳ, page 22.)

Nous verrons plus tard qu'il nous eût été complètement impossible de faire entrer nos malades dans ce cadre si simple en apparence, et qui dans la pratique devient une source de confusion et d'erreurs.

Prenons pour exemple le *délire des persécutions*. Devons-nous le placer dans le premier genre ou dans le second? Le docteur Lasègue, dans son excellente monographie, l'a séparé du premier, et Esquirol lui-même du second, puisque pour lui, dans la monomanie, « *le délire borné s'accompagne d'une passion gaie et expansive* ». Ce n'est pas non plus dans le 3ᵉ genre, puisque « *le délire est général dans la manie* » (Esquirol). Enfin il est évident pour tout le monde que les délirants par persécution se distinguent complètement des déments ou des idiots. Il faudrait donc ajouter un nouveau genre et ainsi de suite dans une foule de cas. Est-il possible de donner le nom générique de *maniaques* à des alcoolisés, des épileptiques, des femmes atteintes de folie puerpérale, etc., etc., sous le prétexte qu'à un moment donné, leur « *délire s'étend sur toutes sortes d'objets et s'accompagne d'excitation ?* » (Esquirol, *Définition de la manie*). Nous ne le pensons pas.

La folie paralytique absorberait à elle seule toute la classification d'Esquirol. Les paralytiques, en effet, ne sont-ils pas tour à tour, monomanes ambitieux, maniaques, lypémanes, déments, suivant qu'on les observe à une période plus ou moins avancée de la maladie ? Dans quel groupe devra-t-on les placer?

Mais la classification étiologique est-elle exempte de reproches? Comprend-elle bien tous les cas possibles et doit-elle être définitive ? Telles sont les questions que M. J.-P. Falret a traitées dans son introduction au *Traité clinique des maladies mentales.*

Après avoir démontré l'insuffisance des classifications reposant sur l'anatomie pathologique et la psychologie normale, ce savant aliéniste s'exprime ainsi :

« Quelques auteurs, et en dernier lieu notre excellent élève et
» ami le docteur Morel (de Saint-Yon), ont fait de louables efforts
» pour trouver dans l'étiologie des maladies mentales un appui
» plus solide pour leur classement. Il semble en effet qu'en remon-
» tant à la cause première des phénomènes observés, on procède
» de la manière la plus scientifique, puisque l'on recherche la
» base du classement dans le fait initial qui contient tous les
» autres en germe et commande en quelque sorte à leur évolu-
» tion successive. . . . .
» . . . . . . Lorsqu'on peut saisir la cause spécifique, dont
» la connaissance implique celle du développement ultérieur des
» autres symptômes (délire alcoolique par exemple), on possède
» alors le fait initial qui contient tous les autres, et qui par con-
» séquent peut le mieux servir à les caractériser et à les classer...
» . . . . . . Nous devons ajouter que dans toute la classe des
» délires par intoxication, on ne peut hésiter à rattacher la va-
» riété des symptômes observés à la spécialité de la cause qui
» leur donne naissance.. . . . .
» . . . . Là s'arrête notre adhésion. L'étiologie sera tou-
» jours la partie la plus obscure de la connaissance des maladies
» mentales. Rien ne prouve, en outre, pas plus pour la médecine
» ordinaire que pour la médecine mentale, que la diversité des
» espèces morbides doive être nécessairement en rapport avec la
» diversité des causes. »

Nous pourrions répondre à cela que certains organes ne faisant pas partie des centres nerveux présentent justement cette diversité des espèces morbides en rapport avec la diversité des causes, et que, au point de vue des symptômes, de la marche et de l'anatomie pathologique, les différences sont nettement tranchées.

Prenons pour exemple les affections du testicule. Ne sont-elles pas en rapport, au point de vue du siège, des symptômes, de la marche, de la durée et du traitement même, avec l'étiologie ? Les causes parotidite et blennorragie ne détermineront pas la même forme d'orchites ; elles n'auront pas le même siège. L'une sera parenchymateuse, l'autre atteindra surtout l'épididyme et le cordon ; et en l'absence de ces deux causes et de leurs signes particuliers, ne devra-t-on pas chercher du côté des organes respiratoires la présence des tubercules ou encore dans l'ascendance des malades, l'existence d'une affection cancéreuse? Et ainsi de suite. Rien n'est plus rationnel à mon sens, et toujours la corrélation existe entre l'étiologie, la symptomatologie et l'anatomie pathologique.

Pourquoi nier qu'il en soit ainsi pour les organes situés plus profondément? Et puisque l'anatomie pathologique est encore impuissante, à quoi bon rejeter une *classification provisoire* dont l'emploi, d'ailleurs, est à peu près consacré par l'usage journalier? Beaucoup de médecins, qui se refusent à admettre la classification étiologique *ne peuvent s'en passer*, et il en est peu, maintenant, qui n'emploient à chaque instant les termes de *folie puerpérale, folie alcoolique, folie paralytique.* Ces désignations ont maintenant cours dans la science.

« Les mots *excitation maniaque, dépression mélancolique,*
» *manie* ou *mélancolie,* reviennent fréquemment sous ma plume,
» lorsqu'il s'agit de décrire les phases diverses de tel ou tel
» genre de folie qui rentre dans la classification que j'ai adoptée;
» mais, encore une fois, ces symptômes ne sont que des phéno-
» mènes transitoires qui le plus ordinairement alternent entre
» eux. Ainsi toutes les fois que j'emploierai les mots *manie, mé-*
» *lancolie,* il sera bien entendu que je ne fais allusion qu'à cer-
» taines phases des maladies mentales où prédominent les symp-
» tômes d'excitation et de dépression. Je n'entends pas indiquer
» par là *des formes particulières de folie.* Je ne décris qu'un
» des symptômes d'une forme déterminée d'aliénation mentale. »
(Morel, *Traité des maladies mentales.*)

L'étiologie, a dit M. J.-P. Falret, est et sera toujours la partie la plus obscure de la connaissance des maladies mentales, par conséquent, celle qui pourra le moins servir de base à leur classement scientifique. Rien ne serait plus vrai, s'il était permis d'affirmer que la science d'observation ne fera jamais de progrès, et s'il était permis de poser des bornes à la curiosité scientifique, qui pousse les hommes à étendre de jour en jour le cercle de leurs connaissances. Ne serait-on pas en droit de dire, pour imiter de semblables affirmations, que jamais l'étude des symptômes et de l'anatomie pathologique ne fournira assez d'éléments solides pour établir une classification naturelle? Déjà en 1816, Dubuisson comprenant toute l'importance d'une semblable question, rattachait à l'étiologie non-seulement la forme, mais même le pronostic, en disant que le pronostic, la nature et la durée des maladies mentales varient suivant les causes qui les ont occasionnées. (Dubuisson, *Des Vésanies*.)

Poursuivons la citation de M. Falret : « Quant à l'hérédité, sur
» laquelle M. le docteur Morel a fait reposer l'une de ses espèces
» étiologiques des maladies mentales, nous ne comprendrons
» jamais qu'une cause aussi générale et aussi fréquente que l'hé-
» rédité, *qui imprime son cachet à la plupart des formes les*
» *plus différentes de la folie,* puisse être mise en rapport avec
» une espèce particulière de maladie mentale ayant ses caractères
» distincts, à l'exclusion de toutes les autres espèces qui lui
» doivent aussi très souvent leur origine, *sans en porter cepen-*
» *dant l'empreinte spéciale.* »

Comment imaginer que l'hérédité imprime son cachet à des
formes maladives sans que celles-ci en portent l'empreinte spéciale ? C'est là évidemment une contradiction sur laquelle nous
n'insisterons pas davantage.

Si, toutefois, on établit définitivement que la manie, la mélancolie, la monomanie, ne sont pas les symptômes provisoires d'un
état maladif qui pourra plus tard revêtir une forme plus accentuée, et que l'observateur n'assiste pas tous les jours à une série
d'évolutions et de transformations morbides, dont le produit final
sera loin de présenter les symptômes initiaux de l'espèce maladive observée, il sera permis de dire que la création de types spéciaux par l'influence héréditaire est une impossibilité. Il n'en est
pas ainsi, et une étude approfondie permet de saisir entre les
aliénés héréditaires des rapports communs avec des différences
apparentes, résultant de ce que dans un cas, le malade aura été
observé en pleine évolution, et dans l'autre cas, à une période
avancée. Tel, qui au début présente un délire partiel, subira plus
tard des transformations avec délire général, qui ne permettront
pas de le considérer comme un monomane.

L'hérédité progressive détermine aussi dans la folie, des degrés
différents de ceux déterminés par l'hérédité accumulée; il faut en
suivre le développement dans plusieurs générations. Une bizarrerie de caractère, de simples excentricités chez les ascendants, se
traduiront par une forme plus accentuée dans la descendance,
pour aboutir seulement au bout de plusieurs générations à l'imbécillité, l'idiotie et autres types portant les signes de la dégénérescence physique, morale et intellectuelle.

Le mot de *folie héréditaire* comprend et spécifie certaines aberrations de l'intelligence, des sentiments, de la volonté, états indéterminés, et qui ont reçu de tous les auteurs et dans tous les pays des noms différents. Parmi ces auteurs citons MM. Trélat, Falret, Pritchard, Morel et Baillarger.

Mais est-il possible de croire à l'existence d'un type spécial de la folie, déterminé par l'influence héréditaire, lorsque dans presque toutes les familles de nos aliénés, on trouve non pas seulement des excentricités et des bizarreries de caractère, mais encore l'aliénation elle-même ? Et comment, d'ailleurs, expliquer que dans certains cas, une partie des enfants échappera à l'influence néfaste du vice congénial ? C'est là certainement un argument sérieux, auquel M. Morel nous semble avoir victorieusement répondu dans les lignes suivantes :

« L'hérédité n'a rien d'absolument fatal ; cela est incontes-
» table. Si l'observation a démontré que d'un père aliéné, hypo-
» condriaque, suicide, etc., naissent des enfants aliénés, épilep-
» tiques, hypocondriaques, suicides, etc., il peut arriver aussi
» que la bonne santé d'un des conjoints fasse antagonisme aux
» conditions morbides de l'autre conjoint, et qu'en définitive la
» race, loin de déchoir, tende à remonter vers un type supérieur.
» C'est là un principe dont j'ai maintes fois eu occasion de dé-
» montrer la légitimité. » (*Traité de médecine légale des aliénés.*)

Chez les descendants d'individus aliénés ou faibles d'esprit, bizarres, excentriques, il se produit un état particulier qui les rend plus aptes que d'autres à recevoir les impressions de toutes sortes, qui pourraient déterminer la folie ; mais souvent aussi, la maladie se montre de toutes pièces sans autre cause que la prédisposition.

Dubuisson (1826) a vu, dit-il, des maladies mentales se transmettre jusqu'à la deuxième génération, et Haslam rapporte plusieurs faits semblables (1809). Plus loin, il insiste sur ce fait démontré aussi par Pinel, comme nous le verrons plus loin dans l'observation n° 4, que l'aliénation se produit *sans cause évidente*, et cela assez souvent, chez des individus qui jusqu'à l'âge de 30 à 40 ans avaient fait preuve de prudence et de raison ; mais il a soin d'ajouter qu'ils étaient « nés de parents ou issus d'aïeux » qui avaient été aliénés ».

J'ai à plusieurs reprises remarqué la facilité trop grande avec laquelle on rattachait certains faits d'aliénation à l'influence héréditaire, et l'on s'efforçait de démontrer cette influence par l'étude d'une seule génération. Si l'on trouve dans une famille deux frères atteints de paralysie générale et une sœur aliénée suicide, et cela s'est présenté dernièrement à mon observation, doit-on dire : ce sont là des aliénés héréditaires ? Non certainement ; car ce n'est pas un seul malade, ni une seule génération qu'il est nécessaire d'observer pour se rendre compte de l'évolution si singulière des maladies mentales héréditaires, mais une suite de générations non interrompues, en y joignant les causes morales ou physiques qui auraient pu entraver ou précipiter la marche du vice héréditaire.

Esquirol prétendait pouvoir reconnaître « *cette funeste trans-* » *mission dans la physionomie,* les *formes extérieures,* les » *idées,* les *passions,* les *habitudes,* les *penchants* de ceux qui » devaient en être les victimes. *Averti par quelques-uns de ces* » *signes, il m'est arrivé,* » dit-il, « *d'annoncer un accès de* » *folie plusieurs années avant qu'il n'éclatât.* »

Je suivrai dans la description le programme tracé par Esquirol et qu'il n'a malheureusement pas développé.

1º *Physionomie.* — Le plus souvent, en effet, les héréditaires en voie d'évolution présentent, même dès l'enfance, des phénomènes extérieurs bizarres, anormaux, qui pour la physionomie se traduisent en tics grimaciers, strabisme, irrégularité des traits, hébétude et même stupeur alternant parfois avec une vivacité singulière, mais passagère, du jeu de la physionomie, principalement lorsque leur attention et leur désir d'extravagances auront été attirés et favorablement impressionnés par le récit d'une aventure fantastique ou la vue d'un acte insensé.

2º *Formes extérieures.* — C'est principalement chez ces malades qu'on trouve les déviations du type normal de l'humanité, déviations extrêmes chez les descendants d'une famille où la transmission héréditaire aura pu exercer, sans entrave, sa funeste influence :

Vicieuse conformation de la tête, des oreilles, des membres, qu'il ne faut pas confondre pour la tête en particulier avec les déformations artificielles du crâne résultant de manœuvres pratiquées dès l'enfance. Ces déformations artificielles ont été mises en évidence par les docteurs Gosse (de Genève), Foville père et Lunier, et paraissent exercer une influence considérable sur les fonctions de l'encéphale.

Mais en dehors des déformations artificielles et des cas de microcéphalie ou d'hydrocéphalie qui résultent d'une ossification prématurée ou retardée, on constate presque toujours chez les aliénés héréditaires, *l'aplatissement bi-latéral* et *l'exagération relative du diamètre antério-postérieur*, coïncidant aussi le plus souvent *avec une dépression frontale,* qui caractérise *le front fuyant.*

Dans un grand nombre de cas, *les oreilles sont mal implantées*; le *lobule manque* ou se trouve soudé à la peau de la région parotidienne supérieure ; les autres parties constituantes peuvent manquer complètement ou se présenter à l'état rudimentaire, les replis et sillons ont disparu tout à fait pour donner à l'oreille l'apparence et l'épaisseur d'une feuille de papier.

Généralement enfin, la taille est rabougrie, les membres déformés, plus rarement paralysés; ils sont le siège de contractures, de tics choréiformes. (Il nous a été possible d'en observer plusieurs cas nettement accusés.)

Les organes génitaux, dans les cas de mauvaise accumulation héréditaire, présentent un arrêt de développement qui retarde ou annule la puberté et la fonction de reproduction.

3° *Idées, passions, habitudes, penchants.* — Les sources principales de nos idées étant l'instruction, l'expérience, le raisonnement et le témoignage humain, par conséquent aussi l'éducation, le milieu social et les dispositions naturelles de chaque individu, il est facile de comprendre qu'il devra se produire une certaine diversité dans les idées, les passions, les habitudes et les penchants des représentants de la variété maladive qui nous occupe.

Ce qui distingue plus particulièrement les héréditaires, *c'est leur tendance aux idées fixes; le retour périodique de certains phénomènes maladifs; la facilité avec laquelle certains d'entre eux avouent leur mal et en discutent la cause,* et encore *leurs impulsions instinctives au meurtre, au suicide* et à toutes sortes d'actes bizarres irréfléchis, qu'il est nécessaire parfois de rattacher à un état maladif en voie d'évolution et non pas définitif.

C'est parmi les héréditaires qu'il faut classer, le plus souvent, les chercheurs de problèmes insolubles, de découvertes impossibles. La manie des inventions oiseuses est l'apanage de certains d'entre eux. C'est par centaines qu'ils comptent leurs inventions. Il y en a qui s'intitulent bienfaiteurs de l'humanité et cherchent, par tous les moyens possibles, à faire profiter l'univers entier de leurs découvertes; ils se donnent ainsi aux yeux du monde une

certaine raison d'être et d'agir. Ils se font remarquer généralement par leurs excentricités, leur bizarrerie. Lorsqu'ils sont placés dans une position aisée, on les voit mener une vie déréglée
et user leur santé et leur faible intelligence à satisfaire leurs passions insensées et leur désir toujours inassouvi d'aventures, d'extravagances et de scandale.

Ils ont parfois des dispositions naturelles vraiment surprenantes.
Dès l'âge de 10 ans, quelques-uns composent des vers, se livrent
au dessin ou à la peinture, ou bien encore à la musique. Ils
passent pour de petits prodiges, de petits génies ; mais, lorsqu'on
veut développer ces dispositions naturelles, on vient se heurter à
une impossibilité. Ils ne peuvent progresser. C'est là encore un
signe presque constant.

Dans cette énumération que nous aurions pu étendre encore,
nous n'avons pas voulu comprendre tous les cas possibles, attendu
que les formes varient suivant le degré de progression ou d'accumulation héréditaires. Entre la simple excentricité et la dégénérescence complète, il y a de nombreux échelons à parcourir.
C'est à l'influence héréditaire qu'il faut encore rattacher les génies partiels (Morel), ces jeunes gens qui jusqu'à l'âge de 15, 17,
20 ans et plus ont montré une intelligence hors ligne, et qui tout
d'un coup sont frappés de *démence juvénile* avec phénomènes
maniaques ou mélancoliques revenant périodiquement. Les déno-
minations de *mobiles*, *insuffisants* servent à caractériser la forme
d'esprit et le degré d'intelligence de ces malheureux déshérités
de la nature. Signalons enfin les *instinctifs* (Morel), ainsi nommés en raison de la passivité avec laquelle ils accomplissent, parfois, les actes les plus dépravés et les crimes les plus épouvantables.

Nous n'insisterons pas davantage sur ces considérations préli-
minaires, en nous rappelant que nous avons voulu surtout citer
des faits et que d'ailleurs la Société médico-psychologique a consacré cette année une grande partie de ses séances à l'étude de
l'importante question de la transmission héréditaire de la folie,
tout en divisant et restreignant la question à la transmission héréditaire de l'épilepsie.

Ce n'est pas seulement dans les asiles, ce n'est pas uniquement
parmi les individualités morbides qui sont soumises à l'observation
quotidienne qu'il faut chercher la solution du problème. Il faut
encore pénétrer au sein des familles et s'efforcer de vaincre les

scrupules, les cachotteries de gens pusillanimes qui, sous un prétexte plus ou moins valable, cherchent à détourner le médecin de la vraie voie et souvent même à l'induire complètement en erreur. La science est appelée à rendre de grands services en ce sens, et il est à désirer dans l'intérêt des familles elles-mêmes, qu'on ne trouve pas chez elles la résistance et l'obstination devant lesquelles le praticien est obligé de s'incliner.

Les évaluations statistiques sur la fréquence de l'hérédité dans les maladies mentales sont des plus variables. Nous pourrions citer celles d'Esquirol, Jacobi, Guislain, Baillarger, Parchappe. Leurs résultats le plus souvent contradictoires prouvent que la question a été étudiée à des points de vue différents, que certains auteurs ont négligé de tenir compte dans leurs recherches, de l'influence des névroses ou de tel autre état maladif des ascendants. Il est facile d'ailleurs de concevoir qu'on doit se heurter à une foule de difficultés lorsqu'on cherche dans les familles de nos aliénés le germe d'un mal héréditaire. Il devient par cela même urgent de posséder un critérium ou au moins un ensemble de signes probants, établis par l'observation, qui permettront presque à coup sûr de diagnostiquer cette influence héréditaire. Ces signes, dont nous parlerons souvent, tiennent à la nature même du délire, *délire systématisé, aux guérisons apparentes et aux rechutes fréquentes* des aliénés héréditaires, *à des vices de conformation de la tête, des membres et des oreilles* en particulier, à la diminution et même à la suspension de la fonction de reproduction, etc.

Dans un rapport médical sur l'asile des aliénés de Blois, le docteur Lunier a recherché avec soin toutes les causes de maladie des aliénés entrés dans l'année 1863, et sur 185 malades, 113 avaient ou avaient eu dans leur famille des aliénés, des épileptiques ou des parents atteints de quelque autre affection cérébrale.

A l'asile Saint-Yon, le nombre des héréditaires est aussi très considérable par rapport au nombre total des admissions, et souvent il nous arrive de trouver des héréditaires parmi de vieilles aliénées chroniques, mal étudiées lors de leur admission.

Tous les malades dont nous donnons l'observation ont été soumis directement à notre examen, et en faisant la relation de leur état maladif, nous avons tenu à placer en face le tableau généalogique de leur famille, afin de montrer, *de visu*, le mode de transmission héréditaire dans une suite de générations, dont la plus reculée nous servira de point de départ.

OBSERVATION I.

Folie héréditaire. — Transmission morbide. — Étude généalogique. — Disparité dans les types d'une même génération. — Amélioration d'une minime partie des descendants par des mariages convenables. — Dégénération et stérilité du plus grand nombre.

Mme Latouche, âgée de 68 ans, entrée à l'asile Saint-Yon le 12 mars 1846, est un des plus beaux types de folie périodique et héréditaire qu'on puisse trouver. Sa santé physique est satisfaisante, et rien d'anormal dans les différentes fonctions physiques ne mérite d'être noté dans cette observation.

La conformation générale de la tête caractérise une variété de microcéphalie avec aplatissement bi-pariétal et exagération de volume de la région occipitale. Les oreilles sont démesurément longues, difformes, dépourvues de sillons et de replis, en un mot aplaties.

Mme Latouche (comme elle le dit elle-même) n'a aucun point de ressemblance avec ses frères et sœurs.

Il serait impossible de décrire toutes les périodes de calme et d'agitation qu'on a pu observer depuis 25 ans chez notre malade ; elles ont toutes d'ailleurs la même forme, le même cachet, et leur description une fois faite suffira, je pense, à bien les caractériser.

Dans la période de calme ou de rémission, Mme L..., d'un caractère doux et serviable, sait rendre service à tous ceux qui l'entourent ; elle fait preuve d'une certaine intelligence, a parfaitement conscience de son état et nous en fait part sans en rien cacher.

Pendant la période d'agitation, la dépression intellectuelle est au comble et survient, dit-on, comme un coup de foudre. Elle se traduit par des accès de folie furieuse sous l'influence desquels cette malheureuse femme devient méchante et extrêmement dangereuse. Cette période coïncide avec des troubles légers du côté de la circulation ; le pouls est plus fréquent et comme fébrile, la face devient turgescente, les lèvres violacées. Pas de trouble de la sensibilité générale.

La vie de famille dans ces conditions serait une impossibilité, malgré la durée assez longue des intervalles lucides, attendu que là où l'on peut le mieux la surveiller, on n'a pu souvent prévenir les funestes effets de son impétuosité et de sa violence instinctive. Un jour, entre autres, sous l'influence de ses idées délirantes, elle s'est jetée sur une malheureuse aliénée inoffensive, qui n'a dû son salut qu'à une prompte intervention. La moindre négligence dans le service de surveillance peut coïncider avec un de ces actes d'instinctivité, et par suite cet état mental constitue pour la famille et la société une des formes les plus dangereuses de l'aliénation mentale.

Il est facile de comprendre que la connaissance de cette forme d'aliénation et de l'influence que l'hérédité exerce sur sa production est et sera toujours d'une importance capitale pour le médecin légiste. Il lui sera facile de démontrer la non-criminalité d'un accusé que l'on aura jusqu'alors regardé comme un homme intelligent et responsable de ses actes. L'étude généalogique de la famille, la recherche d'une influence héréditaire, les aveux tardifs d'une famille qui a eu intérêt à cacher les accès périodiques d'aliénation d'un de ses membres, rien de tout cela ne devra être négligé pour dégager la vérité de l'erreur et empêcher une condamnation ultérieurement condamnée elle-même par le bon sens public.

La production d'un état morbide aussi accentué, aussi typifié, aussi persistant, en dehors de toute influence héréditaire, est sinon une impossibilité, du moins un fait insolite, et dans cette condition on serait peut-être en droit de soupçonner l'accusé d'être un produit adultérin, « attendu que l'adultère est la porte frauduleuse » par où s'introduit dans les familles le germe des maladies hé- » réditaires ». (Marcé.)

Pour ceux cependant qui connaissent Mme Latouche depuis longtemps, la perte de l'intelligence est généralement annoncée par quelques jours de tristesse, puis de gaieté, se traduisant immédiatement par des actes bizarres, irréfléchis, qui ne tardent pas à devenir violents et dangereux.

Passons maintenant à l'étude de la famille de Mme Latouche, qui nous semble des plus intéressantes et des plus fécondes en déductions; car elle nous montrera clairement les effets de la transmission morbide héréditaire, la disparité des types dans une même génération, l'amélioration d'une minime partie des descendants et principalement la dégénération et la stérilité du plus grand nombre.

Nous étudierons cette famille dans cinq générations différentes et successives.

Dans la première génération, nous trouvons une aïeule maternelle de notre malade intelligente, mais d'un caractère violent.

Dans la seconde génération, le père, joueur passionné, que des pertes successives avaient rendu bizarre, singulier, irritable, et qui, de fautes en fautes, a fini par perdre une grande fortune; la mère, aliénée, morte aliénée, dont Mme Latouche reproduit, sous une forme plus accentuée, la folie circulaire. La cause déterminante serait la puerpéralité.

Dans la troisième génération, huit enfants offrant deux par deux des types maladifs similaires, et des types disparates comme vue d'ensemble.

1° Une fille aînée, nerveuse, hystérique, qui, sous l'influence la plus légère, était prise d'accès d'hystérie et de catalepsie de courte durée. Elle était faible d'esprit, et son seul enfant, chétif, sourd-muet, est mort en bas-âge.

2° Autre fille, intelligente, mère de quatre enfants, dont deux morts très jeunes et deux survivants. Son mari est intelligent et bien conformé.

3° Un garçon, mort paralytique.

4° Un autre garçon, mort paralytique.

5° Une fille frappée de stérilité. Elle est mariée à un homme sain de corps et d'esprit.

6° Autre fille, mariée cependant aussi dans de bonnes conditions, et dont le seul enfant est un dipsomane aux passions vulgaires.

7° Autre fille atteinte de folie périodique. C'est Mme Latouche, notre malade. De son mariage, quatre enfants, formant la quatrième génération :

A. Un fils, ancien soldat, faible d'esprit, dont le seul enfant, une fille, morte en bas-âge, était une dégénérée, une mal venue, suivant l'expression de Mme Latouche.

B. Une fille intelligente, mère de deux enfants en bas-âge.

C. Un fils intelligent.

D. Un troisième fils, mort à la suite de l'opération de la taille.

Il est bon d'ajouter que le mari de Mme Latouche est parvenu, en partie, à atténuer l'influence néfaste héréditaire fournie par la famille de sa femme, et que les trois derniers enfants lui ressemblent au physique et au moral.

Enfin, pour terminer la série des frères et sœurs de Mme Latouche :

8° Une dernière fille, morte très-jeune, rachitique au dernier degré, et qui n'aurait jamais pu marcher, tellement elle était mal conformée.

Pour nous résumer : sur les huit enfants de la troisième génération nous avons :

Deux névropathiques .... { une hystérique. / une aliénée.

Deux paralytiques.

Deux filles intelligentes.

Deux dégénérées......... { une atteinte de stérilité. / une rachitique.

OBSERVATION N° I.

Tableau généalogique de la famille de Mme LATOUCHE.

PREMIÈRE GÉNÉRATION	DEUXIÈME GÉNÉRATION	TROISIÈME GÉNÉRATION	QUATRIÈME GÉNÉRATION	CINQUIÈME GÉNÉRATION
		1° *Fille*, nerveuse, hystérique.	*Enfant* sourd-muet, chétif, mort en bas-âge........	Néant.
			2 enfants morts............	Néant.
		2° *Fille*, très intelligente....	2 enfants vivants et intelligents.	Néant.
		3° *Garçon*, mort paralytique.	Néant.	Néant.
		4° *Garçon*, mort paralytique.	Néant.	Néant.
Aïeule maternelle intelligente mais d'un caractère violent.	*Mère*, aliénée, folie circulaire.	5° *Fille*, frappée de stérilité..	Néant.	Néant.
		6° *Fille* intelligente........	*Fils* dipsomane	Néant.
			a. *Fils* à tête faible	*Fille* dégénérée, mal venue, morte en bas-âge.
		7° *Fille*, Mme **Latouche**	b. *Fille* intelligente.........	Deux enfants en bas-âge.
			c. *Fils* intelligent très-jeune .	Néant.
			d. *Fils* mort à la suite d'une opération	Néant.
		8° *Fille*, rachitique au dernier degré, morte très-jeune, qui n'aurait jamais pu marcher	Néant.	Néant.

Sur les dix enfants de la quatrième génération, nous en avons :
Quatre intelligents et vivants.
Un atteint de pierre vésicale.
Un frappé de surdi-mutité, chétif, malingre, mort en bas-âge.
Un ivrogne, doué de mauvais instincts.
Un faible d'esprit.
Deux morts très-jeunes.

L'influence héréditaire se fait encore sentir, et si, malgré des unions répétées et dans de bonnes conditions d'amélioration, cette malheureuse famille ne peut se débarrasser complètement du vice héréditaire, que serait-il arrivé si par un hasard malencontreux, de nouveaux éléments morbides, et d'une nouvelle famille entachée d'hérédité, étaient venus se fondre par le mariage dans la famille de Mme Latouche ?

La cinquième génération nous fournit seulement trois enfants, dont un dégénéré et mort en bas-âge ; de sorte que les deux survivants sont les représentants des huit frères et sœurs de Mme Latouche, de son mari, de ses quatre beaux-frères, de ses quatre enfants, de ses six neveux et nièces ; en tout vingt-trois, c'est-à-dire un descendant par douze générateurs.

OBSERVATION II.

Folie héréditaire. — Hérédité paternelle, maternelle et collatérale. — Récidives multiples coïncidant avec ou sans la gestation. — Guérison momentanée.

Mme Vallée, âgée de 33 ans, entre à l'asile le 15 février 1868. Cette femme, d'une taille au-dessus de la moyenne, est assez intelligente et n'a pas donné signe d'aliénation mentale avant l'âge de 25 ans, quoiqu'elle fût dans des conditions de prédisposition des plus fâcheuses.

Mme Vallée est en effet la dernière représentante de deux familles d'aliénés héréditaires ; car l'union du père et de la mère de notre malade n'a fait que réunir ensemble deux souches entachées d'hérédité morbide. C'est là évidemment la circonstance la plus favorable au développement de l'aliénation mentale, et la fatalité qui poursuit ces deux familles jusque dans ses derniers représentants n'a pas voulu qu'un sang indemne de tout vice héréditaire vint apporter dans l'une au moins de ces deux associations d'individus névropathisés, une espèce de contrepoids capable de balancer l'influence morbide héréditaire.

Étudions maintenant la famille de Mme Vallée, et observons-en séparément tous les membres, sans chercher, bien entendu, à éliminer ceux qui sembleraient défavorables à la démonstration du sujet que nous traitons. Nous aurons ainsi sous les yeux un tableau complet et surtout fidèle.

Du côté paternel nous trouvons :

1° Le grand-père, mort d'apoplexie.

2° La grand'mère, morte d'un cancer de l'utérus.

3° Leurs enfants, à savoir :

A. Une fille, Mme B... Madeleine, aliénée placée depuis long-temps à l'asile où elle a été admise sur la présentation d'un certificat du Dr Vingtrinier. Ce savant médecin nous paraît avoir bien observé Mme B..., et la description qui va suivre lui est empruntée en grande partie.

Mme B... est une mélancolique, hallucinée, chez laquelle il est facile de remarquer une intermittence des troubles psychiques. Dans la période d'agitation, le délire est généralisé ; aucune systématisation. Dans la période de calme, au contraire, Mme B..., malgré une apparente lucidité, est en proie à des idées fixes dont l'existence remonte à une époque déjà ancienne (idées de possession et de sortilège). C'est un cas de folie à double forme (Baillarger).

Tel était l'état de Mme B..., il y a 10 ans, lors de son entrée à l'asile. Actuellement nous constatons un affaiblissement intellectuel en rapport avec son âge avancé, et malgré cela, une excitabilité singulière et une grande tendance à commettre des actes bizarres.

Les deux oreilles sont tout à fait déformées et ont l'apparence d'une feuille de papier.

B. Un garçon, le père de Mme Vallée, d'une intelligence bornée, et qui porte sur lui des signes propres aux aliénés héréditaires : c'est-à-dire aplatissement bi-pariétal de la tête, saillie occipitale exagérée, prognatisme considérable, déplissement et aplatissement des oreilles, absence du lobule.

Du côté maternel nous trouvons :

1° Le grand-père, épileptique, sorte de colosse, forgeron de marine, grand buveur, mort seulement à 80 ans pendant un accès. (C'est un cas de longévité assez rare chez les épileptiques.)

2° La grand'mère, épileptique, visionnaire, somnambule, sujette aux cauchemars, morte d'apoplexie.

3° Leur fille unique, la mère de Mme Vallée, morte paralytique. Elle a été longtemps sujette à des crises d'hystérie qui se renouvelaient assez fréquemment. Ces crises existaient avant la naissance de Mme Vallée, et ont continué un certain temps après, pour disparaître complètement dans la suite.

C'est dans de pareilles conditions d'hérédité et de prédisposition morbide que se trouvait Mme V... lorsqu'elle devint enceinte à l'âge de 25 ans. La gestation, cette cause déjà si fréquente d'aliénation mentale, était plus que suffisante pour la faire se développer chez Mme V... Aussi pendant toute sa grossesse, elle resta plongée dans la stupeur et l'abattement. Après un accouchement laborieux, elle resta deux années sans donner signe de folie. Vinrent ensuite une seconde grossesse et un second accouchement, suivis des mêmes phénomènes de maladie mentale et de guérison subite comme la première fois.

Enfin, vers le mois de janvier de cette année, Mme V... retomba aliénée sans cause occasionnelle appréciable. Depuis ce temps il a été facile de voir qu'elle était atteinte de folie à double forme.

Pendant une première période, dite de dépression : anéantissement complet, stupeur, mutisme absolu, égarement des traits, perte de la mémoire et de tout sentiment moral et affectif. Mme V... ne reconnaît plus personne, pas même son mari. Les sensations internes, la soif, la faim, le besoin de locomotion, ne donnent pas signe d'existence, ou du moins, si elles existent, elle sait les contenir avec une ténacité remarquable qu'il serait plus naturel de rapporter à l'abolition de la volonté et à l'inertie de la force d'action.

Pendant la seconde période, dite d'excitation : légère agitation, plaintes exagérées de souffrances imaginaires, idées de persécution, hallucinations de la vue, visions et frayeurs nocturnes, idées de suicide. Ses discours se bornent à des appréciations délirantes ayant trait à ses malheurs et aux persécutions auxquelles elle se dit en butte. Dans un moment d'exaspération, elle a cherché à s'étrangler en disant qu'il était temps de mettre un terme à ses maux.

La menstruation n'a rien présenté d'anormal ; mais à chaque époque menstruelle, les troubles psychiques sont plus accentués.

Des deux enfants de Mme Vallée, un seul est vivant, l'autre est mort-né. Cet enfant, une fille, nous semble en état d'arrêt de développement physique, moral et intellectuel.

Le séjour de l'asile a été des plus favorables ; car au bout de trois semaines seulement, nous avons pu observer la disparition à peu près complète du trouble des facultés intellectuelles.

Depuis, Mme Vallée est sortie de l'asile et revient fréquemment nous donner de ses nouvelles. Elle a parfaitement conscience de son état et se montre reconnaissante des soins que nous avons été à même de lui donner.

Devons-nous espérer une guérison définitive ? Non, certainement. Il est malheureusement probable que Mme Vallée nous reviendra et que peut-être son séjour à l'asile sera plus prolongé. Si l'aliénation a pu se produire, dans cette troisième récidive, sans cause appréciable, que deviendra Mme Vallée en présence d'une situation critique ? Est-il possible d'espérer qu'une cause occasionnelle n'aura pas d'influence fâcheuse, quand la prédisposition elle seule a servi de point de départ à un état de folie à double forme aussi bien caractérisé ?

Depuis la rédaction de cette observation, elle est rentrée à l'asile et sortie dans les mêmes conditions.

OBSERVATION N° II.

Tableau généalogique de la famille de Mme VALLÉE.

	PREMIÈRE GÉNÉRATION	DEUXIÈME GÉNÉRATION	TROISIÈME GÉNÉRATION	QUATRIÈME GÉNÉRATION	CINQUIÈME GÉNÉRATION
Côté maternel.	*Grand-père*, épileptique. — *Grand'mère*, épileptique.	*Mère* hystérique, morte paralysée.	*Fille*, Mme **Vallée**, aliénée périodique.	1° *Fils*, mort-né. 2° *Fille*, atteinte d'arrêt de développement physique, moral et intellectuel.	Néant.
Côté paternel.	*Grand-père*, apoplectique. — *Grand'mère*, cancéreuse.	B. *Père* faible d'esprit (oreilles déplissées). A. *Tante*, Mme B., aliénée (oreilles déplissées).	Néant.	Néant.	Néant.

Qu'il nous soit permis, à propos de cette observation, d'insister sur le mode de transmission héréditaire de l'épilepsie.

M. Foville, dans ses recherches sur la transmission héréditaire de l'épilepsie, croit à cette transmission; mais il est impossible, dit-il, de déterminer au juste dans quelle proportion elle a lieu.

Le docteur Morel, à qui sa longue expérience permet d'être plus affirmatif, ne croit pas à la transmission de l'épilepsie des parents aux enfants. Les épileptiques générateurs ne manquent pas dans la famille de Mme Vallée, et de leur union ne sont pas sortis des épileptiques, mais des aliénés.

Le docteur Aluison a fait dans sa thèse (Paris 1866) des recherches sur la pathogénie de la folie, et sur 155 observations nous trouvons que tous les aliénés qui ont eu des épileptiques dans leur ascendance sont précisément exempts d'épilepsie.

Je cite maintenant les observations de M. Aluison.

Observation 2. — B... Jean-Pierre, né à Terminiers, atteint de manie chronique. — La mère était épileptique.

Observation 11. — L... Eugénie, née à Fessanvilliers, en 1841, maniaque. — Le père était épileptique.

Observation 13. — G... Léopold, patient, né à Louville-les-Chénards, torpeur physique et intellectuelle. — Le père était épileptique.

Observation 28. — G... Louis-Jean, né à Legron, maniaque. Un de ses frères était difforme, sa sœur maladive; son fils est idiot, la mère suicide. — Le père était épileptique.

Observation 36. — G... Clémence-Eudoxie, démente. — Le père était épileptique.

Observation 37. — D... Augustine-Renée, née à Launevay, faiblesse intellectuelle, chorée. — Le père était épileptique.

Observation 68. — P... Xavier-Victor, né à Lours, maniaque halluciné, dont la sœur est aliénée. — Le père était épileptique.

Observation 88. — G... Louis-Théodule, né à Fontaines-les-Ribout, maniaque. — La mère était une épileptique idiotisée.

Citons maintenant des observations d'épileptiques, et nous verrons que la transmission héréditaire de l'épilepsie n'est pour rien dans leur état maladif, puisqu'on ne trouve pas d'épileptiques dans leur ascendance. Ces observations appartiennent toujours à M. Aluison.

Observation 21. — Dans la famille L..., de Brou, nous trouvons : une fille épileptique, une autre rachitique, une troisième

paralytique démente. — Le père était idiot et ivrogne. — La
mère scrofuleuse.

Observation 55. — L... Jean-Baptiste, né à Umpeau, épileptique. — Le père est ivrogne, le frère maladif.

Observation 63. — Dans la famille Es..., d'Illiers, 3 enfants :
une fille épileptique, une maniaque chronique, une rachitique.
— Le père était paralytique.

Observation 84. — R... Marie-Madeleine, née à Mesnil-Tho-
mas, épileptique. — Pas d'épilepsie ni d'aliénation dans la famille.

Observation 100. — P... Madeleine-Euphrosine, née à Saint-
Lubin des Souchevets, épileptique. — Pas d'épilepsie ni d'aliénation dans la famille.

Observation 129. — H .. Félix-Narcisse, né à Saint-Prest,
épileptique. — Cas isolé dans la famille.

Observation 136. — G... Louis-Sébastien, né à Brou, épileptique. — Pas d'épilepsie dans la famille.

A ces observations, il me semble nécessaire de joindre une observation que M. Foville lui-même a citée (*Annales médico-
psychologiques*. Mars 1868, page 129). C'est l'observation v.

1 grand-mère folle.	1 mère présumée saine.	2 sœurs mortes en bas-âge. 4 frères morts en bas âge. 1 fille Bac.. épileptique. 1 sœur scrofuleuse.	4 enfants morts en bas-âge.

Dans cette famille étudiée dans quatre générations nous trouvons
un cas isolé d'épilepsie, la fille Bac... Ce n'est certes pas une observation qui démontre la transmission héréditaire de l'épilepsie,
puisqu'on ne trouve pas d'épileptique en dehors de la troisième
génération, rien dans la deuxième, rien dans la quatrième, Elle
démontre au contraire d'une façon évidente que l'épilepsie peut
se produire isolément dans une famille et ne pas se continuer dans
la descendance.

Nous regrettons de ne pouvoir consigner ici le résultat de nos
propres recherches faites à l'asile St-Yon, mais il nous a semblé
qu'après les travaux si concluants du savant et respectable M. Delasiauve, le doute n'était plus permis en pareille matière ; et si à
la Société médico-psychologique il a cru devoir renouveler la
campagne qu'il avait déjà entreprise, il n'a fait que reprendre les
idées qu'il avait si bien émises dans son Traité sur l'épilepsie.
Après avoir accordé une large part à l'hérédité comme cause des

maladies mentales, il s'est demandé si la part était égale pour la production de l'épilepsie.

Les auteurs anciens, se copiant les uns sur les autres, ne mettaient pas en doute l'influence héréditaire. Hippocrate ne comprenait pas qu'il en pût être autrement. Les auteurs modernes, et parmi eux Tissot, firent des recherches sérieuses, et sans toutefois oser nier l'influence héréditaire, ne manquèrent pas de mentionner de nombreux cas dans lesquels des parents épileptiques avaient donné le jour à des enfants non atteints d'épilepsie. Bastos (1824) alla plus loin en soutenant et démontrant que l'exception était la règle, c'est-à-dire que jamais ou presque jamais les descendants d'épileptiques ne devenaient épileptiques. Portal est d'un avis contraire, mais il ne s'est pas livré à des investigations approfondies ; « il ne cite rien de personnel et ne fonde son opinion sur aucune donnée positive ». Bouchet et Casauvielh auraient trouvé l'hérédité dans le quart des cas. Beau avait trouvé 28 cas d'hérédité sur 273 épileptiques, et Leuret 1 sur 67. M. Delasiauve a lui-même entrepris des recherches spéciales, mais il s'est bien gardé, comme MM. Bouchet et Casauvielh, de confondre « avec l'épilepsie non seulement l'hystérie et l'aliénation mentale, mais encore l'apoplexie et la paralysie ». Leuret, « puisant ses preuves dans le domaine même de l'affection », aboutit aux mêmes résultats que M. Delasiauve, qui sur 133 observations a pu obtenir 120 déclarations formelles de non-hérédité, cinq cas d'épilepsie (trois mères, un frère et une tante) et huit cas d'affections nerveuses autres que l'épilepsie.

Il est donc impossible de séparer l'épilepsie, au point de vue de la transmission héréditaire, du reste des maladies mentales. L'hérédité joue un rôle immense comme cause prédisposante et déterminante en même temps ; *mais la maladie des ascendants ne se transmet pas de toute pièce aux descendants*. Elle subit des transformations : tantôt elle revêt une forme plus accentuée, tantôt au contraire elle s'amende sous l'influence d'une union qui viendra contrebalancer, en partie du moins, l'influence du vice congénial héréditaire. D'un maniaque ne naît pas fatalement un maniaque. Les enfants d'un père alcoolisé ne sont pas fatalement des dipsomanes ; les faits sont là pour prouver qu'ils ont de grandes chances de devenir soit épileptiques, idiots, imbéciles, et surtout instinctifs, bizarres ou seulement excentriques.

Nous voyons tous les jours entrer à l'asile des épileptiques, des alcoolisés, des maniaques, des mélancoliques, des déments, etc., et c'est l'exception quand nous trouvons dans l'ascendance la reproduction fidèle du type maladif que nous avons à observer. Les différentes formes des maladies mentales peuvent toutes s'engendrer les unes par les autres ; ce ne sont que des variétés dans l'espèce.

La transmission héréditaire de la folie par des types similaires maladifs se fait dans la folie suicide seulement. Les observations abondent dans la science pour démontrer que les enfants se suicident souvent et fatalement sans connaître le suicide de leurs parents, et cela quelquefois aux mêmes époques de la vie. L'observation suivante nous parait une preuve clinique d'un fait aussi singulier qu'inexplicable.

OBSERVATION III.

Folie suicide héréditaire. — Stupeur profonde et idées de suicide alternant avec une période de calme et de lucidité.

Mlle Letourneur, Lucienne-Alexandrine, admise depuis longtemps déjà à l'asile, fait partie d'une famille où le suicide est héréditaire. Son père s'est suicidé, sa sœur et son frère se sont suicidés tous deux dans le même lieu, à des époques différentes. Ils avaient choisi le même genre de mort, la pendaison. Mlle L... elle-même a souvent manifesté des idées de suicide ; parfois encore, elle semble prise d'un sentiment d'inquiétude et de désespoir. C'est une intelligence lourde ; elle n'a jamais pu apprendre à lire et à écrire malgré des soins tout particuliers. M. Morel a insisté sur ce point que les héréditaires sont toujours stationnaires ; ils ne progressent pas. Il est à croire même que notre malade est moins intelligente qu'autrefois. Elle s'attache à ceux qui la soignent ; mais pour la moindre contrariété, elle boude ou s'emporte violemment. Les sentiments affectifs sont peu développés, et c'est avec indifférence qu'elle a pris connaissance de la mort de ses parents. La volonté se ressent de la faiblesse intellectuelle ; elle est toute passive, et n'intervient pas dans la plupart des actes qu'elle accomplit. L'habitude peut rendre compte d'ailleurs d'actes passifs et automatiques.

Au physique, Mlle Letourneur est aussi dépourvue qu'au moral : petitesse de taille, microcéphalie, front bas, fuyant, étroit.

La sensibilité générale présente des phénomènes curieux d'anesthésie et d'hyperesthésie en rapport avec des périodes de passivité et d'activité.

L'état mental est des plus caractérisés ; c'est une folie périodique.

Dans la première période, démence complète avec stupeur, hébétude, adynamie profonde, pas d'état fébrile, constipation, fuliginosités linguo-labiales, mutisme absolu, refus de la nourriture. Cette période de dépression dure trois mois et quelquefois plus, et c'est alors que sortant de cette prostration cataleptiforme, elle cherche à se détruire.

Mlle Letourneur ne passe pas subitement d'un pareil état à la période de semi-lucidité dont nous avons donné la description au début de l'observation ; elle passe par toutes les phases d'une longue convalescence avec des rechutes fréquentes, mais de courte durée.

Depuis un an, nous avons observé deux périodes de lucidité et deux périodes de stupeur.

M. le Dr Morel qui connaît cette malade depuis longtemps, loin de trouver de l'amélioration dans son état, le trouve considérablement aggravé ; les intervalles lucides sont de moins en moins prononcés, et la torpeur intellectuelle semble vouloir devenir permanente.

Pour terminer, nous ajouterons que dans cette famille, le suicide, qui jusqu'à présent ne s'était transmis qu'en ligne directe, commence à s'étendre aux collatéraux. Tout dernièrement en effet, un de ses cousins germains vient de se suicider.

Il est probable et malheureusement à craindre qu'un jour ou l'autre Mlle Letourneur, parvenant à déjouer la surveillance qui l'entoure, se suicidera, comme ont déjà fait son père, sa sœur, son frère et son cousin.

Nous nous sommes assurés qu'elle ignorait complètement le suicide de ses parents, et que par suite l'imitation n'était pour rien dans ses tendances au suicide.

Tableau généalogique.

DEUXIÈME GÉNÉRATION	TROISIÈME GÉNÉRATION	QUATRIÈME GÉNÉRATION
Père aliéné suicidé	*Frère* suicidé	Néant.
	Sœur suicidée..............	Néant.
Mère peu intelligente	Mlle **Letourneur**, tendances au suicide	Néant.
Oncle.) Pas de renseigne- Tante.) ments.	Cousin germain s'est suicidé.	Néant.

Il est consolant pour la société de savoir que la division des éléments morbides héréditaires peut donner de bons résultats partiels, et que l'introduction dans une famille viciée d'un individu indemne peut servir de point de départ à une nouvelle génération dont une partie des produits au moins échappera à l'influence néfaste du mal héréditaire. Si la compétence médicale prenait de l'extension, et s'il était possible de donner un avis définitif, le médecin pourrait donc autoriser le mariage dans les cas où des soupçons d'aliénation planeraient sur les membres d'une famille !

Les faits prouvent clairement que les races peuvent se régénérer. Mais si le hasard veut que deux héréditaires s'unissent, nous verrons se produire les tristes résultats de la convergence et de la fusion des éléments morbides héréditaires accumulés dans deux familles différentes. Dans l'observation suivante, j'ai essayé d'écrire l'histoire d'une famille dont font partie Mmes Pavy et Guérard, que nous avons été à même d'observer pendant plus d'une année dans un asile d'aliénés. A ces deux malades se rattachent par les liens du sang et du mariage une foule d'aliénés, qui poussés les uns vers les autres par le hasard continuent en s'unissant entre eux de procréer des aliénés héréditaires.

OBSERVATION IV.

Folie héréditaire. — Délire systématisé. — Conservation de l'intelligence.

Mme Guérard, âgée de 45 ans, est d'un tempérament nervoso-sanguin et d'une forte constitution. Prédisposée à l'aliénation mentale, elle a cependant pendant 40 ans donné de grandes preuves d'intelligence et de bon sens. On pourrait dire d'elle ce que disait Pinel : « L'aliénation héréditaire peut ne se développer que dans » un âge avancé, et survenir chez un individu prédisposé, qui » pendant toute sa vie aura donné des signes d'intelligence et » aura même rempli dignement les devoirs qui lui incombaient » par sa position dans le monde. »

Fille d'une mère excentrique, alcoolisée, et d'un père alcoolisé; petite-fille d'un grand-père suicide et d'une grand'mère alcoolisée et paralytique; nièce de parents faibles d'esprit, alcoolisés, déments, maniaques; cousine d'une lypémaniaque suicide, d'une maniaque, d'une hystérique, d'une émotive, elle peut à coup sûr être considérée comme un type complet d'aliénée héréditaire. Malgré cette écrasante prédisposition, Mme Guérard aurait pu ne pas devenir aliénée, si elle avait trouvé dans les liens du mariage la tranquillité d'esprit et le calme de l'existence. Il n'en a pas été ainsi, car son mari, un dipsomane, lui a fait subir pendant de nombreuses années toutes les tortures morales, bien plus dures que les peines physiques. « S'il n'avait fait que de me battre, » dit-elle souvent, « mais il m'injuriait, me calomniait dans ma vie » privée, dans mes enfants, dans tout ce que j'avais de plus cher. » On s'imaginera difficilement la somme de courage et de patience dépensée par cette femme de mérite.

C'est la première fois que nous rencontrons dans les asiles une malade digne d'un intérêt aussi grand pour ses malheurs passés et présents. Les aliénés qui n'ont pas conscience de leur état sont naturellement à plaindre ; que dire de ceux qui comme Mme Guérard ont conservé toute leur intelligence et leur lucidité? « Oui, » c'est une maladie affreuse que la mienne, une maladie nerveuse, » insaisissable aux agents thérapeutiques. Vous n'avez jamais » vu de maladie semblable. C'est un cas unique. Ne pas pouvoir » mourir ! et se voir enterrer vivante ! Quelle situation plus épou- » vantable ! »

C'est aujourd'hui, c'est demain que doit venir le supplice, et chaque jour ou chaque période de temps expirés, un nouveau dé-lai, une nouvelle fixation d'heure et de temps se présente à son imagination.

Cent fois, nous avons essayé de détruire ses raisonnements par l'absurde, et cent fois il nous a fallu reculer devant une fin de non-recevoir. On se demande comment il se fait qu'une femme intelligente ajoute foi sans réflexion à des productions subjec-tives qui ne reposent sur rien de solide. Cependant c'est ce qui arrive dans tous les cas de ce genre, et ce délire systématisé, typifié comme l'a dit M. Morel, est une des caractéristiques de la folie héréditaire, et lui a suffi dans plusieurs cas pour diagnotis-quer l'influence morbide héréditaire.

Constamment impressionnée par la crainte du supplice qui l'at-tend et le souvenir de ses souffrances passées, Mme Guérard est une *gémisseuse* (type assez fréquent dans les asiles).

Lors de son entrée, elle semblait avoir des contractions spas-modiques du diaphragme simulant un hoquet maladif fréquent et très douloureux se produisant à chaque inspiration. Cet état sin-gulier était purement volontaire et, quoiqu'il persiste encore, ne nous donne aucune inquiétude. Lorsque Mme Guérard fatiguée, épuisée de gémir, s'arrête pendant quelques instants, il suffit de lui dire qu'elle est guérie pour qu'aussitôt les plaintes et les gémissements recommencent de plus belle.

Une autre caractéristique de la folie héréditaire, regardée comme très importante par mon maître le Dr Morel, et tirée du malade lui-même, c'est la facilité avec laquelle les délirants par persécution héréditaires avouent franchement ce qu'ils éprouvent, tandis que les délirants par persécution non héréditaires n'avouent jamais rien, se plaignent en général; ils ne spécifient pas, et quand on les pousse à bout, répondent par cette phrase consacrée : « Vous en savez là-dessus plus long que vous ne le voulez » dire ; vous connaissez cela tout aussi bien que moi, vous n'avez » pas besoin que je vous le dise. »

A l'aide de ces signes, il devient facile de dire si l'aliéné fait partie d'une famille d'héréditaires oui ou non, et ce n'est pas là une conception vaine, une idée qui ne repose pas sur des faits certains. Pour nous, au contraire, rien n'est plus réel, plus pathognomonique du vice congénial. La plupart du temps, en effet, nous manquons de renseignements précis sur les malades au moment de leur entrée, et quand nous avons affaire à une malade comme Mme Guérard, nous cherchons à compléter nos renseignements à l'aide des malades eux-mêmes. M. Morel ni moi ne connaissions la famille de Mme Guérard, et ce n'est qu'après coup que j'ai pu en donner la généalogie complète. En jetant les yeux sur le tableau, on verra que j'ai cherché à caractériser chaque individu de cette nombreuse famille, afin de montrer les transformations et progressions morbides dans cinq générations différentes.

Avant donc de connaître la famille de Mme Guérard, il était possible d'affirmer que c'était une héréditaire, surtout si aux caractéristiques morales ci-dessus énoncées nous joignons quelques signes physiques présentés par elle, tels que la microcéphalie avec aplatissement pariétal de la tête et la forme si singulière des oreilles déplissées et aplaties. Nous aurons ainsi une somme de valeurs seméiotiques qu'il sera impossible de nier, attendu que nous les avons trouvées chez toutes les individualités morbides héréditaires bien accentuées comme : Mme Letourneur, le père de Mme Vallée, sa tante Mme B... et d'autres dont nous aurons à parler dans les observations suivantes.

C'est d'ailleurs ce qui est arrivé, et j'affirme que sachant l'intention que j'avais d'étudier les héréditaires, le Dr Morel me conseilla de prendre des renseignements sur Mme Guérard, attendu, me disait-il, qu'elle devait, en raison même de la forme de son délire, avoir des aliénés dans sa famille. Cette marche, maintes fois entreprise depuis, m'a presque toujours amené aux mêmes résultats. La maladie étant connue, déterminer la cause véritable sans s'arrêter à de minimes considérations étiologiques.

Nous sommes loin de vouloir répudier, dans la production des maladies mentales, l'intervention de ces nombreuses causes étalées et prodiguées à loisir dans les statistiques ; mais nous pensons qu'il faut de beaucoup en réduire l'importance. Le plus souvent, en effet, la cause connue avouée par la famille, ne sera qu'une cause factice, s'ajoutant à la prédisposition. Que faut-il à un individu, prédisposé à la tuberculisation, pour activer le développement des tubercules ? un simple refroidissement ou un changement de lieu. La vraie cause déterminante est la prédisposition.

Il en est de même de toutes les affections héréditaires ; parfois, elles sommeillent longtemps pour ne donner signe de vie qu'à la fin de l'existence ; parfois au contraire, elles frappent brutalement des enfants en bas-âge ; le plus souvent c'est à une période intermédiaire de la vie qu'elles se développent, sous l'influence d'une cause occasionnelle des plus minimes.

Etudions maintenant la famille de Mme Guérard dans plusieurs générations successives, et en particulier les résultats fâcheux d'unions et d'alliances entre des individus prédisposés ou atteints d'aliénation mentale, et aussi les résultats heureux d'unions mieux assorties, c'est-à-dire, dans ce cas, le retour d'une partie de la race vers un type supérieur, au triple point de vue de l'intelligence, du physique et du moral.

Nos renseignements sont très précis ; nous avons cherché autant que possible à observer directement tous les survivants de cette famille d'aliénés et même nous avons tenu à donner, quelquefois, la généalogie des individus qui sont venus s'y intercaler par alliance, afin de montrer par quelle coïncidence fâcheuse presque tous les représentants de cette famille s'alliaient eux aussi à des aliénés héréditaires.

Comme il n'est pas facile dans une longue énumération de personnes de conserver au récit une clarté parfaite, j'ai suivi pas à pas, dans la description, le tableau généalogique, afin d'alléger et de faciliter la lecture d'un récit par trop aride.

Dans la première génération : nous trouvons les grands-parents de Mme Guérard.

1° Nicolas Doré, peu intelligent, ayant toujours eu la tête faible et qui a fini par le suicide.

2° Femme Doré, morte paralytique et alcoolisée.

Dans la seconde génération : leurs enfants au nombre de cinq, dont quatre portent les traces du mal héréditaire. Ce sont par ordre d'âge.

A. D^lle Doré, veuve Guérin, femme Lamy, la plus intelligente de la génération, et qui n'a jamais donné signe d'aliénation mentale. Elle a été épargnée, mais la transmission morbide, suivant

OBSERVATION N° IV.

Notice généalogique relative à Mme GUÉRARD.

PREMIÈRE GÉNÉRATION	DEUXIÈME GÉNÉRATION	TROISIÈME GÉNÉRATION	QUATRIÈME GÉNÉRATION	CINQUIÈME GÉNÉRATION
1° *Grand-père* **Nicolas Doré.** faible d'esprit, suicide. 2° *Grand-mère,* **Angel, f^e Doré,** alcoolisée, morte paralytique.	A. **Mlle Doré, f^e Lamy,** très intelligente, mariée deux fois.	N° 1. **Mlle Guérin,** aliénée, morte à l'asile, atteinte de folie mélancolique, idées de suicide.	Néant.	Néant.
	B. **Mlle Doré, f^e X...,** faible d'esprit, alcoolisée, paralytique.	N° 2. **Mme Maury,** maniaque bizarre, dont le mari était épileptique.	N° 1. Mlle Maury, f^e Lucas, dont le mari a eu une sœur aliénée. N° 2. Maury, garçon intelligent mais facilement irritable, buveur, scrofuleux.	Plusieurs enfants en bas âge. »
	C. **Mlle Doré, f^e Pavy** (à l'asile depuis 1826), atteinte de démence avec agitation périodique.	N° 3. **Mlle Pavy, f^e X...,** très-émotive et très-impressionnable : elle est mariée dans de bonnes conditions de régénération.	N° 3. Mlle X..., très-bien au physique et au moral.	»
	D. **M. Doré** (le seul garçon), atteint de delirium tremens.	N° 4. **Mlle Doré, f^e Vareux,** hystéropathique placée sur la limite de la raison et de la folie Le mari est un bizarre excentrique presque aliéné. (Stérilité.)	Pas d'enfants.	Néant.
		N° 5. **Mlle Favard,** morte-née.	Néant.	Néant.
	E. **Mlle Doré, f^e Favard** bizarre, excentrique, buveuse. — Le mari lui ressemble au physique et au moral.	N° 6. **Mlle Favard, f^e GUÉRARD,** atteinte de délire de persécution systématisé. Le mari, M. Guérard, dipsomane, interné dans un asile, lui-même héréditaire. Père de M. Guérard, dipsomane, halluciné. Oncle paternel *id.*, aliéné, mort à l'asile. Tante mat. *id.*, morte aliénée. Cousin ger. *id.*, aliéné suicide.	N° 4. Mlle Guérard, d'un caractère froid et à sentiments affectifs peu développés, dénuée de sensibilité morale, faible d'esprit. N° 5. Très-jeune garçon.	» »

toujours son cours, s'est développée chez sa seule fille, Mlle Guérin (n° 1 de la 3e génération), morte à l'asile atteinte de folie mélancolique avec idées de suicide.

B. D^lle Doré, femme X..., faible d'esprit, adonnée à la boisson, morte paralytique ; sa fille Mme Maury (n° 2 de la 3e génération), maniaque, bizarre, s'est mariée à un convulsif, un épileptique larvé, et leurs enfants :

a. Mlle Maury, femme Lucas (n° 1 de la 4e génération), hystéropathique accentuée, s'est mariée elle-même à un excentrique intelligent dont la sœur est aliénée.

b. M. Maury, son frère, intelligent, mais buveur, irritable, passionné et parfois violent. Il est atteint de scrofule.

C. D^lle Doré, femme Pavy, encore vivante, à l'asile depuis 1826. Elle est dans un état confirmé de démence avec agitation périodique, non dangereuse en raison de son âge avancé. Sa fille (n° 3 de la 3e génération) est une émotive, impressionnable, mariée dans d'excellentes conditions de régénération pour les petits enfants. Son mari possède une haute intelligence et réunit au physique et au moral toutes les conditions désirables. De cette union, une fille (n° 3 de la 4e génération), très intelligente, qui ressemble au père. Elle n'est pas mariée, mais nous pensons qu'elle pourra l'être sans danger pour ses enfants ?

D. M. Doré (le seul garçon de la 2e génération), atteint de delirium tremens ; sa fille (n° 4 de la 3e génération) est une hystéropathique, agitée, incohérente, dont le mari bizarre, excentrique, est presque aliéné ; mariés depuis longtemps, ils n'ont pas eu d'enfants.

E. D^lle Doré, femme Favart, bizarre, excentrique, alcoolisée, qui n'a su trouver qu'un mari également bizarre et adonné à la boisson ; de leur union deux filles :

a. Mlle Favard (n° 5 de la 3e génération), morte-née.

b. D^lle Favard, femme Guérard (n° 6 de la 3e génération), sujet principal de cette observation, atteinte de délire de persécution systématisé. Son mari, dont nous avons déjà parlé, est un dipsomane actuellement interné dans un asile et relégué au rang des chroniques. Cet aliéné a reçu une grande instruction, et a pu exercer longtemps une carrière libérale, grâce surtout au dévouement admirable de Mme Guérard, notre intéressante malade.

Leurs deux enfants n'ont pas encore donné signe d'aliénation ; mais l'aînée, Mlle Guérard (n° 4 de la 4e génération), d'un caractère froid, à sentiments affectifs peu développés, est complètement dénuée de sensibilité morale. C'est une très belle personne dont la figure de marbre et la physionomie glaciale peignent bien l'état rudimentaire des facultés intellectuelles. Il est d'ailleurs difficile de parler de ces deux enfants encore très-jeunes ; il est préférable d'attendre la suite des évènements pour les bien juger.

Toutefois, je pense qu'ils n'échapperont pas complètement à la funeste maladie dont ils doivent porter le germe, attendu que le

père est lui-même le descendant d'une famille d'aliénés. Son père
en effet était un dipsomane halluciné ; son oncle paternel est mort
aliéné dans un asile ; sa tante maternelle est morte aliénée ; son
cousin germain est aliéné suicide.

. Quel concours plus fâcheux de circonstances! Quelle convergence plus évidente d'éléments morbides héréditaires! Est-il
possible d'invoquer en faveur des enfants de Mme Guérard cet
argument, à savoir : que l'aliénation s'est développée tardivement chez leurs parents, et qu'ils ont pu être conçus dans des
conditions relativement bonnes, alors que la mère était saine
d'esprit et que le père n'était pas ivre!

Je serai plus affirmatif au sujet de Mme Guérard. Je pense
qu'elle guérira, qu'un jour elle sera tout à coup débarrassée de
ses idées fixes. Mais pour cela il faut attendre, il faut que progressivement elle s'habitue au malheur, et que vivant loin de son
mari, qui seul selon elle, est cause de sa maladie, elle finisse par
oublier ses souffrances passées, dont le souvenir la remplit d'épou-
vante et redouble ses gémissements et ses plaintes.

Elle comprend parfaitement sa situation et accepte la position
qu'on lui a faite sans récrimination. Elle ne se plaint pas, comme
toutes les incurables, du séjour de l'asile ; elle s'y complaît au
contraire, elle y cache ses douleurs. Calme et résignée, elle
s'occupe souvent aux travaux de la couture. La résignation amè-
nera l'oubli et par suite la guérison.

Elle est sortie de l'asile quatre mois après la rédaction de
cette observation.

OBSERVATION V.

Folie hystérique héréditaire. — Érotomanie.

Mlle A. C..., âgée de 22 ans, domiciliée à Sotteville, entre à
l'asile le 12 mars 1868. Cette jeune fille est pâle, nonchalante
comme si elle manquait de forces.

Elle a donné jusqu'au 1er janvier dernier, des preuves d'intelligence, en ce sens qu'elle était bonne ouvrière et pouvait se
suffire elle-même à l'aide de son travail manuel. Privée de bonne
heure de la tutelle paternelle, et isolée comme protection morale
au milieu de compagnes à mœurs par trop faciles, elle subissait
avec peine le joug et les conseils d'une mère intelligente, mais
trop faible et impuissante à dominer les impulsions fatales qui
poussaient sa fille à la perdition, qui est le plus souvent le lot de
ces malheureuses filles de fabrique.

Mlle A. C..., avait un amant, qui a sans doute abusé d'elle.
Elle l'avoue d'ailleurs et en paraît heureuse, de telle façon qu'on
ne peut mettre en doute ses tendances érotiques. Cependant

notre malade a été désabusée ; il a fallu qu'elle renonçât à l'idée de se marier, et le chagrin, la honte seraient ainsi la cause déterminante du trouble de ses facultés mentales. Mais la forme de l'affection dont est atteinte notre malade, forme essentiellement chronique, nous a paru devoir nécessiter l'action et l'influence d'une cause plus puissante. Aussi avons-nous interrogé la mère, et avons-nous pu recueillir des renseignements détaillés qui ne laissent plus de doute sur l'intervention de l'hérédité.

Dans la famille C.,., nous voyons que si du côté de la mère il n'y a pas d'antécédents fâcheux, du côté du père au contraire ils sont des plus évidents.

Le père de Mlle A. C..., peu intelligent, est mort phtisique. Il avait trois frères :

L'aîné (tête légère, borné), s'est suicidé.

Le second est mort de maladie aiguë.

Le troisième enfin est peu intelligent et ses enfants ne brillent pas par le côté intellectuel. Son fils est un semi-imbécile.

Nous nous trouvons là en présence d'une famille à facteurs divergents au point de vue héréditaire. Il y a antagonisme entre les éléments générateurs ; il est par suite important de voir de quelle façon l'influence d'une mère non entachée d'hérédité et d'un père porteur d'un germe maladif qui s'est développé surtout chez ses frères et leurs enfants, aura agi sur Mlle A. C..., ses frères et sœurs.

Dans la seconde génération : 3 garçons, 2 filles. — L'aîné, un garçon de 31 ans est à l'asile de Quatre-Mares depuis quelque temps déjà. C'est un faible d'esprit, un semi-imbécile, complètement inactif. Il est sujet à des périodes de dépression et de rémission se produisant irrégulièrement. Voué à l'incurabilité. Il n'est pas dépourvu de toute notion ; il sait compter et donne la valeur des pièces de monnaie ; il se souvient de sa famille et dit, sans paraître y penser, qu'il aime bien sa sœur. Cet arrêt de développement moral et intellectuel coïncide avec l'état physique (microcéphalie, petitesse de la taille, faiblesse des membres).

Le second (27 ans) ressemble à sa mère.

Le troisième (14 ans) est un hydrocéphale à figure intelligente au premier abord ; mais pendant cinq années il a été à l'école sans pouvoir apprendre à lire. Il n'a jamais su que jouer, nous dit sa mère.

Viennent enfin les deux filles, dont l'une est morte phtisique à 18 ans, et dont l'autre, Mlle A. C..., sujet principal de cette observation, est atteinte de folie hystérique.

Avant d'avoir passé en revue les enfants de Mme C... on aurait pu espérer qu'elle aurait balancé l'influence néfaste fournie par le côté paternel. Il n'en a pas été ainsi cependant, et si l'un des enfants a pu échapper au vice héréditaire, quatre ont été atteints dans leur intelligence et leur constitution.

1er avril. — Lorsque Mlle C... entre à l'asile, il y a déjà trois

OBSERVATION N° V.

Notice généalogique relative à Mlle A. C...

	PREMIÈRE GÉNÉRATION	DEUXIÈME GÉNÉRATION	TROISIÈME GÉNÉRATION
Côté maternel ..	1° *Tante* aliénée (dit-on ???).	1° *Frère*, à l'asile, âgé de 31 ans (semi-imbécillité avec agitation périodique).....................	Néant.
		2° *Frère* intelligent, ressemble à la mère (27 ans) ..	»
	2° *Mère* très intelligente............	3° *Sœur*, morte phtisique à 18 ans (aliénée)........	Néant.
	1° *Père* phtisique	4° *Fille*, Mlle **A. C...**, atteinte de folie hystérique et de phtisie	Néant.
		5° *Frère*, hydrocéphale, n'a jamais pu apprendre à lire................	»
Côté paternel...	2° *Oncle* aliéné suicide, faible d'esprit.	Néant.	Néant.
	3° *Oncle* mort de maladie aiguë.	Néant.	Néant.
	4° *Oncle* faible d'esprit..............	*Cousin* semi-imbécile.........	»

mois qu'elle donne des signes de dérangement intellectuel. Elle s'est mise tout à coup, raconte la mère, à refuser de travailler, disant qu'elle était assez riche. La nuit elle était agitée, et sa mère la trouvait souvent en pleurs. A plusieurs reprises et lorsqu'on la croyait mieux, elle s'est échappée du domicile paternel, faisant des courses vagabondes, des achats de choses futiles qu'elle ne pouvait payer. En dernier lieu elle a fait une tentative de suicide par submersion. C'est ce qui a nécessité son entrée à l'asile St-Yon.

15 avril. — Depuis que nous l'observons, Mlle C... est calme, s'occupe à la couture ; mais une grande confusion règne dans ses idées. Plongée dans la stupeur, elle semble s'éveiller seulement en présence des hommes, alors sa physionomie respire l'érotisme en même temps que ses gestes et ses paroles accusent nettement son état érotomaniaque.

Mai. — Le séjour de l'asile semble avoir amené un peu de sédation dans les troubles psychiques, mais devient par trop nuisible à la santé physique. Aussi elle sort de l'asile, non guérie, mais plus réservée, et susceptible de reprendre au milieu de sa famille la gaieté et la vie qui semblaient vouloir s'éteindre.

Depuis la rédaction de cette observation, nous avons appris que la tante maternelle donnait des signes évidents d'aliénation mentale, et que bientôt peut-être elle serait directement soumise à notre observation.

OBSERVATION VI.

Folie héréditaire. — Démence. — Progression morbide.

Mme L. S... âgée de 50 ans, entrée à l'asile en 1844, et actuellement dans un état confirmé de démence, fait aussi partie d'une famille d'aliénés héréditaires que nous avons pu étudier dans trois générations seulement.

Son père était un convulsif, épileptique larvé, toujours en colère, mordant dans les tables, déchirant tout ce qui se trouvait sous sa main. Il a fini par mourir dans de véritables crises d'épilepsie.

Sa mère était une femme bizarre, peu intelligente, sans énergie aucune ; elle est morte paralysée et délirante. Elle pouvait donc ainsi que le père servir de point de départ à une race qui eût à souffrir des lois de la progressivité morbide.

Une affection névropathique à l'état rudimentaire dans l'ascendance, a de grandes chances de se développer chez les descen-

OBSERVATION N° VI.

Notice généalogique relative à Mme L. S...

	PREMIÈRE GÉNÉRATION	DEUXIÈME GÉNÉRATION	TROISIÈME GÉNÉRATION	QUATRIÈME GÉNÉRATION
Côté maternel..	*Mère*, bizarre, peu intelligente	1° Une *sœur*, émotive, impressionnable	Néant.	Néant.
			A. *Fils* intelligent, mort jeune (d'une fièvre cérébrale)....	Néant.
Côté paternel...	*Père*, convulsif, épileptique larvé	2° Mme L. S..., aliénée ; son mari s'est suicidé	B. *Fils* semi-imbécile.......	»
			C. *Fille*, hystéropathique accentuée................	»

dants, surtout. si de nouveaux éléments morbides viennent s'ajouter et se fondre avec cet état naissant.

C'est ce qui arrive dans la famille de Mme L. S..., où nous avons à étudier le résultat de l'union d'un père, épileptique larvé, et d'une mère excentrique et peu intelligente.

Deux filles sont nées de cette union. Mme L. S... et sa sœur. Celle-ci, émotive, impressionnable, ayant des peurs terribles pour des riens. Mme L. S..., qui fait le sujet de cette observation, dont nous avons pu observer la maladie, alors seulement qu'elle était arrivée à la démence, n'a jamais fait preuve d'une grande intelligence.

Déjà en 1844, elle donnait des signes d'aliénation mentale avec délire, se rattachant principalement à des terreurs religieuses, des craintes d'empoisonnement et autres idées systématiques communes aux délirants par persécution.

Elle est restée dans cet état pendant plus de 20 ans; aussi assistons-nous maintenant à la déchéance complète de ses fonctions intellectuelles. Le délire est informe pour ainsi dire, il n'a pas de fixité, il se rapporte à tous les sujets sans accentuation d'un système particulier. C'est la démence, c'est-à-dire l'état terminatif commun à beaucoup de formes d'aliénation mentale.

Les essais de sortie, de promenades, sont restés infructueux, et ont failli devenir funestes, car elle a cherché à tuer sa sœur après l'avoir enfermée dans sa chambre.

Mme L. S..., dont le mari s'est suicidé, a eu trois enfants.

L'un intelligent, est mort très jeune d'une fièvre cérébrale (probablement une méningite aiguë).

L'autre est semi-imbécile.

Le troisième enfant une fille, atteinte d'hystérie avec crises fréquentes.

Il est probable que cette famille est appelée à disparaitre puisqu'elle est seulement représentée par un semi-imbécile et une hystéropathique accentuée. Comment croire, en effet, que la fille de Mme L. S... ne subira pas la fatale transformation de la névrose hystérique dont elle est atteinte, lorsque déjà cette névrose conduit si souvent à la folie des femmes non entachées d'hérédité morbide progressive?

OBSERVATION VII.

Folie héréditaire. — Lésion de la volonté.

Mme veuve David entre à l'asile le 20 juillet 1868. Cette femme, âgée de 50 ans et d'une forte constitution, ne peut pas complète-

ment être regardée comme une aliénée ordinaire. Elle est douce,
aimante, calme, n'a pas d'idées délirantes bien accentuées, et cependant, par suite de circonstances fâcheuses, résultat de l'état
de misère et de gêne dont elle était accablée, elle n'a pu continuer
à vivre seule au dehors.

Elle donne bien l'idée de ces aliénés héréditaires, qui n'ont pas
à proprement parler de *délire*, mais dont l'état maladif est caractérisé par l'inaction. Ils ne savent ce qu'ils veulent ou plutôt ne
veulent rien. Leurs actes n'ont pas le caractère d'actes voulus,
de volitions.

L'activité a besoin pour se produire de la présence de trois
phénomènes :

1° La conception d'un acte à produire ;

2° La délibération si on le produira ou non ;

3° La détermination ou l'accomplissement.

D'où il s'ensuit que la perte de l'intelligence est incompatible
avec la conservation de la liberté d'action.

Ce qui manque justement à notre malade, c'est la première
condition : la conception d'un acte à produire.

Il arrive souvent aussi que la première condition existant,
l'esprit n'a pas assez de forces pour délibérer et se déterminer.

Quoi qu'il en soit, cette lésion est très grave, d'autant plus
grave que, depuis plus de vingt années, Mme veuve David en est
toujours au même point. Elle ne progresse, ni ne rétrograde.

Au premier abord, impossible de se faire idée d'un pareil état :
notre malade semble intelligente, mais comme toutes les héréditaires, elle est incapable de faire quelque chose de sérieux, de
montrer de la suite dans les idées et les actes. Elle n'a que la
superficie, le vernis intellectuel ; c'est un souffle léger, incapable
de résister aux orages de la vie.

Placée dans de pénibles conditions sociales, elle n'aurait jamais
pu vivre ni élever ses enfants, si elle n'avait eu l'aide de sa mère
d'abord et de son mari ensuite.

Abandonnée à elle-même, après la mort de son mari, elle tomba
dans la stupeur et l'inaction.

L'âge critique vint encore compliquer la situation, et son
influence dut être considérée seulement comme circonstance
aggravante.

Mme veuve David est aussi une périodique, c'est-à-dire qu'à
certaines époques de l'année elle est plus déprimée, plus inactive
encore, pour reprendre quelque temps après une physionomie
plus ouverte et s'occuper un peu, quand on lui imprime une direction, aux travaux de la couture ou du ménage.

Nous avions assez de signes pour reconnaître chez cette malade l'influence héréditaire, et c'est sans aucun étonnement que
nous avons retrouvé chez elle cette conformation vicieuse si singulière des oreilles déplissées et aplaties, ainsi que la dépression

OBSERVATION N° VII.

Notice généalogique relative à Mme DAVID.

PREMIÈRE GÉNÉRATION.	DEUXIÈME GÉNÉRATION.	TROISIÈME GÉNÉRATION.		QUATRIÈME GÉNÉRATION.
	A. *Frère*, aliéné, tendances périodiques au suicide.	1° *Garçon*, faible d'esprit, mort au service		Néant.
		2° *Fille*, hystérique, qui a abandonné la famille.		»
	B. *Sœur*, folle furieuse, très dangereuse.	1° *Fils*, dipsomane, faible d'esprit		Pas d'enfants.
		2° *Fils*, dipsomane, faible d'esprit		»
Père, fou furieux.		3° *Fils*, dipsomane, faible d'esprit		»
Mère, intelligente.		4° *Fille*, faible d'esprit, morte de maladie aiguë.		Néant.
	E. **Mme Vve David**, aliénée. Le mari était très intelligent.	1° *Fille*, très intelligente (16 ans)	Ressemblent à leur père M. David...	»
		2° *Garçon*, intelligent (15 ans).		
		3° *Garçon*, faible d'esprit et de corps (12 ans).	Ressemblent à leur mère Mme David..	»
		4° *Fille*, faible d'esprit et de corps (11 ans).		

bi-pariétale et l'augmentation relative du diamètre antéro-posté-
rieur du crâne.

Nous avons étudié quatre générations dans la famille de
Mme veuve David.

Il nous a été impossible de trouver aucune trace d'aliénation
chez les grands-parents de Mme veuve David.

Deuxième génération : le père fou furieux ; la mère très intelligente et bien constituée.

Troisième génération : de cette union, trois enfants, tous aliénés :

Un garçon enfermé à l'asile depuis huit ans et qui a périodiquement des idées de suicide ;

Une fille folle furieuse ;

Enfin, Mme veuve David, sujet principal de cette observation,
dont le mari, homme intelligent et bien constitué physiquement
et moralement, a eu une influence heureuse sur l'état mental et
physique des enfants de la quatrième génération.

La moitié des enfants, une fille et un garçon, ressemblent au
père ; les deux autres tiennent de la mère, et ce sont des faibles
d'esprit, chétifs et malingres, menacés de finir leurs jours dans
un asile d'aliénés.

Si, jetant les yeux sur le tableau généalogique de la famille de
Mme veuve David, nous étudions les enfants de son frère et de sa
sœur, nous verrons qu'ils ont été encore plus mal partagés, et
que l'influence morbide héréditaire s'y accuse d'une façon encore
plus évidente.

OBSERVATION VIII.

*Délire des actes. — Perte des sentiments affectifs. — Imagination assez
vive. — Éducation soignée. — Instruction assez complète. — Étude généalogique. — Hérédité et consanguinité.*

Le jeune X..., âgé de 21 ans, est le type le mieux caractérisé
que l'on puisse trouver de cette classe d'individus qu'il est difficile de regarder comme des aliénés et qui, cependant, sont incapables de se diriger et de vivre dans le monde. C'est un exemple
frappant et navrant de l'influence fatale du vice héréditaire.

Sa famille a mis tout en œuvre pour lui donner une éducation
soignée et une instruction brillante ; il a en outre voyagé dans
presque tous les pays de l'Europe pour y étudier les langues, le
commerce et l'industrie. Il a usé de tout, il a pu comparer, juger
et apprendre dans les grands centres savants et industriels ce qui
a trait aux sciences pures et à l'industrie commerciale. Malgré
cela, il revient en France pour y mener une conduite déplorable,
y commettre des extravagances sans nom.

À la mort de son père, il se trouve à la tête d'une grande association commerciale, qui ne lui demandait que le nom de son père et sa signature pour lui servir d'énormes revenus. Pendant quelques temps, il fait acte de présence à son bureau pour lire des romans et soigner ses ongles : un pareil état de choses ne pouvait durer longtemps. Son insouciance, son peu de fixité dans les idées, la bizarrerie de son caractère, ne tardèrent pas à fatiguer ses associés, et au bout d'un an, il fut mis en demeure de se séparer de l'association.

Dans sa famille, sa vie était plus irrégulière encore ; incapable de se diriger lui-même, il voulait diriger les autres, critiquant les actions de sa mère, sa mise, ses manières, sa tenue (et cela devant les étrangers), n'ayant nul souci des souffrances morales qu'il devait lui imposer.

Vis-à-vis de ses frères et sœurs, il était taquin, agaçant, sans amitié ni expansion.

N'ayant aucune idée d'ordre, il n'a jamais su réglementer ni dominer ses instincts de prodigalité. A plusieurs reprises, il lui est arrivé de dépenser en quelques jours des sommes considérables sans qu'il ait jamais pu en rendre compte.

Il y a un an environ, il quitte brusquement le domicile maternel pour venir habiter Paris. A peine installé dans une chambre, il éprouve le besoin d'en changer et d'aller habiter un autre quartier; dans la suite, ce besoin de changement se renouvelle tous les mois, tous les huit jours, et cela, m'a-t-il dit, afin de mieux connaître son Paris. Mais, en réalité, c'était pour échapper aux recherches de la police qui, sur les instances de sa mère, n'avait pas cessé de le surveiller dans ses diverses pérégrinations.

Nous ne le suivrons pas davantage dans sa vie de débauche; nous aimons mieux le voir revenir près de sa mère, alors qu'il est malade et qu'il a peur de son mal.

C'est à partir de ce moment que j'ai été à même de l'observer directement ; et comme il m'a été donné de vivre plus d'un an dans son intimité, j'ai pu étudier, à loisir, ce produit bizarre de consanguins entachés d'hérédité morbide.

Le développement d'accidents vénériens eut pour résultat de lui créer une tendance hypocondriaque dont il n'a pu encore s'affranchir, et cela seul, maintenant, le force d'accepter une tutelle apparente qui lui permet de vivre sans aucune préoccupation.

Dans la courte énumération qui va suivre, nous avons réuni sous forme de sommaire les signes pathologiques qui nous ont paru devoir servir à bien caractériser son état maladif.

Au physique : Petitesse de la taille, microcéphalie, conformation vicieuse des oreilles, strabisme convergent, constitution affaiblie, lymphatisme, tendances congestives, constipation habituelle.

Au moral : Perversion des sentiments, absence de l'amour filial, hypocrisie continuelle qui détermine chez lui deux états différents, suivant qu'il se croit seul ou observé.

Il lui serait facile, en raison de la variété de ses connaissances, de trouver une occupation quelconque ; mais il craint de se fatiguer et d'ailleurs il ne veut se fixer à rien. Une situation déterminée d'avance lui semble une absurdité ; il ne peut faire deux fois de suite la même chose ; il lui faut toujours du nouveau. Il passe son temps à chercher une innovation, une nouvelle manière de manger, de s'asseoir, de voyager, de parler, etc., etc. La vie de famille est pour lui une impossibilité ; il changerait tous les jours de domicile, de pays même, si les moyens de transport le lui permettaient. Pendant son séjour à Paris, il se levait dans la soirée pour dîner et se couchait le lendemain vers cinq heures du matin : *il avait trouvé le moyen de ne faire qu'un repas par jour*. Il lui est arrivé à une autre époque de ne pas manger du tout, afin d'éprouver une sensation nouvelle, et d'étudier sur lui les effets de l'inanition.

Des phénomènes périodiques de dépression mélancolique et de surexcitation avec besoin de locomotion se font remarquer chez lui, et souvent il annonce lui-même le retour ou la fin de ces périodes.

Maintes fois, on a cherché à lui faire comprendre que sa manière d'être et de faire frisait de près la folie ; mais il ne veut pas en convenir, attendu, dit-il, qu'il mène volontairement une existence dont il a parfaitement conscience. Beaucoup de gens lui donneront gain de cause, moins ceux toutefois qui penseront que la lésion maladive porte principalement sur la liberté d'action, et que ces *extravagances prétendues volontaires* ne sont autre chose que des faits d'instinctivité.

L'étude généalogique de la famille, faite après coup, est venue confirmer davantage l'idée que nous avions de rattacher cet état maladif à l'influence héréditaire. Il nous a suffi d'étudier deux générations, puisque le père et la mère, déjà parents avant leur mariage, présentaient dans leur ascendance et leurs collatéraux des signes de transmission héréditaire.

Dans la seconde génération (voir le tableau), nous trouvons des consanguins A, B, C, représentants des trois branches de la même famille.

A. Le père de notre malade, mort il y a quelques années à la suite d'une congestion épileptiforme. Il était sujet à des accès de colère, pendant lesquels il mordait, déchirait, brisait tout ce qui se trouvait à sa portée. A ces accès succédait un état comateux bientôt suivi du retour du calme et de l'intelligence. La plupart du temps il n'avait aucun souvenir de la cause et du fait de l'emportement.

B. 1° La mère, atteinte de strabisme et de surdité. Ses facultés intellectuelles ne présentent pas un grand degré de développement. Son père était un véritable aliéné, bizarre, excentrique, auquel ses concitoyens avaient donné le surnom de *bête noire*, faisant ainsi allusion à son genre de coiffure qui consistait en un immense bonnet à poil de couleur noire.

OBSERVATION N° VIII.

Tableau généalogique.

PREMIÈRE GÉNÉRATION.	SECONDE GÉNÉRATION.	TROISIÈME GÉNÉRATION.	QUATRIÈME GÉNÉRATION
Grands-parents entachés d'hérédité morbide. (Le père de Mme X... (B. 1°) était un véritable aliéné, bizarre, excentrique).	A. *Père*, épileptique larvé à crises fréquentes, suivies de coma avec perte momentanée de la mémoire.	1° *Enfant*, mort de convulsions.........	Néant.
		2° **Le jeune X....**, sujet de l'observation, atteint de folie instinctive..........	Suicide sur le boulevard des Italiens.
		3° *Enfant* mort de convulsions	Néant.
		4° *Enfant* mort d'hémorrhagie cérébrale.	Néant.
		5° *Un garçon* épileptique (maison de santé...	Néant.
		6° *Enfant* mort d'apoplexie	Néant.
		7° *Enfant* mort de convulsions.........	Néant.
		8° *Jeune fille* choréique, strabique	?
		9° *Enfant* mort d'hémorrhagie cérébrale.	Néant.
		10° *Garçon*, hydrocéphale, strabique	?
		11° *Enfant* mort de convulsions.........	Néant.
	B. 1° *Mère*, strabique et sourde.	12° *Enfant* mort de convulsions.........	Néant.
	2° *Oncle*, bizarre, instinctif, strabique, regardé comme aliéné.	Néant.	Néant.
	C. *Cousin* atteint de kleptomanie, mort très jeune.	Néant.	Néant.

2° L'oncle, du côté maternel, est le modèle sur lequel le jeune X... semble avoir été moulé. Il lui ressemble au physique et au moral. D'un caractère bizarre, il vit seul et ne s'occupe à rien. Dans la ville qu'il habite, on le regarde comme un être des plus étranges.

C. Un cousin, atteint dès l'enfance de *kleptomanie*, et qui, d'après la mère, serait devenu un habitué de la cour d'assises s'il n'était parvenu à se sauver en Amérique, où il mourut très jeune. Il ne volait pas pour s'enrichir ; c'était chez lui un besoin, une impulsion instinctive, symptôme évident d'un état maladif qui ne devait pas tarder à s'étendre et à se généraliser.

Deux des membres de cette génération se sont alliés, et leurs enfants sont les seuls représentants de cette famille destinée à disparaître.

Mme X... (B. 1° du tableau) a eu douze enfants, dont cinq sont morts de convulsions, trois d'hémorrhagie cérébrale et quatre vivent encore :

1° Le jeune X..., sujet de l'observation, instinctif, bizarre, extravagant, oisif, dénué de sensibilité, etc. ;

2° Un jeune garçon, atteint d'épilepsie et placé dans une maison de santé ;

3° Une jeune fille, atteinte de tics grimaciers de la face, avec mouvements choréiformes, strabisme convergent, microcéphalie, etc. ; aussi bizarre et irrégulière au moral qu'au physique ;

4° Un jeune garçon, *hydrocéphale*, strabique, doux de caractère, mais aussi triste et abattu que sa sœur est joyeuse et turbulente.

Ces deux derniers enfants, dont le plus âgé a neuf ans, sont des petits prodiges : la sœur compose des morceaux de poésie et le frère peint d'une façon assez remarquable. Ce sont là des dispositions artistiques qu'on retrouve chez les instinctifs. Malheureusement ces deux enfants ne sont pas susceptibles de progresser, et en cela ils ressembleront à leur oncle et à leur frère aîné.

Tous les membres de cette famille, ou du moins les survivants, sont atteints de strabisme et présentent tous aussi des oreilles déformées ou incomplètes.

OBSERVATION IX.

Folie subite. — Hérédité.

C'est le plus souvent aussi à l'influence héréditaire qu'il faut rattacher les cas de folie subite, survenant à propos d'une cause

peu importante, mais qui, malheureusement, dans la plus grande
majorité des cas, est la seule cause avouée par la famille.

Dans le courant de l'année 1868, le nommé X..., ancien négociant, fut pris tout d'un coup d'un accès de folie furieuse, dans
le cours d'une parotidite suppurée et mourut au bout de peu de
temps. Pendant toute son existence, ce monsieur avait, il est vrai,
présenté quelque chose d'anormal dans sa conduite et sa manière
d'être, mais on n'avait jamais pensé à le regarder comme un futur aliéné. Mais huit ou dix jours après sa mort, sa fille unique
vient, subitement, elle aussi, de donner des signes d'aliénation
mentale avec accès de manie furieuse. C'est alors, seulement,
que la famille avoua que la mère de M. X... avait été atteinte
d'aliénation mentale, et soignée dans une maison de santé.

Cette observation, relativement incomplète, nous a servi cependant à démontrer la transmission héréditaire dans trois générations non interrompues. Grand'mère, père et fille.

Il nous a été impossible de faire l'histoire complète de la famille.

OBSERVATION X.

Folie hystérique héréditaire. — Etude généalogique.

Mlle T... Marie-Hélène, âgée de 27 ans, entre à l'asile le 12 octobre 1867. C'est une hystérique concentrée chez laquelle le délire
religieux est poussé jusqu'au fanatisme. Profondément impressionnée par la mort d'une de ses sœurs, elle arrive insensiblement
à s'accuser de fautes imaginaires; plus tard elle a des hallucinations, elle voit brûler sa sœur dans les flammes de l'enfer et se
reproche d'en être la cause.

L'étude généalogique de la famille nous a permis de constater
un exemple frappant de transmission héréditaire avec production
de types similaires dans la même génération, ce qui est rare.

Tableau généalogique.

PREMIÈRE GÉNÉRATION	DEUXIÈME GÉNÉRATION.	TROISIÈME GÉNÉRATION.
Grand-père, aliéné. Grand'mère, fanatique.	Père, aliéné (asile de Quatremares), atteint de folie chronique avec des idées religieuses et ambitieuses. Mère, névropathique, émotive et impressionnable.	1o Fille, mélancolique, d'une religion exaltée, anémique. 2o Fille, mélancolique, morte accidentellement. 3o Fille, atteinte de folie hystérique avec fanatisme religieux. Idée de suicide. 4o Fille, semblable à la première.

1° *Du côté paternel* :

Grand-père, atteint d'aliénation mentale ;

Grand'mère, fanatique ;

Père, atteint de délire religieux et ambitieux, à forme chronique, et placé dans une maison d'aliénés.

2° *Du côté maternel* :

Mme T..., la mère de notre malade, n'est pas aliénée, mais elle doit être considérée comme névropathique en raison de sa grande émotivité. De plus, elle est d'un fanatisme extrême en matière de religion.

Enfin, dans la troisième génération, nous trouvons quatre filles qui se ressemblent toutes au physique et au moral.

L'une d'elles étant morte accidentellement, les trois autres tombent dans la stupeur, la mélancolie et l'extase. Mlle T... Marie va plus loin, elle s'accuse de fautes imaginaires et cherche à mettre fin à ses jours ; cette tentative de suicide nécessite son séjour à l'asile. Ses deux sœurs sont plus incurables qu'elle, et l'aînée à force de privations et de jeûnes finira certainement par mourir d'inanition.

Cette famille est, elle aussi, destinée à disparaître.

OBSERVATION XI.

*Folie héréditaire. — Hypocondrie. — Délire des persécutions
avec idées de suicide.*

Mme veuve P..., âgée de 53 ans, entrée à l'asile dans le cours de l'année 1867, est un exemple frappant de folie héréditaire aboutissant au délire des persécutions. Rien, d'ailleurs, n'est plus fréquent que la transformation de la folie hypocondriaque en délire des persécutions. La transition est souvent très facile à suivre, et on comprend aisément que les hypocondriaques généralisent leur délire, et interprètent faussement et successivement leurs impressions physiques et morales.

Tableau généalogique.

PREMIÈRE GÉNÉRA- TION.	DEUXIÈME GÉNÉRATION.		TROISIÈME GÉNÉRATION.
Mère, hypocondriaque, émotive, impressionnable (craintes et terreurs imaginaires)	1° *Fille*, atteinte de folie à double forme.	Mélancolie. Manie.	Néant.
	2° **Fille, M**^me **V**^e **P...**, folie hypocondriaque, délire de persécution, idées de suicide.		Néant.

La mère de Mme P... a été toute sa vie hypocondriaque, et

avait pour idée prédominante d'avoir été mordue par un chien enragé.

Les symptômes de transmission héréditaire de mauvaise nature se sont montrés chez les deux filles de cette dame. La sœur de Mme P..., atteinte de folie à double forme, présentait des alternatives de dépression mélancolique et de légère excitation. Elle-même, veuve à 30 ans, a déjà eu des crises bien caractérisées se révélant dans les symptômes suivants : crainte générale de maladies qui n'existent pas ; état de souffrance nerveuse sans localisation spéciale ; conservation du raisonnement pour les choses ordinaires de la vie ; en un mot, situation morbide caractérisée par tous les phénomènes propres à l'hypocondrie.

Aujourd'hui la situation se présente sous un aspect nouveau. Après avoir mis en avant ses craintes, relativement à l'état de santé générale du corps, Mme P... en est venue à interpréter faussement ses idées et ses sensations. Elle se croit persécutée, victime de complots infâmes, elle s'accuse de fautes imaginaires, etc., et tout porte à croire que la situation tend à s'aggraver. Elle a cherché à se suicider pour mettre fin à ses maux.

Comme cela arrive presque toujours, cette famille est destinée à disparaître, attendu que Mme P... et sa sœur n'ont pas eu d'enfants. Leur père était le seul représentant de la famille capable de servir de point de départ à de nouvelles générations.

OBSERVATION XII.

Folie héréditaire chez deux malades de l'Asile Saint-Yon. Mère et fille.

Mme F..., à l'asile depuis bien longtemps déjà, et actuellement dans un état confirmé de démence, est sujette à des alternatives de loquacité et de mutisme qui répondent à des périodes d'agitation et de dépression mélancolique.

Tableau généalogique.

PREMIÈRE GÉNÉRATION	DEUXIÈME GÉNÉRATION.		TROISIÈME GÉNÉRATION
Mère, alié-née.	Du premier lit.	1° *Garçon*, sain d'esprit et de corps....................	?
	Du second lit.	2° *Fille*, aliénée.............	Néant.
			Enfant mort en bas-âge.
		3° *Garçon*, faible d'esprit....	*Enfant* mort en bas-âge.

Au physique, elle présente les signes suivants : microcéphalie avec aplatissement bi-pariétal ; déformation des oreilles qui manquent de replis, de sillons et de lobule. La santé générale du corps est assez satisfaisante.

Tout nous portait à croire que l'hérédité était la cause de cet état morbide ; il nous fut impossible d'avoir des renseignements précis sur le père et la mère de Mme F... ; notre hypothèse cependant ne tarda pas à se changer pour nous en une véritable conviction lorsque plus tard nous vîmes entrer à Saint-Yon Mlle F..., fille de Mme F..., jeune hystérique qui venait d'être condamnée à trois mois de prison pour des faits d'instinctivité, dont elle avait été déclarée responsable. Cette jeune fille, faible d'esprit, incapable d'aucune initiative, n'a jamais pu apprendre à lire et à écrire ; elle ressemble à sa mère.

Mme F... a eu en outre deux autres enfants :

1° Un garçon, frère de Mlle F... (n° 3 du tableau), âgé de 36 ans, faible d'esprit et dont la tête est mal conformée. Il a eu deux enfants morts en bas-âge.

2° Un autre garçon, frère de mère des deux précédents (n° 1 du tableau), mais issu d'un premier lit. Il ne ressemble en rien aux deux autres enfants de Mme F..., il est très intelligent et bien conformé au physique. D'ailleurs il est la réproduction fidèle du type du premier mari de Mme F... ; il est pour nous un exemple de l'influence heureuse de l'union d'un homme indemne et d'une femme entachée d'hérédité ou autrement de la différence des produits en rapport avec la divergence des facteurs.

OBSERVATION XIII.

Folie à double forme. — Hérédité.

Mlle D..., âgée de 54 ans, entre à l'asile le 28 mars 1808. Elle est atteinte de folie à double forme, caractérisée par l'alternance assez régulière de deux formes de délire. Chez elle, en effet, le délire mélancolique avec stupeur et prostration disparaît subitement pour donner place à un délire de persécution des plus intenses.

C'est à ce moment qu'elle pleure, se lamente, parle des gendarmes qui viennent pour la jeter en prison ou de diables qui menacent de la précipiter dans les flammes éternelles, etc., etc. Elle a pour idée prédominante que le diable lui a jeté un sort et qu'elle en sera infailliblement la victime.

Elle a toujours été considérée comme une simple d'esprit, et la périodicité de son état morbide ne s'est bien accentuée que depuis deux ans.

Elle présente au physique des signes particuliers aux dégénérés : petitesse de la taille, microcéphalie, conformation vicieuse de la tête et des oreilles en particulier, strabisme, kérato-conjonctivite chronique ulcérée, entropion, trichiasis ; lymphatisme et accidents de toute sorte résultant de cet état mauvais de l'économie.

Mlle D..., fille d'une mère très intelligente et d'un père faible d'esprit, aliéné suicide, a eu à subir les lois de la progression morbide. Son frère n'a pas été, lui aussi, complètement épargné. C'est un faible d'esprit, émotif, impressionnable, et dans son entourage on s'accorde à penser qu'il faudrait peu de choses pour lui faire perdre la tête. Il n'a qu'un enfant très jeune encore, mais qui n'est pas éveillé (*sic*).

Mlle D... a perdu, il y a vingt ans, une sœur dont la fille, mariée depuis peu de temps, nous semble très intelligente et bien constituée.

C'est à elle, d'ailleurs, que nous devons d'avoir pu faire le tableau généalogique de cette famille.

Tableau généalogique.

PREMIÈRE GÉNÉRATION.	DEUXIÈME GÉNÉRATION.	TROISIÈME GÉNÉRATION.
	1° *Fille*, morte en couche.	1° *Fille*, très bien au physique et au moral.
Mère, très intelligente.		
Père, faible d'esprit, aliéné suicide.	2° **Fille**, Mlle D..., sujet de l'observation.	Néant.
	3° *Garçon*, dégénéré, faible d'esprit.	2° *Garçon*, faible d'esprit.

Ainsi, dans cette observation et la précédente, nous avons eu à observer la disparité dans les produits d'une même génération en rapport avec la disparité des générateurs ; l'un apportait l'élément morbide et l'autre l'élément régénérateur, qui parfois arrive à mitiger en partie la funeste influence du premier.

OBSERVATION XIV

Folie chronique héréditaire. — Extinction d'une famille d'aliénés héréditaires. — Etude généalogique.

Mlle Deg..., placée à Saint-Yon depuis quatorze ans, et atteinte de folie chronique, n'eût pas attiré notre attention si le hasard ne nous avait fourni l'occasion de causer avec sa sœur. Après nous avoir dit qu'il n'y avait jamais eu d'aliénés dans sa famille, elle se décida cependant à nous donner les renseignements précis qui nous ont servi à faire cette observation.

OBSERVATION N° XIV.

Tableau généalogique.

PREMIÈRE GÉNÉRATION.	DEUXIÈME GÉNÉRATION.	TROISIÈME GÉNÉRATION.
Côté maternel. { *Mère*, émotive, impressionnable, morte à la suite d'une peur.	1° **Une fille, Mlle Deg**.... depuis 14 ans à Saint-Yon	Néant.
Père, buveur, presque toujours ivre.	2° *Une fille*, hystérique, hypocondriaque. (Son mari est mort à Quatremares)........ { 1° *Garçon.* 2° *Garçon.* 3° *Fille.* 4° *Garçon.* 5° *Fille.*	Tous morts en bas-âge, de convulsions ou de maladies aiguës des centres nerveux.
Côté paternel. { *Tante*, épileptique, morte à Saint-Yon...................	....	Néant.
Tante, aliénée, morte à Saint-Yon...................	....	Néant.

Elle-même, émotive, craintive, exigeante, doit être regardée comme aliénée. Elle est âgée de 45 ans, et depuis l'âge de 20 ans elle est atteinte de *sa maladie nerveuse*. Elle a fait subir des tourments de toutes sortes à son mari, qui est mort dans un asile d'aliénés. « Quand j'étais prise de ma peur, nous dit-elle, » il fallait que mon mari se levât pour regarder sous le lit, écou- » ter aux portes, etc., etc. » Et cela non pas une fois, mais dix fois, vingt fois dans la même nuit.

Elle a eu cinq enfants, tous morts en bas-âge à la suite de convulsions ou de maladies aiguës des centres nerveux.

Son père était un dipsomane halluciné, très-dangereux, dont les deux sœurs sont mortes à St-Yon; l'une était épileptique et l'autre aliénée.

Cette famille est, elle aussi, fatalement destinée à disparaître, attendu que les deux représentants de la dernière génération sont tous morts en bas-âge.

OBSERVATION XV.

Père hypocondriaque, délirant par persécution. — Enfants et petits-enfants aliénés, bizarres, extravagants et frappés de stérilité. — Extinction de la famille à la quatrième génération.

M. F...., entrepreneur, domicilié à Paris, atteint d'hypocondrie avec délire des persécutions, avait pu, par son audace en affaires, gagner une fortune considérable. Il était parfois tellement lucide, qu'il a été impossible de le faire interdire; et cependant, il commettait dans la vie privée des extravagances, des insanités, qui démontraient d'une façon évidente l'état maladif de ses facultés mentales. La nuit, il sortait de son lit, et, armé d'une hache, parcourait les chambres de sa maison à la recherche de ses prétendus ennemis. Il faisait lever ses enfants, les amenait tremblants dans le salon, les forçait à se mettre à genoux, et là, brandissant sa hache au-dessus de leur tête, il les menaçait à tour de rôle et les jetait ensuite à la porte en leur disant : *Allez vous coucher, dindons d'enfants*. Il aimait à retenir auprès de lui sa fille de prédilection (devenue depuis madame L...), âgée alors de 12 ans. Le plus souvent il la plaçait sur ses genoux et lui disait : *Prends une plume et du papier, tu vas écrire mes mémoires*. Il commençait une phrase ou deux et ne pouvait aller plus loin ; les idées lui manquaient. (Cela arrive chez les persécutés hypocondriaques de cette catégorie : ils prétendent avoir la tête pleine d'idées, de projets, de conceptions, mais ils sont incapables de dire et faire ce qu'ils annoncent.)

C'est alors que M. F... se mettait en colère, renvoyait sa fille

OBSERVATION N° XV.

Tableau généalogique.

PREMIÈRE GÉNÉRATION	DEUXIÈME GÉNÉRATION	TROISIÈME GÉNÉRATION	QUATRIÈME GÉNÉRATION
	1° *Enfant* mort subitement à 16 ans.....	Néant.	Néant.
	2° *Id.* *Id.* à 18 ans.....	*Id*	*Id.*
	3° *Id.* *Id.* à 15 ans.....	*Id.*	*Id.*
		1° *Enfant* mort en bas-âge.............	*Id.*
		2° *Id.* *Id.*	*Id.*
		3° *Id.* *Id.*	*Id.*
		4° *Id.* *Id.*	*Id.*
1° *Père*, très intelligent, atteint d'hypocondrie avec délire de persécution, mort dans un accès de folie furieuse.	4° *Fille aînée*, hypocondriaque, émotive, scrupuleuse en religion.............	5° *Id.* *Id.*	*Id.*
		6° *Garçon* } mariés, très intelligents, oreilles déformées..........	Ont eu des enfants morts en bas-âge.
		7° *Id.* }	
		8° *Id.* }	
		9° *Id.* excentrique extravagant......	Néant.
		10° *Id.* a eu trois accès de délire transitoire............................	*Id.*
	5° *Fille*, aliénée, dans une maison de santé depuis l'âge de 20 ans...............	Pas d'enfants.	*Id.*
2° *Mère*, nerveuse, émotive, en raison surtout des craintes que lui inspirait son mari.	6° *Fille*, faible d'esprit...............	11° *Enfant* imbécile, atteint d'hermaphrodisme	*Id.*
		12° *Garçon*, intelligent, mort d'apoplexie (24 ans)	Pas d'enfants.
	7° *Fille*, Mme L..., délirante par persécution, s'est suicidée.................	13° *Garçon*, imbécile complet, érotique, kleptomane	*Id.*
		14° *Garçon*, artiste, extravagant, érotique, mobile, bizarre.....................	*Id.*
		15° *Garçon*, névropathique, mort dans un accès de folie furieuse.................	*Id.*
	8° *Garçon*, simple d'esprit............	16° *Fille*, disparue depuis longtemps.....	Néant.
	9° *Garçon*, soupçonneux, hypocondriaque, n'a jamais voulu vivre avec sa femme..	Pas d'enfants.	*Id.*
	10° *Garçon*, hypocondriaque, atteint de semi-imbécillité.............	*Id.*	*Id.*

brutalement ou la retenait pour la faire se suspendre à une porte jusqu'à ce qu'elle tombât en syncope. Lorsqu'il la voyait dans cet état, il pleurait, se lamentait et la comblait de carosses.

Dans ses moments de bonne humeur, il ouvrait ses appartements et jetait de l'argent par les fenêtres.

Il avait fait placer son cercueil dans une armoire et y déposait ses vêtements.

Il est mort dans un accès de folie furieuse.

Madame F..., sa femme était devenue extrêmement impressionnable et craintive en raison principalement des craintes que lui inspirait son mari.

La seconde génération se compose de leurs dix enfants : les trois premiers sont morts subitement à 16, 18 et 15 ans.

4° Une fille hypocondriaque, émotive, scrupuleuse en religion jusqu'à l'excès. Elle est mariée à un individu actif entreprenant, mais légèrement excentrique. Ses dix enfants qui commencent la troisième génération, ne sont plus représentés que par cinq garçons intelligents, pleins d'activité commerciale ou littéraire; ils ont tous les oreilles déformées. Trois d'entre eux sont mariés, mais leurs enfants, qui seuls représentaient la quatrième génération, sont tous morts en bas-âge. Les deux autres ne sont pas mariés : l'un exerce une profession libérale, l'autre est marin et a déjà eu trois accès de délire transitoire. Ils prennent tous vaillamment leur parti et ne craignent pas de dire : *Nous deviendrons fous et nous aurons des enfants fous.* Les cinq autres enfants sont morts en bas-âge.

5° Une fille, devenue folle à l'âge de 20 ans, et placée depuis dans une maison de santé. Elle n'a pas eu d'enfants.

6° Fille, faible d'esprit, dont l'unique enfant est imbécile et atteint d'hermaphrodisme.

7° Une fille, madame L..., la fille de prédilection, remarquable par son intelligence et la droiture de son jugement. Vers 50 ans, elle a eu un délire de persécution des plus intenses avec tendances invincibles au suicide.

Pendant les cinq années qu'elle put être observée à St-Yon, elle fut toujours lucide; mais, un jour que son mari avait insisté pour la faire sortir, elle parvint à se suicider. Ses enfants (numéros 12, 13 et 14 de la troisième génération) présentent des signes de transmission héréditaire : l'aîné, après avoir fait de brillantes études, est mort d'apoplexie à 24 ans; le cadet, imbécile complet, érotique, kleptomane, est pour toute la famille une source d'ennuis et d'inquiétudes. Il vit dans sa famille; le plus jeune, enfin, marié depuis longtemps, n'a pas eu d'enfants. Artiste, musicien, d'une imagination assez vive, mais bizarre, remuant, mobile, inconstant et d'un esprit vacillant, il mérite bien le nom de *fou romantique,* qui lui a été donné par les gens qui l'entourent; il est de plus atteint d'érotomanie.

8° Garçon simple d'esprit et de mœurs, et qui actuellement est atteint de démence sénile. Il raconte indéfiniment les mêmes histoires. Il a eu deux enfants (numéros 15 et 16). Un garçon névropathique ayant des aptitudes spéciales pour les sciences exactes, et qui est mort jeune encore dans un accès de folie furieuse. Une fille, jeune, instinctive, qui a disparu depuis longtemps, et dont la famille n'a jamais entendu parler.

9° Garçon hypocondriaque et excentrique, délirant par persécution. Le jour de son mariage, il s'imagine, à la sortie de l'église que sa femme n'est pas vierge : il l'abandonne sur-le-champ, et depuis, il n'a jamais fait apparition au domicile conjugal.

10° Garçon hypocondriaque et semi-imbécile. Il n'a pas eu d'enfants.

La quatrième génération a seulement été représentée par quelques enfants morts en bas-âge.

Cette famille, étudiée dans quatre générations, nous a servi à démontrer d'une façon irrécusable la dégénération, la stérilité, et finalement l'extinction d'une race entachée d'hérédité morbide progressive.

OBSERVATION XVI.

Folie, suicide héréditaire.

Mlle G..., placée depuis trois ans à l'asile, est une faible d'esprit. Son frère est aussi un faible d'esprit, et tous deux ont des tendances périodiques au suicide. Ils ont les oreilles déformées. La mère de Mlle G... est une femme intelligente et d'une bonne constitution; mais le père, mort depuis quelques années, était atteint d'aliénation mentale, caractérisée par du délire général et des impulsions instinctives au suicide.

Tableau généalogique.

PREMIÈRE GÉNÉRATION	DEUXIÈME GÉNÉRATION	TROISIÈME GÉNÉRATION
Père, aliéné suicide.........	**Fille, Mlle G...,** faible d'esprit, tendance au suicide (oreilles déformées)........................	Pas d'enfants.
Mère, intelligente..........	*Garçon* faible d'esprit (oreilles déformées)........................	Pas d'enfants.

La famille qui avait préféré le traitement à domicile, avait placé à côté de lui deux gardiens. Il parvint cependant au bout de quatre ans, à déjouer cette surveillance active pour se suicider, alors que la famille croyait à une guérison apparente.

OBSERVATION XVII.

Folie, suicide héréditaire.

Deux malades de Saint-Yon, Mlles Lep..., présentent au physique et au moral des types similaires. Elles ont toutes les deux des tendances au suicide. Le père s'est suicidé, la mère est morte en couches.

Tableau généalogique.

PREMIÈRE GÉNÉRATION	DEUXIÈME GÉNÉRATION		TROISIÈME GÉNÉRATION
Père, aliéné, suicide........ Mère, très intelligente.......	*Fille*, Cl. Lep..., faible d'esprit, tendances au suicide..............		Pas d'enfants.
	Fille, H. Lep..., faible d'esprit, tendances au suicide..............		Pas d'enfants.
	Fille, pas de renseignement précis....	Vivent dans le monde.	?
	Garçon, pas de renseignements précis		

OBSERVATION XVIII.

Délire émotif transmis par la mère à ses deux filles avec exemple de progression morbide.

La mère de Mme D... (malade de Saint-Yon) était atteinte de délire émotif, au point de rester enfermée dans sa maison de peur de rencontrer dans la rue, un chien enragé.

Tableau généalogique.

PREMIÈRE GÉNÉRATION	DEUXIÈME GÉNÉRATION	TROISIÈME GÉNÉRATION
Mère, atteinte de délire émotif..	Mme D..., délire émotif, idées de persécution....................	Pas d'enfants.
	Mlle D..., persécutée, faible d'esprit.	Id.

Mme D... émotive comme sa mère, mais ayant déjà subi les lois de la progression morbide, était devenue craintive, terrifiable; elle poussait fréquemment des cris, se lamentait et s'accusait de fautes imaginaires. Son mari atteint, dans le cours d'une variole, d'un accès de délire aigu, fut placé à l'asile de X..., où il ne vécut que trois jours. Depuis ce temps, Mme D... se demande tous les jours si elle n'est pas responsable de la mort de son mari.

Elle est assez intelligente et peut soutenir facilement une assez longue conversation sans donner des signes de folie. Elle est douée d'instincts artistiques.

Elle a une sœur plus jeune qu'elle qui, elle aussi, est atteinte de délire émotif; mais cette forme de délire a subi une certaine transformation. Mlle D..., en effet, est maintenant une persécutée dépourvue d'intelligence et de sens moral.

OBSERVATION XIX.

Folie instinctive. — Hérédité.

Mme Dora, à l'asile depuis cinq ans, a cependant pu vivre un certain temps dans le monde, et là elle a commis des actes de dépravation ignoble dont la liste serait trop longue à énumérer. Le père était un dipsomane et la mère une hystérique.

Tableau généalogique.

PREMIÈRE GÉNÉRATION	DEUXIÈME GÉNÉRATION	TROISIÈME GÉNÉRATION
Père, dipsomane............ Mère, hystérique..........	Fille, **Mme Dora**, atteinte de folie instinctive......................	Pas d'enfants.

OBSERVATION XX.

Hystéropathie avec dégénérescence progressive.

Mlle C. C... a été prise, dès l'âge de huit ans, d'accidents hystériques qui lui ont fait commettre des actes instinctifs mauvais et désordonnés.

Elle est placée depuis longtemps déjà à Saint-Yon, et de jour en jour on voit disparaître ses facultés intellectuelles et sa santé physique.

Elle a des tendances instinctives au suicide.

« Le père de cette malade, dit M. Morel, n'a pas peu contribué » à nous convertir à l'opinion que dans le sexe masculin, il » existait de véritables accès d'hystérie, parfois de la plus grave » espèce. A la moindre contrariété, cet homme se roulait par » terre, étouffait, sanglotait et présentait tous les symptômes » d'une véritable crise hystérique. Il en est réduit à un état de » demi-hébètement. »

Tableau généalogique.

PREMIÈRE GÉNÉRATION	DEUXIÈME GÉNÉRATION	TROISIÈME GÉNÉRATION
Mère, intelligente.......... *Père*, idiotisé à la suite d'accidents hystériformes.......	*Garçon*, très-mobile, disparu...... *Fille*, Mlle C. C..., sujet de l'observation.................... *Garçon*, microcéphale, faible d'esprit. *Fille*, semi-imbécile, microcéphale. *Garçon*, mort de convulsions...... *Fille*, morte de convulsions........	? Néant. *Id.* *Id.* *Id.* *Id.*

La mère est une émotive très-intelligente. Elle a eu six enfants. Deux sont morts de convulsions.

1° L'aîné, un garçon très mobile qui a disparu ;

2° Une fille C. C..., sujet de l'observation ;

3° Un garçon microcéphale et peu intelligent ;

4° Une fille semi-imbécile, microcéphale, qui s'est toujours montrée rebelle à tous progrès.

OBSERVATION XXI.

Mlle Boulan..., atteinte de folie périodique, et placée depuis longtemps à Saint-Yon, a un frère à Quatremares qui, lui aussi, a la même forme de folie. Cette coïncidence ayant attiré notre attention, nous avons pris des renseignements sur la famille, afin de bien établir la cause de la maladie. Un an auparavant, une nièce de Mlle Boulan... était sortie guérie de Saint-Yon, et onze ans avant une de ses sœurs était aussi sortie en voie de guérison. Il nous a été impossible d'étudier les ascendants, mais tout porte à croire que Mlle Boulan..., son frère, sa sœur et sa nièce sont des aliénés héréditaires.

Tableau généalogique.

PREMIÈRE GÉNÉRATION	DEUXIÈME GÉNÉRATION	TROISIÈME GÉNÉRATION	QUATRIÈME GÉNÉRATION
Pas de renseignements.	1° Mlle Boulan..., folie périodique.............	Néant.	
	2° *Frère*, à l'asile de Quatremares (folie périodique)..................	*Fille*, aliénée guérie.	Néant.
	3° *Sœur*, aliénée guérie...	Néant.	

OBSERVATION XXII.

Mme veuve L..., née Pas..., entrée à l'asile dans le cours de l'année 1868, est actuellement dans un état de manie chronique sans délire spécial.

Parfois cependant elle est en proie à une certaine excitation; elle devient bavarde, injurieuse, et la plus grande incohérence règne dans ses idées.

Tableau généalogique.

PREMIÈRE GÉNÉRATION	DEUXIÈME GÉNÉRATION	TROISIÈME GÉNÉRATION	QUATRIÈME GÉNÉRATION
Mme v^ve L..., née Pas..., démence sénile, agitation.	*Fille, Mme Biv.,* folie dépressive.	*Petite-fille,* folie hystérique, améliorée.	Néant.

Elle est née en 1782; il nous a donc été impossible d'avoir des renseignements sur son enfance et sur ses parents. Mais peu de temps auparavant nous avions vu entrer à l'asile sa fille Mme Biv... Cette malade était alors dans un état complet de dépression intellectuelle, et nous avions remarqué alors la petitesse de volume de sa tête et la déformation de ses oreilles. Enfin, pendant une période de rémission, elle nous a avoué que sa fille avait été atteinte d'aliénation mentale. Il nous a été facile de vérifier que Mlle Eugénie B... était entrée à Saint-Yon en 1845, à l'âge de 10 ans, et qu'elle était sortie améliorée au bout de onze ans seulement. Ainsi, dans cette observation, la petite-fille d'abord, puis la fille et enfin l'aïeule, sont successivement entrées à l'asile Saint-Yon en état d'aliénation mentale.

OBSERVATION XXIII.

Mlle Ler..., femme Lej..., atteinte de délire de persécution systématisé, a eu trois enfants. Deux filles hystériques, incapables de se conduire dans le monde, et un fils atteint de folie instinctive.

Son mari s'est suicidé après avoir fait de mauvaises affaires.

Son frère est mort subitement.

Cette malade est depuis très longtemps à Saint-Yon. Elle s'achemine vers la démence.

Tableau généalogique.

PREMIÈRE GÉNÉRATION	DEUXIÈME GÉNÉRATION
Mme Ler..., f^e Lej..., délire de persé-cution systématisé..............	1° *Fille*, hystéromane.
Mari, suicide....................	2° *Id.* *Id.*
	3° *Fils*, atteint de folie instinctive.

OBSERVATION XXIV.

Mlle Guill..., âgée de 20 ans, entrée à l'asile le 22 mars 1860, est la fille d'un dipsomane. Elle est arrivée par des transforma-tions successives à une hébétude complète. Elle était autrefois très intelligente et possédait une grande aptitude pour le com-merce.

Tableau généalogique.

PREMIÈRE GÉNÉRATION	DEUXIÈME GÉNÉRATION	TROISIÈME GÉNÉRATION
Père, dipsoma-ne	**Mlle Guill...**, hystéro-épileptique...	
Mère, intelligen-te	*Fille*, qui ressemble à la mère.....	Néant.

Sa mère est un........me fort intelligente et bien constituée.
Sa sœur ressemble à la mère au physique et au moral.

OBSERVATION XXV.

Mlle Lef..., pensionnaire de St-Yon, et actuellement dans la démence, a passé par toutes les transformations de la névrose hystérie.

Tableau généalogique.

PREMIÈRE GÉNÉRATION	DEUXIÈME GÉNÉRATION	TROISIÈME GÉNÉRATION
Père, très intel-ligent........	*Mlle Lef...*, folie hystérique et actuel-lement dans la démence........	Néant.
Mère, épilepti-que.........		

Elle a commis des actes bizarres; elle a eu des anomalies de la sensibilité; elle a perdu tout sens moral; elle vole, pille, détruit tout ce qui se trouve à sa portée.

Elle chantait autrefois et jouait du piano d'une façon remarquable.

Son père est un vieux praticien des plus distingués.

Sa mère, une épileptique ayant eu des accès pendant la grossesse, est tombée depuis dans l'hébétude.

CONCLUSIONS.

Des observations contenues dans ce mémoire, on peut déduire les considérations générales qui suivent :

1° L'influence de l'hérédité comme cause première dans les cas d'aliénation mentale, est irrécusable et agit suivant la puissance des facteurs.

2° *L'hérédité est simple*, quand les facteurs sont divergents, c'est-à-dire quand la mère ou le père seuls sont atteints d'aliénation (c'est ce qui arrive dans la grande majorité des cas.)

3° Dans le cas d'hérédité à facteurs divergents, il se produira des types disparates dans une même génération, suivant que l'un des facteurs aura eu plus ou moins d'influence dans la production d'un de ces types. (*Voir* obs. 1, 3, 5, 7, 9, 12, 13, 17, 20, 24.)

4° *L'hérédité est double*, quand les facteurs sont convergents; et, dans ce cas, le plus grave évidemment, la progression morbide sera rapide et presque fatale dans sa marche et son évolution.

5° *Dans le cas d'hérédité accumulée*, il est facile de constater la diminution et même l'absence de la fonction de reproduction (circonstance heureuse au point de vue de la prophylaxie). Il est rare en effet de voir les races durer plus de quatre générations. (*Voir* obs. 2, 4, 8, 10, 14, 15, 19.)

6° En dehors des faits d'aliénation proprement dits qu'on rencontre dans l'ascendance, il peut y avoir d'autres tares physiques ou morales; *et les phénomènes de transmission* se présentent sous *une forme progressive* en ayant pour point de départ un état névropathique en apparence insignifiant. (*Voir* obs. 1, 6, 9, 10, 11, 13, 15, 18, 20.)

7° *Il est incontestable que les races peuvent se régénérer,* c'est-à-dire que, par l'influence d'un facteur indemne, une partie au moins des produits pourra remonter vers un type supérieur à celui du facteur atteint du vice héréditaire, au triple point de vue physique, moral et intellectuel. (*Voir* obs. 1, 4, 7, 13.)

8° *La reproduction des types similaires dans la descendance*, est un fait à constater pour la folie suicide seulement (*Voir* obs. 2, 16, 17) et non pour *l'épilepsie* et autres formes maladives des centres nerveux. Le germe maladif héréditaire subit des transformations, des progressions à travers les générations successives; il ne reste pas stationnaire. (*Voir* obs. 3, 6, 8, 14, 15, 20, 23, 25.)

9° Il est permis d'affirmer que l'hérédité morbide progressive ou accumulée crée une forme spéciale de folie : LA FOLIE HÉRÉDITAIRE, de même que l'alcoolisme, l'intoxication saturnine, les névroses, hystérie, épilepsie, hypocondrie, créent des formes de folie auxquelles on a donné les noms de *folie alcoolique*, *folie épileptique*, *folie hystérique* et *folie hypocondriaque*.

10° Il est possible, après une observation prolongée et parfois même superficielle (dont il faut cependant se défier), de reconnaître, chez un aliéné ou simplement un névropathique, l'influence morbide héréditaire, et par suite de formuler un pronostic certain.

C'est l'idée qu'Esquirol a mise en lumière, et dont nous avons cherché à démontrer l'exactitude à l'aide des observations contenues dans ce travail.

RECHERCHES

SUR LA

PARALYSIE GÉNÉRALE

PROGRESSIVE [1]

(Historique, Pathogénie, Terminaison)

> Methodus prophylactica respicit tum eos, qui
> insultibus scilicet uno ; aut pluribus tentati fue-
> runt, tum et eos qui in hunc proclives videntur,
> utpote qui a *parentibus apoplecticis* nascuntur,
> aut qui vertigini, incubo, aut leipothymiæ cerebris
> obnoxii sunt, etiam qui collum brevius et torosum
> habent.
>
> (WILLIS, *de Anima brutorum.*)

HISTORIQUE.

Il existe parmi les affections qui font partie du domaine de la pathologie mentale, une maladie, la paralysie générale progressive, ignorée évidemment des anciens, entrevue peut-être par les modernes et décrite par les contemporains, maladie dont la fréquence et la terminaison (regardée comme toujours fâcheuse) nous ont engagé à présenter, comme sujet de thèse, les quelques remarques et les observations que nous avons pu faire, après avoir séjourné dans trois établissements consacrés au traitement des maladies mentales.

Mais il nous a paru nécessaire, avant tout, de jeter un coup d'œil en arrière et de rechercher, dans la limite de nos forces, le nom des auteurs et les travaux spéciaux qui ont pu servir, par la fusion des matériaux, à constituer la somme des connaissances que nous possédons maintenant sur la paralysie générale. De nombreuses et patientes recherches ont été faites par MM. Trélat (2), Semelaigne (3) et autres, pour démontrer que les anciens connaissaient les troubles principaux de l'ordre psychique et les

(1) Thèse, Paris, 9 février 1870.
(2) Trélat, Recherches historiques sur la folie ; Paris, 1839, J.-B. Baillière. In-8.
(3) Semelaigne, Aliénation mentale dans l'Antiquité ; 1869.

manifestations morbides telles que les *convulsions*, le *carus*,
l'*épilepsie* et la *léthargie*.

Pythagore (530 ans avant Jésus-Christ) avait connaissance du mal
sacré; Hippocrate (400) possédait déjà des notions plus étendues;
il a décrit le mal sacré, le délire, l'insomnie, la frénésie, et dans
certains passages a parlé de *délires compliqués de crampes,
convulsions et grincements de dents*. En forçant les analogies,
il n'est pas impossible de voir là des faits pouvant se rapporter à
la paralysie générale; mais, toutefois, il en résulte clairement,
que si la maladie existait à cette époque, elle a été complètement
méconnue, ainsi que le témoignent d'ailleurs les travaux de Dio-
clès, médecin d'Antigonus, Erasistrate et Hérophile (300). Asclé-
piade (80), faisait dépendre la cause de la léthargie d'une inflammation aiguë des méninges.

Arétée (de Cappadoce), qui vivait 80 ans après J.-C., fut certainement un des savants les plus remarquables de l'antiquité pour
ses vues judicieuses et la précision avec laquelle il a décrit certaines maladies : le *mal comitial*, les affections des organes respiratoires, le mal égyptiac (la diphtérie), la *mélancolie* et la
manie. Arétée avait connaissance de l'entrecroisement des nerfs
dans le cerveau, dans lequel il plaçait le principe du mouvement
et des phénomènes intellectuels. Les altérations de la moelle
épinière, selon lui, donnent lieu à des paralysies correspondantes;
le côté droit est paralysé si la moelle est lésée à droite, tandis
que les lésions du cerveau donnent lieu à la résolution des parties
non correspondantes.

Soranus (96), moins connu que son traducteur Cœlius Aurélia-
nus (140) attribuait toutes les maladies à un excès de force; il s'est
étendu longuement sur la paralysie avec abolition des mouvements volontaires, diminution et perversion de la sensibilité générale et par suite phénomènes d'atrophie par abolition de la
nutrition. Il a constaté la paralysie de la langue, les déviations
de la face, la blépharoptose, l'émission involontaire de l'urine. Il
a, de plus, donné de bonnes descriptions de la frénésie, de la
manie, et, dans le tableau qu'il a tracé du *coma*, du *carus* et de
la *léthargie*, on peut, à la rigueur, trouver une certaine analogie
avec les phénomènes propres à la paralysie générale progressive.
Voici d'ailleurs ce que dit M. Trélat (1) : « Soranus mentionne,

____

(1) Trélat, loc. cit.

dans chacun de ces états, l'*hébétude des sens*, la lenteur extrême ou l'absence même des réponses..., *le tremblement des membres et de la langue*, le gémissement...., *le tiraillement des lèvres*..., la rétraction des membres, les convulsions, les sueurs froides au visage et au cou, enfin l'écoulement involontaire de l'urine et des matières fécales. »

Galien, de Pergame (150 ans après J.-C.), contemporain de Marc-Aurèle, eut par son importance scientifique « une si immense influence sur son époque, qu'elle s'exerça encore dans toute sa puissance sur les quatorze siècles qui le suivirent. Pendant cet espace de temps, la science fut immobile, dominée qu'elle était par les doctrines du maître qui servaient constamment de point de départ et qu'on admettait comme axiome fondamentaux. Lorsqu'un homme naît, pour ainsi dire en avant de son siècle, ses contemporains frappés de sa supériorité, reçoivent ses travaux comme une révélation pour laquelle ils ont toute la foi religieuse » (1). Galien assignait au cerveau le siège des mouvements volontaires, du sentiment et de la mémoire; il fit des expériences sur les animaux, notamment sur l'appareil vocal, il rapporte un cas d'aphonie par suite de la section des nerfs récurrents.

D'ailleurs, ni Galien, ni ceux qui le suivirent : Marcellus de Scide (350), Némésius (*idem*), Alexandre de Tralles (560), Paul d'Égine (630), Avicenne (1020), Rhasès (920), ne nous ont rien appris de plus qu'Arétée et Soranus. Jacob Sylvius (1480) ne fit qu'exagérer toutes les hypothèses de la doctrine humoristique, et cependant on commençait déjà à se détacher des doctrines de Galien, principalement en raison de la tendance des esprits vers les travaux alchimiques.

Paracelse (1525) ne craint pas de lutter ouvertement contre ses contemporains et les doctrines de Galien, il commence le premier à ébranler par sa base le monument déjà si ancien élevé à la doctrine humoristique. Paracelse et Van Helmont, qui exagéra les nouvelles doctrines, sont les fondateurs de la chemiâtrie.

Le xvi⁰ siècle se passa entièrement en luttes, en raison de la réaction qui se faisait en faveur du galénisme; il en résulta « un mélange de toutes les suppositions de l'humorisme avec celles de la chemiâtrie. On ne trouva partout que fermentations, distillations, effervescence des humeurs » (2).

(1) Trélat, loc. cit.
(2) Trélat, id.

Il faut arriver au xvıı^e siècle, pendant lequel se montre la voie de l'expérimentation et de l'observation ouverte par Bacon (1610), pour commencer à trouver dans les traités de médecine quelques passages qui se rapportent sinon complètement, du moins en partie aux idées ayant cours sur la paralysie générale.

Théodore Collado (1615-1617) (1) donne la description de malades atteints d'une sorte de phrénésie.

« Quorum unum memini, me præsente, dissectum qui ex *phrenitide notha* et *remissa* incidit in paralysim et apoplexiam, ex quibus periit : ej inventa est menix purulenta et medullæ cerebri exterior pars vicina inflammata, partim ex rubro nigricans, partim purulenta. »

Malgré le laconisme vague de cette description, dit Lallemand, vous démêlerez cependant des symptômes d'inflammation des méninges (phrénésie), suivis, après une *rémission*, de ceux d'inflammation du cerveau (paralysie) (2).

Carolus Piso (Charles le Pois, de Nancy) publia plusieurs ouvrages intéressants, et entre autres le *Selectiorum observationum et consiliorum... liber singvlaris*, dont Boerhaave, qui l'estimait beaucoup, a donné une édition avec préface. En parcourant ce livre, nous y avons remarqué l'observation suivante :

Pendant l'hiver de l'année 1606, et par un froid intense, un homme haut placé fut pris subitement d'horripilation avec sentiment de grande fatigue, soif ardente, obscurcissement de la vue : la face fut envahie par une rougeur insolite proche de la lividité, les urines devinrent abondantes et claires ; ces premiers symptômes persistèrent toute la journée, lorsque vers la nuit il survint de la somnolence, de la torpeur et de la stupeur ; il y avait aussi atonie des mouvements, tristesse, taciturnité et enfin perte de la mémoire et de la raison (3). De temps en temps, le malade ouvrait les yeux pour les fermer ensuite et prononçait à peine quelques mots, même quand on l'interrogeait. Bientôt sa tête et son dos se courbèrent, et lorsqu'il se mit à table, il ne put prendre sans trembler le pain, les mets et les instruments de repas qui finissaient par s'échapper de ses mains (4). La respiration était devenue très embarrassée ; pendant tout le repas il garda un silence étonnant et ne répondit pas, même à voix basse, aux interrogations. Bientôt

(1) Adversaria seu commentarii medicinales critici... Genève, 1615-1617, t. I, cap. 20, § 56.
(2) Lallemand, Lettres sur l'encéphale, 1820.
(3) ...Somnolentia gravisque torpor ac stupor, et in motu atonia, taciturnitas denique, oblivio et desipientia quædam obrepunt.
(4) Panem, Dapes... non nisi tremulâ manu contrectare, et e manibus quoque dilabi sinire.

il se leva de table, pouvant à peine se tenir debout, la démarche était lente, il tenait son bonnet dans ses mains, le jetait à terre, et ce n'est qu'après qu'on lui eut expliqué deux fois ce qu'il devait en faire qu'il le plaça sur sa tête. Pourquoi aller plus loin ? Il urina à différentes reprises, non pas dans l'urinal, mais contre les parois de la chambre. Et, tandis que les gens de la maison s'étonnent de sa stupeur et de sa déraison, lui ne s'occupe de rien, ne forme aucun projet ; enfin, au bout de deux heures, il se réveille subitement, revient à lui, mais étonné et ne se souvenant pas de qui lui était arrivé.

C'est là, suivant Piso, le premier accès (congestion cérébrale) dont il a eu connaissance, partie d'après le rapport des gens de la maison, partie d'après sa propre observation ; mais lorsque le second accès se produisit, il fut appelé au plus vite et put se convaincre de la présence de tous les symptômes précédents, et, de plus, il y avait de la torpeur et une si grande faiblesse dans un bras, vers lequel il inclinait sa tête courbée, que pendant quelques mois le malade ne put s'en servir pour placer son pallium sur ses épaules (1).

Vers la fin de la cinquième lune de l'année 1608, le malade de Piso fut pris d'un sommeil pressant, et quoiqu'il eut pris soin de se couvrir convenablement, tout à coup il est saisi par le froid, tremble, devient lourd, il a des baillements, des pandiculations, et une sorte d'hallucination de l'esprit. Il devint tellement lourd, qu'il s'affaissa sur ses genoux. On le porta dans son lit, alors qu'il avait perdu la mémoire et la raison. Il fallut le veiller une partie de la nuit, car les symptômes maladifs augmentèrent et, quoiqu'il ne répondait pas d'une façon absurde aux interrogations, il divaguait et babillait contre son habitude (2). A partir de ce moment, une chaleur brûlante envahit peu à peu son corps, il fut très altéré la nuit et le jour, les urines étaient devenues claires et limpides. La nuit suivante, le sommeil fut agité et troublé, il ne pouvait dormir et faisait des efforts pour sortir de son lit ; mais bientôt il tomba dans la stupeur, perdit la mémoire et la raison ; les urines coulèrent involontairement, et la torpeur, l'atonie des mouvements devinrent tels qu'on aurait dit une statue ou un cataleptique dans un lit. Cependant, vers le soir, il s'éveilla, plaisanta avec un peu d'excitation.

La quatrième congestion se produisit cinq jours après ; refroidissement des extrémités, perte de la mémoire et de l'intelligence, écoulement involontaire des urines, coma vigil, perte de la parole (aphonia), abolition de la sensibilité et des mouvements (3). Le corps était devenu si lourd, qu'on l'aurait cru de plomb. Il ne pouvait rien avaler.

Cette maladie, selon Piso, se termine toujours par la mort, et elle est remarquable par sa longue durée et par la variété et la

____

(1) Alterius brachii, in quod caput repandum inclinabat, torpor et tanta imbecillitas, ut illud attollere, verbi gratiâ, in pallio humeris admovendo per aliquot menses ei non fuerit integrum.

(2) ...Et quanquam ad interroga non absurde responderet, tamen nugaretur et garriret contra præter consuetudinem.

(3) Extremorum refrigeratione, oblivione, desipientiâque, commictione lecti, comate pervigili, aphoniâ, sensu sepulto motuque abolito et tantâ corporis gravitate, ut plombeum crederetur.

gravité des symptômes céphaliques. C'est une *parapoplexie*, sorte d'apoplexie légère (ou fièvre τριταιοφυεα, fièvre comateuse). Les signes de la folie (despientia notæ) qui accompagnent cet état sont : la perte de la mémoire, la loquacité, l'incohérence, l'insomnie alternant avec le coma. Le malade de Piso était, suivant lui, prédisposé, ainsi qu'on peut le voir dans le passage suivant : « Quis enim adeo infirmo judicio, quem et contemplantem attenté huic habitum viri athleticum, caput magnum brevi cervici innixum, vultumque imprimis saturo rutilantem rubore, et oculos in eo lacrymis turgidos sine tristi occasione... »

Sylvius Deleboë, Plater, Sennert, Sydenham (1620-1650), ont tous plus ou moins employé le mot de *generalis paralysis* ou *universalis*, mais ils n'ont pas donné d'observations assez concluantes pour que nous en citions à l'appui de nos recherches.

Willis (Thomas), mort à Londres en 1675, représentant convaincu de la chemiâtrie, eut l'idée de placer les facultés intellectuelles dans différents lieux du cerveau, en particulier celui de la mémoire dans les hémisphères. Il établit que le principe de la vie est matériel chez les animaux et qu'il réside dans le sang, auquel il est fourni par la respiration.

Dans son livre, *De anima Brutorum* (1), que M. Krafft-Ebing (2) a signalé comme contenant quelques passages relatifs à une espèce de paralysie secondaire qui viendrait compliquer la folie mélancolique, Willis a traité avec beaucoup de soin l'histoire, la pathogénie et les symptômes des paralysies, et outre la paralysie secondaire, complication ou terminaison de la mélancolie, il a décrit une paralysie idiopathique, *Paralysis per se*, que M. Krafft-Ebing n'a pas signalée, et qui certainement se rapporte bien évidemment à l'idée que nous nous faisons actuellement de la paralysie générale. Il est important de noter que, toutes les fois que Willis parle des rapports de la folie et de la paralysie, il donne l'histoire de malades atteints de folie dépressive; il n'avait pas eu probablement à observer des cas de délire ambitieux :

Observari (3) in pluribus quod cum cerebro primum indisposito, metis hebetudine et oblivione; et deinde stupiditate et μωρωσει afficerentur, postea in paralysim (quod etiam prædicere solebam) incidebant...

(1) Willis, De anima brutorum, pars secunda, cap. 9.
(2) Allgemeine Zeitschrift für Psychiatrie (1866).
(3) Willis, loc. cit., Paralysis sæpe μωρωσει succedit.

... Propterea enim prout loca obstricta màgis, aut minus ampla fue..nt aut *paralysis universalis*, aut hemiplegia, aut membrorum resolutiones quædam partiales acidebant... »

Les particules oblitérantes, selon Willis, descendent du cerveau, envahissent la moelle allongée, atteignent les nerfs destinés aux muscles de la face, et en arrêtant le cours des esprits paralysent la langue, les muscles de l'œil, des paupières, des lèvres et des autres parties.

« *Paralysis secundaria*, affectibus plerisque chronicis post
« fonctiones naturales et vitales, ob iis plurimùm læsas, non raro
« succedit : *febris lenta* ac diuturna, viribus tandem attritis,
« sæpe totius corporis aut quorumdam membrorum *enervationes*
« aut *resolutiones* infert. *Tristitia* longa et immodica, tabes...
« quin et alia multa pathemata, post labem insignem *cerebro* et
« *nervoso generi* prius illatam paralysim demum accersunt... »

« Jusqu'ici j'ai envisagé *la paralysie* dans laquelle la faculté locomotrice était abolie ou considérablement atteinte, soit dans tout le corps, soit dans des parties distinctes, par suite de l'oblitération des voies où circulent les esprits ou de l'engourdissement de ces mêmes esprits. Mais il nous reste à parler d'une autre forme de paralysie produite par le *manque ou la rareté des esprits*, paralysie dans laquelle les *mouvements*, sans être abolis dans aucune partie du corps, ni particulièrement dans un membre, sans être même notablement amoindris, *sont incoordinés*. Les malades bien certainement frappés, mais non complètement paralysés (ακινησια), ne peuvent remuer fortement les membres, ni enlever des fardeaux. En outre, au moindre effort de mouvement, ils éprouvent des tremblements dans les articulations, symptôme de faiblesse et d'amoindrissement de la puissance motrice. Quand les forces manquent à un membre quelconque, et qu'il s'agit d'un travail à exécuter, les efforts continus que l'individu affaibli est obligé de faire amoindrissent encore la portion du mouvement existant et déterminent nécessairement des tremblements. Dans ce cas il arrive que les fibres nerveuses se ramollissent, ne peuvent plus régler l'effort normal, ni conserver leur fermeté de direction, usent enfin toute leur puissance et donnent lieu à des mouvements spasmodiques. Voilà pourquoi certains paralytiques éprouvent dans toutes les articulations des tremblements et des élancements. »

Nous avons tenu à traduire textuellement ce long passage dans lequel Willis nous paraît avoir consigné avec soin tout ce qu'il savait de cet état particulier, qui n'est autre chose que l'incoordination du mouvement, ainsi que l'éprouvent les paralysés généraux, et ainsi que l'éprouvent les malades qui, selon Willis, sont atteints de paralysie idiopathique (1).

L'observation Ire (*historia prima*) du chapitre IX nous a paru assez intéressante pour être citée en entier. C'est une observation de paralysie générale à forme dépressive, dont la durée a été de six mois.

« Olium generosus quidam, robustus (ινσαρχος), et supra decimum ætatis lustrum, ferè semper sanus, tandem vitæ sedentariæ atque otio deditus et deinde, *solito hebetior factus*; exercitium quodvis et duriorem corporis motum renuebat; insuper *melancholicus* et tristis, a levi quavis occasione immo interdum, sine ulla causa manifesta *in fletum* et *lacrymas* erumpere solebat. Hic brevi postea (quod etiam de multis aliis observavi) membrorum omnium imbecillitate et tremore, et deinde partium inferiorum resolutione afficiebatur; cui morbo (cum melancholicus, e medicinæ cito pertæsus esset) se victum trahens, et sensim languidior factus, intra sex menses interibat. »

« Memini *plures alios*, præcipuè autem *duos* curæ nostræ commissios, quoad priorem vitæ partem summè ingeniosos, et probe literatos, qui postea declinente ætate, partim ob corporis cacochymiam, partimque ob mentis perturbationem *hebetes* et *obliviosi* deinde (remediorum usu morbi initiis non obstante) *paralytici* evaserunt. »

Le premier de ces trois malades était d'une forte constitution et menait une vie sédentaire; il perd peu à peu l'intelligence, il ne prend aucun exercice, devient triste, mélancolique, gémisseur, et verse des larmes pour les causes les plus futiles. Bientôt après (et Willis avoue l'avoir observé dans beaucoup d'occasions) les mouvements des membres deviennent indécis, il y a du tremblement, de la paralysie des membres inférieurs, et enfin la mort arrive après six mois de maladie.

Les deux autres malades, parmi ceux dont l'histoire est présente à sa mémoire, étaient des gens d'une grande intelligence et d'un esprit cultivé, qui perdirent successivement l'intelligence, la mémoire et l'usage des mouvements volontaires. Rien n'a pu entraver la marche de la maladie.

La guérison de cette affection est difficile à obtenir, en raison

___

(1) Willis, loc. cit., p. 211, cap. 0. — Hactenus de paralysi, in quâ....., facultas locomotiva aboletur ant plurimum impeditur. Sequitur alias hujus morbi species, a spirituum inopiâ et paucitate dependens, etc.

même de la cause première, qu'il est à peu près impossible de faire disparaître (curatio semper difficillima existit, quoniam causa antecedens ægrè aut vix omninò tollitur.)

Enfin à la page 192 (*Historia secunda*), Willis rapporte l'observation curieuse d'un homme de bonne naissance, sujet aux vertiges depuis bien longtemps et qui perdit successivement ses forces, les mouvements volontaires, l'intelligence et la mémoire; il était arrivé, après avoir eu du délire général au dernier degré de la paralysie, lorsque, sous l'influence de cautères qui suppuraient abondamment, il recouvra peu à peu la mémoire et le mouvement. La guérison était complète six mois après « cumque hoc tempore fontanellæ juxta homoplatas excitatæ copiosè fluerent, ægrotus quoad memoriam, et paralysim melius habere cœpit, et deinceps ab utrisque his affectionibus, simulque a febre sensim convalescens, et quotidie proficiens, intra sexqui mensem integræ sanitati restituitur, et etiamnum sanus vivit. »

C'est une observation à ajouter à celles que nous citerons à la fin de cette] thèse, lorsque nous parlerons des cas de paralysie générale, guéris sous l'influence de grandes suppurations.

Théophile Bonet, le précurseur de Morgagni, donne dans son *Sepulchretum anatomicum* (1), une observation empruntée à *Bauhin* et qui a beaucoup d'analogie avec celle de Collado.

« Melancholicus juvenis *paralysi et convulsione* in febre laborans, epilepsiæ frequentes paroxysmos patiebatur ;...in latere dextro admodum turgebant venæ tenuis meningis, multo sanguine nigro et concreto, ea pars nigricabat et apostema continebat in proxima cerebri parte. »

De même, dans l'observation de Collado, il y avait congestion de la pie-mère avec inflammation et ramollissement de la substance corticale, dont la coloration était altérée par le sang.

Morgagni (2) a consacré onze lettres, un volume, aux affections nerveuses. Nous avons lu avec beaucoup d'intérêt les lettres sur l'apoplexie et la paralysie. Dans la lettre XI, il parle de l'hérédité des tendances congestives et en donne deux exemples (2, 20).

Nous sommes convaincu que Morgagni n'a point eu l'idée de faire de la paralysie générale une maladie spéciale et n'a pas atta-

_____

(1) Bonet Théophile, Sepulchretum anatomicum... Genève, 1679 (tome 1, 12, obs. 20).

(2) Lettre II, § 9, De morbis capitis, 1752.

ché d'importance aux phénomènes morbides de l'ordre intellectuel qui viennent compliquer les lésions de la motilité; cependant il cite une observation empruntée à Valsalva, qui aurait dû peut-être attirer son attention.

« Antonius Franciscus Sanvitalis cardinalis S. R. E., satura mediocri, aut paulo hac majori, *corpore carnoso, colore rubicundo,* studiis et gravibus occupationibus deditus, arthridi obnoxius, aliquot ante annis cœperat inani quodam faucium ad excreandum irritamento, et *convulsivis etiam motibus in facie et madibus per intervalla tentari.* Denique cum annum ageret quinquagesimum quintum et regionem duos jam menses incoleret montosam, austroque sæpius perflatam, cujus alias regionis cœlum valde sibi adversum expertus fuerat, *accessissent autem animi sollicitudines et curæ,* et hyemale solsticium anno 1714 appropinquaret, *in affectum incidit vertiginosum,* a quo tametsi liberatus est; non *mediocrem tamen mœstitiam* et ad somnum proclivitatem ostendebat. Intra vicesimum circiter diem rediit *affectus vertiginosus,* vomitumque secum adduxit. Brevi spatio uterque primum, deinde etiam vehemens, qui iis successerat dolor capitis sedatus est. Verum postridie eadem qua vertigines ingruerant hora, omni propemodum amissa sentiendi et movendi facultate in sinistra parte corporis, quasi somno profundo sopitus jacet. Naturalis tamen est respiratio ; pulsus autem frequens, magnus, vehemens : et quanquam sinistri artus incassum irritantur ; iisdem tamen irritamentis ad plantam pedis dextri, et iis quæ solent ad nares adhibitis, leviter excitatur ut quædam nutibus, nonnulla etiam verba opportune significet. Habent autem hæc irritamenta feliciorem successum, præsertim post sanguinis missiones : præcipue vero sexto ab apoplexia die cum secuta esset, imperante Valsava, vena jugularis dextera, horas circiter post quatuor, expergefacti interni sensus, et loquela ad horam unam, eoque amplius restituta est. Eademque *excitatio, sed manifestior, et longius protacta,* eadem quasi hora habita est nocte insequenti. *Verum excitatio hæc novissima fuit :* inde enim *æger sensim declinans* et *convulsivis motibus per intervalla correptus dextera in parte* præsertim in pede ac manu et in tota præterea facie, inprimisque ad oculos, in ipsoque etiam fortasse corde. Nam pulsus sæpe eodem tempore omnino deficiebat; his tandem circa initium diei decimi redeuntibus, vivere desiit. »

L'autopsie a pu être faite : le cerveau était ramolli (*cerebrum vero flaxidius fuit*) et, en outre de la sérosité contenue dans le ventricule gauche, on trouva dans le droit plus de deux onces de sang coagulé.

En résumé, cette observation contient l'histoire pathologique d'un homme prédisposé aux congestions cérébrales par son tempérament, sa constitution et ses occupations habituelles. On a remarqué chez lui, quelques années avant sa mort, des troubles convulsifs singuliers de la motilité et localisés principalement dans les muscles de la face et des mains. Sous l'influence de causes extérieures, cet homme tombe brusquement dans la mélancolie et l'hypocondrie; il a de temps en temps des vertiges, des douleurs de tête qui se produisent avant et disparaissent après les crises, et bientôt, à la suite d'une congestion apoplectique, il perd la sensibilité et le mouvement dans la partie gauche du corps, puis tombe dans l'état soporeux. Les révulsifs, la saignée produisent une amélioration passagère, bientôt suivie d'agitation, puis d'affaiblissement et enfin de convulsions terminales dans tout le côté droit du corps, la face et les joues.

C'est bien là, certes, un cas de paralysie générale, et si beaucoup d'autres observations de ce genre ont passé inaperçues, nous sommes obligé de l'attribuer à l'absence du délire des grandeurs, si longtemps regardé comme la condition *sine qua non* de l'existence de la paralysie générale. Il n'en est plus ainsi aujourd'hui, grâce surtout aux travaux si consciencieux et aux recherches scrupuleuses de M. Baillarger. Il semble, comme l'a dit notre ami et ancien collègue le Dʳ P. Materne, dans sa thèse sur la paralysie générale à forme dépressive, que le délire dépressif devient de plus en plus fréquent. Est-ce parce que les observateurs ont mal vu ou bien parce que le délire, sous des influences morales de l'ordre social ou politique, a changé en raison des tendances diverses des esprits à des époques différentes? Ce sont là des questions délicates qu'il est impossible de résoudre par une affirmation et devant lesquelles je réserve mon opinion.

Ce qu'il y a d'incontestable, c'est que le délire mélancolique qui prédominait avant 1789, et qui même avait été observé exclusivement jusqu'à cette époque, commence à disparaître dans les descriptions pour faire place au délire ambitieux et aux idées de grandeurs, ainsi que Haslam le constate en 1798. A partir de cette époque jusqu'à la lecture de M. Baillarger à l'Institut, sur le délire hypocondriaque des paralytiques, c'est à peine si l'on trouve dans les auteurs, quelques traces du délire dépressif. On observe maintenant les deux formes de délire, et souvent elles alternent chez le même individu, ainsi que M. Baillarger l'a signalé dans le fascicule qui fait suite au traité de Griesinger sur les maladies mentales.

Lieutaud, qui était un anatomiste distingué, a fait beaucoup d'autopsies, et nous semble avoir étudié les paralysies d'une façon spéciale.

« La paralysie est rarement primitive (1); elle est peut-être un produit de l'affection hypocondriaque...

... La paralysie hypocondriaque ne prive ordinairement que du mouvement.

... La paralysie universelle qui n'enlève pas bientôt les malades peut durer longtemps, et se termine quelquefois par des convulsions.

Les convulsions, le tremblement, l'engourdissement de toutes les parties. la palpitation des muscles, le craquement des articulations, le hoquet, le baillement, les pandiculations, sont autant de symptômes communs. Les muscles de la face et de la tête ne sont pas exempts de convulsions. Le visage prend un teint plombé, et les yeux perdent leur brillant. Plusieurs éprouvent une espèce de salivation (ainsi que Piso l'a déjà signalé)...

... Le flux hémorroïdal par lequel on rend le sang pur, est ordinairement périodique et salutaire, et, quelquefois, aussi nécessaire que le flux menstruel, qu'il imite quelquefois parfaitement, revenant à peu près tous les mois, après quelques jours de lassitude et de malaise...

... Si le flux hémorroïdal périodique et tempéré est, ainsi que nous l'avons dit, salutaire, il est naturel de penser que *sa suppression* doit être dangereuse. Les maladies dont on est alors menacé le plus souvent sont : le vertige, l'apoplexie et la paralysie. »

Cullen (1785) a fait les plus louables efforts pour démontrer l'avantage des recherches anatomo-pathologiques, et c'est, selon lui, sur l'état du cerveau dans les diverses formes de maladies nerveuses qu'il faut établir une classification et une méthode curative.

Parmi les paralysies idiopathiques, on trouve la paralysie partielle, à laquelle il faut rapporter la *paralysie pléthorique* accompagnée de pléthore, à la suite de la suppression des évacuations habituelles, des excès de boissons.

La *paralysie universelle* des auteurs, *paraplexie* de Sauvages, *parapoplexie* de Piso, a plusieurs variétés, et parmi elles, la *paraplexie sanguine* de Juncker, qui attaque les pléthoriques et ceux qui ont fait usage des stimulants à l'intérieur.

Ces faits se rapportent évidemment à des cas de paralysie générale, cas mal observés, mais qui permettent de constater les

(1) De la médecine pratique ; Paris, 1759.

efforts que font les nosologistes pour arriver à classer les diverses maladies confondues sous le nom générique de paralysie. Sauvages, d'ailleurs, avait donné ces quelques indications, que le traducteur de Cullen a cru devoir reproduire dans les notes détaillées qui complètent les *Éléments de médecine pratique*.

Chiaruggi (1705) parle de la *manie pléthorique* (la *mania pletorica*), contre laquelle on a fait un abus impardonnable des émissions sanguines. Boerhaave l'avait connue; mais les nosologistes n'en ont pas fait une espèce à part... la manie pléthorique peut survenir à la suite de la suppression d'un flux menstruel ou hémorroïdal.

Les malades dont Chiaruggi rapporte l'observation, et il y en a cinq ou six qui nous ont semblé devoir être des paralysés généraux, sont des gens sanguins, d'une forte constitution; quelques-uns, avaient fait des excès de boisson; les caractères principaux de la maladie sont toujours les mêmes. Chiaruggi n'a pas observé lui non plus, le délire ambitieux; ses malades sont des mélancoliques, ou bien alors ont du délire général avec excitation violente. Il a remarqué la grande voracité avec laquelle les paralytiques engloutissent leurs aliments; ils peuvent devenir hémiplégiques et perdent successivement leurs forces. Quelques-uns de ces malades semblent rentrer dans le nombre de ceux sur lesquels M. Baillarger a appelé l'attention, malades dont l'affection, au lieu de se terminer par la mort, se termine au contraire par la guérison. Que ces malades soient ou non des paralysés généraux, il n'en est pas moins vrai que M. Baillarger, en appelant l'attention des praticiens sur ce fait, a rendu un grand service à la pratique médicale, ainsi d'ailleurs que nous le disait dernièrement M. Jules Falret dans une des leçons qu'il a faites à l'École pratique, sur les maladies mentales.

Dans son travail sur la manie et la mélancolie (1), *John Haslam* parle d'affections paralytiques qui peuvent déterminer et suivre la folie; et, en lisant les passages que nous allons citer textuellement on pourra facilement se convaincre qu'il avait déjà connaissance de la liaison et des rapports, variables selon lui, qui existent entre les troubles de la motilité et ceux de l'intelligence.

Il a vu la paralysie du mouvement précéder la folie, et récipro-

(1) Observations on madness and melancholy, 1708 et 1809.

.quement la folie se terminer par la paralysie, et a su donner une description frappante des symptômes et des faits les plus saillants de l'affection paralytique.

Paralytic affections are a much more frequent cause of insanty than has been commonly supposed and they are also a very common effect of madness; more maniacs die of hemiplegia and apoplexy than from any other disease. In those affected from this cause, we are, on enquiry, enabled to trace a sudden affection, or fit, to have preceded the disease. These patients usually bear marks of such affection, independently of their insanity : *the speech is impeded*, and the mouth drawn aside; *an arm, or leg, is more or less deprived of its capability of being moved by the will* : and in most of them *the memory is particularly impaired.*

Persons thus disordered are in general *not at all sensible of being so affected.* When so feeble, as scarcely to be able to stand, *they commonly say that they feel perfectly strong, and capable of grat exertions*. However pitiable these objets may be to the feeling spectator, yet it is fortunate for the condition of the sufferer, that his pride and pretentions are usually exalted in proportion to the degradation of the calamity which afflicts him. None of these patients have received any benefit in the hospital; and from the enquiries I have been able to make at the private madhouses, where they have been afterwards confined, it has appeared, that they have eiter *died suddenly*, from apoplexy, or have *had repeated fits*, from the effects of which they have sunk into a *stupid state*, and *gradually dwindled away.*

Haslam termine cette énumération symptomatique par quelques considérations relatives aux soins généraux hygiéniques que réclame cette catégorie spéciale de malades : « The paralytic require to be kept warm, and to be allowed a more nutritions diet and cheering beverage than insane patients of any other description. In ther winter mouths *they suffer extremely*, and ought to be treated as *hot-, ouse plants*. The fare of the workhouse is ungenial to this wretched state of existence, and therefore they sedom long continue a burden to the parish. »

Ainsi donc, Haslam connaissait parfaitement les paralysés généraux, il en faisait une distinction spéciale, puisqu'il a indiqué en termes précis qu'ils réclament les soins et une assistance autres que les aliénés ordinaires.

C'est lui qui le premier a signalé la présence du délire ambitieux, et par contre il n'a pas parlé du délire dépressif que Piso,
Morgagni, Willis, Chiaruggi avaient rencontré exclusivement. Il a
insisté très nettement sur la paralysie du mouvement survenant
avant ou après les troubles de l'intelligence; l'embarras de la
parole; l'abolition des mouvements volontaires dans les membres;
la perte de la mémoire; cet état particulier de satisfaction, si
commun chez les paralytiques, qui fait qu'ils n'ont pas conscience
de leur état et se croient capables de tout lorsqu'ils ne peuvent
plus rien faire; les attaques congestives répétées; enfin, la démence et l'affaiblissement progressif (Gradually).

Pinel, le fondateur de l'école aliéniste actuelle, n'a fait qu'entrevoir la paralysie générale, et à l'exemple de Piso, il en a fait
une sorte de fièvre lente, nerveuse, adynamique. Cependant, il
n'en a pas parlé dans son Traité de la manie ni dans les premières
éditions de la Nosographie philosophique. C'est en lisant l'article
adynamie du Diction. en 60, t. I, page 162 (1812), que nous
avons trouvé quelques passages, assez ambigus d'ailleurs, qui
nous permettent de dire que Pinel a négligé ce point particulier
de la pathologie, et s'est montré inférieur à ses devanciers, Willis
et Haslam. Voici d'ailleurs comment s'exprime Pinel à propos
d'une maladie si peu connue à cette époque : « L'état d'adynamie
peut se montrer encore sous une forme non moins intense, et qui
se termine souvent d'une manière funeste : c'est celui qui peut
avoir lieu dans certains cas particuliers d'une fièvre lente nerveuse, encore très imparfaitement connue, et qu'on observe surtout
dans les établissements publics consacrés au traitement des aliénés,
par la complication de la manie ou la démence avec la paralysie.
On voit succéder d'abord quelques préludes de paralysie à une
agitation maniaque plus ou moins violente, ou bien à un délire
taciturne prolongé: le malade évite de faire des mouvements, et
les membres inférieurs perdent peu à peu leur agilité; il finit par
être obligé de garder le lit, et ses bras perdent entièrement leur
mobilité : on voit se déclarer alors une fièvre continue, marquée
par des paroxysmes ou redoublements, qui ont lieu le matin et le
soir, avec la rougeur de la face, une sueur visqueuse et des rêves
plus ou moins effrayants; la paralysie continue à faire des progrès;
les muscles destinés à la mastication peuvent à peine se contracter;
la déglutition et l'articulation des sons deviennent de plus en plus
difficiles, et quelques taches gangréneuses qui se forment dans diffé-

rentes parties du corps sont les avant-coureurs d'une mort prochaine. »

Nous avons lu aussi avec soin l'article *démence* dans son Traité de la Manie et dans la Nosographie philosophique. Nulle part nous n'avons vu que Pinel eût connaissance de la démence paralytique étudiée par Esquirol deux ans plus tard. Mais toutefois il n'a pas confondu la démence avec l'idiotie, comme M. Foville semble le dire (Dict. Jaccoud, article *démence*). « Le caractère essentiel de la démence c'est la *perte* de certaines facultés et non leur *absence*. Cette distinction est indispensable pour que la démence ne soit pas confondue avec l'idiotie, comme elle l'a été par tous les auteurs, jusque et y compris Pinel. » Cependant, dans le Traité de la Manie et dans la Nosographie philosophique, Pinel fait deux chapitres différents : 1° la démence ou *abolition* de la pensée; 2° l'idiotie ou *oblitération* des facultés intellectuelles et affectives. Si d'ailleurs on veut pousser plus loin cette étude, il n'y a qu'à lire les deux chapitres tout entiers, et l'on aura la conviction que Pinel, tout aussi bien que nous, connaissait l'idiotie (absence congénitale des facultés) et la démence (abolition de la pensée). Cependant, pour ce qui nous importe, nous avons dû signaler, qu'il n'a rien dit ou à peu près de la démence paralytique.

Esquirol (Dict. en 60, t. VIII, art. *démence*), ne savait pas encore distinguer nettement la paralysie générale; il en faisait une complication de la démence, complication, qui aux symptômes de la démence ne faisait qu'ajouter les troubles de la motricité. « Lorsque la paralysie complique la démence, tous les symptômes paralytiques se manifestent successivement; d'abord l'articulation des sons est gênée, bientôt la locomotion s'exécute avec difficulté; enfin les déjections sont involontaires. Tous ces épiphénomènes ne doivent pas être confondus avec les symptômes qui caractérisent la démence, pas plus que les signes du scorbut, qui complique souvent cette maladie, ne peuvent être pris pour elle. » Cette complication était très fréquente, suivant Esquirol, puisque, sur les 235 déments qu'il avait eus à observer, plus de la moitié offraient quelques symptômes de paralysie.

Les lésions anatomiques observées à cette époque n'apprenaient rien, suivant Esquirol, quant à la cause et au siège de la démence; mais, en dehors des lésions générales, il avait eu à observer quelques altérations particulières, il est vrai, chez les déments paralytiques.

Une tumeur comprimant les nerfs optiques, une autre comprimant la moelle allongée; un kyste séreux arachoïdien comprimant les circonvolutions subjacentes chez un paralytique en démence et en convulsions; « une fois la substance grise du lobe antérieur droit du cerveau réduite en putrilage dans l'étendue de plus d'un pouce. »

Les lésions anatomiques diverses trouvées chez les individus en démence doivent être attribuées aux complications diverses de cette maladie. « La démence préexistait à toute lésion organique de l'encéphale, et, lorsque la lésion organique a eu lieu, elle s'est manifestée par des convulsions ou la paralysie, qui sont venues compliquer la démence. »

La démence compliquée de convulsions ou de paralysie est incurable et ne doit pas laisser l'espoir d'une longue existence.

Voici quelles étaient alors les opinions d'Esquirol et elles peuvent se résumer facilement en ces quelques mots : La paralysie survenant dans le cours de la démence est un épiphénomène d'une gravité extrême.

Dans l'article *Folie* (même dictionnaire), Esquirol a dit aussi que les filles publiques tombaient souvent dans la démence paralytique. Cela est vrai, en effet, et tient aux excès de toute nature auxquels se livrent ces malheureuses femmes.

Dans l'article *Manie*, Esquirol indique encore la complication de la paralysie avec la manie, et regarde ce fait comme des plus fâcheux au point de vue du pronostic. Il en est de même pour la mélancolie, puisque, suivant lui, « le scorbut, la *paralysie* et les gangrènes sont la cause de la mort d'un grand nombre de mélancoliques. »

Jacquelin Dubuisson, qui a fait, en 1816, un excellent *Traité des vésanies*, avait observé la complication de la paralysie avec les vésanies partielles qui, dans ce cas particulier, devenaient incurables et dégénéraient en démence. « La manie peut aussi suivre l'apoplexie, la *paralysie*, l'hystérie et l'épilepsie. » Dubuisson pense que la démence peut suivre la paralysie, et, dans le chapitre *Démence aiguë*, il nous a semblé qu'il avait décrit la démence paralytique; d'ailleurs, à l'appui de cette description, il cite l'observation d'un dément paralytique que nous avons cru devoir insérer. Un commerçant fut frappé de paralysie à l'âge de 50 ans; cette paralysie fut accompagnée d'un désordre mental caractérisé par des *oublis*, des *inadvertances*, des *fausses spécu-*

lations, et un penchant irrésistible à la salacité. Cet état persista pendant près d'une année. Bientôt la raison se troubla entièrement; il devint agité, turbulent, et perdit le sommeil. Il parlait continuellement avec incohérence et diffusion. La mémoire était infidèle et confuse ; il déchirait ses vêtements et se complaisait dans la malpropreté. Son appétit était vorace, et les évacuations alvines très abondantes. Sous l'influence d'un traitement qui a consisté dans l'emploi thérapeutique des toniques et des amers et l'application d'un séton à la nuque, le malade revint à un état mental assez satisfaisant pour être rendu à la société. Dubuisson n'insiste pas sur cette guérison, qui nous a paru ressembler beaucoup aux rémissions, quelquefois si longues, que l'on a pu observer dans ces temps derniers, et que l'on a eu à constater principalement chez les paralytiques entachés d'hérédité morbide progressive. Le malade de Dubuisson n'est pas un congestif; il n'a pas de tendances aux apoplexies; tout au contraire, c'est un homme de 51 ans, d'un tempérament lymphatique et névropathisé, puisqu'il était d'un caractère débonnaire et insouciant et avait montré dès son jeune âge une intelligence assez bornée; il n'avait aucune disposition pour l'étude.

Nous aurons à rappeler cette observation lorsque nous aurons à parler de l'influence du tempérament névropathique héréditaire sur le pronostic et la marche de la paralysie générale.

De même qu'Esquirol, Dubuisson regarde comme un signe fâcheux, la complication de la démence avec les convulsions et la paralysie, parce que, dans ce cas, la démence dépend de lésions organiques du cerveau, qui font qu'elle devient incurable.

Georget (1820, *De la Folie*) considérait la folie comme une affection idiopathique du cerveau dont l'altération était inconnue ; et une des terminaisons les plus fréquentes de la folie, selon lui, était la paralysie. « La terminaison naturelle de la folie, lorsqu'elle ne guérit point et que l'aliéné ne meurt pas trop tôt par une maladie accidentelle, est un affaiblissement, une atonie du cerveau, qui se manifeste par une abolition plus ou moins complète de l'intelligence et un état de paralysie, d'abord partiel, puis général; plus de la moitié des aliénés incurables sont paralytiques. »

Ainsi, Georget comme Esquirol, Pinel, Dubuisson, Haslam, n'avait observé la paralysie que comme complication ou terminaison de la folie. Pas un de ces savants médecins n'a pensé à faire une maladie spéciale des troubles de la motilité, maladie déterminant, il est vrai, le plus souvent des troubles psychiques, qui sont regardés actuellement comme caractéristiques.

« La désorganisation du cerveau, qui produit la démence occasionne en même temps, dans plus de la moitié des cas, une autre maladie nerveuse, la *paralysie musculaire, partiellement ou généralement.* »

Les aliénés sont sujets à des troubles divers du système musculaire, les convulsions, par exemple, ainsi qu'une augmentation d'énergie musculaire dans la fureur; mais la lésion la plus fréquente « c'est l'affaiblissement, la perte générale ou partielle du mouvement volontaire. La paralysie se montre quelquefois dès le début de la folie; cela arrive plus particulièrement chez les femmes de 40 à 45 ans. »

Parmi les maladies qui viennent compliquer la folie, nous trouvons l'atonie, l'irritation cérébrale chronique, et, enfin, la paralysie. La paralysie, suivant Georget, doit être étudiée à part, et comprend :

1° La *paralysie aiguë*, qui survient chez des aliénés en démence depuis déjà longtemps; la parole s'embarrasse, il y a des pertes de connaissance vertigineuses, et la mort arrive rapidement à la suite d'attaques congestives répétées.

2° La *paralysie musculaire chronique*, plus fréquente, et à marche plus lente que la précédente. Elle peut quelquefois se montrer en même temps que la folie, mais le plus souvent deux ou trois ans après. Elle arrive insensiblement et détermine progressivement l'affaiblissement physique et intellectuel; elle a trois degrés.

Premier degré. — Paralysie des muscles de la langue avec difficulté à parler, engourdissement, fourmillements et picotements dans les membres. La digestion se fait bien, l'appétit est vorace.

Second degré. — Paralysie de la moitié du corps ou des deux côtés, le malade reste au lit, l'intelligence est anéantie, il y a encore de l'embonpoint.

Troisième degré. — Augmentation de la paralysie, amaigrissement rapide, perte de l'appétit, diarrhée chronique; la mort arrive au bout de peu de temps.

Le pronostic est toujours fâcheux. « La paralysie des aliénés est incurable. Dans les deux derniers degrés, on aura soin de mettre le malade dans un lit en forme d'auge pour qu'il ne puisse se laisser tomber à terre. »

Georget a donc fait une étude assez complète de la paralysie générale, il professe d'ailleurs la doctrine d'Esquirol que plus tard
M. *Calmeil* va développer plus complètement dans un livre, qui
est encore maintenant une des monographies les plus complètes au
point de vue de la symptomatologie et de l'anatomie pathologique.

Bayle, qui étudiait à la même époque, eut l'idée de regarder
cette maladie non pas comme une affection secondaire à la folie,
mais comme le résultat de l'inflammation chronique de l'arachnoïde, et, en 1822, dans sa thèse inaugurale dédiée à son maître
Royer-Collard, médecin en chef de Charenton, il développa cette
idée.

Ce travail de Bayle est tout à fait clinique; il cite un grand
nombre d'observations recueillies avec soin et dans lesquelles
tous les signes de la paralysie générale sont décrits minutieusement. Ces observations sont des modèles de description.

En faisant la relation des particularités anatomiques que l'autopsie lui a permis de constater, Bayle s'attache principalement
à démontrer les altérations de l'arachnoïde; il décrit en même
temps celle de la pie-mère qui, dans nombre de cas, était adhérente aux circonvolutions cérébrales, ramollies à leur surface.

Delaye (1824), élève de Pinel, Esquirol, Ferrus et Rostan,
médecins de l'hospice de la vieillesse (femmes), publia le premier
une monographie ayant pour titre : *Considérations sur une espèce
de paralysie qui affecte particulièrement les aliénés*. Cette affection, caractérisée par un affaiblissement graduel des forces abou-
tissait à la perte absolue des mouvements volontaires, ce qui lui
a fait donner le nom de *paralysie générale*, auquel il a ajouté
l'épithète d'*incomplète*. L'invasion est lente, la marche progressive, la terminaison est toujours fâcheuse et *l'altération organique qui la produit est spéciale*.

« Cette paralysie, sans être tout à fait exclusive aux aliénés,
complique très souvent la folie. »

Delaye n'est point sous l'impression des doctrines professées à
Charenton. Pour lui, l'affection est spéciale, ne se produit pas que
chez les aliénés et se traduit par des altérations organiques dont
voici à peu près le résumé :

a. Le plus souvent la substance blanche du cerveau est durcie
d'une manière évidente.

b. Les méninges sont infiltrées et adhérentes à la surface du
cerveau, qui alors a peu de consistance.

c. La substance cérébrale resserrée, diminuée de volume avec une grande quantité de sérosité remplissant les ventricules et les intervalles des circonvolutions.

Morgagni, Portal, Valentin ont rapporté des cas d'endurcissement partiel du cerveau; *Gall* et *Zpursheim* l'avaient considéré comme une des causes de la folie.

Il ne nous paraît pas démontré que Delaye a bien décrit complètement les altérations visibles à l'œil nu; il a trop insisté sur l'endurcissement du cerveau et pas assez sur le ramollissement qui semble constant, de la substance corticale. On peut même avancer que Delaye a laissé complètement de côté cette partie importante de la question, et cela est d'autant plus étonnant que déjà à cette époque MM. *Pinel-Grandchamp* et *Foville* père venaient de démontrer que la substance corticale était le siège de l'intelligence et de la mémoire.

Bayle, qui, l'année suivante (1825), publia un volume intitulé *Nouvelle doctrine des maladies mentales*, se livra à une étude critique des différentes opinions anatomo-pathologiques relatives à la folie. Prost et Broussais ont voulu trouver la cause des aliénations dans l'affection de la muqueuse gastrique. Georget, au contraire, admet un *mode inconnu* de lésion de la substance cérébrale. « Pour moi, dit Bayle, la source des maladies mentales tient à la phlegmasie chronique des méninges. » Il y a deux formes génériques : 1° l'*arachnitis chronique*, attaquant le feuillet externe de l'arachnoïde et la face interne de la dure-mère ; 2° la *méningite chronique*, attaquant la pie-mère et la face interne de l'arachnoïde.

La cause doit en être attribuée à la congestion sanguine des vaisseaux de la pie-mère, qui se fait *subitement* ou d'une façon *lente et progressive*. On a alors à observer la perte de la connaissance, la rougeur de la face, l'insensibilité, la paralysie.

Bayle analyse ensuite et décrit minutieusement toutes les altérations des méninges : injection, épaississement, granulations, fausses membranes, adhérences. Il signale l'adhérence de l'arachnoïde au cerveau, ce que, d'ailleurs, Lallemand avait déjà fait (1), lequel, ainsi que Bayle, plaçait dans l'inflammation des méninges le siège et la cause du délire.

Vers la même époque, M. Bouillaud (1825) publiait son traité

_____

(1) Lallemand, Lettres sur l'encéphale, 1820.

de l'encéphalite. Il pense, avec Lallemand, que le ramollissement
dépend de l'infiltration du pus dans la substance encéphalique
qu'il pénètre, de .manière à diviser les molécules, tandis que
maintenant il semble parfaitement acquis à la science, grâce aux
travaux importants de MM. Robin, Hayem et Magnan (1), que
le ramollissement de l'encéphalite tient à une inflammation interstitielle, avec hyperplasie des éléments conjonctifs et, par suite,
compression et dégénérescence des éléments nerveux, etc.

Avant Bouillaud et Lallemand; Willis, Récamier, Pinel-Grandchamp, Foville et Serres avaient essayé de reconnaître le siège
des lésions cérébrales d'après les parties paralysées.

Le professeur Bouillaud a établi :

Que la perte de la parole tient à la lésion des lobes antérieurs;

Que la paralysie des membres inférieurs tient à la lésion des
lobes moyens ou des corps striés;

Que la paralysie des membres thoraciques tient à la lésion du
lobe postérieur ou de la couche optique;

Enfin les lésions de l'intelligence sont produites par l'altération
de *la substance corticale*; la perte de la mémoire et l'impossibilité de prononcer les noms à la lésion des lobes antérieurs.

Les nombreuses observations citées à l'appui de ces diverses
propositions sont des plus intéressantes. D'ailleurs, nous avons
cru, plus loin, devoir en reproduire une en entier.

Parmi les altérations (voir obs. 15 et 16), M. Bouillaud a
signalé les adhérences de la pie-mère et le ramollissement de la
substance grise.

L'année 1826 vit paraître en même temps le *Traité de la méningite chronique*, de Bayle, qui n'est qu'une seconde édition,
pour ainsi dire, augmentée et améliorée considérablement de son
travail de 1822, auquel il a ajouté de nouvelles observations sur
les altérations de l'arachnoïde viscérale; et le travail de M. Calmeil sur la *Paralysie générale considérée chez les aliénés*. Ce
dernier travail, œuvre consciencieuse, renferme une étude approfondie des causes, de la marche, des symptômes et de l'anatomie
pathologique. L'idée nouvelle et qui résulte de ce travail, c'est
que *la paralysie générale des aliénés, ou lésion générale des
mouvements, paraît dépendre d'une encéphalite chronique*

____

(1) Magnan, Archives de physiologie, 1868, p. 322.

ou prédominante de la phlegmasie au pourtour du cerveau.

N'ayant pas l'intention de faire l'étude des progrès qui se sont accomplis jusqu'à ce jour, nous nous arrêterons à M. Calmeil, qui, le premier, a publié une monographie complète, même au point de vue de l'anatomie pathologique. Tous les médecins, d'ailleurs, qui ont eu, soit dans les traités généraux, soit dans les articles divers, à parler de la paralysie générale, ont eu à faire cette partie historique, que l'on trouvera au complet dans le fascicule que M. Baillarger vient de publier sur la paralysie générale (1), où se trouvent reprises les théories d'Esquirol, Calmeil, Bayle, Parchappe, etc.

SYNONYMIE.

Paralysie générale des aliénés (Calmeil, Justin, Watcher, Daveau, Baillarger, Leuret, Brierre de Boismont). — Parapoplexie, paralysie pléthorique, *mania pletorica* (Piso, Sauvages, Chiaruggi). — Paralysis per se (Willis). — Paralysie générale incomplète (Delaye). — Paralysie générale progressive (Requin, Lunier, Sandras). — Péri-encéphalite chronique (Calmeil). — Arachnitis chronique et méningite chronique (Bayle). — Méningo-périencéphalite chronique diffuse (Calmeil).— Folie paralytique (Parchappe, Jules Falret). — Débilité spasmodique (J.-P. Falret). — Paralysie générale de Charenton. — Démence paralytique (Esquirol). — Paralysie générale chronique (Hubert-Rodrigues). — Cérébrite corticale (Parchappe). — Ataxie psycho-motrice (Lunier). — Paralysie musculaire chronique (Georget).

PATHOGÉNIE ET ÉTIOLOGIE.

La paralysie générale peut se présenter sous des *états divers* qui, étudiés jusqu'à présent au point de vue des symptômes délirants, ont permis à M. Jules Falret (2) de décrire des variétés congestive, expansive et mélancolique. Il nous a semblé qu'on devait pousser plus loin cette étude et signaler quelques points de

(1) Appendice au Traité de Griesinger, trad. Doumic.
(2) Thèse Paris, 1853, Recherches sur la folie paralytique.

l'histoire de cette maladie, négligés ou étudiés d'une façon insuffisante. Quelles qu'en soient les causes et la forme, on peut affirmer maintenant que la maladie débute toujours ou presque toujours par une période de dépression des facultés intellectuelles, dépression dont l'intensité peut varier, mais qui est généralement caractérisée par de la tristesse, de l'ennui; le futur paralytique éprouve un affaissement particulier, il cesse ses occupations habituelles, se préoccupe continuellement de lui seul; son caractère a changé complètement, ainsi que ses habitudes, il commence à vivre en dehors du monde extérieur. Le plus souvent, dans cette période, les malades ont conscience de leur état, et en différentes circonstances, j'ai entendu des paralytiques, en plein délire expansif, raconter que, quelque temps avant leur entrée à l'asile, ils avaient éprouvé une sorte de maladie de langueur et d'ennui, dont ils avaient guéri à leur grande satisfaction, et que depuis ce temps leur santé avait toujours été parfaite.

Que si des différences tranchées se font remarquer parmi les paralytiques et ont permis de décrire des formes diverses, il n'en est pas moins vrai que l'on rencontre toujours chez ces malades des phénomènes maladifs essentiels, communs à toutes les formes et autour desquels viennent se ranger les différentes variétés du délire des paralytiques. Ces caractères communs essentiels sont les troubles de la motricité.

Les troubles symptomatiques de la motricité, ainsi que ceux qui sont produits par l'altération des éléments nerveux qui président aux manifestations sensoriales et intellectuelles, ont été longuement décrits par MM. Baillarger, Lunier, Jules Falret, Lasègue (1) et autres; aussi, renvoyant le lecteur à leurs travaux spéciaux, vais-je aborder de suite l'étude pathogénique de la paralysie générale progressive, qui pourra, mieux que la nature du délire, nous fournir des points de repère au milieu des symptômes multiples attribués à cette maladie. Ces points de repère nous serviront aussi, sinon à décrire des variétés correspondant à une cause unique ou à un ensemble de causes, du moins, à distinguer quelques types principaux dont l'étiologie, la durée, la marche, les manifestations spéciales et la terminaison seront décrites plus particulièrement.

La pathogénie nous permettra enfin de rechercher les cas dans

____

(1) Thèse d'agrégation; Paris, 1853.

lesquels la méningo-encéphalite est curable ou non, et aussi d'indiquer les moyens hygiéniques et prophylactiques qui sont la conséquence naturelle de l'étude des causes génératrices des maladies. « Methodus prophylactica respicit tum eos, qui *insultibus* scilicet uno, aut pluribus prius tentati fuerunt, tum et eos, qui in hunc proclives videntur, utpote qui a *parentibus apoplecticis nascuntur*, aut qui *vertigini*, incubo aut leipothymiæ crebis obnoxii sunt, etiam qui collum brevius et torosum habent » (1).

Parmi les nombreuses causes prédisposantes et occasionnelles que l'on a jusqu'à présent multipliées à loisir, il nous a semblé que quelques-unes seulement méritaient l'attention, et parmi elles je me garderai de placer les *cheveux noirs*, la *barbe noire* et la *peau brune*, que bien des auteurs ont cru, pour imiter leurs devanciers, ne pas devoir laisser de côté. La paralysie générale n'a pas de préférence pour les hommes bruns et n'épargne pas les blonds. Ces mêmes auteurs croyaient aussi que la paralysie générale existait dans le Nord seulement, à l'exclusion du Midi, ou que du moins cette maladie était beaucoup plus fréquente dans le Nord. Malgré cette croyance, ils choisissaient des hommes bruns pour en faire des paralytiques, alors que les blonds, dans les pays septentrionaux, forment la majeure partie de la population. L'opinion contraire aurait certainement plus de chances de succès ; car on sait généralement que les blonds sont sanguins, gras et congestifs, tandis que les bruns sont bilieux, maigres et sans tendances congestives.

L'on a cru et l'on a écrit aussi pendant longtemps que les douaniers, les militaires surtout, étaient plus que tous les autres disposés à devenir paralytiques. La raison de ce fait pourrait être attribuée au genre de vie, aux alternatives d'oisiveté et de travaux fatigants, aux excès de toutes sortes que les militaires ont la réputation de commettre. On pourrait encore dire que les militaires sont des hommes choisis, vigoureux, bien constitués, et que la paralysie générale semble distinguer ceux-là d'avec les gens chétifs, malingres, qu'elle abandonne aux autres maladies. Ce n'est pas encore la vraie cause, puisque maintenant on observe la paralysie générale chez les personnes à occupation sédentaire et les militaires, les viveurs, les débauchés et les gens oisifs sobres, ainsi que chez les ignorants et les hommes de lettres ; la

(1) Willis, *De anima brutorum* ; Oxford, Londres, Amsterdam, 1672.

profession importe peu. Mais à quoi attribuer alors la fréquence
de la paralysie générale chez les militaires? Cela tient selon nous
à ce que cette maladie a été surtout observée et décrite à la maison de Charenton, et que presque toutes les observations d'Esquirol, Baylo, Foville et Calmeil ont été recueillies à Charenton,
où les militaires forment une grande partie de la population.
Dans les autres établissements qui, comme Charenton, n'ont pas
traité avec l'Etat pour donner assistance aux militaires, gendarmes, douaniers, etc., on trouve à peine quelques militaires, au
milieu d'une nombreuse population d'aliénés et de paralytiques.

Quelques causes seulement, avons-nous dit, attirent spécialement l'attention et méritent une mention spéciale.

Parmi les causes prédisposantes, il convient de citer en première ligne le *tempérament sanguin*, les *tendances congestives*
innées ou acquises, l'hérédité ; et parmi les causes occasionnelles,
les excès de toutes sortes, excès vénériens, excès alcooliques,
les travaux intellectuels exagérés, les veilles, l'insomnie prolongée,
l'abus du tabac, des opiacés, etc., une dernière cause que l'on trouve
chez beaucoup de paralytiques, c'est-à-dire la suppression d'un
flux hémorrhagique physiologique ou pathologique. Presque tous
les gens sanguins, en effet, ont des hémorroïdes, et chez un grand
nombre d'entre eux cette maladie des plus désagréables et répu-
gnantes devient une sorte de flux physiologique, ou au moins
salutaire, analogue à la menstruation.

Aussi doit-on redouter la suppression d'un flux hémorroïdal
et s'attendre à une congestion cérébrale suivie de vertiges, étourdissements, perte de la connaissance et embarras de la parole.
C'est presque toujours ainsi que débute la maladie, et par conséquent à tort, selon nous, que quelques auteurs ont regardé les
congestions des paralytiques comme toujours symptomatiques d'un
état maladif du cerveau.

Les congestions, au début, constituent à elles seules la maladie, et c'est à leur *influence répétée* que doit être attribué le
travail inflammatoire qui prend naissance dans le tissu interstitiel de la substance corticale et autour des vaisseaux qui vont de
la pie-mère au cerveau. La prolifération des éléments de substance conjonctive, qui forment la gangue interstitielle, amène
rapidement la compression des éléments nerveux, tubes et corpuscules, et par suite les troubles fonctionnels de la mémoire, de
l'intelligence et de l'articulation des sons.

J'admettrais volontiers qu'une fois l'inflammation établie, il se produise des congestions symptomatiques; mais comme toute inflammation débute par une hyperémie avec accumulation et stase des éléments du sang, il faut bien admettre que la congestion est la vraie cause déterminante de la paralysie générale et, que toutes les causes susceptibles, par des moyens divers, de produire la congestion sont des causes prédisposantes ou occasionnelles.

On a fait malheureusement intervenir dans la production des maladies nerveuses un grand nombre de causes futiles qui ont eu pour résultat de cacher les véritables causes, et si, comme quelques aliénistes le pensent, il fallait aux névropathies des ascendants joindre, en outre, les influences constitutionnelles et diathésiques, telles que : le cancer, la tuberculose, le rhumatisme, la goutte, la scrofule, etc., il n'y aurait pas une seule famille d'épargnée.

M. le Dr Berthier, entre autres, est arrivé à faire un abus extraordinaire de ces causes fantaisistes, ainsi a-t-il cru devoir décrire une *folie cancéreuse*, parce qu'il s'est trouvé des aliénés cancéreux ; pourquoi, une fois sur cette pente, ne pas créer une folie spéciale coïncidant avec toutes les maladies générales que peuvent contracter les aliénés au même degré que les gens sains d'esprit? De semblables exagérations ont cependant l'avantage de faire tomber d'elles-mêmes les propositions qu'elles ont mission de démontrer. M. Morel entre autres et le Dr Cerise (1) se sont élevés victorieusement contre ces opinions, en prouvant que la pathologie réclame la méthode de l'histoire naturelle. Là, on effet, il est impossible de comprendre la transmission d'un genre à un autre, de même aussi en pathologie, on ne peut comprendre que la phthisie, par exemple, ou le cancer, exercent une influence héréditaire sur le développement de la folie.

Des confusions regrettables, nous le croyons, doivent être attribuées à de vicieuses interprétations étiologiques. Esquirol, Bayle, Calmeil et tous leurs élèves et imitateurs ont admis l'influence héréditaire dans un grand nombre de cas de paralysie générale; mais ils me paraissent avoir mal compris et mal défini comment se fait, pour la paralysie générale en particulier, la transmission héréditaire. Le Dr Lagardelle, de Niort, a seul,

____

(1) Société médico-psychologique, 1857.

sinon démontré, du moins avancé dans une des conclusions de sa thèse (1) que l'hérédité se comportait d'une façon spéciale, il est regrettable, à tous égards, qu'il n'ait pas insisté davantage sur cette question.

Parmi les observations de paralysie générale citées par Bayle, Calmeil, Baillarger et autres, on trouve parfois des paralytiques ayant ou ayant eu des aliénés dans leurs familles. Y a-t-il là un rapport de cause à effet ou bien une simple coïncidence? Contrairement à l'opinion des savants spécialistes qni ont adopté la première supposition, nous pensons que la paralysie générale, survenant chez un héréditaire aliéné ou prédisposé à l'aliénation, a été produite par des causes autres que la disposition héréditaire à prendre la folie et que par suite il faut regarder ce fait comme une coïncidence, et non point comme un rapport de cause à effet.

Ceux qui faisaient de la paralysie générale une complication de la folie auraient dû dire que l'influence héréditaire produisait la folie, mais non la paralysie puisque, selon eux, elle était toujours secondaire aux troubles psychiques. Willis (2), qui avait observé la paralysie succédant à la mélancolie et aussi une paralysie spéciale, *paralysis per se*, paralysie idiopathique, avait montré beaucoup plus de finesse d'observation. Delaye après lui, a pensé que quelquefois la paralysie pouvait être primitive; M. Calmeil a ajouté prudemment que cela pouvait peut-être bien arriver; MM. Lunier (3) et Baillarger ont enfin démontré cliniquement, et de plus, ont prouvé que les troubles de la motricité étaient les phénomènes essentiels, puisque, dans certains cas, ils pouvaient constituer à eux seuls tous les symptômes de la paralysie générale progressive.

Depuis ce temps, tous ceux qui admirent et admettent encore aujourd'hui que la paralysie générale est une entité morbide, se compliquant souvent de folie, mais non dans tous les cas, pensèrent avec raison que cette affection morbide était caractérisée principalement par les troubles progressifs de la myotilité, troubles de nature ataxique au début, et finalement caractérisés par une atonie générale, l'émaciation et l'affaiblissement le plus complet. Il me semble impossible, avec cette doctrine, d'admettre

(1) Étiologie de la paralysie générale; Paris, 1865.
(2) Willis, De anima brutorum, loc. cit.
(3) Lunier, Recherches sur la paralysie générale progressive, 1849; Paris in-8°.

que la tendance à l'aliénation puisse devenir une cause de paralysie générale.

Restent enfin ceux qui font de la paralysie générale une forme de folie, *la folie paralytique*. Singulière forme cependant et bien difficile à classer et à faire entrer dans le cadre nosologique. A des époques différentes de la maladie, et cela quelquefois dans l'espace de moins d'un an, le paralytique, d'abord mélancolique, devient tout d'un coup monomane; mais combien le paralytique monomane est-il différent du véritable monomane, intelligent, raisonnant parfaitement son délire, l'expliquant, lui trouvant une raison d'être, etc.; le monomane ambitieux paralytique a un délire naïf, absurde, incohérent, mobile, qui se ressent de l'état d'affaiblissement intellectuel commun à presque tous ces malades. Mais voilà que, sans qu'on puisse s'en rendre compte, le délire expansif ou ambitieux disparaît pour faire face à un délire humble, délire des petitesses comme on en voit quelquefois des exemples (1); quelques paralytiques enfin deviennent de véritables délirants par persécution, refusent de manger sans qu'on puisse savoir pourquoi, gémissent, poussent des cris de terreur et semblent, en se cachant, vouloir échapper à des hallucinations terrifiantes.

Je me rappelle avoir observé à Charenton un ancien notaire atteint de paralysie générale, et qui, après une légère période dépressive, avait du délire ambitieux; tout d'un coup, il refuse de manger, garde un mutisme complet, tremble de tous ses membres lorsqu'on s'approche de lui, et qu'on l'interroge sur sa santé; il a toujours l'air effrayé, se cache dans ses draps lorsqu'il est au lit, ou derrière ses rideaux lorsqu'on le force à se lever. Il meurt dans des convulsions épileptiformes. Dans des cas très nombreux encore, le paralytique devient chronique d'emblée, c'est un dément sans délire bien accentué et qui, moins toutefois les troubles de la motilité, semble se confondre avec les déments séniles.

Outre ces formes de délire, M. Baillarger a signalé et décrit le délire hypocondriaque particulier aux paralytiques, ce délire a surtout trait à des absences ou des occlusions d'organes appartenant au tube digestif. M. Baillarger regarde comme un signe fâcheux la présence du délire hypocondriaque, de sorte que

(1) Voir thèse, Paris, 1869 (Materne, obs. 7).

dans la paralysie, l'hypocondrie est un symptôme aggravant.

Mais on n'en finirait pas s'il fallait décrire les variétés infinies, que le délire peut revêtir chez les paralytiques, délire protéiforme; et quoique ce soit là pour ainsi dire un caractère pathognomonique, il est seulement générique et ne peut, par suite, s'appliquer à tous les cas particuliers, attendu que non seulement la forme varie; mais aussi la durée, l'intensité et le plus ou moins de ténacité des idées délirantes.

Le paralytique absorbe donc à lui seul toute la classification de Pinel et d'Esquirol, légèrement modifiée par Georget et Baillarger; il est tour à tour mélancolique, maniaque, monomane ambitieux, délirant par persécution, suicide, stupide et dément. Il n'est plus permis maintenant de confondre ensemble les différentes manifestations des troubles fonctionnels du cerveau. Il est préférable d'admettre que la folie, sous ses diverses formes, complique la paralysie générale dans le plus grand nombre des cas et que ses formes varient suivant les lésions des diverses parties du cerveau, ainsi que M. Auguste Voisin (1), médecin de la Salpêtrière, s'est efforcé de le démontrer en disant : que telles parties étaient lésées dans le délire partiel et telles autres, dans le délire général, etc.

La méningo-encéphalite chronique n'est donc point une espèce de folie et non plus une complication ou un mode de terminaison de la folie; c'est une entité morbide bien nettement définie, formant un genre à part et qui, par suite, ne relève pas des phénomènes de causalité imputables à l'aliénation mentale. Aussi, à notre avis, a-t-on eu le tort de croire que la paralysie générale se produisait sous l'influence de l'hérédité dans une famille entachée d'aliénation. Cela peut, il est vrai, arriver dans quelques cas (très rares), mais alors, la paralysie est le résultat d'autres causes.

Hérédité de la folie.

Lorsqu'un individu appartient à une famille d'aliénés héréditaires (2), il peut sous l'influence de causes occasionnelles, éprouver des accidents fâcheux; mais la nature de ces accidents ou

(1) Société médico-psychologique, déc. 1869.
(2) Voir travail précédent sur la généalogie des aliénés héréditaires; Paris, 1869; in-8·.

phénomènes pathologiques est parfaitement connue et, pour ainsi dire, *déterminable d'avance*. C'est pour arriver à ce résultat que M. Morel (de Saint-Yon) a depuis longtemps déjà entrepris une série non interrompue de travaux consciencieux et de recherches savantes qui sont la preuve d'un esprit original, doué d'une grande habileté et d'une grande finesse d'observation. Ces travaux fort nombreux en dehors du traité des maladies mentales (1), ont eu pour résultat de mettre en évidence : *la transmission héréditaire de la folie*; *les stigmates de l'hérédité morbide progressive; les types disparates dans la famille et similaires dans l'humanité*; les représentants dégénérés des familles *entachées d'aliénation mentale*, etc.

Aussi, sait-on, maintenant, ce que deviendra un héréditaire, candidat à la folie; on connaît son caractère, son développement intellectuel, ses habitudes, ses penchants, sa physionomie, etc., de telle façon que, dans la société, cette classe à part de gens prédisposés à la folie n'a rien à voir avec les futurs paralytiques, qui eux au contraire, loin d'avoir de fatales prédispositions, sont le plus souvent des gens bien constitués, sanguins et issus de parents sains de corps et d'esprit.

J'hésiterais cependant à affirmer, que l'hérédité de la folie est capable de créer une espèce d'immunité spéciale contre la paralysie générale et cependant, je suis forcé de dire que, dans mes recherches, sur 25 familles entachées d'hérédité, je n'ai pas trouvé un seul cas de paralysie générale (2).

Quoi qu'il en soit, il y a des auteurs, et parmi eux Bayle et Calmeil, qui en ont rapporté des exemples, et l'étude de leurs observations et de quelques cas rares que j'ai observés moi-même m'a permis de constater la forme que revêt alors la paralysie générale. Le fou héréditaire, comme on le sait, est le plus souvent un chronique et un périodique, de même aussi le paralytique, dans les conditions que nous venons d'indiquer, devient un chronique rémittent sans manifestations bien aiguës. Après une légère période d'excitation pendant laquelle le paralytique fait quelques achats inutiles, accomplit des voyages sans but, etc., on voit bientôt survenir, et quelquefois d'emblée, un état chronique auquel on a donné le nom de rémittence des phénomènes maladifs, et qui peut durer quatre, cinq, dix ans et plus, ainsi que Delaye,

(1) Morel, Traité des maladies mentales, Victor Masson; Paris, 1860.
(2) Prix Esquirol, 1868.

Daveau, Baylo en ont cité des exemples. Pendant ce temps, on voit quelquefois à de longs intervalles, survenir des congestions légères, quelques vertiges, un frémissement particulier des muscles, qui sont parfois lents à agir, et par suite, rendent hésitants les mouvements volontaires. L'intelligence de ces paralytiques est manifestement affaiblie; ils n'ont pas conscience de leur état, ont perdu, ou à peu près, toute sensibilité morale, mais peuvent cependant suivre une conversation et étonner par leurs remarques parfois pleines de bon sens.

J'ai eu l'occasion, pendant quinze mois, de voir un paralytique appartenant à une famille de névropathisés, qui depuis six ans se maintient dans une situation pareille. Il s'affaiblit très lentement, son intelligence diminue à la longue, il maigrit, et de temps en temps éprouve quelques poussées congestives qui le rendent triste et déprimé. Au début du mal il avait des symptômes assez graves qui avaient engagé son médecin à porter un pronostic fatal; cependant il se maintient encore, et c'est à peine si depuis six années on a pu suivre la marche progressive du mal, tant elle est lente et peu accusée.

Hérédité des tendances congestives.

Il importe donc de ne pas confondre l'hérédité de la folie et l'hérédité des tendances congestives ou héréditaires de la paralysie générale. Ce sont là deux choses bien distinctes. La folie est héréditaire d'une certaine façon et revêt dans ce cas une forme particulière qui n'est pas la paralysie générale. Cette dernière maladie, peut, elle aussi, reconnaître une influence héréditaire qu'on trouvera non pas dans une famille de dégénérés, mais souvent dans les familles les mieux douées et les plus exemptes de maladies héréditaires; je veux parler de *l'hérédité des tendances congestives.*

Un père paralytique, dont le fils devient lui-même paralytique, ne transmet pas directement sa maladie, il lui transmet ses tendances congestives qui le prédisposeront ainsi à devenir paralytique. On voit souvent en effet dans une famille d'individus à tempérament sanguin et d'une forte constitution, un grand-père congestif, mort d'apoplexie, une mère ou un père ayant eu à diverses reprises des congestions cérébrales, et enfin un fils paralytique. C'est de cette façon que se fait pour la paralysie générale, la transmission héréditaire, il importait donc de la différencier et de la séparer de la transmission héréditaire de la folie qui se fait dans d'autres circonstances et chez une autre catégorie spéciale de familles et d'individus.

Il résulte naturellement de ce qui précède, que, lorsqu'on aura à examiner un malade atteint de paralysie générale et que l'on n'aura pu constater l'action de causes prédisposantes ou occasionnelles, telles que les chagrins, les excès alcooliques ou vénériens, les travaux intellectuels exagérés, les veilles, les fatigues, la suppression d'un flux hémorrhagique pathologique ou physiologique, on sera en droit de soupçonner une transmission héréditaire.

Tous les faits relatifs à l'hérédité demandent à être examinés avec le plus grand soin. Il importe, en effet, de ne point faire intervenir, à propos de la folie et aussi de la paralysie générale, tel ou tel état maladif des ascendants, que certains auteurs se sont ingéniés à montrer comme des indices de prédisposition.

Il ne faut pas qu'on arrive à décrire une paralysie générale diathésique, cancéreuse, rhumatismale, goutteuse ou diphtéritique (paralysie spéciale, bien étudiée par le Dr Mingault dans sa thèse). Ces différentes maladies ont leurs manifestations particulières, nombreuses, il est vrai, mais il faut attribuer à une coïncidence fortuite leur développement concomitant avec la paralysie générale et la folie, ou venant les compliquer.

Un individu, né de parents sanguins, apoplectiques, et qui lui-même est sujet aux congestions cérébrales (tempérament apoplectique), est prédisposé à la paralysie générale; il peut même se faire, que sans se livrer ni à des travaux intellectuels excessifs, ni aux excès de boissons, il devienne paralytique. Morgagni, Willis et Piso regardaient les gens à occupations sédentaires comme disposés plus facilement, par cela même, aux congestions et aux apoplexies.

Étant connue et admise, cette prédisposition particulière, c'est contre elle que devront se diriger les soins médicaux et les mesures prophylactiques : éviter la constipation, prévenir la suppression du flux hémorroïdal, devenu nécessaire en raison de sa longue durée, ou bien encore par des saignées dérivatives, applications de sangsues aux cuisses, détourner, autant que possible, l'afflux du sang au cerveau. Delaye (1) regardait la durée

____

(1) Thèse Paris, 1824, De la paralysie générale incomplète.

de « cette maladie comme très variable; quelques malades succombent au bout d'un an, tandis que d'autres vivent pendant dix et même quinze ans. Cette maladie peut-elle être soumise à un traitement rationnel? M. Esquirol cite, dans ses cours cliniques, l'exemple d'un malade atteint de cette affection, qui guérit à la suite d'*hémorroïdes spontanées*. Ce fait montre que *la maladie dont nous parlons peut guérir.* »

La physiologie d'ailleurs semble avoir tracé la ligne de conduite à suivre, si l'on considère ce qui passe chez la femme; pourquoi, en effet, les femmes ne sont-elles pas au même degré que les hommes sujettes à devenir paralytiques, et comment expliquer surtout qu'elles en soient si rarement atteintes avant 45 ans? Il nous semble naturel d'admettre que l'écoulement menstruel, qui joue un rôle si important au point de vue de la santé et de la maladie, est pour la femme une garantie contre la production de la paralysie générale. D'ailleurs, comme nous venons de le dire, il est très rare qu'une femme devienne paralytique avant l'âge de 45 ans, et quand cela arrive, on a toujours à constater la suppression des règles depuis un temps plus ou moins long.

Suppression des hémorroïdes chez l'homme, *suppression des menstrues* chez la femme, voilà deux causes occasionnelles dont on ne pourra nier ni l'importance, ni la fréquence relative, ni surtout l'analogie frappante.

B..., 47 ans, menuisier, d'un caractère violent, d'un tempérament nervoso-sanguin, entré à l'asile de Blois le 5 mai 1859, y meurt le 29 juin, dans un état de marasme excessif. — Autopsie. Il n'y a jamais eu d'*aliénés dans la famille*. Dès novembre 1858, on avait observé le changement de caractère; l'embarras de la parole aurait seulement débuté en avril 1859. Durée, six mois au plus (1).

V..., 54 ans, menuisier, d'un *tempérament sanguin*, ayant eu, pendant longtemps, *un écoulement hémorroïdal*. Le sang, dit-il, l'a toujours gêné. Il était intelligent, mais irascible. Il n'y a jamais eu d'*aliénés dans sa famille*. Entré à l'asile le 18 janvier et mort le 13 septembre 1860. Autopsie (2).

L..., 60 ans, a toujours joui d'une bonne santé. Il n'y a pas d'*aliénés dans sa famille*. A la suite de la *disparition* d'un *flux hémorroïdal ancien*, il survint des congestions cérébrales répétées à partir d'octobre 1859. Entré

(1) Labat, anat. path. de la paralysie générale, thèse Paris 1861, obs. 1.
(2) Idem, obs. 6.

à l'asile de Blois le 10 mars 1860, il meurt le 18 octobre 1860. Marche rapide de la maladie. Durée un an. Autopsie (1).

Garochat, 36 ans, d'une assez forte constitution, a fait une fausse couche à l'âge de 31 ans. Quinze jours après, immersion dans l'eau froide. Depuis cette époque, *les règles n'ont plus paru*. Elle devient aliénée, en proie à une agitation extrême et à l'insomnie. Au bout de quelques semaines, le délire cesse mais la démence s'établit; il survient de l'amaigrissement et bientôt se montre les premiers symptômes d'une paralysie générale. La malade mange beaucoup et acquiert de l'embonpoint. Bientôt elle ne peut plus se soutenir, on la tient couchée. Contractures des membres, déjections involontaires, eschares au sacrum. Mort deux ans après le début de l'aliénation. — Autopsie. La substance blanche du cerveau indurée et la grise, au contraire, moins consistante qu'à l'état ordinaire. Elles sont un peu injectées (2).

Breinaing, 50 ans, est entrée aux Invalides en qualité de veilleuse, à l'âge de 44 ans. C'est alors qu'elle a commencé à éprouver de l'embarras de la parole, sa langue lui semblait lourde. Peu à peu les membres sont devenus faibles, la malade éprouvait souvent des étourdissements et continuait cependant son métier de veilleuse. Mais, dans l'espace de trois mois, la faiblesse des membres devint si grande que souvent Breinaing laissait tomber ce qu'elle tenait à la main, sa démarche était mal assurée et chancelante.

La paralysie générale s'accentue davantage à la Salpêtrière. Deux mois après son entrée *les règles qui ne paraissaient plus*, se manifestent tout d'un coup et lui font éprouver un soulagement qui n'est pas de longue durée; elle meurt le 10 août 1824 (3).

M. Edme-Charles A... (4), 45 ans, d'*un tempérament sanguin*, d'une constitution robuste, avait éprouvé de grandes fatigues et des privations dans un voyage qu'il fit aux grandes Indes; il avait fait des excès vénériens et avait eu plusieurs maladies syphilitiques. Dans le mois de mars 1857, un *flux hémorroïdal* qu'il avait depuis longtemps se supprima et ne reparut pas.

Au commencement de mai, il éprouva de fréquentes absences et fut pris, peu de temps après, d'un délire ambitieux avec idées de richesse, de grandeurs, de dignités et aussi d'une congestion cérébrale, marquée par un embarras dans la prononciation et la démarche. *Il manifestait un grand penchant pour les boissons et pour les plaisirs de l'amour*. Il dormait peu et mangeait beaucoup. La maladie, à partir de cette époque, suit son cours habituel avec des rémissions légères et de courte durée. La mort arrive le 6 décembre. Les lésions organiques principales furent : arachnoïde opaque,

(1) Labat, loc. cit., obs. 7.
(2) Delaye, loc. cit., obs. 2.
(3) Idem, obs. 4.
(4) Bayle, Recherches sur les maladies mentales, thèse Paris, 1822, obs. 2.

grisâtre, très épaissie, adhérente à la substance grise du cerveau dans une grande partie de la convexité et de la face interne des hémisphères. La pie-mère était rouge et la substance corticale ramollie.

Jean-François M... (1), d'un *tempérament sanguin*, âgé de 41 ans, sculpteur très habile, était sujet à un *flux hémorroïdal périodique et très abondant*, qui, malgré l'application des sangsues, *s'était supprimé* depuis quelque temps et n'avait plus reparu. En janvier 1818, son caractère change tout à coup, il parle beaucoup, s'exalte facilement et perd la mémoire. Dès lors les facultés intellectuelles se dérangèrent d'une manière rapide, un délire exclusif et ambitieux survint... Il parlait avec un peu de gêne; sa démarche était mal assurée, il ne dormait pas la nuit. Déjà le 8 février, les facultés étaient profondément altérées : il a détruit toute l'Asie, dont il est empereur, il a cassé le pont qui allait à la Lune, il a conduit les Chinois à Paris, il a huit cents pieds de haut, etc... La paralysie s'accentue davantage, la marche devient difficile et la parole presque nulle; écoulement involontaire des urines et des excréments; *faim dévorante*, affaiblissement des forces. Enfin après des alternatives d'amélioration légère et d'aggravation, il meurt dans un état d'idiotisme complet. A l'autopsie on trouva, entre autres lésions, que la surface interne de l'arachnoïde était adhérente au parenchyme encéphalique sur toute la convexité des hémisphères; augmentation considérable du liquide sous-arachnoïdien; granulations ventriculaires.

II... âgé de 46 ans, employé de commerce; *pas de parents aliénés*; le père est mort des suites d'une *hémorrhagie cérébrale*. Depuis quatre ans, ce malade a perdu sa gaieté naturelle (délire mélancolique du début de la paralysie générale), il devient de plus en plus triste et taciturne, il semble en proie à de grandes inquiétudes, il s'obstine à ne plus vouloir sortir de sa chambre; il ne parle de ses affaires que vaguement, la moindre contrariété l'irrite, il devient parfois très violent; il est parfois en proie à de violentes céphalalgies suivies parfois d'étourdissements; il a éprouvé des congestions cérébrales et des convulsions épileptiformes (2).

Ainsi, chez ce malade, on ne trouve rien que les tendances congestives transmises héréditairement du père au fils, pas d'aliénation dans la famille, pas de causes occasionnelles, telles que l'alcoolisme ou les excès vénériens. L'hérédité des tendances congestives est la seule cause probable.

Il tombe enfin dans la démence complète; il a des idées de grandeur, beaucoup de fortune; il est architecte du firmament, juif errant, etc. Embarras très prononcé de la langue; affaiblissement des mouvements des membres inférieurs en particulier; santé physique bonne. *On ne sait à quoi*

(1) Bayle, thèse Paris, loc. cit., obs. 3.
(2) Thoumas-Lachassagne, thèse Paris, 1846, obs. 2.

attribuer l'invasion de l'affection; il n'a jamais fait d'excès. Il est mort six mois après son entrée à Charenton. L'autopsie faite avec soin a permis de constater que les vaisseaux de la pie-mère étaient gorgés de sang et que cette membrane détachée enlevait avec elle une portion ramollie de la substance des circonvolutions.

Madame X... (1), 45 ans, *tempérament sanguin*, forte constitution, teint coloré, entre à Charenton présentant déjà des symptômes d'une paralysie générale avancée; perte de la mémoire, embarras de la parole, démarche vacillante. De temps en temps elle manifeste des idées de grandeurs; mais le plus souvent et quoiqu'elle soit en démence, elle est lypémaniaque, elle redoute des malheurs imaginaires pour sa famille, croit qu'on veut la tuer, l'empoisonner. Elle meurt un an après son entrée des suites de sa paralysie générale. — Autopsie.

Madame B... (2), *pas de parents aliénés.* Il y a six mois, *suppression spontanée des règles* pendant quatre mois et on voit sans cause directe appréciable se déclarer la démence avec perte de la mémoire, embarras léger de la parole, faiblesse des membres; *pas d'idées de grandeurs*, quelquefois un peu d'excitation générale. Il y a un mois, attaque épileptiforme suivie de paralysie; la paralysie disparaît au bout de quatre heures. Depuis cette époque, la malade parle beaucoup. Elle va et vient dans son ménage et menace de se tuer. Le traitement a été nul. Elle est morte deux mois après des suites de sa paralysie générale. L'autopsie a permis de constater les lésions habituelles de la paralysie générale.

X... (3), 36 ans; pas d'aliénés dans sa famille; avait des *hémorroïdes* qui donnaient du sang en grande quantité et qui se sont *supprimées* entièrement depuis trois mois. X..., a largement usé de la vie étant jeune. Depuis quelque temps il arrivait souvent à ce malade de se créer des tourments fictifs, il devint très sombre. Il y a deux mois, attaque de goutte qui disparut subitement au bout de quinze jours à la suite d'une application de sangsues; aussitôt on vit apparaître de la céphalalgie et les premiers symptômes d'embarras de la langue, symptômes qui n'ont fait que s'aggraver; la paralysie a gagné les jambes, il y a un embarras très marqué dans la marche. Pas d'idées de grandeurs. Le malade laisse aller ses excréments sous lui. Il a la manie de s'arracher la figure.

L'observation suivante est relative à un paralytique à forme chronique d'emblée, la maladie s'est produite chez un névropathisé ayant eu une mère aliénée; la marche a dû être très lente et la durée très longue (Voir *loc. cit.*, p. 48.)

(1) Thoumas-Lachassagne, obs. 0.
(2) Idem, loc. cit. obs. 7.
(3) Idem, loc. cit., p. 48.

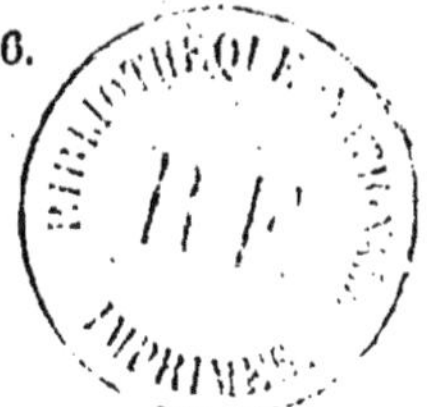

Madame G... (1), 49 ans, mariée, cinq enfants. Il y a deux ans que les *règles ont cessé de paraître*, mais l'écoulement a cessé progressivement. Lors de la suppression définitive des règles, les migraines devinrent de plus en plus fortes et fréquentes, et cela pendant six mois; alors vint l'embarras de la parole et quinze jours après le mari s'aperçut que la mémoire s'affaiblissait de jour en jour. Le délire éclate enfin : hallucinations de la vue, idées de grandeur, elle se croit impératrice, elle descend du roi David, elle a défendu à son mari de l'approcher parce que, dit-elle, quand on vit dans le ciel, on doit garder sa virginité; elle est vierge et est revenue à 29 ans.

Nous avons pu constater facilement en lisant les observations publiées par les différents auteurs à qui nous avons cru devoir en emprunter, que très rarement les paralytiques avaient eu des aliénés dans leur famille. Le docteur Thoumas-Lachassagne a d'ailleurs fait cette remarque judicieuse, tout en disant que cela tenait à l'insuffisance des renseignements fournis par les familles.

Dans la thèse de Justin, dont nous aurions voulu parler dans l'historique, on ne trouve pas non plus un seul aliéné héréditaire parmi les observations intéressantes qu'il a citées.

Paralysie générale. — Père aliéné. — Tempérament sanguin. — Rémittence. — Mort accidentelle au bout de deux ans (2).

P. R. S., brasseur, 49 ans, d'une constitution replète, d'un tempérament sanguin, né d'un père qui avait eu la tête dérangée, fut pris d'un délire monomaniaque ambitieux vers 1817, il reste un mois dans cet état, puis redevient calme. Un mois après, le délire ambitieux reparaît et cesse encore une seconde fois sous l'influence d'application de sangsues; et enfin, vers le troisième mois, les idées de richesses étaient tout à fait dissipées pour faire place à un état de raison et de calme. Il conserve un appétit vorace. Rendu à sa famille le 11 janvier 1818 parfaitement guéri, il tombe bientôt dans un état de misanthropie et d'apathie; cet état dure six mois jusqu'en juillet, où l'excitation revient avec le délire ambitieux; il avait la plus belle brasserie du monde. Depuis, jusqu'en décembre 1819, époque à laquelle il rentre à Charenton, on n'a jamais pu savoir ce qui lui était arrivé. Toujours est-il que, quoique la maladie dure depuis très longtemps déjà, il avait avec le délire ambitieux, toutes les apparences de la force et de l'embonpoint, lorsqu'il vint à mourir subitement, étouffé par un anneau d'or à cachet ovale qui, engagé dans l'œsophage, comprimait le cartilage cricoïde et les premiers   aux de la trachée.

Cette observation a été étudiée avec soin par Bayle, il a, dans les remarques judicieuses qui suivent chaque observation, noté

(1) Thoumas-Lachassagne, loc. cit., obs. 17.
(2) Bayle, Maladies du cerveau, 1826, obs. 2.

que l'on n'observe pas toujours ces alternatives de guérison et de rechutes, en un mot, la périodicité particulière aux aliénés héréditaires que l'on a appelés pour cela *fous périodiques, circulaires*, etc. Il est probable que ce malade qui ne s'affaiblissait pas d'une façon évidente, aurait vécu très longtemps, suivant l'opinion que nous avons émise, car il appartenait à une famille d'aliénés.

Auguste-César (L.), 54 ans; tempérament sanguin, né d'un père qui avait été affecté de la même forme d'aliénation mentale que lui. Monomanie ambitieuse avec paralysie, agitation passagère et non violente. Plus tard, démence avec prédominence continuelle d'idées de grandeurs et de richesse; augmentation de la paralysie. — Début en mai 1820, mort le 30 mars 1822 (1).

Joseph H... (2), 49 ans, *interruption d'hémorroïdes habituelles*, péricde prodromique de dépression mélancolique avec congestion cérébrale; monomanie ambitieuse avec accès d'agitation; paralysie incomplète et générale. Six mois après, démence avec idées de grandeurs et d'opulence. Plus tard, impossibilité de parler et de marcher; déjections involontaires.

M. Jacques N. B., capitaine retraité, 62 ans, « d'une constitution fort replète, et ayant tous les caractères de celle qu'on appelle apoplectique, d'un caractère vif, emporté, violent, était le fils d'une mère qui mourut dans un état de démence avec paralysie. » Vers la fin de mars 1818, attaque de congestion, hémiplégie passagère, monomanie ambitieuse. Quelques mois après, embarras dans la prononciation; ensuite agitation avec prédominance d'idées de grandeurs et d'opulence; démarche gênée. Plus tard, démence; facultés extrêmement faibles; paralysie incomplète très considérable, eschares sur divers points; mort le 7 février 1819 (3).

EXCÈS VÉNÉRIENS ET ALCOOLIQUES

Nous avons parlé déjà, de la paralysie générale survenant soit chez des individus prédisposés à l'aliénation mentale, soit chez d'autres prédisposés directement à la paralysie générale par l'hérédité des tendances congestives, qu'elle se soit traduite ou non dans l'ascendance par des apoplexies, des congestions et même la paralysie générale; il nous reste maintenant à parler des cas dans lesquels l'hyperémie des centres nerveux aura été

(1) Bayle, Maladies du cerveau, obs. 6.
(2) Idem.
(3) Idem.

causée soit par les excès alcooliques, soit par les excès vénériens.
Ces deux causes ont été admises par tous les auteurs qui se sont
occupés de la question, mais il nous a semblé, et c'est sur quoi
nous insisterons plus spécialement, que la paralysie générale qui
survient chez un individu affaibli par des excès vénériens, débute
fréquemment sinon toujours par la moelle; les membres inférieurs
sont les premiers atteints et dans ce cas la paralysie est nettement
ascendante (1). Il est bien évident qu'une cause débilitante générale et exerçant une action congestive sur les centres nerveux,
ainsi que cela a lieu pour les excès vénériens, doit être regardée
comme des plus fâcheuses. Aussi dans ce cas le pronostic sera fatal.

Il importe cependant, avant de se prononcer définitivement de
ne pas confondre les excès vénériens occasionnés par les désirs
violents qui se produisent dans le cours et surtout au début de la
maladie, avec ceux qui ont dû la précéder et souvent la produire
indirectement. Par conséquent, si au début de la maladie on voit
des paralytiques montrer une salacité extrême, il ne faut pas en
conclure, par cela même, que les excès vénériens sont pour
quelque chose dans le développement des phénomènes morbides.

Cette confusion a été commise nombre de fois, et ce n'est qu'a-
près avoir vécu un certain temps au milieu de paralytiques que
nous avons cru devoir signaler cette particularité remarquable.

La paralysie générale qui succède à l'alcoolisme a été bien
étudiée depuis un certain nombre d'années; mais a-t-on bien su
lui donner la physionomie qui la distingue des paralysies résultant d'autres causes?

Il est bien entendu que, quand nous disons que la maladie a
succédé à l'alcoolisme et que nous pensons à lui décrire des
caractères particuliers tirés des symptômes et de la terminaison,
nous ne voulons pas parler des cas mixtes dans lesquels toutes les
causes semblent avoir apporté leur appoint. Ces cas, dans lesquels
il ne ressort pas clairement que la maladie a eu telle ou telle
cause, sont bien difficiles à étudier et à classer; mais comme la
maladie a toujours dans ce cas, une terminaison fâcheuse, il
importe moins de savoir quelle a été la cause prédominante.

Si l'on a dit à tort que la paralysie générale était incurable,
on n'a jamais trop insisté sur l'issue fatale de cette affection
lorsqu'elle tient à l'alcoolisme; et comme dans un grand nombre

____

(1) Voir Bayle, *loc. cit.*, observation 5.

de cas on constate que les excès alcooliques ont joué le rôle principal dans le développement des accidents inflammatoires des centres nerveux, il nous a paru nécessaire de rapporter ici le résultat de nos études.

Ce qui rend la paralysie générale de nature alcoolique si grave, c'est que, à l'état d'abrutissement particulier, déterminé par l'alcoolisme chronique, il faut ajouter encore les troubles divers de la nutrition et de l'innervation, qui viennent compliquer la situation. Les buveurs d'eau-de-vie perdent promptement l'appétit, ne digèrent plus et ne peuvent se soutenir qu'en ingérant chaque jour de nouvelles quantités d'alcool, qui seul peut alors réveiller momentanément leurs fonctions digestives. Cette liqueur forte devient donc pour eux, au bout d'un certain temps, comme une liqueur salutaire contre les troubles gastriques.

Dans la gastrite alcoolique simple, la muqueuse stomacale prend une coloration vineuse, livide, et présente à intervalles divers, des séries de taches noirâtres ecchymotiques. Le suc gastrique et le mucus, mélangés et parfois présentant quelques stries sanguines, forment dans l'estomac un mélange particulier, comparé, avec raison, aux matières fécales rendues dans le cas de dysentérie chronique. On observe aussi chez les alcooliques, la gastrite ulcéreuse chronique, étudiée avec soin par le docteur Leudet de Rouen. Ces lésions stomacales sont le point de départ de troubles fonctionnels aboutissant à une dyspepsie particulière aux alcooliques. Ils mangent à peine, se plaignent de douleurs et de tiraillements dans la région épigastrique (et autres manifestations sensibles qui peuvent dans certains cas, rendre compte du délire hypocondriaque particulier aux paralysés généraux et qui, précisément, comme nous l'avons déjà dit, roule presque exclusivement sur des absences ou occlusions d'organes faisant partie du tube digestif). Le matin, sous l'influence de la *pituite des ivrognes*, ils éprouvent des nausées et des régurgitations qu'ils suspendent facilement en buvant sur-le-champ une certaine quantité d'eau-de-vie. Souvent aussi ils ont des coliques, du météorisme et une diarrhée séreuse chronique. Le foie, parmi les grandes annexes est aussi particulièrement lésé; la cirrhose et la stéatose sont les deux modalités pathologiques sous lesquelles se présente l'alcoolisme dans le foie (1). On observe aussi suivant Magnus Huss,

____

(1) Lancereaux, Alcoolisme, Dictionn. encyclopédique.

diverses altérations de la muqueuse respiratoire, la congestion pulmonaire, ainsi que des modifications diverses qui se produisent dans les organes de la circulation. Viennent enfin les lésions des centres nerveux, que les travaux de Sauvages, Darwin, Pinel, Rayer, Kopp, Léveillé, Calmeil, Marcel, Magnus Huss, Racle, Lasègue, Morel, Jules Falret, Comtesse, Lancereaux et Alfred Fournier ont mis en évidence d'une façon si nette et si frappante. La dure-mère, l'arachnoïde et la pie-mère sont fréquemment altérées ainsi que le cerveau et le cervelet; mais la pie-mère, la substance corticale, le corps strié et les couches optiques semblent être le siège de prédilection des lésions imputables à l'alcoolisme. Les capillaires subissent une dégénération granulo-graisseuse qui devient une cause de stase sanguine; les éléments celluleux de la substance grise deviennent aussi graisseux. « Assez rarement, la pie-mère (1), adhérente à la surface des circonvolutions, ne peut en être séparée sans entraîner avec elle une partie de la masse nerveuse sous-jacente. D'une coloration grisâtre ou jaunâtre, la substance grise périphérique, dans ces conditions, est souvent infiltrée et comme barbouillée de sang ou parsemée d'extravasations sanguines. La substance grise centrale peut être lésée de la même façon. Cette dernière altération, particulièrement propre à la paralysie générale alcoolique, ne diffère pas notablement, en somme, de la précédente. Les capillaires, la névroglie, les cellules et les tubes nerveux sont également modifiés; l'hyperplasie conjonctive, qui a pour point de départ principal les tuniques des capillaires, occupe surtout le trajet des petits vaisseaux qui, de la pie-mère, pénètrent dans la substance nerveuse, d'où la formation des adhérences en question. » Ces lésions, en effet, ne diffèrent pas notablement de celles de la paralysie générale et rendent facilement compte de la terminaison fréquente de l'alcoolisme chronique par la paralysie générale.

Ayant eu l'occasion d'observer plusieurs paralytiques hallucinés, en proie à un véritable délire de persécution, nous avons constaté que ces malades étaient des alcoolisés. Les hallucinations terrifiantes, les idées d'empoisonnement, d'homicide et de suicide peuvent se rencontrer dans la paralysie générale, et ces manifestations, propres à la lypémanie alcoolique, ne changent pas lorsque l'alcoolisé devient paralytique; elles restent là comme

(1) Lancereaux, loc. cit.

une marque indélébile, qui permet facilement de distinguer, parmi les paralysés généraux, ceux qui sont atteints d'alcoolisme chronique. Sur 100 paralysés généraux, environ 8 fois on pourra retrouver les abus alcooliques comme cause soit prédisposante, soit occasionnelle (Comtesse). Sur 1343 cas de paralysie générale, Comtesse (1) en a trouvé 106 de nature alcoolique, ce qui donne bien, en effet, la proportion de 8 p. 100.

R..., 35 ans, doué d'une forte constitution, entre à la Maison de Charenton en 1869. Il est intelligent et a reçu une certaine éducation; il n'y a jamais eu d'aliénés dans sa famille; il a vécu longtemps en Afrique et y a pris l'habitude de boire des liqueurs fortes avec excès. A l'âge de 34 ans, il fut pris d'un accès violent de delirium tremens avec tremblement partiel, puis général des membres. Mais bientôt l'intelligence vint à s'affaiblir, la mémoire disparut. R... avait des moments d'absence, faisait des erreurs de comptabilité et devenait incapable de faire son service de maréchal des logis. Vers le mois de septembre 1868, il commença à avoir de l'embarras dans la parole.

Tous les renseignements qui précèdent ont pu nous être fournis par le malade lui-même, qui, jusqu'à cette époque, a eu parfaitement conscience de son état; mais à partir de ce moment la mémoire fit défaut complètement et la paralysie de la langue pour laquelle, dit-il, il est entré au Val-de-Grâce, s'accentua davantage.

A peine entré au Val-de-Grâce, R... donne des signes évidents d'aliénation, il parle d'une façon incohérente, s'agite violemment et se livre à l'onanisme. A cette période d'excitation générale, succède bientôt un état de dépression des facultés intellectuelles; R... devient rêveur, sombre, mélancolique, il croit qu'on veut le détruire, prétend que ses aliments contiennent de la morphine; et comme sa santé physique s'altère et que sa démarche devient vacillante, il en attribue la cause aux grandes quantités d'opium qu'on lui fait prendre dans ses tisanes. Poursuivi sans cesse par ses idées d'empoisonnement, il va jusqu'à frapper violemment l'infirmier qui le soigne; puis, placé dans un cabanon, il assure que là on lui a placé un pistolet sous la gorge, afin de lui voler tout son avoir.

Lorsque R... fut soumis directement à notre observation, il venait d'être placé à Charenton; il était triste, abattu jusqu'à la stupeur. Après l'avoir assuré de nos bonnes intentions à son égard, il devint confiant et raconta avec une certaine animation ses malheurs, ses sujets de craintes et les persécutions indignes auxquelles il était en proie. L'articulation des mots se faisait difficilement, la démarche était hésitante, et tous les muscles étaient tourmentés par une sorte de frémissement ou plutôt de tremblement général. Il ne se trouve pas en sûreté à Charenton, il entend toujours les mêmes voix qui l'injurient, lui disent qu'il est déshonoré, etc. A plusieurs reprises

(1) Comtesse, Etudes sur l'alcoolisme et l'étiologie de la paralysie générale, thèse Paris, 1882.

on a cherché, en lui parlant de ses talents, de son avenir, à lui trouver des idées de grandeurs, mais toujours en vain, il haussait les épaules et n'avait d'autre ambition que de passer adjudant.

De jour en jour le délire des persécutions s'accentue ainsi que les hallucinations de l'ouïe et les illusions de la vue. Il entend des voix qui le traitent de vil criminel, il doit être dégradé devant tout le régiment. Il ne tarde pas à interpréter faussement les moindres évènements, il voit des ennemis partout, on l'injurie, etc. Parfois il est désespéré, pleure et nous avoue qu'on l'accuse de pédérastie et qu'un infâme menteur prétend l'avoir surpris en flagrant délit.

Quelques mois après son placement à la Maison de Charenton, l'état mental de R... était caractérisé définitivement par une mélancolie profonde entretenue par des idées de persécution, des hallucinations de l'ouïe et des illusions de la vue. La santé physique était aussi profondément atteinte; les membres étaient agités par un tremblement manifeste, il y avait de la titubation, les forces commençaient à diminuer sensiblement; les pupilles étaient inégalement dilatées, la face était devenue terreuse, la parole de plus en plus embarrassée, et, depuis un certain temps, les matières fécales et l'urine s'écoulaient involontairement pendant son sommeil.

R... a été soumis à une observation scrupuleuse pendant longtemps et par tout le service médical de Charenton. Jamais personne n'a mis en doute un instant qu'il soit atteint de paralysie générale progressive de nature alcoolique.

Les faits de ce genre ne sont pas très rares, et si je ne craignais d'entrer dans des développements que ne comporte pas un sujet de thèse, je pourrais citer nombre de faits analogues.

L'observation de R... est une observation type dans laquelle on voit aux accidents d'alcoolisme chronique, succéder presque sans transition des troubles légers de la motilité, de l'embarras de la parole, l'affaiblissement progressif, la perte de la mémoire avec des idées de persécution. L'alcoolisme est la seule cause possible et a pu librement exercer ses ravages chez un individu doué d'une forte constitution et indemne de tout vice héréditaire.

Terminaison.

Presque tous les auteurs contemporains, et parmi leurs prédécesseurs ceux qui connaissaient la paralysie générale progressive, qu'ils regardassent cette maladie comme une complication de la folie ou une entité morbide, se sont accordés à formuler en règle générale, que c'était une maladie toujours mortelle. Le plus souvent, en effet, on aura à formuler un pronostic fâcheux lorsqu'on sera consulté pour un paralytique, mais toutefois, dans des cas qui, nous le pensons, deviendront de plus en plus nombreux, il conviendra d'être plus réservé et de ne pas affirmer quand même que la terminaison sera fatale. Il existe, d'ailleurs maintenant, un assez grand nombre d'observations dans la science pour qu'on puisse dire que la paralysie générale peut guérir spontanément ou sous l'influence d'un traitement et d'une hygiène morale appropriés suivant les cas.

Est-ce à dire que la maladie puisse guérir alors qu'elle est arrivée à la dernière période, et doit-on conserver indéfiniment l'espoir d'une amélioration? Je ne voudrais pas pousser si loin l'exagération, et cependant, comme on pourra le voir en lisant l'observation citée plus loin et empruntée à M. Trélat, la guérison peut survenir alors qu'on devrait avoir tout lieu de ne plus s'y attendre.

La plupart des guérisons inespérées se sont produites sous l'influence de grandes suppurations ; il est peu de médecins spéciaux qui n'aient eu à observer ce fait, à plusieurs reprises, et l'emploi, généralement reçu, du séton et des cautères permanents, dans le traitement de la paralysie générale, est la preuve que l'on attache une certaine importance aux suppurations dérivatives. C'est à ce moyen que M. Trélat a dû de guérir sa malade et c'est à une suppuration prolongée que M. Bouillaud a attribué l'amélioration singulière, survenue au bout de deux ans, chez une malade dont il rapporte l'observation dans son traité de l'encéphalite (1820, obs. 16).

Déjà un certain nombre d'observateurs consciencieux ont eu à s'étonner de ses guérisons inexplicables, *puisque la maladie est incurable.* Plusieurs d'entre eux se sont accusés d'avoir commis des erreurs de diagnostic, afin qu'il ne puisse pas y avoir contradiction entre les faits observés et leur croyance à la non-guérison de la paralysie générale ; d'autres, au contraire, et parmi eux M. Baillarger, ont admis une maladie nouvelle, à laquelle ils ont donné le nom de manie congestive (mania pethorica, *Chiaruggi*) et qui serait susceptible de guérir. Un certain nombre de médecins se sont rattachés, depuis un certain temps, à cette dernière opinion lorsque de tous côtés arrivèrent les observations de paralysie générale ou pour mieux dire de pseudo-paralysie, qui n'avaient pas voulu se terminer par la mort. Une troisième opinion qui réunit un plus grand nombre d'adhérents, consiste à regarder les guérisons comme temporaires et à décorer du nom de *rémittent* le paralytique qui aurait eu l'audace de s'améliorer. « Le malade, diront les uns, a été paralytique, donc la maladie persiste encore, puisqu'elle ne guérit pas. Ce malade, diront les autres, n'a jamais été atteint de paralysie générale, autrement il ne pourrait manquer d'offrir encore les signes de cette affection » (1).

Il arrive souvent, en effet, qu'on a à observer des périodes de rémittence bien caractérisées, dont la durée est variable, mais relativement assez courte. On peut aussi observer des irrégularités dans la marche et la durée de la maladie, *comme je l'ai dit à propos des paralytiques entachés d'hérédité morbide et prédisposés à la folie;* mais il ne faut pas exagérer à l'infini la durée d'une rémission pendant laquelle on n'aura pu observer aucuns phénomènes maladifs. Souvent, à une période moyenne de la maladie, il se produit un arrêt soudain des symptômes morbides et bientôt une amélioration considérable des troubles psycho-moteurs, qui peut, jusqu'à un certain point, permettre aux malades de reprendre momentanément leurs occupations habituelles. Il ne faut pas, cependant, qu'elles soient trop compliquées, attendu que malheureusement les rémittents sont dans un état intellectuel particulier, qu'on peut traduire en disant que l'intelligence du paralytique a baissé de niveau. Quoi qu'il en soit, cette amélioration n'est pas de longue durée et disparaît subitement sous l'influence d'une poussée congestive, qui vient réveiller le processus inflammatoire, dont la marche semble parfois se suspendre complètement. Il n'est certes pas facile de fixer une limite de temps aux *rémittences parfaites*, il est préférable pour cela de s'en rapporter à une appréciation consciencieuse des faits, et, lorsque pendant deux ans, par exemple, trois et plus on n'aura eu à constater aucun symptôme maladif, on sera en droit, selon nous, de croire à une guérison parfaite.

Dans une communication que M. Bonnefous fit à la Société médico-psychologique (2) sur le traitement de la folie par les bains prolongés, il a insisté particulièrement sur l'histoire d'un malade atteint de paralysie générale au début, et qui aurait guéri rapidement sous l'influence d'un bain prolongé de quinze jours. La guérison fut si parfaite, que M. Bonnefous rendit le malade à sa famille au bout de quelques mois. Cela se passait en 1863. Le

(1) Baillarger, Appendice au Livre de Griesinger, p. 644.
(2) Annales médico-psychologiques, mai 1869.

malade de M. Bonnefous « a pu reprendre un commerce important et le bien gérer » ; mais comme en 1867 il donna de nouveau des signes de paralysie générale, « cet individu était en simple rémission satisfaisante, dont la durée a été assez longue ». Ainsi voilà un paralytique qui guérit, reprend ses occupations pendant quatre années, ne donne aucun signe de maladie, et, cependant, il se trouve que la maladie a toujours existé, et qu'il n'y a eu qu'une simple rémission. J'aimerais mieux croire avec M. Baillarger que le premier accès a été un accès de manie aiguë, congestive, ambitieuse, dont la guérison a été bien et dûment constatée, et que quatre ans après ce malade a été pris de paralysie générale ; mais il vaut mieux, toutefois, croire que la paralysie générale a guéri une première fois, grâce à l'influence des brûlures considérables que s'était faites le malade en voulant s'enfumer dans sa cellule. M. Bonnefous a parlé de cet accident, pour le constater, et a cru devoir attribuer au bain prolongé ce qui, probablement, était dû à l'action révulsive des brûlures. C'est, d'ailleurs, l'opinion que le Dr Lunier a émise dans sa réponse à M. Bonnefous. De sorte que, suivant nous, le malade de M. Bonnefous a guéri, une première fois, et quatre ans plus tard, sous l'influence des mêmes causes, il a de nouveau présenté des signes de paralysie générale. De cette façon ce fait n'a rien de bien extraordinaire, et pour arriver à l'expliquer, il ne nous a pas été nécessaire de créer pour cela une maladie hypothétique, que d'autres ont été obligés d'appeler à leur aide, pour obliger les faits à se plier aux exigences de théories qui ne reposent pas sur une interprétation judicieuse et une observation exacte des phénomènes morbides.

Il est bien entendu que, chez un individu prédisposé, pour ainsi dire, fatalement à la paralysie générale par sa nature congestive, par ses occupations habituelles et qui aura été amélioré ou guéri une première fois, il est bien entendu, dis-je, qu'il sera difficile de prévenir le retour des accidents, et par suite aussi difficile de croire à une guérison définitive. Cependant, il me semble que, chez un paralytique qui n'aura pas compromis sa santé par des excès de toutes sortes, il sera possible, dans la grande majorité des cas, d'obtenir une amélioration, surtout si la maladie n'est encore qu'au premier degré. Dans la pratique actuelle, d'ailleurs, on arrive facilement à ce résultat satisfaisant ; mais il arrive souvent aussi, malheureusement, que l'amélioration n'est pas de longue durée. Nous pensons qu'il faut attribuer le retour des accidents congestifs et inflammatoires, au genre de vie que mènent les convalescents. On se réjouit, généralement, lorsqu'on voit un paralytique reprendre ses occupations, se souvenir, parler et écrire convenablement. Aussi n'a-t-on rien de plus pressé, pour constater ce retour à la santé, que de faire ou laisser reprendre au convalescent ses anciennes habitudes et occupations. Mais bientôt les mêmes causes qui ont produit le mal, se présenteront de nouveau : les plaisirs sensuels, les veilles, les travaux intellectuels forcés, ou bien encore, les préoccupations d'intérêt et tous les mille soucis, fatigues, désenchantements, etc., qui sont le résultat ordinaire de la vie. Comment espérer, en pareil cas, une guérison durable, et comment empêcher, en présence de tant de causes de congestion cérébrale, le retour des accidents inflammatoires ?

Dans presque toutes les observations d'individus améliorés et guéris, on constate généralement cette phrase pour ainsi dire consacrée : « Après quelques mois d'agitation avec idées ambitieuses, embarras de la parole et ataxie des mouvements, nous avons constaté une amélioration sensible, qui bientôt nous a permis de rendre le malade à sa famille et à ses occupations. » C'est là justement ce qu'il faudrait éviter. Qu'on rende le convalescent à sa famille, très bien ; mais qu'on ne le rende pas à ses occupations antérieures. Il faut au contraire lui créer un nouveau genre de vie, calculé de façon à éviter les causes qui ont amené la maladie ; il faut l'enlever à ses chiffres et à son comptoir, s'il s'agit d'un caissier ou d'un commerçant ; lui arracher des mains sa plume et ses pinceaux, si c'est un écrivain ou un peintre ; chercher enfin, loin du bruit des villes, à lui faire une vie calme, tranquille, exempte de préoccupations. De cette façon seulement on sera en droit d'espérer au bout d'un certain temps une guérison définitive.

Il sera nécessaire aussi de surveiller le régime alimentaire, éviter les excès de table et de boisson, et de temps en temps faire usage de purgatifs.

L'hydrothérapie, quelle qu'en soit la nature, ne devra être employée qu'avec une grande réserve. En résumé, éviter tout ce qui détermine un afflux sanguin vers le cerveau d'une façon directe ou détournée.

Il conviendra, en outre, dès le début de la maladie, de se tenir en garde contre toutes les causes d'épuisement qui résultent des excès de toute sorte auxquels se livrent les paralytiques à cette période. Ils deviennent parfois des marcheurs infatigables, mangent gloutonnement, boivent sans goûter tout ce qui se trouve à leur portée et souvent aussi se livrent avec fureur aux instincts de salacité qui les dominent. Ces symptômes d'une surexcitation générale sont des plus fâcheux, en ce sens, qu'ils tendent à augmenter la congestion des centres nerveux et par suite l'inflammation du tissu interstitiel et la compression des éléments nerveux.

M. Bouillaud (1) dans son traité de l'encéphalite a donné l'observation d'une infirmière de l'hôpital Saint-Louis, observation qui vient à l'appui de ce que nous venons d'avancer.

Victoire, âgée de 46 ans, est, depuis quelque temps, sujette à des attaques caractérisées par une perte subite de la connaissance, des mouvements convulsifs des lèvres et un embarras de la parole analogue à celui des apoplectiques. Elle restait alors comme interdite et ne recouvrait que plus tard l'usage de la raison. Elle n'était plus réglée depuis huit mois, après avoir éprouvé des retards plus ou moins longs. Elle tombe un jour et se fait une contusion énorme dans la région lombaire, contusion suivie d'un vaste phlegmon qui s'abcéda et bientôt d'un second phlegmon, qui après avoir été ouvert, demeura fistuleux, de sorte que le pus s'écoula longtemps encore. Les symptômes congestifs avaient disparu, Victoire n'avait plus de perte de connaissance, se livrait à ses occupations habituelles et remplissait son service de veilleuse avec un zèle remarquable, mais au bout de deux ans, les congestions revinrent avec des maux de tête, de la faiblesse et des douleurs dans les jambes et les membres supérieurs ; l'intelligence devint lente et engourdie jusqu'à la stupidité ; elle avait souvent des vertiges, des besoins de tomber. Elle fut définitivement emportée par un érysipèle de la face. L'autopsie, que nous rapportons dans l'historique, a permis de constater les lésions visibles à l'œil nu, que l'on constate en pareil cas, c'est-à-dire, substance blanche consistante, substance grise ramollie et de couleur rouge jaunâtre avec une infinité de petits points rouges, la couche superficielle réduite en bouillie s'enlevait facilement avec le manche du scalpel.

Dans le *Répertoire des Observations inédites*, M. Trélat (2) a publié l'observation suivante : Une dame d'un caractère excellent, non entachée d'hérédité, fut prise d'un affaiblissement intellectuel remarquable, elle ne s'occupe plus de sa maison, de ses enfants, elle perd en même temps la mémoire et confond les personnes entre elles. La sensibilité générale est émoussée et des deux côtés du corps on peut facilement constater qu'il y a

(1) Bouillaud. De l'encéphalite, 1820, 1 vol. in-8, p. 88.
(2) Annales médico-psychologiques, t. VI, 1845.

de l'affaiblissement musculaire. Sous l'influence d'un régime reconstituant, elle éprouva une certaine amélioration, mais pourtant on pouvait toujours remarquer de l'incertitude et un peu de bégaiement dans l'articulation des sons. On se décide pour un séjour à la campagne qui n'eut aucun bon résultat, et lorsque la malade revint à Paris, elle avait de la paralysie des sphincters, de la vessie et maigrissait à vue d'œil. A cette période, l'état de Mme X... était caractérisé par la « diminution successive et graduée de la sensibilité, de la caloricité et de l'innervation, chute de l'intelligence et de ses attributs, perte de la mémoire. La malade qui était lettrée, fait depuis longtemps des fautes d'orthographe ; on a pu constater qu'elle oubliait fréquemment des lettres, des syllabes, des mots, lorsqu'elle écrivait encore ».

« La double destruction du mouvement et de l'intelligence se poursuit graduellement, depuis plusieurs mois ». Devant ce cortège effrayant de symptômes, M. Trélat fut forcé de porter un pronostic fâcheux ; cependant, à la suite d'une consultation avec Rostan, on se décida à faire un large séton à la nuque, et bientôt après on vit reparaître l'appétit, la chaleur du corps, la sensibilité, la conscience et la morale affective ; la parole devint moins embarrassée, la mémoire revint, de sorte que, au mois de juillet suivant, on dut considérer la guérison comme un fait accompli.

M. Trélat avait vu cette malade vers la fin de mars et depuis deux mois *elle n'avait plus ses règles* ; elle avait suivi un traitement mercuriel.

En présence de la guérison inespérée de cette femme évidemment atteinte de démence paralytique, M. Trélat avoue avoir fait une erreur de diagnostic, sa malade a eu, dit-il, les *apparences* d'une paralysie générale et on doit attribuer les accidents morbides au traitement mercuriel.

Nous ne pouvons nous rendre à cette interprétation tardive, d'abord parce que l'abus du mercure ne produit pas des accidents analogues à ceux produits par la paralysie générale et ensuite parce que le traitement mercuriel a été de courte durée et n'a pas même donné la plus légère salivation. Sans vouloir affirmer que le séton est la cause de guérison, nous nous plaisons cependant à constater que son emploi a été suivi de guérison.

La paralysie générale devant toujours se terminer par la mort et tous les faits recueillis devant tous se conformer à cette idée et à cette hypothèse très discutable, il était naturel que M. Trélat songeât à récuser le diagnostic qu'il avait porté tout d'abord. En agissant ainsi on ferme volontairement les yeux à la lumière et on continue d'observer les faits à travers un prisme ou une théorie, qui a la propriété de faire voir ce que la tradition ordonne de voir.

Il nous a semblé nécessaire d'insister spécialement sur ce fait des guérisons à la suite de suppurations artificielles, accidentelles ou maladives, en raison du nombre déjà assez considérable de faits observés par des auteurs différents ; et en citant souvent des observations qui ne nous sont pas personnelles, lorsque cela nous aurait été facile, nous avons pensé devoir, plus facilement, porter la conviction dans l'esprit de nos juges.

En parcourant la thèse du Dr Fabre (1) nous avons remarqué l'observation suivante : *Paralysie générale. — Entorse suivie d'accidents qui nécessitent l'amputation de la cuisse. — Guérison et disparition de l'aliénation mentale et de la paralysie.*

Louis Buffé, 47 ans, d'un tempérament bilioso-sanguin, ayant le système musculaire développé et le crâne bien conformé, fut conduit à Bicêtre le 3 mai 1830. Sa femme qui a fourni des renseignements sur son compte, a affirmé que depuis plusieurs années, il s'était fait remarquer par une bizarrerie toujours croissante et de l'incohérence dans les idées ; parlant sans cesse de fortune et de grandeurs, possédant, disait-il, cinquante mille francs de rente, alors qu'il avait à peine de quoi vivre en réalité. Lorsqu'il fut soumis à une observation médicale régulière on eut à constater un affaiblissement très marqué de l'intelligence, de l'incohérence dans les idées, de l'embarras dans la parole, quelques légers tremblements des membres et une faiblesse musculaire bien marquée ; ses discours étaient le plus souvent décousus et sa mémoire en défaut. Il ne paraissait occupé que d'idées de richesse et d'ambition.

A la suite d'une chute faite dans une tentative d'évasion, Buffé se fit des contusions, des plaies et une entorse suivie de phlegmon avec fonte purulente de la jambe droite et dénudation des os ; ces désordres s'accompagnèrent bientôt des symptômes généraux graves des grandes suppurations. Ferrus fit pratiquer l'amputation de la cuisse à la partie moyenne par le chirurgien Murat, le 26 juin 1830.

« Dès les premiers jours du mois d'août, Buffé remarqua à sa grande surprise qu'il n'avait plus qu'une jambe. Depuis, les symptômes de l'aliénation mentale disparurent insensiblement. Il cessa de parler de fortune et de grandeurs ; *sa parole redevint libre* ; la faiblesse musculaire disparut et la sensibilité générale recouvra ses droits.

Il sortit de Bicêtre le 6 septembre 1830, parfaitement guéri de tous ses maux.

M. le Dr Laffitte a publié sous ce titre : « Influence des suppurations abondantes sur la guérison de la paralysie générale », l'histoire d'un paralytique, ayant eu de l'agitation, du délire ambitieux, de l'embarras de la parole et du tremblement des membres, qui, à la suite de suppurations abondantes, éprouva une amélioration considérable. Depuis, la guérison s'est affirmée et durait depuis quatre ans, lorsque l'observation fut rédigée, M. le Dr Lunier qui soignait ce malade à l'asile de Blois et qui a pu le suivre plus longtemps encore nous a assuré que la guérison

(1) Fabre, ex-interne des hôpitaux de Paris, thèse, 1832.

ne s'est pas encore démentie ; le malade est sorti de l'asile le
13 juillet 1857 (1). C'était un homme sanguin et d'une constitution vigoureuse, n'ayant pas eu d'aliénés dans sa famille.

J'ai observé à Charenton un paralytique dont l'état fut considérablement amélioré et presque instantanément à la suite d'un
érysipèle phlegmoneux de la cuisse. C'était un homme d'un tempérament sanguin et d'une forte constitution. Il était, il est vrai, à
une période peu avancée de la maladie ; l'amélioration ne s'est
pas maintenue plus de six mois, car nous avons appris dernièrement qu'il devait rentrer en maison de santé en proie à des idées
hypocondriaques.

Le Dr A. Foville dans un rapport qu'il fit à la Société médico-
psychologique (2), sur les travaux du Dr Mesched, a rapporté
l'observation d'un malade qui, « au moment de son admission à la
Maison de Charenton, présente un ensemble de symptômes qui
indiquent la période maniaque et expansive d'une folie paralytique ». Je me rappelle parfaitement ce malade, c'était un capitaine d'infanterie, très intelligent ; il racontait en riant, au bout
de quelques mois de séjour, les manifestations les plus frappantes
de son délire. Il s'était cru dans l'Olympe au milieu des dieux ;
c'était bien un paralytique avoué et reconnu par tout le monde
et cependant il a parfaitement guéri. Après des sorties nombreuses et de courte durée, faites dans le but d'assurer la guérison, il fut définitivement rendu à sa famille, dans un état de guérison aussi complète que possible. Il y a tout lieu d'espérer
qu'elle se maintiendra, à moins toutefois que M. D... ne soit de
nouveau exposé à subir l'influence néfaste des causes qui avaient
déterminé l'explosion de la maladie.

« P..., né en 1814, a toujours eu une conduite exemplaire sous tous les
rapports. Il entre à l'asile de Saint-Gemmes, en 1854, pour une affection
caractérisée par une certaine agitation, des idées de grandeurs et un
embarras de la parole, qui fait diagnostiquer une paralysie générale progressive.

En juin 1855 la paralysie est confirmée, mais les idées de grandeurs ont
disparu. P... est calme et tranquille.

L'embarras de la parole est considérable, et la sensibilité morale très
altérée.

Décembre 1855. Il survient des symptômes de méningo-encéphalite

(1) Archives cliniques des maladies mentales, t. I, p. 36.
(2) Séance du 25 janvier 1869, n° de mai 1869, Annales médico-psychologiques.

suraiguë. Malgré le délire le plus intense et le plus véhément, il y a cependant par instants retour au libre arbitre et à la concience de son état.

Les hallucinations de la vue et de l'ouïe, ainsi que l'hypéresthésie cutanée, augmentent la nuit.

La fièvre est intense. Le cinquième jour de cet état, saignée aux deux artères temporales, un vésicatoire à chaque mollet. Le malade devient plus calme.

Le lendemain, écoulement de pus par les deux oreilles, la fièvre est tombée, le délire est peu intense, les vésicatoires donnent un séro-pus abondant ; les jours suivants, l'écoulement des oreilles continue quelque temps.

Janvier 1856. L'amélioration progresse. Le malade est calme pendant le jour, mais tous les soirs, il a des hallucinations et un peu de délire suraigu.

Février. Rémission permanente, plus de délire du tout.

Mars. La rémission continue, l'embarras de la parole diminue.

Avril. La rémission est aussi *complète que possible* » (1).

On remarquera ici, ajoute M. Baillarger (2) que la maladie a duré plus d'une année et qu'il y a eu des symptômes paralytiques graves puisque, comme le dit M. Combes, l'embarras de la parole a été considérable.

L'écoulement purulent qui s'est produit par les deux oreilles et qui a précédé la guérison, est le point véritablement important de cette observation.

M. le docteur J. Bulard, médecin en chef de l'asile des aliénés de Maréville, a bien voulu nous envoyer une petite note avec des observations que nous allons reproduire. Qu'il nous soit permis de le remercier avant de profiter de son intention bienveillante.

Egmauzy, 37 ans, gardé du génie, entré le 10 août 1850 est sorti le 15 décembre de la même année. Le docteur Mérier constate que Egmauzy, à son entrée, est atteint de démence paralytique avec hallucinr ions de l'ouïe ; il est, de plus, atteint de délire des grandeurs avec idées de puissance et de richesses ; très affaibli au physique et au moral, il ne peut vivre longtemps. Mais quinze jours après, Egmauzy se trouve légèrement amélioré, il a des moments de rémittence de plus en plus longs et de plus en plus fréquents et toujours, cependant, M. Mérier porte un pronostic fâcheux. Le 21 septembre, Egmauzy avait parfaitement conscience de son état, se souvient d'avoir déliré, et n'avait plus d'idées de grandeurs ; la santé physique était aussi revenue. Enfin il quitte l'asile dans un état parfait de guérison.

(1) Combes, Marche de la folie, thèse Paris, 1858.
(2) Appendice au traité des maladies mentales de Griesinger, p. 682.

Après quatre mois passés dans sa famille, la maladie se reproduit de nouveau et se termine rapidement par la mort, Egmauzy n'avait pas d'aliénés dans sa famille.

Camatte entre le 10 février 1866 en proie à un délire général avec incohérence, loquacité, propos orduriers, etc.

Au bout de quinze jours, aucune amélioration ; inégalité des pupilles, embarras de la parole, marche peu assurée, etc. Cependant, au bout d'un certain temps, il survient des alternatives de calme et d'agitation. En mai 1868, il se fracture le tibia à la suite d'une chute. Cet accident mit terme à l'agitation, la maladie mentale s'arrêta dans ses progrès, si bien que, après avoir eu deux attaques congestives à l'asile, après avoir été pendant longtemps dans un état d'agitation extrême, Camatte sort dans un état d'amélioration très remarquable le 28 septembre 1868.

Depuis cette époque, il habite avec sa femme dans un village voisin de l'asile et ne donne pas signe de maladie.

Dubois, 40 ans, a fait en Afrique quelques excès (son père est mort de la même maladie) entre à l'asile dans un état très avancé de démence paralytique. Il se dit maréchal de France, etc. Plongé dans le marasme, il ne tarde pas à succomber.

Callot, boulanger de l'asile, *ivrogne de profession*, atteint depuis longtemps déjà d'*idées de persécution*, est mort, il y a deux ans, dans le marasme paralytique le plus complet.

CONCLUSIONS.

I. Les recherches historiques que nous avons entreprises ont eu principalement pour but de démontrer :

a) Que la paralysie générale était inconnue des anciens ;

b) Que quelques auteurs modernes (Piso, Morgagni), à partir du xviie siècle, en ont rapporté des observations ;

c) Que Willis et Haslam, sont les auteurs qui ont donné, les premiers, une description spéciale de la maladie ;

d) Que Bayle, Delaye, Calmeil, Foville père, Daveau, Esquirol, Parchappe, Baillarger, Lunier et Jules Falret sont, parmi les contemporains, ceux qui, par leurs travaux remarquables, ont, le plus, servi à compléter l'histoire de la paralysie générale, au point de vue des causes, des symptômes, des variétés et de l'anatomie pathologique.

II. *a*) Les troubles psychiques qui jusqu'à Haslam (1798, 1808), s'étaient traduits par de la dépression (mélancolie, hypocondrie), se sont modifiés sensiblement depuis cette époque. Bayle, Calmeil, Esquirol et leurs élèves ont surtout observé le délire ambitieux, les idées de grandeurs et de richesses. Depuis un certain hombre d'années, on observe de nouveau et fréquemment le délire mélancolique dans la paralysie générale et principalement le délire hypocondriaque décrit par M. Baillarger.

b) Dans la période prodromique, la tendance aux idées mélancoliques et à la dépression en général, paraît être constante. Les malades ont alors conscience de leur état.

III. De l'étude étiologique et pathogénique, il résulte pour nous :

a) Que l'hyperémie cérébrale est la cause première de l'inflammation lente et progressive de la gangue interstitielle du cerveau ;

b) Que l'hyperplasie conjonctive amène progressivement la compression, la régression granulo-graisseuse et la dissociation des éléments nerveux, tubes et corpuscules ;

c) Les causes prédisposantes et occasionnelles sont : le tempérament sanguin, la suppression d'évacuations sanguines physiologiques (menstrues), ou pathologiques (hémorroïdes), les chagrins violents, les excès de toute sorte et l'*hérédité des tendances congestives* ;

d) L'hérédité de la folie ne dispose pas à la paralysie générale, et lorsque fortuitement un névropathisé héréditaire devient paralytique, il conserve ses tendances premières à la périodicité et à la chronicité ;

e) Les hallucinations de la vue, le délire des persécutions, les tendances au suicide et à l'homicide, s'observent principalement dans la paralysie générale de nature alcoolique.

IV. La paralysie générale n'a pas toujours une terminaison fâcheuse :

a) Elle guérit assez souvent spontanément au premier degré du mal (folie congestive, manie pléthorique) ;

b) A une période plus avancée, elle peut guérir encore sous l'influence des suppurations artificielles ou accidentelles ;

c) Le pronostic est toujours plus grave, lorsque la constitution est affaiblie par des excès vénériens ou des excès alcooliques.

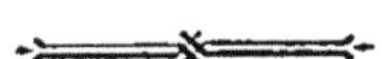

DES
REPRÉSENTATIONS THÉATRALES

DANS LE

TRAITEMENT DE LA FOLIE [1]

Si l'on a pu dire, sans paradoxe, que la folie devenait de plus en plus fréquente, suivant en cela une marche régulière, en rapport avec les progrès de la civilisation ; il est juste de dire aussi, que les médecins aliénistes s'ingénient, de plus en plus, à trouver ou à développer par l'hygiène, le travail, l'hydrothérapie et les distractions choisies, des modes de traitement variés, précis et pratiques.

Sans prétendre au mérite de la nouveauté, nous avons la persuasion que le théâtre, mis à la portée de toutes ces intelligences surexcitées ou déprimées, paresseuses ou fatiguées, peut et doit procurer aux aliénés, des plaisirs et des émotions dont l'effet curatif ne paraît pas encore scientifiquement démontré ou applicable, mais dont l'effet palliatif est hors de doute.

La guérison des maladies est le but principal vers lequel tendent tous nos efforts, et nous sommes en droit d'affirmer que dans la folie, la moyenne des guérisons est de 33 p. 100 pour les malades traités une première fois. Les moyens curatifs sont donc plus sérieux et plus variés qu'on ne semble généralement le croire. Cela tient, peut-être, à ce que chacun se réjouit, se flatte et au besoin se vante de la guérison d'une maladie du foie, des poumons ou de l'estomac, mais cache avec soin, tout ce qui a trait au départ et à l'invasion de la folie. La santé est assurément de tous les biens le préférable ; et de tous les maux, le meilleur est

---

(1) Annales médico-psychologiques, t. 18, nov. 1877.

le pire : malheureusement nous n'avons pas le choix. Il nous faut donc lutter, travailler sans relâche à cette œuvre philanthropique pleine de périls, mais bien douce et consolante lorsqu'elle est couronnée de succès, *le traitement des maladies mentales.*

Dans l'un des splendides établissements créés par le département de la Seine et destinés au traitement des aliénés, l'asile de Ville-Evrard, le théâtre est en vogue! les malades calmes s'y amusent, les mélancoliques s'y déridant, les agités y trouvent un remède à la surexcitation de leurs facultés intellectuelles surmenées par le délire et les hallucinations. Nous disons, avec intention, *les agités;* car samedi dernier, 17 novembre 1877, nous avons conduit au théâtre 150 malades, choisis parmi les plus criards, les plus désagréables de chaque section ; en un mot, ceux qui par la violence de leur maladie (c'est là ce que nous croyons avoir fait de nouveau) avaient jusqu'alors été regardés comme trop dangereux ou incommodes pour assister aux représentations lyriques ou dramatiques.

Le croira-t-on! tous ces malades ont conservé pendant deux heures un calme et une réserve que ne surent pas toujours conserver, le lendemain, à la seconde représentation, les autres malades calmes et choisis parmi les plus agréables ou les convalescents.

Le compte-rendu de la soirée a été fait par un malade du cinquième quartier des hommes (agités); nous le reproduisons, en lui conservant son cachet d'originalité.

« Non, ce n'est pas un rêve; c'est de La réalité. Je suis à Ville-Evrard, depuis X*** ans, deux mois et treize jours — J'accomplis ma 65e année. = Et me voilà, moi, qui avais renoncé, dès avant mon entrée dans l'asile, *à Satan, à ses pompes et à ses œuvres....*

transporté tout à coup par le hasard qui est un grand maître ou plutôt *par la gracieuseté bienveillante* de M. le docteur, adjoint à la direction de l'établissement, dans une salle de théâtre qui me rappelle les plaisirs mondains *de ma jeunesse.* —

La salle de spectacle dans laquelle je suis introduit par un de MM. les surveillants chefs qui a la bonté de me guider par la main, à cause de mon âge, *est une charmante bonbonnière.*

La superficie représente une étendue assez vaste pour contenir aisément plus de deux cents personnes.

Au lever du rideau, un jeune interne en pharmacie, fait entendre un solo de flûte. L'exécution de ce morceau est assez sentimentale pour nous faire regretter de n'en pas connaître les paroles. Les applaudissements du public en disent assez pour que je me dispense de complimenter ce jeune homme. Je ne puis que faire des vœux pour qu'une union ait lieu de sa personne avec une cantatrice et musicienne de ma famille.

Mais revenons à la scène de Ville-Evrard. J'avoue que mes connaissances littéraires ne me permettent pas de dire si les deux pièces qui ont été jouées aujourd'hui, 17 novembre 1877, devant moi, appartiennent à quelque répertoire, ou si Elles ont été composées tout exprès pour amuser les malades qui assistai..' à la représentation, tout ce que je puis dire, c'est que s'il est une spécialité dans le genre, celle-là a remporté le prix. Oh! oui, l'auteur de ces charmants impromptus a réalisé le projet du poëte *Horace*.

Omne tulit punctum qui miscuit utile dulci.

Oh! oui, c'est bien le cas de dire :
Il a joint L'*utile* à L'*agréable*.
les saillies pleines de verve, dont ces deux œuvres sont semées ont été bien goûtées des auditeurs, — et les oreilles féminines ont été charmées, car nous avons entendu leurs bons rires, — et on ne pouvait pas dire d'elles :

Ridere sine re, Signum est stultitiæ.

Oh! non, cette fois, ces pauvres folles elles étaient dans leurs intervalles lucides, car, au moment, où elles riaient, je riais et je dirai bien les passages où je riais. — Par exemple, dans la seconde pièce, quand le prisonnier de la Bastille chante, à plusieurs reprises, une chanson sur L'*Amour*, et qu'il traite L'*amour de monarque*, il y a des sourires approbateurs. —
hélas! oui. L'amour est un *monarque* et celui-Là, on ne le détrônera pas!!!
Louis XV avait donc doublement *triplement* tort, d'avoir enfermé à la Bastille un homme qui avait (pour tout *crime*), dit que L'*amour était un monarque.*
Mme de Pompadour ne pouvait en être alarmée. =
Je ne saurais trop féliciter l'auteur de cette amusante pièce,

de l'avoir terminée par un acte de clémence, par un mariage et par des chansons. — C'est ainsi que tout doit finir d'après les principes du *Figaro* de *Beaumarchais.*

Ce soir le papier me manque = A demain mes impressions.

18 novembre 1877. Dimanche matin.

Mes lecteurs et mes lectrices, j'ai du nouveau à vous apprendre. *Nil sub sole novum* (où *novi* au génitif), eh! bien, le vieux proverbe Latin est en flagrant délit de mensonge. — Il y a du nouveau à Ville-Evrard. — *Les Fous jouent la comédie.* — Ils la jouent à merveille, il y a progrès. — Ce n'était dans ces deux dernières années que l'Enfance de l'art dramatique. — Voilà bientôt que c'est à l'apogée — et à qui doit-on cet heureux succès? — Mon Dieu! je suis forcé de redire ce que d'autres ont dit avant moi. —. C'est au principal surveillant-chef qu'il faut rapporter cet honneur, oui, c'est la vérité que j'avais lue dans le *Petit Journal,* fin de l'an 1875, ce surveillant chef est un véritable protée. Ne voilà-t-il pas qu'il se métamorphose en acteur. — Avant le lever du rideau, il est l'amabilité même : il fait les honneurs dans la salle du théâtre sur lequel tout à l'heure il va jouer. — Il faut voir sa pantomine expressive dans la pièce qui nous représente un cabanon de la Bastille.

son partenaire, auquel nous décernerons aussi des éloges mérités, y met tout l'entrain et toute la verve possible chez un *malade* de *l'esprit* et du *corps.* — Car, il ne faut pas oublier; qu'à Ville-Evrard, un pensionnaire ne peut pas dire de lui, avec outrecuidance : — *Mens sana in corpore sano.* — Il manquerait à la loi d'Esculape; Hyppocrate pourrait, comme le médecin du Malade imaginaire, le menacer de tout les maux qui finissent en *ie,* la dyssenterie, la catalepsie, l'épilepsie, etc., etc.

Je vous renvoie à Molière.

Mais quel est donc l'Auteur de ces *bleuettes* désopilantes qui font le charme des élus que la bienveillance de M. le directeur appelle à cette fête de famille??

C'est le cas de citer ces vers :

« Seigneur un bruit étrange est venu jusqu'à moi.
« Ce bruit..., il est digne de foi!

Ce serait ce même surveillant chef, qui comme le grand Molière, cumulerait les fonctions de compositeur, acteur et régisseur. =

À le voir si pénétré de son rôle, et à l'entendre chanter le couplet final au milieu de l'hilarité de tout l'auditoire, on n'a plus à s'étonner de la Création de ses œuvres, et à douter que ce soit son esprit qui leur ait donné le jour.

— Mais, à quoi pensent ces deux prisonniers dans cette Bastille, au vieux temps de Louis XV?

ils pensent, ils aspirent à ce qu'ont toujours désiré les prisonniers de tout temps et sous tous les régimes...

Dans la première pièce, celle qui a précédé la pièce d'une scène à la Bastille, nous sommes transportés dans une ferme. Nous voyons le Bon fermier et le garde champêtre (un ancien gendarme) revêtu de l'uniforme traditionnel ; tous deux sont assis à une table, ils boivent un verre de vin. — Je ne vous dirai pas, avec Tibulle ou avec Ovide, qu'ils vont dessiner sur la table, avec des gouttes de vin les camps et les batailles de leurs jeunes années. — « *Pingere castra mero.* — C'est de l'Ovide.

Non. = Le Bon fermier a bien d'*autres chiens à fouetter*, pour le moment, il s'occupe de découvrir son voleur. — Vous voyez (à ce mot de voleur) se dresser l'oreille du garde champêtre (de l'ex-gendarme) et quand le fermier lui dit : « qu'il a, pour le » surprendre en flagrant délit, attaché un cordon à la porte de » son armoire; lequel cordon communique avec la cloche de » la ferme, » le garde-champêtre fait un signe d'approbation et il donnerait *volontiers au fermier un brevet d'invention.*

Le stratagème était infaillible. — Jacques, le voleur, le garçon de la ferme est arrêté. — C'est un vol de confiance. C'est l'article 386 du Code pénal. — C'est de la réclusion, qu'il s'agit. = Jacques demande grâce. — Il y a des *circonstances* atténuantes en sa faveur. = Le fameux article 463, qui joue un si grand rôle aux Cours d'assises, depuis l'année 1832, est applicable. — Mais il y aura plus. — Il y aura l'absolution. — Le fermier fera grâce, quand il saura que Jacques voulait voler seulement des papiers et un passeport pour faire *sauver Julien*, — le déserteur, son ami. — Et ce Déserteur, c'est un déserteur imaginaire! il n'y avait pas Désertion. = Un pli remis ou plus tôt destiné au garde-champêtre lui faisait savoir que le conseil de guerre séant à Tours (Indre-et-Loire), l'avait absous, par la raison que « son congé de » libération avait été signé avant son départ du régiment. » —

C'est bien là le cas de dire avec le poëte Horace :

Nec deus intersit, nisi dignus vindici nodus.

Ce dénouement inattendu produit sur L'auditoire des Fous et des folles une impression indicible, et un sourire de satisfaction se reflète sur tous les visages, quand un des acteurs (je ne me rappelle plus lequel) s'écrie, dans son rôle : « *Le gouvernement est trop bon.* »

Il y a dans cette petite composition littéraire, tout ce qui faut pour émouvoir et captiver le cœur. Sur une scène quelconque, il y aura matière à de douces émotions, toutes les fois qu'il s'agira d'un Déserteur. — Un conseil de guerre aura toujours le pouvoir de faire frémir, — car on sait que le Code militaire ne plaisante pas, encore bien qu'il ait été révisé en 1857.

Heureux le Déserteur qui, comme Julien, a des amis semblables à Jacques ! —

Ah ! L'amitié ! L'amitié ! c'est un compagnon de voyage ! comme dit la chanson.

Croiriez-vous que le dialogue entre ces deux amis sur cette charmante scène de Villè-Evrard, m'a rappelé ces beaux vers ou Nisus dit en parlant d'Euryale (dans Virgile) :

Me, me ! adsum qui feci ; in me convertite ferrum
O Rululi ! Mea fraus omnis ! nihil ille, nec ausus,
Nec potuit......
Tantum infelicem nimium dilexit amicum.

Oui, ce sont les supplications de Julien qui font obtenir la grâce de Jacques.

J'ai fini, car je connais le précepte de Boileau « qui ne sut se borner ne sut jamais écrire ». Toutefois, je ne puis oublier une mention honorable pour cette charmante et mélodieuse voix de femme qui s'est fait entendre pendant l'intervalle de temps nécessaire pour changer les décors.

C*** C.

Pour copie conforme,
Dr DOUTREBENTE.

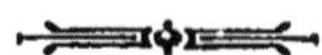

DES
DIFFÉRENTES ESPÈCES DE RÉMISSIONS

QUI SURVIENNENT DANS LE COURS

DE LA

PARALYSIE GÉNÉRALE PROGRESSIVE [1]

CHAPITRE PREMIER.

Nous n'ignorons pas que MM. Baillarger, en 1855, et Sauze, en 1858, ont déjà traité cette question avec une autorité toute spéciale; malgré l'importance de leurs travaux, il nous semble que tout n'a pas encore été dit, que certains côtés de la question doivent être mis plus en relief et que, par suite, l'étude des rémissions, qui se produisent dans le cours de la paralysie générale, s'impose de nouveau et avec urgence à l'attention des médecins aliénistes.

Généralement admises par tous les auteurs, ces rémissions n'ont pas, je crois, été étudiées au point de vue de leur fréquence, de leurs variétés et de leur valeur sémiotique : une description plus complète de leur mode de production et leur démonstration clinique répétée permettront certainement, un jour, d'apporter des modifications précieuses dans la marche, les tendances et la terminaison d'une maladie regardée comme incurable.

Observe-t-on plus souvent qu'autrefois dans le cours de la paralysie générale *progressive*, ces temps d'arrêt, aussi singuliers qu'inattendus? Incontestablement, mais cela tient peut-être à ce que la paralysie générale est plus connue, mieux observée et plus rapidement traitée qu'autrefois. Il y 30 ou 40 ans à peine, quel-

<hr>

(1) Annales médico-psychologiques, t. 19, mars et mai 1878.

ques médecins spécialistes seuls savaient reconnaître l'existence
de cette maladie ; aujourd'hui, presque tous les médecins l'ont
observée même dans les hôpitaux ordinaires et peuvent, dès le
début du mal conseiller aux familles les mesures d'isolement et
le placement dans des établissements spéciaux. La paralysie
générale n'est peut-être pas, elle-même, plus fréquente qu'autrefois : les termes de comparaison faisant défaut, il ne nous est
pas permis d'avoir une opinion arrêtée à cet égard. Tout ce qu'on
peut dire, c'est que connaissant mieux la paralysie générale que
nos prédécesseurs, notre attention est plus souvent éveillée et
notre esprit s'y arrête plus fréquemment.

Quoi qu'il en soit, et pour notre faible part, nous avons quotidiennement l'occasion de constater de véritables pauses dans la
marche d'une maladie réputée fatalement progressive. La rémission est un fait acquis, impossible à nier ; elle peut devenir pour
le médecin traitant, et faute de mieux, une demi-solution vers
laquelle doivent se diriger toutes les ressources de son esprit;
elle se produit, parfois, si soudainement et dure, dans certains
cas, si longtemps, que la plus grande réserve nous est imposée
en présence d'un pronostic à prononcer.

Les rémissions déterminent dans la marche de la maladie des
irrégularités, de véritables intermissions dont la durée peut
varier de quelques mois à 25 ans et plus encore.

Il nous semble difficile d'établir des points de comparaison
entre les rémissions des différentes formes de la folie et les
rémissions que nous nous proposons d'étudier, par cette seule
raison, tout d'abord, que les premières se produisent en dehors de
tout travail pathologique connu, et que celles-ci, au contraire,
correspondent évidemment à la suspension momentanée et partielle d'un ensemble de modifications morbides en voie d'évolution
dans la texture intime des centres nerveux.

La paralysie générale ne pouvant se terminer d'une façon heureuse ou s'amender, tout au moins, on a donné le nom de *manie
congestive* aux nombreux cas dans lesquels il fallait constater une
disparition insolite et rapide des phénomènes congestifs qui caractérisent le début de la paralysie générale. Le plus souvent aussi,
cette manie congestive précédait de quelques mois ou même de
quelques années l'apparition d'une paralysie générale réelle et
cette fois incurable. Cette opinion est-elle encore invoquée par
son savant promoteur? La communication qu'il a faite récem-

ment sur cette question à la société médico-psychologique ne nous permet guère d'en douter.

M. Baillarger, en effet, préoccupé des rapports intimes de la paralysie générale avec les vésanies, admet que les. rémissions dans cette maladie sont dues à la guérison d'accès de manie ou de mélancolie qui présentent des caractères spéciaux et qui sont assez aigus, dans certains cas, pour masquer l'existence de la vraie maladie, la paralysie générale.

Ce savant aliéniste s'appuie sur ce fait clinique réel, à savoir : que pendant une période d'agitation spasmodique, certains symptômes, l'embarras de la parole et la débilité musculaire notamment, sont comme masqués par l'activité psycho-motrice fournie par les malades.

Il invoque aussi cet autre fait clinique aussi patent : que pendant la période d'affaissement on voit souvent s'accentuer les phénomènes accusateurs de paralysie et de démence, symptômes essentiels de la paralysie générale.

Cette manière de voir trouvera certainement des partisans parmi ceux qui admettent l'existence de la *folie paralytique*, cette folie protéiforme qui peut, suivant les cas, devenir une manie, une mélancolie, une monomanie et enfin une démence paralytique. Nous professons à cet égard le scepticisme le plus complet : nous ne croyons pas à l'existence d'une forme de folie dite paralytique; nous ne comprenons plus les rapports de la paralysie générale avec les vésanies; ces dernières appartiennent encore au groupe vague *des névroses* et la paralysie générale ne peut plus y être rattachée, depuis que nous en connaissons le processus morbide et les lésions anatomiques.

La paralysie générale ou encéphalite interstitielle diffuse est une *entité morbide* nettement caractérisée et *localisée*. Peu importe qu'elle s'accompagne de délire des grandeurs ou d'idées dépressives, la folie si elle existe, ne se montre qu'à titre de complication : dans un grand nombre de cas, d'ailleurs, un simple affaiblissement intellectuel remplace l'aliénation mentale; la présence de celle-ci n'est donc pas absolument indispensable.

Il convient de citer à l'appui de cette opinion, les faits publiés par M. Lunier en 1847 et 1849 (1). L'honneur d'avoir considéré la paralysie générale comme une entité morbide appartient cer-

____
(1) Ann. méd.-psych., 1849.

tainement à M. Baillarger (1). Bayle, dès 1822, avait bien établi
que la maladie décrite par lui sous le nom d'*Arachnitis chronique*
était constituée par deux sortes de symptômes concourant au
même degré à caractériser une seule et même affection; mais il
en avait fait une espèce de folie (monomanie ambitieuse avec paralysie), tandis qu'en réalité, comme l'a démontré M. Baillarger, le
trouble des facultés intellectuelles, chez les paralytiques, consiste
avant tout, et quelquefois même uniquement, en un affaiblissement
de ces facultés, la démence.

Telle est, aujourd'hui, notre manière de voir, et nous avons la
persuasion qu'elle est adoptée par la grande majorité des praticiens et notamment des médecins aliénistes.

Mais que dire de la *manie* ou de la *mélancolie*, dont on voudrait nous faire voir les rapports intimes avec la paralysie générale? Connaît-on leur expression symptomatique, leur valeur
sémiotique? Sait-on si réellement elles forment une ou deux
espèces de folie? Peut-on les regarder comme des entités morbides? Doit-on au contraire, à l'exemple de Morel, ne les considérer que comme des symptômes propres à certaines phases
d'une maladie mentale à déterminer?

Nous n'avons pas aujourd'hui à nous prononcer à ce sujet,
nous nous contenterons de dire que, en présence de modalités
pathologiques encore confuses, la manie et la mélancolie, nous
pensons que la folie et la paralysie générale forment deux états
morbides distincts, dont les traits d'union tendent de plus en plus
à disparaître. Les auteurs du commencement du siècle observaient
toujours la paralysie générale chez les aliénés et en faisaient un
mode de terminaison de la folie. Peut-il en être ainsi aujourd'hui?
En un mot, la paralysie générale est-elle une maladie primitive
ou secondaire? M. Jaccoud (2) reconnaît une péri-encéphalite
primitive et une *secondaire*. Cette dernière se rencontrerait
dans la période d'affaiblissement des psychoses, mais pourrait
survenir aussi dans le stade maniaque ou mélancolique. Malgré
toute l'autorité qui revient, à si bon droit, au brillant professeur
de pathologie interne de la faculté de Paris, nous ne pouvons
admettre une périencéphalite secondaire. Il faudrait pour cela
renier le progrès, revenir en arrière et ressusciter la théorie de
la paralysie générale des aliénés.

(1) Ann. méd. psych., t. IX, p. 331, 1847.
(2) Traité de Pathologie interne. Paris, 1877, t. I, p. 210.

Nous ne serons pas le seul à affirmer que la paralysie générale est une maladie primitive, qu'elle ne succède pas à l'aliénation mentale et qu'elle se développe de préférence chez des gens sains de corps et d'esprit, qui par la vigueur de leur constitution physique et morale paraissent défier les coups de la maladie.

Elle n'est pas héréditaire, du moins à la façon de la folie, et ne se rencontre pas habituellement dans les familles entachées d'hérédité morbide progressive spéciale à la folie. Elle a, il est vrai, une hérédité spéciale, une hérédité de tempérament (Lunier) : cette hérédité normale et non morbide, n'a rien de fatal, et dans les familles où elle se produit dans plusieurs générations, on n'observe rien de comparable aux dégénérescences si bien étudiées et décrites par Morel dans les familles entachées d'aliénation mentale héréditaire.

L'influence héréditaire se fait sentir directement, elle ne progresse pas et ne se transforme pas; de telle sorte que le fils d'un paralytique pourra devenir lui-même paralytique et que, par contre, le fils d'un dipsomane deviendra épileptique ou idiot. Comme exemple, nous croyons devoir citer l'observation de M. C..., capitaine d'infanterie, que nous avons soigné à l'asile de M... Ce malade, atteint à 45 ans d'une paralysie générale par suite de chagrins et de travaux excessifs, était le fils d'un proscrit de décembre mort de paralysie générale; ses aïeux paternels avaient succombé dans un âge avancé à la suite d'hémorrhagies cérébrales.

Nous avons déjà dit (1) qu'une espèce d'immunité semblait accordée aux candidats à la folie, contre les éventualités d'une paralysie générale future; cette opinion exagérée se heurte contre certains faits, rares il est vrai ; mais alors, en pareille occurrence, la paralysie générale tend à devenir chronique, rémittente et peut durer 10, 15 et 25 ans. Lorsque le premier, en 1870, nous avons émis cette idée, elle a paru paradoxale, sauf toutefois à MM. Morel et Lunier, qui à cette époque ont daigné me témoigner leurs encouragements. Une manière de voir qui repose sur l'observation de faits cliniques doit faire son chemin, elle ne tarde pas à rencontrer des adhérents; soumise à la Société médico-psychologique dans une récente discussion (Rapports de la paralysie générale avec les vésanies), par plusieurs membres de cette société savante,

(1) Thèse, Paris, 1870, page 50.

elle n'a pas soulevé d'objections, que je sache. C'est pourquoi j'en réclame la paternité, tout en remerciant MM. Lunier et Legrand du Saulle, dont le bagage scientifique est déjà si considérable, de ne pas l'avoir laissée tomber dans l'oubli.

Les adeptes d'une nouvelle science, la sociologie, dont le programme a été tracé d'une façon si lucide par le docteur Gaëtan Delaunay, auront certainement à proposer, comme mesure prophylactique, le célibat des êtres capables de faire souche d'aliénés, d'idiots et de dégénérés; ils n'auront suivant nous rien à craindre des paralysés généraux et de leurs descendants.

Si la paralysie générale a paru succéder à l'aliénation mentale, c'est qu'autrefois les symptômes physiques étant inconnus, passaient inaperçus, l'attention des observateurs n'était pas éveillée et se concentrait naturellement sur les troubles psychiques, si remarquables d'ailleurs, par leur intensité et leur variété infinie. Les phénomènes primordiaux qui caractérisent les troubles de la motricité sont, au début, difficilement appréciables; mais chez les personnes adonnées à une profession qui demande beaucoup de précision et de dextérité, on remarque, bien avant l'apparition du délire, des indécisions dans les mouvements ou des erreurs de tact qui deviennent pour les malades des causes d'irritation sans cesse renouvelées. Je me rappelle avoir observé à l'asile de T... pendant mon internat, un paralytique ayant exercé longtemps dans la ville la profession d'horloger : avant son entrée à l'asile et alors que personne ne songeait à l'existence d'une paralysie générale, cet infortuné laissait à chaque instant tomber les menus objets qu'il prenait avec une pince; parfois aussi, il touchait avec ses instruments ou déplaçait telle pièce qu'il aurait voulu éviter ou laisser en place; il s'emportait alors et brisait ce qui se trouvait sous sa main.

Que si, pour nous, les signes qui relèvent de l'ordre physique sont les symptômes essentiels de la paralysie générale, il n'en est pas moins vrai que les désordres de l'intelligence ont parfois un caractère particulier qui permet souvent à première vue de diagnostiquer la paralysie générale. Toutefois leur constatation n'est possible qu'en écoutant parler les malades, et alors, le frémissement des lèvres, le tremblement de la langue, l'hésitation de la parole viennent attirer l'attention de l'observateur au moins autant que les idées de satisfaction. Ces dernières, d'ailleurs, sont loin d'être constantes au début du mal. Quelques auteurs ont, en effet, observé dans cette période un état de dépression qui peut, soit se prolonger, soit faire rapidement place au délire des grandeurs.

Pour la rédaction des observations qui seront produites à la fin de ce travail et que nous avons recueillies parmi les malades soumis à une observation journalière par plusieurs médecins et internes, nous avons formulé un questionnaire aussi complet que possible, résumant tous les désordres qui surviennent dans les organes du mouvement, de la vie de relation et de la vie animale; leur disparition, leur absence ou leur amélioration nous ont permis d'établir des degrés dans l'importance de la rémission.

1° Symptômes fréquemment observés : besoin exagéré d'activité; agitation spasmodique; hésitation de la parole; tremblement des lèvres; tremblement de la langue; tremblement des membres; raideur des membres; grincement des dents; mouvement de dégustation (Baillarger); inégalité des pupilles (Baillarger); pupille gauche plus dilatée que la pupille droite; contraction exagérée des pupilles (Baillarger); émission involontaire des urines ou des matières fécales.

2° Symptômes rarement observés : déviation des sourcils et du sillon nasal (Lunier); déviation de la luette (Linas); strabisme (Esquirol); exophthalmie (Moreau de Tours).

En maintes circonstances, nous avons dû rechercher l'existence de l'anesthésie de la peau signalée par M. de Crozant, et dans l'observation 1, ce symptôme était le seul qui persistait encore dans un état de rémission complète durable.

Les troubles de la sensibilité spéciale, les hallucinations de la vue, les erreurs de tact, la dépravation du goût et de l'odorat disparaissent rapidement à l'approche d'une période de rémission, et dans un seul cas de rémission incomplète durable, nous avons vu persister les hallucinations de l'odorat.

Pour la constatation de l'inégalité des pupilles, il importe de tenir compte de l'état congénital et aussi du mode d'éclairage des appartements.

Tous ces phénomènes plus ou moins fréquents sont rapportés et décrits par M. Baillarger dans l'appendice au traité des maladies mentales de Griesinger. Mais en outre de ces symptômes déjà si nombreux, il en est d'autres encore d'une importance certaine et que nous ne devons pas oublier pour en signaler la disparition ou la persistance dans les états de rémission. Bien avant que des mesures aient été prises pour empêcher le paralytique de nuire à lui-même ou à la société, on observera chez lui une modification sensible du caractère et des habitudes. Il devient querelleur, difficile à vivre, parfois soupçonneux et violent; il perd toute retenue et tient des propos orduriers et obscènes. Dans quelques cas aussi, les paralytiques se livrent à des excès de toute sorte, qui font souvent contraste avec la régularité de leur conduite antérieure (Baillarger); citons notamment la masturbation à laquelle certains paralytiques se livrent avec fureur et sans se cacher. Très souvent aussi on observe la tendance au vol. MM. Lélut, Baillarger, Legrand du Saulle, Brierre de Boismond et Sauze citent ou rapportent de nombreux exemples de condamnations pour vols accomplis par des paralysés généraux; « j'ajouterais que des » actes attentatoires à la morale, ou que des outrages publics à la » pudeur ont été parfois punis avec sévérité et que leurs auteurs » ont été dirigés sur les maisons de détention (1). » Il est probable qu'au moment du jugement ces paralytiques étaient en rémission et ont paru alors responsables d'actes commis antérieurement, sous l'influence de propensions instinctives ou d'impulsions morbides agissant en dehors du concours de la volonté.

CHAPITRE II.

On peut considérer dans la marche de la paralysie générale deux périodes, l'une dite congestive, l'autre dite de désorganisation. C'est pendant la première période que M. Calmeil a conseillé de recourir à un traitement curatif, car, suivant lui, le processus inflammatoire n'a pas eu le temps de s'affirmer, puisque la rougeur congestive ne dure que depuis quelques semaines. La durée de cette période congestive présente de grandes variations et peut certainement se prolonger beaucoup plus longtemps. Il est assez difficile d'admettre *a priori* la possibilité d'une guérison et même d'une amélioration sérieuse pendant la période de désorganisation; mais comme nous voyons des rémissions se produire au bout de six mois et plus de maladie, on ne peut fixer de règles pré-

(1) Legrand du Saulle, Gazette des hôpitaux, novembre 1866.

cises à cet égard. Pouvons-nous, d'ailleurs, en l'état actuel de
la science, nous rendre scientifiquement compte de cette période
congestive? Les découvertes récentes des anatomo-pathologistes
ont permis de contrôler, d'affirmer et d'accroître les travaux de Bayle
et de Calmeil; la macroscopie et la microscopie se complétant l'une
par l'autre, nous ont fait connaître les lésions anatomiques de la
période de désorganisation. Que se passe-t-il pendant la période congestive? Nous ne pouvons que faire des suppositions à cet égard: la
rougeur congestive, le degré plus ou moins prononcé de rougeur
ou d'anémie cérébrale constatés dans les nécropsies, ne prouvent
pas la rougeur ou l'anémie pendant la vie. Les opinions sont par-
tagées à cet égard et, suivant M. Regnard, ces lésions peuvent
varier suivant la position du cadavre (1). L'encéphalite interstitielle diffuse, aujourd'hui admise, remplace la méningite de Bayle
et la méningo-périencéphalite de M. Calmeil; doit-on, en présence de ce résultat, invoquer encore le processus inflammatoire
des anciens auteurs avec son cortège de poussées congestives? La
sclérose cérébrale, résultat de la prolifération du tissu interstitiel (névroglie), ne commence à se produire qu'au bout d'un
temps plus ou moins long; elle est précédée d'une période pré-
paratoire dite congestive, pendant laquelle la guérison est possible et les rémissions fréquentes.

Il nous paraît difficile de déterminer le moment où commence
la période de désorganisation; elle semble résulter de l'accumulation des éléments de nouvelle formation venant dissocier par
compression les cellules et tubes nerveux et prenant successivement leur place. La période dite congestive de longue durée permet l'explication des rémissions soudaines et tardives avec disparition rapide des symptômes graves de la paralysie générale.
Pendant cette période, en comparant le cerveau à une éponge, il
y aurait une sorte d'imbibition sanguine des centres nerveux, et,
par suite, compression de leurs éléments anatomiques. Cette
compression suffit probablement pour déterminer l'explosion des
phénomènes qui caractérisent la paralysie générale au début :
suivant le degré de tension et d'atonie des vaisseaux capillaires,
on doit observer des symptômes plus ou moins intenses et en
raison directe de la puissance de la compression.

Nous ne savons pas reconnaître la fin de la période congestive

____

(1) Regnard, De la congestion cérébrale, Paris, 1858.

et le début de la période de désorganisation ; car il existe des phénomènes de transition communs aux deux périodes. Ces phénomènes intermédiaires, dont l'existence est forcée, rendent le pronostic difficile et incertain ; ils interdisent aux médecins traitants d'affirmer l'issue fatale et prochaine d'une maladie dans laquelle l'irrégularité de la marche, de la durée et de la terminaison surprend, étonne et confond.

Dans l'observation 2, nous voyons les symptômes de la paralysie générale marcher avec une rapidité surprenante, si bien qu'au bout de quatre mois le malade atteint de crises épileptiformes et plongé dans le marasme paraissait devoir succomber : la famille fut prévenue par dépêche télégraphique de venir assister le malade dans ses derniers moments. Aujourd'hui, cinquante jours après ce pronostic, le malade est dans un état physique et mental tellement satisfaisant qu'il est impossible de reconnaître l'existence de la paralysie générale.

Dans ce cas particulier, il est bien évident que la période de désorganisation a été évitée, elle ne peut être invoquée ; les phénomènes ultimes de la paralysie générale peuvent donc se produire même dans la période congestive.

Si les rémissions qui surviennent dans le cours de la paralysie générale ont été admises par tous les auteurs, il n'en est pas de même de la guérison. Parmi ceux qui rapportent des observations de guérison, plusieurs se sont accusés d'avoir fait des erreurs de diagnostic. *Un pareil malade, diraient les uns, a été paralytique ; donc la maladie persiste encore, puisqu'elle ne guérit pas. Ce malade, diraient les autres, n'a jamais été atteint de paralysie générale, autrement il ne pourrait manquer d'offrir encore les signes de cette affection* (Baillarger).

Quoi qu'il en soit, en présence de certains cas bien avérés, M. Baillarger a cru devoir créer, pour éviter la confusion, une nouvelle espèce de *manie* dite *congestive ;* cette maladie se termine habituellement par la guérison, alors que les malades avaient présenté les symptômes accusateurs d'une paralysie générale au début. En présence du refus des praticiens de reconnaître la réalité de certains cas de guérison, on ne pouvait mieux faire que d'enlever à la paralysie générale les malades qui avaient l'audace de guérir quand même. Nous nous déclarons incapable de faire le diagnostic différentiel entre la manie congestive et la paralysie générale au début, et nous ajouterons que, à notre connaissance, ce diagnostic se fait toujours après coup, c'est-à-dire après guérison ou décès. Pourquoi vouloir donner deux sens à une expression symptomatique toujours identique à elle-même? et puisqu'il se trouve dans la science des observations de paralysie générale terminée par guérison, pourquoi se refuser à y croire? Une idée théorique se discute, mais les faits s'imposent. Il nous semble pourtant bien naturel d'admettre que la manie congestive n'est qu'une paralysie générale au début et curable; s'il en est ainsi, l'état congestif du cerveau et de ses membranes aurait une durée insuffisante pour permettre à l'inflammation de s'établir et de s'affirmer.

Dans la grande majorité des cas, nous n'assistons pas, d'ailleurs, à une guérison, mais simplement à une rémission plus ou moins accusée pouvant durer plusieurs mois ou même plusieurs années et en imposer pour une guérison (Linas). C'est dans la forme maniaque de la paralysie générale que se rencontrent le plus souvent les rémissions; mais alors ce qui a disparu c'est l'accès de manie (Baillarger). On peut croire à bon droit, que cette fréquence est relative, qu'elle est due à ce que la forme maniaque est la forme la plus ordinaire et que, d'ailleurs, l'état maniaque est généralement symptomatique d'une paralysie générale à forme aiguë. En admettant cette manière de voir, on nous permettra de dire : *que dans la forme aiguë ou maniaque de la paralysie générale on observe fréquemment des périodes de rémittence et quelquefois même la guérison.* Dans toutes les maladies, la forme aiguë et franche présente plus de chances de guérison qu'une forme subaiguë à début insidieux ou bâtarde.

Nous avons la facilité d'observer à Ville-Evrard un grand nombre de paralytiques récents; ces malades, visités d'abord à la préfecture de police par MM. Lasègue ou Legrand du Saulle et à Sainte-Anne par MM. Magnan et Bouchereau, ont dans leur dossier le diagnostic : paralysie générale ou démence paralytique; pas un n'est regardé comme atteint de manie congestive; quelquefois, cependant, après un séjour plus ou moins prolongé, nous voyons progressivement disparaître l'agitation, l'hésitation de la parole et le délire; le malade renaît à une vie meilleure, il raisonne, se souvient et souvent rit le premier quand on lui parle de ses conceptions gigantesques, dont il reconnaît alors tout le néant (*obs.* 1, 2, 3.)

Les rémissions n'ont pas toutes le même caractère ni la même importance; elles offrent à l'observateur des singularités et des

contradictions apparentes ; nous avons essayé de les classer dans
le tableau suivant, dans lequel il est facile de constater deux
espèces de rémissions ayant chacune deux variétés.

Rémissions survenant dans la paralysie générale.

I. Rémissions incomplètes	Momentanées .... Fréquentes.		
	Durables	Forme chronique.	Rares.
		Forme circulaire.	
II. Rémissions complètes	*Momentanées* ou intermissions .... Rares.		
	Durables ou guérison............ .... Assez rares.		

I. — RÉMISSIONS INCOMPLÈTES.

Première variété, *rémissions momentanées*. — Ce sont évidemment les plus fréquentes, elles sont admises par tout le
monde. Leur durée est fort variable ainsi que leur intensité ;
elles peuvent se produire un grand nombre de fois chez le même
malade.

Deuxième variété, *rémissions durables*. — Les plus bizarres,
les plus insolites et les moins connues en raison de leur rareté ;
leur durée ne peut être limitée à 10, 15 et même 25 ans. Dans un
travail précédent (1) nous avons admis l'existence d'une hérédité
spéciale pour la paralysie générale ; après l'avoir distinguée de
l'hérédité de la folie, nous ajoutions : lorsque la paralysie générale se développe chez un individu prédisposé à la folie, en vertu
des lois de l'hérédité morbide progressive, il y a lieu, dans ce
cas particulier et rare, de considérer le paralytique comme atteint
d'une maladie chronique et rémittente. Parmi ces malades, les
uns deviennent chroniques d'emblée, présentent à peine de temps
à autre quelques manifestations subaiguës sous l'influence de
petites poussées congestives ; les autres au contraire ont de la
double forme ou des phénomènes circulaires analogues à ceux
qu'on rencontre chez les aliénés héréditaires. La folie paralytique

(1) Thèse, Paris, 1870.

à forme circulaire a été observée par différents auteurs et a fourni
le sujet d'une publication spéciale à M. le docteur Fabre actuellement médecin en chef de l'asile de Bailleul (1).

II. — RÉMISSIONS COMPLÈTES.

Première variété, *rémissions momentanées* ou encore intermissions. — Elles se produisent assez fréquemment au début de
la paralysie générale, c'est une véritable intermission de courte
durée. « Le trait de lumière a été rapide, mais il n'a pas été de
» bon aloi. Un éclair a percé des ténèbres, mais pour ne projeter
» qu'un faux jour. » (Legrand du Saulle.)

En parlant des *intermittences* observées dans la paralysie générale, M. J. Falret ajoute : « On est frappé d'étonnement en voyant
» des aliénés en proie depuis longtemps au délire des grandeurs
» le plus multiple et le plus incohérent, à l'agitation maniaque la
» plus violente, et à des phénomènes de débilité musculaire déjà
» très prononcés, revenir comme par enchantement, à un état
» presque normal, reconnaître leurs erreurs, renoncer à toutes
» leurs idées délirantes et recouvrer leurs forces musculaires. »

Deuxième variété, *rémissions complètes et durables* ou guérison. — Malgré des assurances contradictoires, nous l'admettons
comme possible, en raison des cas authentiques rapportés par
différents médecins spécialistes. Il y a dans la science un certain
nombre de faits qui permettent d'avancer que les grandes suppurations peuvent produire une dérivation salutaire, parfois suivie
d'une guérison parfaite. M. Baillarger a vu des rémissions semblables se prolonger pendant deux ans et plus. Sur six cas,
M. Legrand du Saulle a vu la rechute survenir quatre fois au bout
de dix à onze mois, une fois au bout de dix-huit mois et une fois
au bout de trois ans.

M. BILLOD (*Annales médico-psychologiques*, 1850, tome II,
pages 608 et suivantes) cite *un cas de guérison* bien authentique,
dans un travail intitulé : *Recherches sur la paralysie générale;* il
rapporte avec beaucoup de détails ce cas curieux, observé il est
vrai, dans une période peu avancée de la maladie. Dans une autre
circonstance, il aurait observé *un second cas de guérison* assez

____

(1) Ann. méd.-psycholog., mars 1874.

durable pour persister encore au bout de huit années, et tout récemment *un troisième cas,* dans son service de Vaucluse, avec disparition complète de tous les symptômes; mais cette fois, il n'y a pas comme dans les faits précédents, la garantie de la durée.

M. Bonnefous (*Annales médico-psychologiques,* mai 1869) rapporte *un cas de guérison* de paralysie à la suite de bains prolongés, occasionnée suivant nous, par une vaste suppuration consécutive à des brûlures considérables.

M. Bouillaud (*De l'encéphalite,* 1820, page 88), *un cas de guérison* chez une infirmière âgée de 40 ans, à la suite d'un vaste phlegmon de la région lombaire.

M. Trélat, dans le répertoire des observations inédites (*Annales médico-psychologiques,* t. VI, 1845), *un cas de guérison* définitive chez une dame : à la suite d'une consultation avec Rostan, il y avait eu application d'un large séton à la nuque.

M. Fabre (*Thèse,* Paris, 1832), *une observation de guérison,* chez le sieur Louis Buffé, âgé de 47 ans. A la suite de contusions violentes ayant déterminé une fonte purulente de la jambe droite, Ferrus fit pratiquer l'amputation de la cuisse par Murat le 26 juin 1830. Buffé sort guéri de tous ses maux le 6 septembre 1830.

M. Laffitte (*Archives cliniques des maladies mentales,* tome I, page 36), *une observation de guérison* à la suite de suppurations abondantes. Le malade est sorti guéri de l'asile de Blois le 13 juillet 1857. Le docteur Lunier, dans le service duquel se trouvait le malade, nous a affirmé qu'en 1870 la guérison ne s'était pas encore démentie.

M. Combes (*Thèse,* Paris, 1858), *une observation de guérison* après plus d'un an de maladie, à la suite d'un écoulement purulent par les deux oreilles.

Bulard, *une observation de guérison,* après deux ans de maladie, à la suite d'une fracture du tibia avec plaie pénétrante. Cette observation m'a été communiquée par M. Bulard en 1870.

Baillarger (appendice au *Traité des maladies mentales* du professeur Griensinger, Paris, 1869) :

— Page 643, *une observation de guérison* soutenue et persistant alors depuis treize ans.

— Page 644, *une observation de guérison.*

— Page 686, *une observation de guérison,* qui persistait encore cinq ans après la sortie, et survenue après une suppuration abondante, le malade ayant fait une chute violente qui avait rendu nécessaire l'amputation de la jambe.

— Page 693, *une observation de guérison* au bout de trois ans de maladie.

— Page 695, *une observation de guérison*, chez un malade dont la famille présentait trois cas de suicide.

— Page 699, *une observation de guérison* après cinquante-sept jours de maladie.

M. JULES FALRET (*Thèse*, Paris, 1853, page 143) cite *une observation de guérison* de paralysie générale au début.

MARCÉ (*Gazette des hôpitaux*, 1863), *une observation de guérison* soutenue pendant un an.

MOREL (*Annales médico-psychologiques*, 1858, page 388) rapporte *une curieuse observation de guérison* définitive après huit mois de maladie, à la suite d'une vaste suppuration fournie par un abcès du foie. « Trois ans après cette guérison, ce malade exerçait à Paris la profession de teinturier sur une plus vaste échelle, sans que sa raison ait souffert la moindre atteinte, sans que les phénomènes de la paralysie aient reparu. Tel est cet homme dont nous avions pronostiqué non seulement l'incurabilité, mais encore la fin prochaine. »

M. FOVILLE (*Annales médico-psychologiques*, 1858, page 378) cite *une observation de guérison*, à la suite d'un grand nombre de plaies sur le corps. Neuf ans après l'ancien paralytique s'occupait encore d'affaires importantes avec succès.

M. DELASIAUVE (Voy. Baillarger, *loc. cit.* page 679), *une observation de guérison* complète après deux rémissions successives.

— Page 689, *une observation de guérison soutenue* après quinze mois de maladie.

— Page 690, *une observation de guérison* après sept semaines de maladie ; on avait eu recours à l'emploi du séton et des ventouses.

— Page 191, *une observation de guérison* après quinze mois de maladie. Le retour à une santé complète persistait encore huit ans après.

BAYLE (*Maladie du cerveau et de ses membranes*, Paris, 1826, page 362), *une observation de guérison* complète au bout de huit mois de maladie. Le malade ayant perdu sa position par suite de son séjour à l'asile, tomba dans la tristesse et se suicida quelques mois après sa sortie de l'asile.

— Page 367, *une observation de guérison* après huit ou neuf mois de maladie.

FERRUS, *une observation de guérison* au bout d'un an de maladie et qui a persisté pendant vingt-cinq ans (rapportée dans la *Thèse* du professeur Lasègue).

M. LUNIER, *une observation de guérison* chez un vigneron de 38 ans; la maladie paraît avoir été jugée par des sueurs abondantes; des escharres nombreuses s'étaient rapidement produites.

WILLIS (*de anima Brutorum*, pars seconda, cap. 9, historia secunda, p. 192) rapporte l'observation d'un homme sujet aux vertiges depuis déjà quelque temps, et qui perdit successivement ses forces, les mouvements volontaires, l'intelligence et la mémoire; il était arrivé au dernier degré de la paralysie, lorsque sous l'influence des cautères qui suppuraient abondamment, il recouvra peu à peu la mémoire et le mouvement. Six mois après, la guérison était complète; *et etiam num sanus vivit*, ajoute Willis.

J. DUBUISSON (*Traité des vésanies*, 1816, page 255) cite *un cas de guérison* de démence aiguë, qui est évidemment un cas de paralysie générale; il avait eu recours à l'application d'un séton à la nuque.

ESQUIROL (Delaye, *Thèse*, Paris, 1824) avait observé *un cas de guérison* de paralysie générale à la suite d'hémorroïdes spontanées. Ce fait démontre, ajoute Delaye, que la maladie dont nous parlons peut guérir.

M. LUNIER (compte-rendu médical de l'asile de Blois, 1856) : *une observation de guérison* de démence paralytique datant de sept à huit mois, et guérie au bout de soixante jours de traitement par le bicarbonate de soude.

(Loc. cit. 1857) : *une observation de guérison* de démence paralytique, chez le sieur V... âgé de quarante-trois ans; depuis trois ans environ ce malade avait des poussées congestives suivies d'accidents vertigineux. Il quitte l'asile après un séjour de deux mois; toute trace de délire avait disparu et l'embarras de la parole était si peu prononcé, qu'on osait à peine le regarder comme un phénomène morbide.

(Loc. cit. 1858) : *une observation de rémission incomplète durable*, chez un dément paralytique dont la mère était sujette à des accès de mélancolie; entré le 18 juin 1857, sorti amélioré le 8 juillet de la même année.

(Loc. cit. 1860) : *une observation de guérison* de démence paralytique.

(Loc. cit. 1861) : *une observation de guérison* de démence paralytique.

(Loc. cit. 1863, p. 28) : *une observation de guérison* de paralysie générale, chez le même malade dont il a été question plus haut (1858). Il avait eu, en outre, en 1846 et 1853, deux accès dans sa famille; nous l'avions regardé comme un paralytique en rémission incomplète durable, sous l'influence de ses antécédents héréditaires déjà notés en 1858, par M. le docteur Lunier. Dans son dernier séjour à l'asile de Blois, du 24 décembre 1863 au 12 novembre 1864, ce malade avait présenté les symptômes suivants : « agitation musculaire extrême; tremblement des mains » et des muscles de la langue; embarras de la parole; inégalité » des pupilles; délire ambitieux des mieux caractérisés. Guérison » à la suite d'un érysipèle du pied; un mois de traitement. »

Dr VÉDIE (compte-rendu médical de l'asile de Blois, 1864, page 40) : *une observation de guérison* chez une femme de trente-quatre ans atteinte de démence paralytique. Entrée le 6 avril 1864 à l'asile, le 30 octobre suivant « elle sort guérie, ou du moins » dans un état de *rémission si complète* qu'il serait difficile de » ne pas admettre la guérison. »

Le docteur S. ROY (rapport sur l'asile des aliénés de Québec, par les médecins-directeurs de l'asile, 1872-1873), rapporte *une observation de guérison* à la page 144 et aussi une observation d'amélioration bien remarquable; il a eu connaissance des cas de guérison observés par MM. Delasiauve et Billod. Pour lui, la paralysie générale peut guérir, car il a vu guérir un jeune artiste de talent qui avait présenté *les signes de la plus profonde dégénérescence* dans le cours d'une paralysie générale progressive.

Ludwig MEYER de Gœttingue (Berlin, *Klin. Wochens*, n° 21, p. 289; 1877) a soumis depuis quinze ans, dix-sept paralytiques à un traitement déjà mis en usage par Jacobi dans les maladies mentales chroniques. Parmi ces malades, deux sont encore en traitement, *huit ont guéri*, un, parti trop vite, a eu une rechute au bout de deux ans.

Nous ne voulons point pousser plus loin les citations; s'il nous a paru nécessaire d'en accumuler un certain nombre pour appuyer notre démonstration, il nous semble que, par leur authenticité et leur valeur intrinsèque, ces nombreuses observations nous autorisent pleinement à admettre une dernière variété de rémissions, la rémission complète durable ou guérison.

OBSERVATION I.

Paralysie générale progressive constatée par trois médecins. — Rémission complète durable après un an de traitement.

E... Henry, 42 ans, originaire de la Haute-Vienne, ingénieur et professeur libre de mathématiques, entre à V. E. le 18 octobre 1874.

14 *octobre*, à la préfecture de police, certificat du docteur L. « État maniaque, tremblement, hésitation saccadée de la parole. Accès de violence contre sa femme, bris de meubles, réponses sans suite, nie les faits constatés par l'enquête. État mental qui exige son placement dans un asile d'aliénés. »

15 *octobre*, à Sainte-Anne, certificat du docteur M. « Est atteint de paralysie générale, affaiblissement des facultés, délire ambitieux, projets incohérents, hésitation de la parole, pupille gauche plus large. »

10 *octobre*, à V. E., certificat du docteur D. « Démence avec paralysie générale, hésitation de la parole, inégalité pupillaire, projets ambitieux. Excitation passagère. »

2 *novembre*. Certificat du docteur T. « Paralysie générale avec idées de satisfaction et de grandeurs; se croit chargé de construire des travaux immenses à Paris; possède un grand nombre de millions. Ne se rend aucun compte de sa position. Symptômes physiques de paralysie générale au début. »

14 *janvier* 1875. Certificat du docteur D. « Démence avec paralysie générale, tremblement de la langue et des mains, idées ambitieuses. Riche à 800 millions qu'il a gagnés à construire tous les ports du monde entier. État grave, incurabilité à peu près certaine. »

Mai 1875. Toujours satisfait; sa fortune est à la banque d'Angleterre son père est le maréchal Bugeaud.

Juin 1875. Démence avec paralysie générale, *incurable.*

Septembre 1875. Légère rémission des symptômes, ne se croit plus riche.

Novembre 1875. Démence avec paralysie générale, *convalescent d'une pleurésie.*

Décembre 1875. Rémission prolongée.

15 *février* 1878. Nous examinons ce malade depuis longtemps et nous ne trouvons ni signes de paralysie, ni signes de démence confirmée; signalons toutefois un affaiblissement des aptitudes spéciales de son esprit aux sciences exactes. C'est plus qu'un défaut d'exercice; il se rend compté de cette situation, mais il est persuadé qu'en se remettant au travail, il retrouvera ses dispositions antérieures : les sentiments affectifs sont normaux.

« Huit mois avant mon entrée à l'asile, je souffrais des yeux (amblyopie à droite, mydriase à gauche avec diplopie), malgré les soins de deux spécialistes, cette maladie ne guérissant pas, je craignis de perdre la vue, de tomber dans la misère et de ne pouvoir élever mes enfants ; j'ai donc perdu la tête de chagrin. J'ai parfaitement conscience d'avoir eu du délire ambitieux ; je me croyais un grand seigneur, j'avais des millions. Cela est ridicule et absurde. Comment ai-je pu croire cela, alors que la crainte de tomber dans la misère m'avait fait perdre la tête? »

M. E.. est d'un tempérament sanguin ; il travaillait beaucoup à l'intérieur et ne prenait pas d'exercice; il n'a jamais fait abus du tabac, des boissons ou des femmes. Son père et sa mère étaient de bons et honnêtes cultivateurs morts de vieillesse. Il n'a eu qu'un frère, grand travailleur et fort intelligent, docteur ès-lettres et ès-sciences, emporté à vingt-cinq ans, en huit jours, par une fièvre cérébrale (méningite).

E... d'une taille élevée, d'un caractère doux, a une voix et des attitudes féminines; sa tête est asymétrique, plus développée à droite qu'à gauche ; cette anomalie se poursuit sur la voûte palatine et le voile du palais.

SYMPTOMES CONSTATÉS PENDANT LE TRAITEMENT	SYMPTOMES DE LA RÉMISSION.
Besoin exagéré d'activité..........	Besoin normal d'activité.
Agitation spasmodique............	Pas d'agitation.
Hésitation de la parole...........	Pas d'embarras de la parole.
Tremblement de la langue........	Pas de tremblement.
Tremblement des mains..........	Néant.
Inégalité des pupilles.............	Égalité pupillaire.
Pupille gauche plus large..	
Projets incohérents. Idées de satisfaction et de grandeurs........	Demande sa sortie pour aider sa femme à élever ses enfants.
Inconscience de son état..........	Conscience de son état.
Réponses sans suite.............	Réponses irréprochables.
	Pas d'erreurs de tact.
Pleurésie	Etat physique absolument normal.
	Lecture à haute voix excellente.
	Ecriture fort belle et régulière.

OBSERVATION II.

Paralysie générale progressive. — Rémission complète après trois mois de traitement.

J... Alexandre, dit D..., 39 ans, né et domicilié à Paris, commerçant, entre à V. E. le 13 septembre 1877.

13 *septembre* 1877. Certificat du docteur B. « Paralysie générale, caractérisée par l'affaiblissement des facultés intellectuelles et de la mémoire, du délire ambitieux, des idées de richesses; projets incohérents; activité exubérante; embarras de la parole; pupilles inégales. »

14 *septembre*. Certificat du docteur E. de L. « Démence paralytique, afai-

blissement très marqué de la mémoire; est souvent obligé de chercher et parfois ne trouve pas les mots pour répondre à nos questions; délire ambitieux, idées de richesses; la nuit dernière, il a cassé quatre carreaux qu'il « s'engage à payer un million chacun. »

28 *septembre*. Démence paralytique, incohérence habituelle et de plus accès d'agitation pendant lesquels le malade déchire ou brise les objets qui se trouvent à sa portée.

25 *octobre*. Cet état grave se prolonge depuis son arrivée à l'asile; énorme thrombus de l'oreille gauche.

30 *octobre*. M. J... est incapable de fournir des renseignements sur son état-civil et ne sait pas ce qu'il faisait au dehors. Idées incohérentes, gaies, ambitieuses; embarras de la parole et lenteur d'émission des sons. L'état général est déplorable. Les membres sont constamment agités d'un tremblement assez fort pour rendre la marche difficile et incertaine.

M. J... devient gâteux le jour et la nuit.

2 *décembre*. La bouche et les lèvres sont remplies et couvertes d'ulcérations de nature suspecte; elles finissent par disparaître à l'aide de lavages fréquents au vin aromatique et de solutions de chlorate de potasse après trois semaines de traitement.

6 *décembre*. Thrombus de l'oreille droite.

10 *décembre*. Une congestion cérébrale survient au milieu de ce cortège de symptômes alarmants : insensibilité complète, relâchement des sphincters, mutisme et convulsions épileptiformes. Nous redoutons une issue fatale et prochaine, la famille en est informée par dépêche télégraphique.

11, 12, 13, 14, 15, 16, 17 et 18 *décembre*. Continuation des attaques épileptiformes; bromure de potassium à hautes doses; révulsifs énergiques sur le corps et les membres.

19 et 20 *décembre*. Pas de convulsions; la déglutition s'opère; bouillon et vin généreux.

25 *décembre*. Le malade sort de sa torpeur, il parle un peu et réclame des aliments.

26 *décembre*. L'état général est plus satisfaisant.

1er *janvier* 1878. M. J... se lève pour la première fois, il parle avec aisance et ne délire plus.

20 *janvier*. État physique fort satisfaisant; la parole est lente et un peu grasse (*sic*). Conscience de son état; M. J... prétend que ce sont des pertes d'argent et le chagrin qui l'ont rendu malade. Quelques jours après son entrée à l'asile, il avait été déclaré en faillite.

21 *janvier*. Une rémission très sérieuse semble vouloir s'affirmer.

25 *janvier*. Notre malade prend un peu d'embonpoint.

1er *février*. L'amélioration se continue régulièrement depuis 34 jours; M. J... n'est plus gâteux; les deux hématomes des oreilles se résorbent peu à peu; nous craignons bien que les oreilles soient pour toujours déformées et ratatinées.

15 *février*. Rémission complète; le malade sort aujourd'hui en permission avec sa famille et nous revient heureux de ce premier essai.

SYMPTOMES OBSERVÉS PENDANT LE TRAITEMENT	SYMPTOMES DE LA RÉMISSION.
Activité exubérante	Besoin normal d'activité.
Agitation spasmodique.	Calme, quiétude.
Embarras de la parole.	Parole libre.
Tremblement des lèvres.	Pas de tremblement des lèvres.
Tremblement de la langue.	Pas de tremblement de la langue.
Tremblement des membres.	Pas de tremblement des membres.
Mouvements de dégustation	Néant.
Strabisme.	Néant.
Forte inégalité pupillaire	Faible inégalité pupillaire dans l'om-
Pupille gauche plus large.	bre seulement.
Emission involontaire des urines. . .	Néant.
Emission involontaire des matières fécales.	Néant.
Hallucination de la vue. . . . . . `.	Néant.
Dépravation du goût.	Néant.
Projets incohérents.	Réclame sa sortie.
Idées ambitieuses.	Néant.
Inconscience	Conscience de son état.
Perte de la mémoire	Retour de la mémoire.
Ulcérations buccales.	Ulcérations guéries.
Hématômes des deux oreilles	Hématômes ont à peu près diparu.
Convulsions épileptiformes.	Santé physique parfaite.

16 *février*. M. J... nous raconte aujourd'hui que, pendant sa maladie, il se croyait protégé par les Dieux d'Israël ; il a vu descendre du ciel un de ses aïeux qui doit le protéger dans les moments difficiles ; il ajoute d'ailleurs, en riant qu'il n'aura recours à lui que quand il aura le cerveau dérangé.

Le père de M. J... est d'un caractère doux, intelligent, mais avare, sa mère est très nerveuse et irritable ; il a deux sœurs mariées et bien portantes. Lui-même a toujours été sobre, rangé, travailleur ; il fumait beaucoup, sortait peu et aimait la lecture avec passion.

Il a quitté l'asile dans un état de santé des plus satisfaisants ; la rémission est complète.

OBSERVATION III.

Démence paralytique. — Excès alcooliques; disparition du délire, persistance de certains signes de l'ordre physique pendant une rémission de longue durée. — Nouvelle poussée congestive.

C... Auguste, entré à V. E. le 20 février 1877 ; 41 ans, garçon de recette, originaire du département de l'Aisne.

27 *janvier* 1877. Certificat du docteur L. D. S. « Démence paralytique; excès alcooliques anciens ; affaiblissement intellectuel, troubles de la mé-

moire, embarras léger de la parole, divagations orgueilleuses; incapacité
de se diriger; évasion de Vaucluse. »

28 janvier. Certificat du docteur M. « Paralysie générale avec idées de
satisfaction, hésitation de la parole. »

20 février. Certificat du docteur E. de L. « Démence paralytique; ce
malade présente de l'hésitation dans la parole et les idées de satisfaction que
l'on observe habituellement dans cette forme d'aliénation mentale. »

Au mois de septembre 1877, C... était dans un état de santé fort satisfaisant; il réclame sa sortie; nous avons dû l'examiner avec soin; nous avons
constaté à cette époque l'intégrité de l'intelligence, la conservation de la
mémoire. C... était propre, rangé, travailleur et économe, la maladie ne se
traduisait plus que par l'embarras de la parole et un léger tremblement des
membres. La rémission n'a pas paru assez complète pour autoriser sa
sortie. Il a bien conscience de son état et me raconte en riant qu'au début
de sa maladie il avait des idées ambitieuses se figurant posséder des millions.

Cette rémission très sérieuse a persisté jusqu'au 11 février
1878, c'est-à-dire pendant 11 mois, à cette époque, sous l'influence
d'une congestion cérébrale dont il est encore impossible d'apprécier l'importance, nous avons vu reparaître le délire ambitieux,
les projets incohérents, les idées de satisfaction et aussi s'accentuer l'embarras de la parole, le tremblement des lèvres et des
membres. Pendant près d'un an. C... n'a pas donné signe d'aliénation mentale.

OBSERVATION IV.

*Paralysie générale diagnostiquée par trois médecins. — Invasion brusque
— Rémission incomplète au bout d'un mois de traitement chez un être
dégénéré.*

M... V., 35 ans, ouvrier raffineur né et domicilié à Paris, entre à V.-E. le
27 octobre 1877.

23 octobre. Certificat du docteur M. « Paralysie générale avec excitation
et idées ambitieuses incohérentes, hésitation de la parole; pupille gauche
plus large. »

27 octobre. Docteur E. de L. « Démence paralytique, délire des grandeurs;
il sait tout faire, se croit très habile en toutes sortes de métiers; embarras
de la parole. »

4 novembre. Ce malade présente un affaiblissement considérable des
facultés intellectuelles et de la mémoire : incohérence dans les idées. Il a
des idées de grandeurs, de l'embarras dans la parole; il se croit très vigoureux, il enlèverait avec ses bras quatre sacs de cent kilog. En réalité, c'est
un petit homme, chétif, malingre, mal conformé et tout à fait incapable
d'un semblable tour de force.

11 *novembre*. Docteur E. de L. « Démence paralytique, mêmes idées de satisfaction et de grandeurs, incohérence; l'excitation tend à se dissiper. »

20 *novembre*. M... reconnaît au parloir ses parents et ses amis; il est toujours faible et se montre craintif et un peu niais, il ose à peine parler.

D'après les renseignements que nous avons pu recueillir, ce jeune homme a toujours eu une conduite régulière, il ne faisait pas d'excès de boisson. Il y a deux mois environ, il a fait une chute sur la tête de la hauteur d'un étage, à la suite de cet accident, il est resté triste et taciturne; il perd tout à fait la raison le 20 octobre.

27 *novembre*. Une amélioration sérieuse s'annonce, le délire a tout à fait disparu, l'embarras de la parole persiste toujours un peu.

1er *décembre*. Une rémission assez complète s'affirme et se continue encore aujourd'hui 16 mars. M... peut difficilement être pris pour un paralytique et cependant, pour ceux qui l'ont suivi depuis le commencement du mal, on observe encore une certaine hésitation dans la prononciation des mots. L'intelligence est aujourd'hui ce qu'elle a toujours été, c'est-à-dire un peu faible.

Il est probable que ce jeune malade restera maintenant dans cet état pendant de longues années, c'est un cas de rémission incomplète durable. Nous n'avons pu refaire l'histoire pathologique de la famille de M... car, devant nos investigations, la famille a toujours fui; tout ce que nous savons, c'est que M... est un demi-homme, un avorton, un produit dégénéré « dont l'esprit a toujours été faible de naissance », suivant le dire de la mère du malade.

OBSERVATION V.

Paralysie générale diagnostiquée par trois médecins. — Invasion brusque.
Rémission complète au bout de vingt-cinq jours.

H..., âgé de 30 ans, originaire des Charentes, entre à V. E. le 8 décembre 1877; il est d'un tempérament sanguin, n'a jamais été malade avant ce jour; pas d'aliénation ou de névroses convulsives dans la famille.

3 *décembre*. Certificat du docteur L. « Excitation maniaque, préoccupations politiques; milliards multipliés par des millions, très agité; divagations, état aigu à invasion subite. »

4 *décembre*. Certificat du docteur M. « Paralysie générale avec excitation, délire ambitieux incohérent, hésitation de la parole; pupille gauche plus large. »

9 *décembre*. Certificat du docteur E. de L. « Démence paralytique, excitation très grande qui nécessite l'emploi de moyens de contention; il possède des milliards; il a été député, sénateur, président de la République. »

20 *décembre*. Persistance des symptômes précédents qui permettent d'af-

firmer la démence paralytique. L'excitation est moins prononcée que dans les premiers jours; mais il y a de l'embarras de la parole, du tremblement de la langue, des lèvres et du délire ambitieux. M. H... se trouve dans une admirable position; il est fort, puissant et parent du duc d'Aumale, etc...

24 *décembre*. L'agitation a presque entièrement disparu, mais l'état général est peu satisfaisant. H... mange avec gloutonnerie; il a de la diarrhée.

25 *décembre*. L'agitation a complètement disparu ainsi que le délire; le malade quitte la section des agités et entre à l'infirmerie.

26 *décembre*. Le malade est complétement revenu à la raison et ne présente plus aucun des signes physiques de la paralysie générale; les pupilles sont égales. Je lui raconte que quelques jours auparavant il se disait millionnaire, président de la République; il se mit à rire en disant : « Mais c'est absurde, je suis tout bonnement un petit propriétaire des Charentes; je ne sais pourquoi j'ai perdu la tête à Paris où j'étais venu pour vendre mon vin. »

27 *décembre*. Ce malade, réclamé par sa famille, quitte l'asile sans que nous puissions savoir ce qu'il est devenu.

OBSERVATION VI.

Paralysie générale diagnostiquée par quatre médecins. — Rémission complète au bout de trente-quatre jours.

B... N. J., âgé de 56 ans, agent d'affaires originaire du Midi, domicilié à Paris, entre à V. E. le 27 décembre 1877.

20 *décembre*. Certificat du docteur L. D. S. « Démence paralytique au début. Excitation intellectuelle, activité pathologique, inégalité pupillaire; quelques conceptions délirantes orgueilleuses; incapacité de travailler; déjà traité.

21 *décembre*. Certificat du docteur B. « Paralysie générale. Affaiblissement des facultés intellectuelles et de la mémoire; idées délirantes de satisfaction; projets incohérents; actes inconscients, arrêts de la parole; pupilles inégales. »

28 *décembre*. Certificat du docteur E. de L. « Démence paralytique; confusion dans les idées; secousses comme électriques dans les membres inférieurs. »

11 *janvier*. Démence paralytique, idées de satisfaction, difficulté de prononcer certains mots.

11 *février* 1878. Nous examinons aujourd'hui ce malade avec beaucoup d'attention; il n'a plus d'idées délirantes; l'intelligence est nette, la mémoire parfaite, il a conscience de son état. De plus, les pupilles sont égales, l'embarras de la parole est nul; le malade lit à haute voix d'une façon irréprochable, il écrit bien et d'une main ferme. Pas de tremblement des membres, démarche assurée. Santé générale très satisfaisante.

Il quitte l'asile le 20 février dans un état de rémission complète.

OBSERVATION VII.

*Paralysie générale confirmée et reconnue par trois médecins.— Rémission
complète après huit mois de traitement.*

B. F. A., âgé de 37 ans, originaire du département de l'Ain, commis de
magasin, entre à V. E. le 9 janvier 1877. D'un tempérament sanguin et
issu d'une famille dans laquelle il n'y a jamais eu d'aliénés, B. n'a jamais
fait que des excès de travail.

31 *décembre* 1876. Certificat du docteur L. D. S. « Démence paralytique,
affaiblissement marqué de l'intelligence, de la mémoire, de la volonté, de la
sensibilité et du mouvement. Embarras de la parole; inégalité pupillaire;
insomnie, incapacité de travailler; actes déraisonnables. »

1er *janvier* 1877. Certificat du docteur B. « Est atteint de paralysie générale, affaiblissement des facultés et de la mémoire ; propos incohérents;
indifférence; incapable de travailler, de pourvoir à ses besoins; hésitation de
la parole; pupilles inégales. »

10 *janvier*. Certificat du docteur D. « Démence avec paralysie générale;
embarras de la parole; inégalité pupillaire; relâchement des sphincters. »

21 *janvier*. Démence avec paralysie générale; embarras de la parole;
ignorance du cours du temps; il se croit à l'asile depuis 6 mois ; faiblesse
musculaire générale, gâteux.

15 *mars*. Attaque congestive, convulsions épileptiformes, coma.

2 *juin*. Nouvelle attaque congestive à forme apoplectique, toujours gâteux;
il a des escharres au sacrum, au coude et dans le dos. Intelligence complètement obscurcie, incurabilité certaine.

15 *juin*. Amélioration notable; les escharres se sont éliminées, les plaies
ont bonne apparence, l'état général s'améliore ; le malade bredouille moins :
depuis deux mois il articulait avec peine quelques mots, toujours les mêmes:
roi, empereur, voitures, diamants.

1er *juillet*. Les plaies se cicatrisent rapidement, le malade n'a plus de
diarrhée, il n'est plus gâteux, il comprend ce qu'on lui dit; la parole est
toujours fort embarrassée.

4 *septembre*. Il quitte la section de gâteux et demande à travailler. A partir de ce moment, l'amélioration se continue lentement, mais progressivement, l'intelligence, la mémoire, la volonté reviennent tour à tour, en même
temps que disparaissent le délire, l'excitation et les tremblements musculaires.

12 *février* 1877. Nous examinons B... dont l'état mental est satisfaisant
depuis déjà plus de cinq mois; il a conscience de son état, comprend qu'il
a été malade et qu'il a encore besoin de rester à l'asile pour consolider sa
santé. Une double cataracte est en voie de formation, elle est plus avancée
à droite, la pupille est plus dilatée de ce coté.

Il est impossible aujourd'hui de diagnostiquer une paralysie
générale, tous les symptômes physiques ont disparu; il reste seu-

lement un peu de lenteur dans l'émission des mots. Il nous semble
que le malade s'étudie à bien articuler, tant il craint de parler
comme autrefois, alors qu'il parlait comme un homme ayant de
la bouillie dans la bouche (*sic*).

OBSERVATION VIII.

*Paralysie générale reconnue par six médecins. — Depuis sept ans,
rémission incomplète.*

D... Louis, âgé de 35 ans, homme de lettres, né à L.., et domicilié à V...,
entre à la maison de santé de X... le 15 avril 1876, pour la troisième fois.
D'une taille élevée et d'un tempérament nerveux, D... était doué d'une
intelligence assez vive, mais il manquait de jugement. Dans sa famille il y a
des aliénés, des convulsifs et des toqués. Il a été traité depuis la guerre
dans deux maisons de santé différentes, il ne se trouve bien nulle part et
ne peut rester en liberté. La paralysie générale est évidente, elle a été constatée par au moins six médecins spécialistes, c'est une forme raisonnante,
chronique et rémittente. Au début, c'est-à-dire en mars 1871, à la suite de la
guerre, D... présentait tous les symptômes de la forme aiguë avec idées de
satisfaction, et projets incohérents. En juin 1871, il était dans un état de
rémission qui permit de le rendre à sa famille ; mais une fois libre, il ne
tarda pas à se rendre insupportable par son orgueil, sa vanité et son inconduite.
Il fatiguait tout le monde, dépensait follement son argent et, perdant toute
retenue, se livrait en public à des outrages à la pudeur. Au mois de septembre survint une attaque apoplectiforme de courte durée, qui eût pour
effet la production d'un délire mélancolique avec augmentation des symptômes physiques : embarras de la parole, tremblement des membres, inégalité pupillaire. Conduit dans une maison de santé, il y reste jusqu'en
novembre 1875. On a pu constater pendant le mois suivant que D... était loin
d'être guéri : il avait alors des idées de satisfaction et avec cela, des préoccupations hypocondriaques absurdes. Tour à tour, grand musicien, grand
poète, chasseur infatigable (en paroles), il ne tardait pas à se plaindre de
son estomac, de ses yeux, de son nez, etc. L'intelligence autrefois remarquable par sa vivacité avait perdu son vernis brillant, enfin l'embarras de la
parole était manifeste. Le 15 janvier 1876, je fus appelé auprès de lui, il
avait eu, disait-on, une attaque d'apoplexie en sortant de table. A partir de
ce moment, la maladie semble faire des progrès sensibles, la démence est
manifeste. D... est inconscient, se plaint sans cesse de sentir de mauvaises
odeurs, ramasse des cailloux et emplit ses poches de bijoux et de diamants
imaginaires. La santé physique s'altère ; la langue, les lèvres et les membres
présentent les signes du tremblement spécifique, la démarche devient incertaine, l'inégalité pupillaire s'accentue.

Deux ans après, c'est-à-dire en décembre 1877, nous trouvons le malade
dans la même situation qu'en 1875. Il a de temps à autre, une poussée congestive avec aggravation momentanée des symptômes essentiels.

Dans ces conditions particulières, il nous semble impossible de porter un pronostic favorable; toutefois, nous pensons pouvoir affimer qu'une issue fatale et prochaine ne peut être annoncée à la famille. C'est un cas de paralysie générale à forme chronique, rémittente et dans laquelle les idées de satisfaction, la dépression et l'hypocondrie se produisent en dehors de toute périodicité.

OBSERVATION IX.

Paralysie générale constatée par huit médecins. — Rémission incomplète ayant déjà plus de dix ans de durée.

A..., âgé de 50 ans, ancien négociant, que nous regardions en 1870 (1) comme un malade atteint de paralysie générale chronique avec rémission incomplète, a été visité par un grand nombre de médecins spécialistes ; la maladie a été diagnostiquée en 186... par le docteur L., et depuis, huit médecins spécialistes à ma connaissance ont pu l'examiner à loisir; ils ont tous admis l'existence de la paralysie générale. J'ai vécu avec lui dans l'intimité pendant deux années, ce qui m'a permis de constater les symptômes essentiels de la paralysie générale, la démence et les troubles de la motricité. C'était en 1867 et 1868 ; nous avons vu se produire, à cette époque, quelques poussées congestives qui déterminaient pendant plusieurs jours une aggravation de tous les symptômes ; M. A... bredouillait davantage en parlant et devenait malpropre. Aujourd'hui, après une durée de quatorze ans, la maladie est comme enrayée dans sa marche progressive ; M. A... vit dans sa famille, il est tout à fait inoffensif et accepte facilement une surveillance attentive et dévouée. S'il a eu au début des idées de grandeur et des accès de prodigalité, il a bien encore quelques idées de satisfaction; il n'a confiance qu'en lui, mais il est devenu avare et soupçonneux. Il raconte chaque jour les mêmes anecdotes et dans les mêmes termes; l'embarras de la parole persiste toujours.

Un savant médecin aliéniste de Paris qui a soigné M. A..., au début, a eu occasion de le revoir dans le courant du mois de février 1878; il nous assure qu'il considère encore M. A... comme atteint de paralysie générale.

OBSERVATION X.

Paralysie générale constatée par cinq médecins. — Phénomène de double forme et rémission incomplète.

R... Valentin, âgé de 34 ans, étudiant en droit, né à P. et domicilié à B., appartient à une famille dans laquelle il y a plusieurs cas de névropathies

(1) *Thèse*, Paris 1870, page 51.

héréditaires. En 1870, il s'est marié et aurait, paraît-il, communiqué à sa jeune femme une maladie syphilitique dont il était atteint depuis déjà quelque temps. Cet événement paraît avoir eu une certaine influence sur l'esprit de R...; il en parle parfois avec douleur, se reproche sa conduite passée, demande la mort et le châtiment de ses fautes. C'est seulement en décembre 1876 que R... a été soumis directement à notre observation. Il avait déjà été soigné dans deux établissements spéciaux, la paralysie générale avait été constatée par plusieurs médecins en août 1870.

Nous avons observé ce malade pendant près de 15 mois; il a de la double forme et une période de rémission pendant laquelle la santé générale devient très satisfaisante : — 1º Une période d'agitation violente avec idées de satisfaction, paroles hautaines, gestes brusques, irritabilité excessive : durée, 15 jours environ; — 2º Une période de dépression profonde avec délire hypocondriaque de nature spécifique : R... ne veut plus manger; il est pourri, son estomac est décomposé, il n'a plus d'intestins. Pendant 30 ou 40 jours il faut le nourrir avec la sonde œsophagienne; il devient gâteux, refuse de sortir de son lit, ses jambes ont été coupées, assure-t-il; il ne peut plus marcher. La famille de R... a plusieurs fois été prévenue à ce moment qu'une issue fatale et prochaine était imminente; c'était une fausse alerte.

Une période de rémission se produisait alors brusquement; le malade se levait et mangeait seul.

Nous avons observé quatre fois le retour successif et régulier de l'agitation, de la dépression hypocondriaque et de la rémission.

Nous n'avons pas insisté sur les troubles de la motricité quoique, dans les trois périodes, leur persistance nous ait permis d'affirmer l'existence de la paralysie générale. Ce diagnostic est d'ailleurs celui des trois médecins en chef des divers établissements où M. R... a reçu des soins.

OBSERVATION XI.

Paralysie générale au début. — Rémission rapide. — Mort par suite de bronchite pseudo-membraneuse généralisée. — Autopsie.

L... Charles, âgé de 52 ans imprimeur, domicilié à P., entre à V. E. le 11 janvier 1878.

5 *janvier* 1878. Certificat du docteur L. D. S. « Démence paralytique; affaiblissement de l'intelligence et du mouvement; conceptions délirantes orgueilleuses; embarras de la parole; turbulence furieuse; excès alcooliques. »

6 *janvier*. Certificat du docteur M. « Paralysie générale avec délire ambitieux incohérent; hésitation de la parole; pupille droite plus large. »

11 *janvier*. Certificat du docteur E. D. L. « Démence paralytique; calme

jusqu'à ce jour, incohérence, délire de richesses et de satisfaction : il a, dit-il, une santé florissante ; il possède de l'or et des billets en quantité innombrable au trésor public et chez tous les banquiers. »

15 *janvier*. Ce malade est devenu très calme, il ne parle plus de sa fortune immense et de ses richesses incalculables. Sa femme vient le voir et le trouve mieux ; les symptômes physiques (embarras de la parole, inégalité pupillaire) persistent toujours.

20 *janvier*. Amélioration notable ; la parole est moins embarrassée ; rémission très importante de tous les symptômes. La santé physique devient florissante.

5 *février*. L... se plaint de la gorge ; il a en effet les amygdales gonflées et recouvertes d'un enduit blanchâtre ; la voix est couverte, il tousse un peu ; gros râles ronflants dans la poitrine.

10 *février*. Suffocation, larges inspirations, expiration très courte, voix éteinte. Souffle bronchique à l'auscultation de la poitrine ; L... meurt dans la nuit. L'autopsie faite avec soin a permis de constater que la mort était due à l'envahissement rapide des fausses membranes jusque dans les fines ramifications bronchiques.

La muqueuse du larynx et celle de la trachée sont recouvertes de fausses membranes blanchâtres, peu adhérentes au tissu sous-jacent ; elles se prolongent dans tout l'arbre respiratoire. Abondantes surtout au niveau de la glotte, elles obstruent les ventricules et tapissent les cordes vocales inférieures d'un véritable revêtement plastique.

Les méninges viscérales ont perdu un peu de leur transparence, sans être toutefois lactescentes ; elles n'ont pas encore contracté d'adhérences avec la couche corticale.

Le cerveau a une consistance normale.

Les parois ventriculaires, principalement au niveau du plancher du quatrième ventricule, offrent un aspect chagriné dû à la présence de granulations épendymaires confluentes au niveau du calamus scriptorius.

Ces granulations, parfaitement visibles à l'œil nu, se révèlent au doigt par la sensation de petits grains de sable.

Dans les ventricules latéraux et de chaque côté sur des points presque symétriques, on trouve des granulations analogues, formant une zône bien limitée sur la paroi antéro-interne au niveau de la face externe du septum lucidum ; un peu plus bas et en arrière, près du trou de Monro, il existe un groupe de quatre ou cinq grosses granulations, offrant l'aspect villeux de la face dorsale de la langue.

Dans le troisième ventricule, on ne trouve ces granulations que sur la commissure postérieure où elles sont fort abondantes.

La membrane épendymaire, notablement épaissie, se détachait facilement de la paroi ventriculaire avec laquelle il n'y avait pas adhérence intime.

Dans un cas de paralysie générale au début et déjà en rémission, il nous a paru intéressant de signaler l'existence de ces granulations épendymaires si bien décrites en 1825 et en 1826 par

Bayle et Calmeil. Depuis elles ont été signalées par MM. Duchek, Joire, Magnan et Mierzejewski.

OBSERVATION XII.

Paralysie générale constatée par quatre médecins. — Rémission incomplète coïncidant avec l'évolution d'une grossesse normale.

R... Marie, âgée de 29 ans, née à G..., entre le 21 juillet 1877 à l'asile de V. E. pour une paralysie générale dont le diagnostic est établi par plusieurs certificats médicaux que nous reproduisons.

18 *juillet* 1877. Certificat du docteur L. « Paralysie générale; accidents cérébraux vertigineux, syncopes, idées ambitieuses très confuses; contentement et frayeurs. »

19 *juillet.* Certificat du docteur M. « Paralysie générale avec idées hypocondriaques confuses; hésitation de la parole; pupille droite plus large. »

22 *juillet.* Certificat du docteur de L. « Démence paralytique, délire des richesses. Elle a fait un héritage de *cent trente mille* francs : elle possède trois millions. Cherche à s'évader; quelques impulsions dangereuses; à surveiller. »

5 *août.* Certificat du docteur de L. « Démence paralytique; mêmes idées délirantes. Elle gagne huit cent millions par an; est couverte de diamants. Toujours très agitée depuis son admission. »

Aujourd'hui, comme au moment de son entrée, Marie R... présente les symptômes suivants :

Agitation très vive et désordre complet dans les actes comme dans les idées.

Incohérence et loquacité extrêmes avec prédominance d'idées ambitieuses et de richesses. La malade possède plusieurs millions, est couverte de diamants et de pierres précieuses; son mari gagne huit cent millions par an, etc.

L'expression habituelle de la physionomie est celle de la satisfaction.

Parfois, au milieu de ces idées délirantes de nature gaie, apparaissent d'une manière passagère et à des intervalles irréguliers, des idées hypocondriaques confuses, accompagnées de plaintes et de larmes.

Parfois aussi, elle cherche à s'évader et ne compte pas avec les difficultés qu'elle peut rencontrer.

Parmi les symptômes de l'ordre physique, l'embarras de la parole avec frémissement des lèvres, l'inégalité des pupilles avec dilatation plus marquée à droite qu'à gauche, et un certain degré d'affaiblissement général que nous croyons pouvoir attribuer à l'agitation plutôt qu'aux progrès de la maladie, sont les signes qu'il nous a été donné d'observer.

25 *octobre.* Tels étaient les symptômes qui caractérisaient l'état mental de Marie R..., lorsque, le 3 septembre, elle dût passer à l'infirmerie pour des plaies du coude occasionnées par l'usage de la camisole que la vive agitation avait rendu nécessaire.

A partir de ce jour, l'état mental de la malade semble s'amender.

A l'agitation succède un calme relatif qui favorise la guérison des plaies du coude, laquelle est complète au bout d'une dizaine de jours. Les conceptions délirantes diminuent d'intensité, tendent même à disparaître en prenant une marche lentement rétrograde, et vers le 20 octobre, il ne reste plus qu'une certaine confusion des idées, confusion dont la malade paraît se rendre compte, surtout lorsqu'on fait appel à ses souvenirs pour préciser certains faits.

De tous les troubles physiques et intellectuels, l'hésitation de la parole avec frémissement des lèvres, est celui qui a persisté le plus longtemps; et nous n'oserions pas affirmer qu'il a complètement disparu, car la malade ayant conscience de la difficulté qu'elle éprouve dans l'articulation des sons, s'applique à parler lentement.

Il n'y a plus d'inégalité pupillaire appréciable.

Calme et docilité soutenus; occupations suivies et utiles.

Alimentation régulière; sommeil naturel, et amélioration notable de l'état général.

12 *novembre* 1877. Grossesse probable et arrivée vers le quatrième mois.

15 *décembre* 1877. Réclamée par son mari et se maintenant elle-même, depuis deux mois, dans des conditions de rémission satisfaisantes, Marie R... quitte l'asile.

La grossesse est confirmée.

En terminant cette observation que nous croyons pouvoir considérer comme un cas, non pas de guérison, mais de rémission incomplète d'une paralysie générale au début, nous nous demandons s'il n'y aurait pas entre la grossesse ou entre les plaies du coude, d'une part, et la rémission d'autre part, un rapport de cause à effet.

Ne serait-ce pas un de ces cas de rémission survenant à la suite de plaies, contusions, fractures, et pouvant se rapprocher des cas de guérisons attribuées à de grandes suppurations dont M. le docteur Doutrebente, médecin adjoint de l'asile de Ville-Évrard, a réuni un certain nombre d'observations?

C'est une question que nous n'avons pas la prétention de résoudre (1).

____

(1) Cette observation a été recueillie par M. Boudrie, interne de Ville-Évrard.

CONCLUSIONS.

1° On observe fréquemment des rémissions dans le cours de la paralysie générale progressive.

2° Ces rémissions n'ont pas toutes le même caractère ni la même importance : elles sont complètes ou incomplètes.

3° Les rémissions incomplètes ont une durée variable; elles peuvent persister fort longtemps dans la paralysie générale chronique, dite parfois paralysie générale à forme raisonnante; et dans ce cas, nous avons remarqué que le sujet était atteint d'une prédisposition névropathique héréditaire.

4° Les rémissions complètes de courte durée ou intermissions ont peu d'importance. Il y a lieu, au contraire, de tenir compte de celles qui par leur durée, peuvent à bon droit être considérées comme de véritables guérisons.

5° Les symptômes les plus fugaces sont : l'agitation, le délire et le tremblement des membres.

6° L'embarras de la parole, le tremblement des lèvres, l'inégalité des pupilles et un certain degré d'affaiblissement intellectuel persistent plus longtemps.

7° L'embarras de la parole nous a paru être le symptôme le plus tenace.

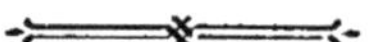

RECHERCHES STATISTIQUES

SUR

LES DIVERSES MODIFICATIONS DE L'ORIFICE PUPILLAIRE

DANS LA PARALYSIE GÉNÉRALE [1]

Messieurs, à une époque où les efforts de localisation dans les maladies cérébrales se poursuivent avec ardeur, il m'eût été agréable de vous apporter au lieu et place d'un simple travail clinique, une note précise vous annonçant la découverte d'un centre excito-moteur présidant aux modifications de l'orifice pupillaire ; il me plairait aussi, dans l'état actuel de la science, de pouvoir vous donner l'explication physiologique d'un phénomène morbide simple en apparence, mais bien complexe quand on réfléchit que l'iris est innervé par des nerfs sensitifs, moteurs et végétatifs, c'est-à-dire par des nerfs antagonistes dont les fonctions diverses tendent cependant, par un accord physiologique mystérieux à assurer le fonctionnement normal de l'organe.

S'il existe, pour les mouvements des globes oculaires, un centre excito-moteur dans le lobule pariétal inférieur, il résulte pour nous, de quelques expériences faites en présence des internes de Ville-Evrard, que l'excitation électrique de cette portion de la zone motrice de l'écorce cérébrale ne produit aucune modification de l'orifice pupillaire : l'œil est animé de mouvements tumultueux ainsi que les paupières et la membrane clignotante, mais l'orifice pupillaire demeure insensible même en augmentant la force du courant galvanique. Nous ne nous exagérons point l'importance de nos expériences faites sur des lapins, il eût fallu les faire sur

<hr>

[1] Congrès international de médecine mentale, Paris, août 1879.

des primates anthropoïdes (gorille, orang-outang); il n'est pas toujours facile de s'en procurer : Hitzig lui-même avoue n'avoir fait qu'une seule expérience sur le singe.

Le nerf moteur oculaire commun et le grand sympathique fournissant des racines au ganglion ophtalmique, d'où émergent la plus grande partie des nerfs ciliaires, peuvent seuls être incriminés dans les recherches pathogéniques, que nous aurions voulu mener à bonne fin. Il nous semble que le moteur commun, dont la paralysie détermine non seulement la mydriase, mais aussi la diplopie, du strabisme et de la blepharoptose, doit être mis hors de cause dans la majeure partie des cas.

D'un autre côté, on comprend difficilement, pendant la vie, le rôle prédominant du grand sympathique, son antagoniste; mais, immédiatement après la mort, la pupille se dilate outre mesure, et certains mouvements, ceux de l'intestin, par exemple, sont plus amples que pendant la vie. On admet aujourd'hui que le système nerveux céphalo-rachidien meurt avant le système ganglionnaire, et comme la pupille se dilate immédiatement après la mort, il en résulte que le grand sympathique est dilatateur de la pupille et, par cela même, l'antagonisme du moteur commun, dont la paralysie ou la mort, laissant au sympathique sa liberté d'action, détermine de la mydriase.

Dans une des dernières séances de la Société de biologie, M. Franck a présenté une étude sur les fibres nerveuses irido-dilatatrices. Il aurait d'ailleurs découvert l'existence d'une branche ascendante allant du ganglion cervical postérieur au ganglion de Gasser. Cette branche nerveuse sympathique s'engage dans le trou déchiré postérieur et abandonne, avant sa terminaison, un filet au moteur oculaire externe. Il existe donc une jonction directe entre le tri-jumeau et le ganglion cervical supérieur du grand sympathique. C'est par ce rameau de jonction que passent les fibres irido-dilatatrices; la section de ce filet en dedans de l'apophyse mastoïde est suivie de myosis, et par suite l'irritation du sympathique cervical ne détermine plus la mydriase.

Dans le cas d'inégalité pupillaire, il paraît démontré que l'orifice le plus dilaté est atteint de troubles fonctionnels prédominants. Dans plusieurs cas de rémission sérieuse et progressive, nous avons d'ailleurs observé que la pupille la plus dilatée se rapprochait peu à peu du diamètre plus petit du côté opposé. Pour les raisons ci-dessus énumérées, nous pensons que, sous l'influence d'un état congestif ou scléreux, le grand sympathique est responsable de l'inégalité pupillaire dans la paralysie générale.

Dans le cas où il y a contraction exagérée des deux pupilles, il y aurait suivant nous, une irritation chronique des origines réelles du moteur commun, irritation déterminant une suractivité fonctionnelle que le grand sympathique devient impuissant à coordonner ou à maîtriser.

Dans maintes circonstances, nous avons constaté, à l'aide de l'atropine, que les troubles oculo-pupillaires résultaient de la perte d'équilibre d'action entre les nerfs irido dilatateurs et les nerfs irido-constricteurs.

Dans le cas de myosis on peut momentanément rétablir l'équilibre; mais il faut avouer que l'action dilatatrice de la belladone est singulièrement amoindrie.

Vous me pardonnerez, Messieurs, cette incursion rapide dans le domaine physiologique; j'aborde maintenant mon sujet au point de vue clinique et statistique.

Nul ne conteste l'importance que les modifications de l'orifice pupillaire peuvent avoir comme élément de diagnostic; je n'en veux pour preuve que le grand nombre des travaux publiés sur ce sujet depuis 1850.

A cette époque, M. Baillarger accordait déjà une importance capitale au symptôme inégalité pupillaire.

Depuis, MM. Lasègue, Moreau (de Tours), Voisin, Marcé, Dagonet, Billod, Foville, Mobèche, en France; et à l'étranger, Austin, Wernicke, Andréa Verga, Richarz, Cartiglioni, ont successivement étudié cette question ou publié des travaux spéciaux. Tout dernièrement enfin, un article très important vient d'être publié dans un nouveau journal anglais, *the Brain*.

Si beaucoup d'auteurs ont étudié les troubles qui se produisent dans l'orifice pupillaire, il n'en résulte pas une entente et une parfaite unité de vues relativement à la fréquence et à la valeur du symptôme inégalité pupillaire; il y a divergence dans les opinions.

D'après nos recherches, nous affirmons que presque constamment l'examen de la pupille fournit des indications précieuses, parce que 95 fois sur 100 nous avons observé, soit l'inégalité des pupilles, soit leur contraction exagérée, soit enfin une dilatation anormale tout à fait exceptionnelle. La multiplicité des sources d'innervation de l'iris rend facilement compte de la diversité des phénomènes morbides qui se présentent à l'observation.

Parmi les recherches statistiques les plus récentes, il faut citer celle de M. Mobèche (1874).

Sur 93 cas de paralysie générale, il a constaté 57 fois de l'inégalité pupillaire, 32 fois l'orifice pupillaire droit était plus dilaté que le gauche et 25 fois seulement ce dernier était plus dilaté que le droit. Ces chiffres sont à peu près semblables à ceux de M. Moreau (de Tours); il est toutefois utile de faire remarquer que M. Mobèche, à l'encontre des autres observateurs, a trouvé la pupille plus souvent dilatée à droite qu'à gauche; j'ai constaté le contraire, et d'après un relevé fait sur les certificats de MM. Magnan et Bouchereau, j'ai vu que, dans les deux tiers des cas, la pupille gauche était plus dilatée que la droite. Il importe peu d'ailleurs que la dilatation siège à droite ou à gauche, dès que l'inégalité pupillaire existe.

Du 10 au 15 mars 1878, il y avait à Ville-Evrard (asile et pensionnat) 95 malades hommes atteints de paralysie générale ou signalés comme tels.

Nous les avons examinés avec soin, dans les mêmes conditions d'éclairage pour les deux yeux, puis dressé un tableau des diamètres pupillaires à 1/3 de millimètre près, mettant toujours au compte de l'égalité pupillaire les cas douteux.

Ce premier examen de 95 paralytiques nous a fourni 63 inégalités pupillaires et 32 égalités, total 95.

Parmi les 63 inégalités pupillaires, 46 fois la pupille était plus dilatée à gauche et 17 fois seulement à droite.

Dans la plupart des recherches statistiques les renseignements s'arrêtent là; nous avons voulu pousser plus loin nos investigations, et une seconde fois nous avons examiné les 32 malades dont les pupilles étaient égales.

Parmi eux, nous avons trouvé : 12 fois une contraction exagérée des deux pupilles, contraction de 1 millimètre et au-dessous; 4 fois des dilatations anormales de 5 à 9 millimètres; enfin 16 dilatations normales, en prenant comme moyenne le chiffre 0,003 millimètres donné par Follin et accepté par M. Mobèche.

Notre tableau se trouve donc modifié une première fois de la façon suivante :

Inégalité pupillaire.. 63
Contraction exagérée..... 12
Dilatation anormale.. 4
Egalité pupillaire sans anomalie de contraction ou de dilatation. 16

Total........................... 95

Dans le cas de contraction exagérée, l'égalité pupillaire n'existe pas toujours ; toutefois l'inégalité, et cela se comprend facilement devient de plus en plus difficile à constater, à mesure que les diamètres diminuent. Dans ce cas particulier, une ou deux fois seulement l'inégalité était évidente.

Les contractions les plus énergiques variaient de 2 à 3/10 de millimètre.

La dilatation la plus considérable était chez un malade de 6 millimètres 1/3 à gauche et 9 millimètres 1/3 à droite.

Nous venons de voir, messieurs, que, sur 95 paralytiques, 16 seulement avaient les pupilles égales et normalement dilatées.

Parmi eux, nous avions 11 malades en rémission plus ou moins complète. Après avoir examiné leurs dossiers et les observations médicales antérieures, nous avons remarqué que chez sept d'entre eux l'inégalité pupillaire avait été signalée à un moment donné.

Si de 16 on retranche 7, il reste 9, c'est-à-dire que, sur 95 paralytiques, 9 seulement ou 9,47 0/0 n'avaient jamais présenté rien d'anormal du côté de l'orifice pupillaire.

Notre tableau se trouve une troisième fois modifié ainsi qu'il suit :

Inégalité pupillaire................................... 70
Contraction exagérée des deux pupilles............. 12
Dilatation exagérée des deux pupilles 4
Etat normal 9

Total..................... 95

Avant de terminer mes recherches, j'ai soumis à un quatrième examen les 9 malades qui s'étaient montrés rebelles à toute modification de l'orifice pupillaire, il y avait parmi eux :

3 cas de démence apoplectique.
1 cas d'ataxie locomotrice.
1 cas de démence sénile avec chorée généralisée.
4 cas de paralysie générale en rémission.

Ce qui m'a permis de vous présenter le tableau définitif suivant :

70 inégalités pupillaires	Pupille plus dilatée à gauche.	46
	Pupille plus dilatée à droite	17
	Pupilles inégales au début chez des malades aujourd'hui en rémission	7
12 contractions exagérées de $0^m,001$ et au-dessous.		12
4 dilatations anormales de $0^m,005$ à $0^m,0093$.		4
9 état normal des pupilles.	Démence apoplectique	3
	Ataxie locomotrice.	1
	Chorée généralisée.	1
	Paralysie générale.	4
95	TOTAL.	95

Si nous laissons de côté les cinq malades regardés à tort comme des paralytiques, nous trouvons que quatre fois seulement sur 90 cas de paralysie générale, les pupilles n'ont rien présenté d'anormal.

En résumé, messieurs, ce qui pour notre vénéré président était déjà un signe précieux de diagnostic il y a 30 ans, est encore aujourd'hui un des symptômes les plus constants, facile à constater et pathognomonique, surtout quand on observe les malades dans un asile d'aliénés.

Je crois utile d'ajouter que, parmi les 90 paralytiques soumis à mon observation, 3 malades avaient la cataracte, 2 de l'exophtalmie et 1 seulement de la blepharoptose avec mydriase à gauche. (Applaudissements.)

NOTE SUR LA MARCHE DE LA PARALYSIE GÉNÉRALE

CHEZ LES HÉRÉDITAIRES [1]

Dans un travail publié dans le numéro de novembre dernier, le docteur Marandon de Montyel, contrairement à ce que nous avions dit, s'est efforcé, les chiffres en main, de démontrer que la paralysie générale chez les héréditaires ne présentait rien de bien anormal dans la marche et la durée.

Si nous croyons utile de revenir aujourd'hui sur ce sujet, cela tient à ce que quelques médecins aliénistes ont, à plusieurs reprises, exagéré ou dénaturé notre manière de voir.

Nous pensons depuis longtemps que la paralysie générale n'est pas une vésanie, et que, par suite, l'hérédité vésanique n'est pas susceptible à elle seule de produire la paralysie générale : devons-nous nous défendre « d'avoir négligé de distinguer, parmi ces infortunés, ceux qui ont contracté leur terrible affection sous la seule influence de l'hérédité vésanique et ceux qui, à cette influence, ont ajouté celle non moins puissante des excès de toute nature? »

M. Marandon de Montyel admet, au contraire, que la prédisposition à l'aliénation mentale, en dehors de toute cause, engendre la paralysie générale tout comme une manie, une lypémanie ou une monomanie : aussi, dans ses observations, rencontrons-nous souvent cette phrase : « La paralysie générale éclata sans cause connue autre que l'hérédité ». Devons-nous lui faire un crime de ne pas avoir trouvé une cause plus évidente?

Notre honorable confrère prétend que la clinique se montre bien sévère pour nous, et cite à l'appui de son opinion des résultats statistiques que nous ne voulons pas et ne pouvons pas, d'ail-

(1) Annales médico-psychologiques, t. 1, mars 1870, p. 201.

leurs discuter, puisqu'il affirme que, dans son travail, *toutes causes d'erreur ont été évitées et que la valeur des diagnostics ne doit être contestée par personne*! Il n'y a qu'à s'incliner.

Mais, quant au reproche d'avoir parlé de l'influence *heureuse* du principe hérédité sur la marche des *vésanies*, nous ne pouvons pas l'accepter ayant fait en 1868 un mémoire (1) pour démontrer le contraire. Pour la paralysie générale, en particulier, nous n'avons jamais rien dit de semblable.

Très rarement, avons-nous dit, la paralysie générale se rencontre dans une famille entachée d'hérédité morbide progressive *spéciale* à la folie, et dans ce cas particulier, exceptionnel, la paralysie générale revêt la forme chronique et rémittente. Sur un terrain mal préparé pour la recevoir, la paralysie générale évolue d'une façon *anormale*. Cette proposition à laquelle Morel avait donné son approbation a été depuis adoptée par MM. Jules Falret et Lionnet.

Nous avons trouvé dans le travail de notre savant confrère de Toulouse des faits curieux et intéressants, des faits cliniques de la plus haute importance, vu leur rareté. Depuis 10 ans, à peine avions-nous pu en réunir une demi-douzaine. Qu'on juge de notre joie, en découvrant dans le travail de notre honorable contradicteur, de quoi compléter notre collection.

Dans le groupe comprenant les observations de 24 à 32, il y a en effet des paralytiques *pourvus d'hérédité vésanique* et *vivants* alors que la maladie s'est déclarée chez l'un en 1857 et chez l'autre en 1862, etc.

Nous ne pouvons pas laisser passer ces faits sans faire remarquer que :

	N° 24 pourvu d'hérédité vésanique est paralytique depuis 22 ans			
Le	— 25	—	—	17 —
sujet	— 26	—	—	10 —
de	— 27	—	—	14 —
l'observation	— 28	—	—	11 —
	— 29	—	—	11 —

Malgré la connaissance de ces faits qui lui sont personnels, M. Marandon croit que nous avons émis une idée *théorique* et formulé une *explication ingénieuse*, incapable de résister aux arguments rigoureux de la clinique.

(1) Loc. cit.

D'abord nous affirmons avoir vu ce que nous avons écrit et n'avoir écrit qu'après avoir vu; nous avons donc fait de la clinique, et c'est sur elle que nous nous appuyons pour signaler la marche insolite de la paralysie générale chez les *héréditaires vésaniques*.

Nous n'avons jamais eu la prétention de formuler une loi applicable à tous les faits, et comme tout le monde, nous savons que les excès alcooliques et autres peuvent modifier le processus morbide et favoriser une évolution rapide.

Toutes les règles, d'ailleurs, ont des exceptions, et, de plus, dans les questions où *l'hérédité vésanique* est en jeu, il importe, avant d'incriminer son influence, d'en constater la présence, non pas seulement à l'aide de renseignements oraux plus ou moins justifiés, mais aussi et surtout par l'examen du sujet qui doit le plus souvent présenter des stigmates de l'hérédité (Morel). Ces signes ou tares dans l'ordre moral, physique et intellectuel entrevus par Esquirol, décrits par Morel et ses élèves (dont je suis), ont été de nouveau étudiés par M. Legrand du Saulle (*Leçons sur la folie héréditaire.*)

En résumé, pour nous convaincre, que M. Marandon cherche et trouve, parmi les malades soumis à son observation, des paralytiques absolument indemnes de tout vice vésanique héréditaire et malades depuis 15 ou 20 ans.

PARALYSIE GÉNÉRALE

D'ORIGINE SATURNINE [1]

SOMMAIRE. — *Père mort d'accidents cérébraux. — Intelligence bornée. — Accidents saturnins légers. — Invasion rapide. — Deux attaques congestives vertigineuses. — Délire ambitieux. — Incohérence. — Amnésie. — Impulsions dipsomaniaques et érotiques. — Deux mois d'isolement. — Rémission incomplète. — Guérison.*

A... Félix, âgé de 33 ans, marié, peintre en bâtiments, domicilié à N... (Seine-et-Marne), entre à Ville-Evrard le ... mai 1878.

14 avril. — Déjà à cette époque A... avait des pleurs faciles, s'attendrissait à tout propos, lorsque, subitement et sans prodrômes, il perd connaissance, pâlit, s'affaisse et revient à lui après quelques convulsions; cette crise immédiatement suivie de vomissements se termina par une explosion de larmes.

18 avril. — Seconde attaque semblable à celle du 14; insomnie persistante.

1er Mai. — A..., préoccupé par des besoins d'argent se tourmente d'une façon exagérée; son caractère s'aigrit, il ne supporte plus la contradiction, gourmande ses ouvriers, travaille mal. Constamment dominé par des impulsions nouvelles, il se met à boire et poursuit sa femme jour et nuit. Le sommeil fait absolument défaut, ou bien est troublé par des rêves et des cauchemars affreux.

La mémoire des faits récents disparaît rapidement.

15 mai. — A..., se livre à des dépenses exagérées, entreprend des voyages à Paris sans but, fait des courses en voiture et a des altercations avec les cochers; il perd ou se fait voler sa montre, son argent, ses instruments de travail, achète des chapeaux par douzaines et accumule chez lui des provisions considérables de colle, papier, peinture, etc.

Quand on lui fait des observations, il répond que le gouvernement l'a chargé d'exécuter des travaux immenses, aux Tuileries notamment, où il a pour 4 millions de travaux à exécuter.

20 mai. — Appelé en consultation par le médecin de la famille, nous apprenons de lui que à plusieurs reprises le malade a présenté des accidents saturnins.

[1] Annales médico-psychologiques, t. I, 1870, p. 420.

Traitement : Pilules d'aloès, iodure de potassium.

Le père de A... serait mort d'une maladie cérébrale. Il a un frère et une sœur qui paraissent bien doués au physique et au moral, lui-même, sans être un faible d'esprit, possède une intelligence bornée; bon garçon, sans malice, mais incapable de se rendre sérieusement compte des profits et pertes d'une entreprise. A... ne présente aucun signe de syphilis constitutionnelle.

29 *mai*. — Certificat de 24 heures. « Démence paralytique, n'a plus conscience de ses actes; idées de richesses très prononcées; il veut donner 50.000 francs aux pauvres; il doit entreprendre pour 4 millions de travaux. »

5 *juin*. — Délire ambitieux, amnésie, inconscience; il reçoit la visite de sa femme sans émotion, il croit ne l'avoir jamais quittée et doit d'ailleurs partir avec elle. Il ne se rend aucun compte de son état et du lieu où il reçoit des soins.

Il gâte le jour et la nuit et se fâche quand on lui en fait l'observation.

12 *juin*. — Certificat de quinzaine : « Démence paralytique, il n'a plus conscience de son état, ni du lieu où il se trouve; il est gai, chante et rit, disant qu'il va sortir pour exécuter de grands travaux. »

1er *juillet*. — Depuis plusieurs jours, A... moins agité, ne parle plus de ses travaux et sourit quand on lui demande s'il en a commencé l'exécution; il s'étonne parfois de se voir enfermé et demande à retourner chez lui. — Il ne gâte plus.

15 *juillet*. — Amélioration certaine. Jamais A... n'a présenté de troubles manifestes de la parole, les pupilles étaient également dilatées à 0^m,002 de diamètre.

29 *juillet*. — A... sort en état de rémission; l'intelligence est encore un peu obscurcie.

Depuis nous avons suivi ce malade avec beaucoup d'intérêt. Rempli d'attention pour ceux qui lui ont donné des soins, il revient fréquemment nous voir. Sept mois après sa sortie de l'asile, A... ne présente aucun signe de paralysie générale; ses parents les plus proches affirment que son intelligence est absolument intacte, il leur semble parfois qu'il est plus intelligent qu'autrefois.

Il travaille bien et régulièrement, ne fait d'excès d'aucune sorte, vit en famille et présente en un mot tous les caractères d'une guérison parfaite.

Quoique, dans cette observation, le mot *démence paralytique* se trouve dans les certificats du médecin en chef, il faut le prendre comme synonyme de folie paralytique; car jamais A... n'a présenté les signes d'une démence confirmée; l'intelligence a été troublée, la mémoire des faits récents a été suspendue pendant un certain temps, mais de là à la déchéance intellectuelle définitive, *à la démence*, il y a plus d'un degré à franchir.

PARALYSIE GÉNÉRALE

ET MANIE SURAIGUË [1]

SOMMAIRE. — *1º Paralysie générale en août 1878. — Forme franche avec idées ambitieuses. — Signes physiques nettement accusés pendant 7 à 8 mois. — Rémission bien caractérisée en mars 1879. — Sortie du malade en état de guérison apparente le neuvième mois.*
2º Violent accès de manie suraiguë avec période d'incubation en janvier 1880. — Pneumonie. — Mort. — Autopsie.

T... P..., fleuriste, domicilié à Paris et originaire du grand-duché de Luxembourg, entre à la clinique le 28 janvier 1880.

Nous ne possédons aucun renseignement sur les antécédents héréditaires; pas d'alcoolisme, pas de syphilis. A l'âge de 27 ans notre malade a reçu un coup assez violent sur la tête, ayant déterminé une bosse sanguine avec large ecchymose qui a laissé des traces pendant 3 mois. Depuis ce temps, il a toujours eu des maux de tête assez violents.

25 janvier. — Crise subite d'excitation dans la journée; T... se met à crier en disant ; « Sauvez-vous, sauvez-vous, je sens que je vais faire un malheur! » Sa femme resta quand même près de lui. Il se plaignait de souffrir horriblement de la tête, s'accrochait à la fenêtre pour se précipiter dans la rue : la face était rouge et vultueuse, les membres étaient agités de tremblements généralisés. Le calme se fit cependant au bout de quelques heures; mais dans l'état intermédiaire entre les périodes d'agitation et de calme T... avait manifesté des craintes d'empoisonnement. Vers huit heures du soir, nouvelle crise d'agitation de courte durée et pendant la nuit, une série de crises d'heure en heure jusqu'au moment où l'agitation devint permanente.

Il prétend qu'on lui a changé sa femme; que c'est une autre femme qui a couché à côté de lui; il veut l'étrangler.

La peau est chaude, brûlante; les larmes et la salive coulaient abondamment.

On le conduit à la Préfecture de police le 26 au matin.

Par des renseignements tardifs, nous avons appris que l'agitation avait été précédée d'une période d'incubation de quinze jours, pendant laquelle

<hr>

(1) Annales médico-psychologiques, t. III, 1880, p. 228.

T... se plaignait d'être poursuivi par la police ; il voyait partout des mouchards; on lui mettait de la boue dans son encre pour l'empêcher de faire ses comptes, etc. De plus, les maux de tête habituels étaient depuis trois mois d'une violence inouïe. Il devenait triste, soucieux, chagrin et peu communicatif; il ne voulait pas souffrir la moindre conversation. Dans les derniers jours enfin, il aurait eu des cauchemars affreux, des visions de fantômes et des aberrations auditives. Il entendait les pas des mouchards dans l'escalier de sa maison d'habitation.

26 *janvier*. — Certificat du docteur L... « Manie aiguë. Rechute. Déjà traité en 1878 pour paralysie générale. Violente excitation avec rémissions; préoccupations confuses; larmes. Idée dominante qu'on veut le faire passer pour un voleur; tendances hypocondriaques. »

27 *janvier*. — Certificat du docteur M... « Léger affaiblissement intellectuel avec excitation. Idées hypocondriaques et idées de persécution. Parole légèrement hésitante par moments. »

28 *janvier*. — Lorsque T... est soumis à notre observation, nous constatons qu'il est en proie à un délire aigu incohérent, généralisé avec alternatives d'excitation et de dépression. Il est difficile d'attirer l'attention du malade; toutefois, il veut bien nous reconnaître. Impossible de l'interroger et d'obtenir des réponses aux questions qu'on lui pose. Il est violent, désordonné dans ses gestes et ses actes; il refuse les aliments, brise tous les objets qui sont à sa portée et se frappe la tête contre les murs de sa cellule; léger état fébrile, inégalité des pupilles, insomnie.

En présence de phénomènes aussi accusés, nous portons le diagnostic de méningo-encéphalite aiguë.

Mais au bout de quarante-huit heures, la fièvre devient plus violente, il y a de la dyspnée et de la toux, le malade est conduit à l'infirmerie.

Une pneumonie à droite devient évidente et se caractérise par les signes fournis à l'auscultation, la percussion et l'expectoration. Cette maladie intercurrente revêt rapidement un caractère de gravité exceptionnelle; elle domine la situation, l'état mental devient de plus en plus effacé.

Le malade meurt le 6 février dans la nuit. L'autopsie faite par M. Chambard, directeur du laboratoire, a été rédigée par M. Vallon, interne de l'asile Sainte-Anne et aide de laboratoire.

CAVITÉ CRANIENNE

Parois osseuses. — Rien de particulier à signaler.

Dure-mère. — Pas d'adhérences, pas de pachyméningite, injection des régions postérieures.

Arachnoïde. — Œdème sous-arachnoïdien.

Vaisseaux. — Pas d'athérome.

Surface de l'encéphale. — Légère opalescence de la pie-mère, dans les régions antérieures au niveau des sillons, un peu d'injection de cette membrane.

Nerfs crâniens. — Adhérence des bulbes olfactifs qui se déchirent quand on veut les soulever. Les autres nerfs ne paraissent pas altérés.

Hémisphère gauche ... .:	595	grammes
Hémisphère droit	605	—
Mésophale (cervelet et bulbe)...........	165	—
Total...................	1365	—

Hémisphère gauche. — Rien au ventricule latéral, adhérence de la pie-mère principalement au niveau de la partie antéro-externe du lobe sphénoïdal où, après enlèvement on voit une plaque d'excoriation. Sur les circonvolutions frontales, on trouve des plaques disséminées, peu nombreuses, peu étendues et peu profondes.

Les circonvolutions sont de consistance ferme; leur épaisseur et leur coloration sont normales.

Rien à observer après les coupes verticales et transversales.

Hémisphère droit. — Les adhérences sont sensiblement plus marquées qu'à gauche, surtout au niveau des lèvres de la scissure de Sylvius; elles occupent la partie antérieure du lobe sphénoïdal : en ces points, la substance grise est ramollie.

Rien à observer après les coupes verticales et transversales.

Bulbe, protubérance et cervelet. — Pas de granulations épendymaires sur le plancher du troisième ventricule.

CAVITÉ THORACIQUE

Poumon gauche. — Congestion du lobe inférieur.

Poumon droit. — Dans toute la moitié postérieure du lobe inférieur, le tissu pulmonaire est compact, la surface d'une coupe est finement granuleuse. Quelques petits fragments nagent entre deux eaux, quelques-uns restent au fond du vase, ce sont les points où la consistance du poumon est considérable et où la pression donne le liquide le moins aéré. Le lobe inférieur est le siège d'un œdème avec pneumonie au deuxième degré au niveau du bord postérieur.

Cœur. — Surcharge graisseuse, volume normal, mais le ventricule gauche est globuleux; après la coupe on constate une légère hypertrophie concentrique. — Le ventricule droit est rempli de caillots mous et cruoriques. — Pas de lésions valvulaires.

CAVITÉ ABDOMINALE

Rien au foie. — Rate ferme et d'une coloration rouge foncé.
Reins congestionnés.

REMARQUES. — Il n'est pas sans intérêt de savoir que T... a eu, en 1878, une paralysie générale constatée par cinq médecins; cette paralysie à forme grave nous avait plusieurs fois mis dans l'obligation de porter un pronostic fatal, lorsque au bout de 7 à

8 mois survint une rémission tellement nette, tellement accusée, qu'une sortie par suite de guérison fut proposée à l'autorité compétente. Una fois dehors, notre malade reprit ses occupations habituelles et ne donna plus aucun signe de l'ordre physique, moral ou intellectuel capable de faire soupçonner les accidents antérieurs. Nous avons eu l'occasion de le rencontrer à Paris dans le courant de l'année dernière et de constater *de visu*, l'intégrité parfaite de sa santé.

Nous avions à cette époque rédigé l'observation suivante :

24 août 1878. — Premier certificat, docteur L. du S... : « *Démence paralytique*; affaiblissement marqué de l'intelligence, de la mémoire, de la volonté, de la sensibilité et du mouvement; optimisme; contentement; *embarras de la parole*; nulle conscience de ses actes. »

25 août. — Deuxième certificat, docteur B...

« *Paralysie générale*; affaiblissement des facultés intellectuelles et de la mémoire. *Idées délirantes de satisfaction*. Périodes d'agit°''   , violences. Insomnie. *Hésitation de la parole, pupilles inégales*. »

1er septembre. — Certificat du docteur D...

« *Paralysie générale* caractérisée par l'affaiblissement des facultés, particulièrement de la mémoire, l'inégalité pupillaire, le tremblement fibrillaire de la langue. Idées ambitieuses. Le malade se trouve entièrement heureux; il gagne beaucoup d'argent, etc. »

Quelques jours après, le malade est transféré à l'asile de Ville-Evrard où la paralysie générale est à nouveau constatée par les deux médecins de cet établissement. Pendant les mois d'octobre, novembre et décembre 1878, aucun changement bien appréciable, sauf toutefois dans l'agitation qui avait cessé pour faire place à un état de béatitude, de contentement et de satisfaction. Les symptômes physiques précités: inégalité pupillaire, hésitation de la parole, tremblement fibrillaire de la langue, auxquels s'était surajouté le tremblement si caractéristique de l'orbiculaire des lèvres avant et pendant l'émission des mots, étaient fortement accusés.

Pendant les deux premiers mois de l'année suivante, la maladie suivait un cours régulier. C'est seulement dans la première quinzaine de mars que la rémission commence à se faire remarquer et à s'accuser de plus en plus.

T... sort de Ville-Evrard en avril 1879.

REMARQUES. — Les lésions trouvées à l'autopsie étaient des lésions récentes, peu caractérisées, comme on en trouve parfois à l'autopsie des malades morts de délire vésanique aigu (manie suraiguë ou méningo-encéphalite à forme rapide); elles ne peuvent être rattachées au *premier accès de paralysie générale*.

Comme il difficile d'admettre la guérison de la sclérose interstitielle ou sa régression après l'évolution lente mais progressive d'un processus morbide pendant 7 à 8 mois, faut-il donc admettre que l'état congestif seul est capable de produire des phénomènes aussi accusés et aussi prolongés?

Si oui, il devient possible d'expliquer les temps d'arrêt, les pseudo-guérisons et même les guérisons réelles.

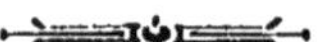

VOYAGE

D'UN

ALCOOLIQUE AU PAYS DES CHIMÈRES [1]

SOMMAIRE. -- *Alcoolisme chronique.* — *Hallucinations de tous les sens.* — *Craintes imaginaires.* -- *Insomnie.* -- *Voyage fantastique dans la banlieue et à travers les rues de Paris au milieu d'un monde de fantômes.* -- *Frayeurs.* -- *Fuite désordonnée.* -- *Tentative d'escalade d'une grille de l'église Saint-Joseph.* -- *Arrestation.*

D..., âgé de 47 ans, marié, originaire du département de l'Aisne et domicilié à Paris, où il exerce les professions de jardinier et de charretier, entre à la clinique le 1er mai 1880.

Rien de particulier à signaler dans sa famille au point de vue des antécédents héréditaires. Son père qui était vigneron, *était le plus jeune d'une génération de quinze enfants.*

D... a toujours joui, au moins en apparence, d'une bonne santé depuis l'âge de 14 ans, époque où il a eu *une fièvre typhoïde grave avec délire.* D'une intelligence moyenne, il a beaucoup travaillé sans faire jamais de brillantes affaires. Vers l'âge de 18 ans, il a commencé à faire des excès de boisson, sans ressentir le moindre inconvénient jusqu'à l'âge de 37 ans. A partir de ce moment, il supporte mal les boissons spiritueuses, ne boit plus que du vin et en petite quantité; il remarque que, chaque fois les excès sont suivis pendant plusieurs jours d'une perte complète de l'appétit, avec tremblement généralisé des membres.

Depuis plusieurs années, D... se surveille et fuit les occasions de boire; mais de temps à autre il succombe encore à des invitations d'autant plus dangereuses qu'une fois le premier verre de vin bu, il oublie ses bonnes intentions. Marié à 19 ans, notre malade a eu cinq enfants dont un mort en bas âge et une autre à 19 ans (péritonite puerpérale). Il lui reste trois garçons de 24, 16 et 12 ans qui ne paraissent pas avoir ressenti les fâcheux effets de l'intempérance de leur père.

Dans la dernière quinzaine d'avril 1880, D... travaillait sur les talus du chemin de fer de Sceaux, où il fagottait les produits de la coupe des acacias, lorsqu'il présenta les premiers symptômes de l'accès de délire alcoo-

---

(1) France médicale, 1880, Paris, n° 50 et suivants.

lique pour lequel il est aujourd'hui en traitement. Nous lui laissons maintenant la parole.

« Le jeudi 20 avril, mon patron, qui faisait ses treize jours, revint nous voir vers le matin et nous dit assez brusquement : Quand aurez-vous fini votre travail? Le même jour, vers 9 heures du matin, *j'entends parler à côté de moi*, on prononçait mon nom et on parlait d'une lanterne ; je croyais reconnaître la voix de la bonne de l'hôtel où je logeais et prenais mes repas depuis une quinzaine de jours. La voix me disait : « Regarde ce tas de fagots et approche. » *Je vis alors une lanterne* formée de grillage en fil de fer et de la grosseur d'un chapeau ; en approchant des fagots la lanterne disparaissait, mais alors j'ai senti quelque chose qui me soufflait dans la figure, ça m'électrisait tout le corps en circulant dans les veines. Je m'écriai alors : Ah! mon Dieu! qu'est-ce qu'ils me font? Vous feriez mieux d'aller faire votre soupe que de venir ici m'électriser et me faire du mal.

« Pour échapper au mal, je reculai et prenant mes outils, j'ai été travailler plus loin pour ne pas être embêté à cette place ; mais j'entendais toujours causer et je sentais encore quelque chose me souffler dans la figure et cependant je ne voyais rien · cela a duré une heure.

« J'entendis alors une autre voix, celle du patron que je ne voyais pas, qui me disait : Votre camarade n'a pas si bien travaillé que vous, je vais m'en débarrasser ; si vous voulez être raisonnable, je ne vous ferai plus rien ; ce soir, je vous conduirai quelque part ; n'allez pas déjeuner avec votre camarade. » Ce dernier conseil était d'autant plus facile à suivre que, effrayé, délabré, je ne tenais plus debout, j'aurais été incapable de manger. Mon camarade va déjeuner seul et revient au travail ; je me décidai à faire comme lui, mon déjeuner se composa d'un bol de soupe, un peu de bœuf et une seule chopine de vin ; puis je revins au travail.

« On me laissa tranquille jusqu'à 3 heures de l'après-midi ; on ne m'empêchait plus de travailler ; seulement j'entendais causer à mon camarade comme on m'avait causé à moi dans la matinée, et cependant lui n'entendait rien du tout.

« A ce moment je quittai mon travail pour aller remplir d'eau mon bidon à la gare d'Arcueil-Cachan, quand je rencontrai mon patron en personne ; il me dit : « Cette serpe, ça se fait dans votre pays. » Il tend la main pour la prendre, je fais le même geste et alors il s'empare de la serpe tout doucement, sans se presser ; mais en ouvrant la main pour s'emparer de l'instrument, il me jeta quelque chose à la figure en faisant un mouvement de lancer que j'ai bien remarqué ; je ressentis alors un goût amer dans la bouche et une odeur de poudre Vicat ; cette poudre m'entra dans les yeux et détermina, pas de suite, mais plus tard, une « cuisson violente. »

« A peine de retour au travail, vers 4 heures du soir, je ressentis de nouveau le « souffle » qui m'était envoyé par la lanterne qu'on avait je crois, cachée derrière une pile de traverses en bois, je ne voyais rien ; puis au bout d'un quart d'heure, j'entendis parler dans les branches un fantôme blanc de taille ordinaire, j'approchai et la vision disparut. A plusieurs reprises le même fantôme fit de nouveau apparition, je n'y faisais plus attention, et cela ne m'empêchait plus de travailler.

« Au moment de quitter mon travail, vers 6 heures, j'entendis de nouveau la voix du patron disant : « Regarde le poteau du disque et tu verras dessus un soldat. » J'y ai regardé de suite et j'ai aperçu en effet un soldat s'élever et monter sur le poteau avec un képi sur la tête, en costume complet, sans fusil, la figure était bien formée. Ce soldat n'avait que deux pieds de haut.

' « En revenant à mon garni, je rencontrai en personne mon patron avec son beau-père ; il dit : « Nous allons prendre le train pour Ivry » ; je lui répondis alors en le regardant fixement : « Eh bien ! çà va-t-y bientôt finir c'est pas beau de dépenser son argent pour faire du mal à de malheureux ouvriers ; vous feriez mieux de me payer ce que vous me devez. » Le patron a fait l'étonné, comme s'il ne comprenait rien à ce que je lui disais.

« J'arrive à l'hôtel pour dîner, mon repas était prêt, je n'ai pu en manger que la moitié et pas même bu tout mon vin ; j'ai bien fait d'ailleurs, car j'avais une idée qu'on m'avait mis quelque chose dedans, j'ai alors bu de l'eau. En sortant de table, je me plaçai au milieu d'un groupe de consommateurs, parmi lesquels était mon patron qui était déjà revenu de son prétendu voyage d'Ivry, et peu de temps après, je me trouvais avec les mêmes personnes dans une carrière située derrière Cachan ; je ne sais pas trop ce que c'est, cette carrière. Là ils m'ont lu quelque chose, une espèce d'article de loi un peu long et ils m'ont fait signer, je crois, un papier. Je voyais à ce moment une sorte de procession d'hommes ayant tous des cornes sur la tête et une fourche en fer sur l'épaule ; ils disaient des choses que je ne comprenais pas. Effrayé de voir tout cela, j'ai brûlé la politesse à tout le monde pour aller me coucher. Il était environ 0 heures du soir ; impossible de rester au lit, je ne pouvais pas dormir ; une voix m'a dit de descendre vers Arcueil-Cachan, ce que je fis immédiatement ; la voix me suivait disant : « Tu verras telle chose à tel endroit » ; j'avançais à grand pas et, en effet, je voyais tout ce qui m'était annoncé à l'endroit convenu. J'ai d'abord vu une femme nue devant moi, je me suis détourné pour passer de côté ; mais elle se trouvait toujours devant moi. Quand j'ai vu cela, je me suis dit : je vais me butter dedans ; mais au moment où je croyais la renverser, je n'ai rien rencontré ; elle a disparu pour apparaître derrière moi avec beaucoup d'autres femmes qui me suivaient ; je ne me détournais plus, me contentant d'apercevoir leurs ombres au reflet des becs de gaz.

« Je comprenais alors que c'étaient des ombres ; je me dis : prenons un peu d'aplomb, je marcherai sur le milieu de la chaussée, évitant seulement les choses vivantes, hommes ou femmes.

« A 9 heures et demie, j'entrai chez un pharmacien d'Arcueil auquel je dis : « J'ai été asphyxié sur la ligne du chemin de fer, mes yeux sont rouges et me brûlent comme du feu par suite d'une poudre qu'on m'a soufflée avec une lanterne. Que faire à mes yeux ? » Il me donna alors une bouteille en me conseillant de me mouiller les yeux de temps en temps avec une espèce d'eau contenue dans cette bouteille.

« En sortant de chez le pharmacien, je vis des chiens, des ours, et sur les tas d'ordures apparaissaient des animaux ; je voyais distinctement ces animaux s'élever du sol et des ordures, écartant les morceaux de papier ; à mon approche, tout disparaissait, les morceaux de papier se rapprochaient et se rabattaient sur le sol. Je fis, de cette façon, quatre fois le tour d'Arcueil ou de Cachan en marchant à grands pas.

« Je revenais vers Montrouge à mon hôtel, lorsque vers 10 heures et demie, j'entendis une voix qui me disait : « Tu vas voir des hommes qui se battent et prends bien garde, car là il y aura du danger. » A l'endroit indiqué, je vis en effet six ou huit hommes criant, gesticulant, se battant et se disant de gros mots. J'ai pu passer au milieu d'eux sans qu'ils m'aient fait de mal ; mais ensuite, ils me suivirent en m'insultant; j'entendais parfois dire : « Nous allons le battre, c'est lui! Non, ce n'est pas lui! Si, c'est lui! courons après. »

« J'arrivai cependant sans accident à mon garni pour me coucher; la porte était fermée. Le maître d'hôtel se montra à une fenêtre et me dit : « D..., que faites vous là? » Je répondis : « J'attends pour me coucher. » — « Allez vous-en coucher à Paris. »

« Je réfléchissais pour savoir où aller, quand j'entendis une voix qui disait : « Regarde ce tas de boue, tu vas voir des figures ». Je regardais attentivement et plus je persistais, plus les figures étaient bien faites. »

« Ayant pris le parti de rentrer à Paris au domicile conjugal situé rue de X..., près de la rue Saint-Maur, je me mis en mesure d'entreprendre ce long voyage; d'ailleurs, une voix me dit : « Va à Paris, tu verras encore beaucoup de choses jusqu'à la barrière, puis après, plus rien. »

« Je ne tardai pas à renconter un homme de 4 ou 5 mètres de haut qui se tenait à gauche de la chaussée; il avait sur la tête un sac de 4 mètres de large ; cet homme immense tenait comme largeur l'espace compris entre les deux colonnes de cette salle (le malade montre à ce moment deux piliers qui soutiennent le plafond de la salle des cours de la clinique des maladies mentales.)

« Je passai sans rien dire, et pensant que c'était un fantôme, je revins pour le voir de près; mais il s'évanouissait dès que j'en approchais. — Je continuais ma marche vers Paris quand une voix disait : « Tu te croiras près de Paris, parce que tu verras beaucoup de lumière; mais les lumières fuiront à ton approche. » Comme je reconnaissais parfaitement mon chemin je n'y fis pas attention.

« En arrivant à la barrière de Montrouge, je vis deux hommes en blouse blanche, l'un d'eux me parlait et m'annonçait que je ne verrais plus de fantômes.

« De la barrière jusqu'au boulevard Saint-Germain, près le pont de Sully, je ne vis plus rien de bien extraordinaire; mais la voix me suivait toujours : « Tu entreras chez un marchand de vins; tu ne pourras pas t'en empêcher tellement tu auras soif. » J'y entrai en effet et j'y bus un verre d'eau.

« Le long de la Seine je vis une foule de gens avec des parapluies noirs : ils me suivaient et me barraient le passage soit en avant, soit en arrière. J'essayai de prendre une rue transversale; mais ils se trouvaient toujours autour de moi et « me lançaient de la poudre » avec leur parapluie.

« Fermant la bouche et les yeux et me bouchant le nez en le pressant avec les doigts, je me mis à courir sur le milieu de la chaussée; je continuai cette course autant que mes forces le permettaient jusqu'au Château-d'Eau et à travers les rues Faubourg-du-Temple, Turbigo et Saint-Maur. La foule des gens semblait grossir et se multiplier derrière moi; quelques-uns m'ont poursuivi jusqu'à ma demeure et l'un d'eux chaussé de gros sabots arrivait au moment où je tirai le cordon de la sonnette.

« Une fois dans la maison, j'avais tellement la tête troublée que je me trompai d'étage . . . .

« ... Il était 3 heures du matin quand je pénétrai dans mon appartement; courbaturé, anéanti et comme écrasé, je me suis couché sur un fauteuil avec l'espoir de dormir; mais j'avais trop souffert et je me mis à pleurer en gémissant, implorant le secours de ma femme, qui ne pouvait réussir à me rassurer et qui ne comprenait rien au récit des misères que lui racontais. « Je ne suis pourtant pas fou, j'ai bien vu tout cela, j'ai bien souffert. » D'ailleurs, comment rester tranquille? J'entendais encore des voix qui m'insultaient en bas dans la rue; on disait : « Nous allons le faire mourir »; parfois je leur répondais : « Je n'ai pas peur de vous. »

« Le jour apparut enfin, sans dissiper mes craintes; les gens étaient revenus, ils emplissaient la rue et la maison de mauvaises odeurs; ils occupaient la maison d'en face et faisaient passer devant ma fenêtre une espèce de boîte en bois que je pris pour une bière. Dans l'espoir d'échapper à leur poursuite et ne sachant où donner de la tête, je quittai mon domicile brusquement et me mis à fuir devant moi en criant : « Au secours! ils veulent me prendre et m'assassiner. » Apercevant enfin devant moi une église et une grille, je tentai l'escalade pour y trouver un refuge; des agents de police m'ont alors arrêté et ont cherché à me rassurer.

« A partir de ce moment, je ne me rappelle plus de rien, je suppose d'après ce que j'ai entendu dire qu'on m'a conduit à la préfecture, puis à Sainte-Anne, où au bout de cinq jours et cinq nuits je commençai seulement à dormir. A mon réveil, j'étais dans ce pavillon, fort étonné de m'y voir et incapable de dire comment et quand j'y étais entré. »

30 *mai.* — D... est aujourd'hui complètement remis, il a plusieurs fois paru à la clinique et subi, de notre part, de nombreux interrogatoires; toutes ses confidences ont été scrupuleusement recueillies et notées de jour en jour. Avant de le rendre à la liberté, il a bien voulu nous raconter à nouveau son histoire, il n'a pas varié dans ses explications.

Aujourd'hui comme avant, il a conservé le souvenir des faits, des visions et des voix depuis le jeudi 20 avril à 0 heures du matin jusqu'au lendemain soir au moment de son arrestation; mais il est incapable de dire ce qu'il a éprouvé dans les quatre premiers jours de sa séquestration.

Cette observation nous a paru intéressante à publier parce que en dehors des hallucinations de la vue qui caractérisent *les délires par intoxication*, et en particulier le délire alcoolique, notre malade a eu des hallucinations de tous les sens et des troubles de la sensibilité générale. Il est permis de penser que la multiplicité des aberrations sensorielles était dans ce cas en rapport avec des troubles généralisés de la circulation et portant à la fois sur tous les appareils de la sensibilité spéciale ; les troubles de la sensibilité générale ont principalement consisté en sensations de picotement, de cuisson dans les deux yeux et ont de plus été caractérisés par une sensation d'électricité circulant dans les veines. On serait tenté de dire, avec M. Luys, que les couches optiques étaient impressionnées ou irritées, aussi bien à l'intérieur, où se trouvent les noyaux sensitifs, qu'à leur périphérie et principalement à leur partie interne, sous l'épendyme du troisième ventricule, où se retrouve une couche de substance grise, dont l'irritation, la congestion, la compression ou la destruction partielle s'accompagnent de troubles de la sensibilité générale.

Dans quelques jours D... pourra sortir de l'asile, il travaille régulièrement, se rend compte de sa situation et « promet de ne plus boire. »

NOTE SUR LA FOLIE A DOUBLE FORME

ACCÈS MULTIPLES

SE PRODUISANT A DES INTERVALLES INÉGAUX

ET SOUVENT TRÈS LONGS (1)

La folie à double forme est assurément une vésanie dont l'étude offre un grand intérêt, mais on est obligé de reconnaitre que, si on a beaucoup discuté sur ce sujet, la science ne possède encore que très peu d'observations.

Les premières ont été publiées par M. Baillarger, dans son mémoire lu à l'Académie en 1854. Ces observations, au nombre de six, avaient été choisies de manière à reproduire les différentes formes de la maladie.

Au point de vue de la marche; il a signalé trois formes principales :

La première comprend les accès revenant d'une manière intermittente à des intervalles réguliers ou à peu près réguliers.

Dans la seconde se rangent les malades qui ont aussi un certain nombre d'accès, mais à des intervalles tout à fait irréguliers.

Dans la troisième forme, les accès se succèdent sans interruption, c'est la double forme à accès continus.

Les faits de la seconde catégorie sont peut-être les plus rares et je crois devoir en publier aujourd'hui un exemple qui m'a paru avoir quelque intérêt.

Cette observation a d'ailleurs cela de remarquable qu'il y a eu, dans ce cas, hérédité similaire. Le père du malade avait, en effet, été atteint d'accès pareils à ceux qui se sont développés plus tard chez son fils.

(1) Annales Médico-psychologiques, t. VII, 1882, p. 103.

SOMMAIRE. — *55 ans. Père atteint de folie à double forme : premier accès à 25 ans.— Période maniaque initiale. — Durée de l'accès : deux mois. — Deuxième accès à 29 ans. — Durée de l'accès : deux mois. — Troisième accès à 35 ans. — Quatrième accès à 42 ans. — Cinquième accès à 55 ans.*

M. D... Louis, aujourd'hui âgé de 56 ans, négociant, originaire du nord de la France et domicilié à R..., a fait cinq séjours dans une maison de santé depuis 25 ans.

D'une taille moyenne, le thorax et les membres bien conformés, M. D... jouit habituellement d'une bonne santé physique; mais si on examine la conformation extérieure du crâne, on constate une microcéphalie évidente avec aplatissement de la région frontale. L'indice céphalique, calculé suivant la méthode de Broca, donne 74 et répond à un crâne long ou dolichocéphale.

Les renseignements recueillis sur la famille de notre malade nous ont appris que son père avait présenté les mêmes particularités morbides que nous décrirons plus loin; mais après un certain nombre d'accès, il devient impossible de distinguer les périodes de manie ou de mélancolie et les intermittences. Les enfants de M. D... ne présentent rien de particulier, si ce n'est le plus jeune qui a un pied-bot.

Dès l'enfance, notre malade passait déjà pour un peu bizarre et manifestait des variations d'humeur presque périodiques; il a pratiqué sur une large échelle l'école buissonnière, désertant la famille ou le collège pour vivre à l'aventure comme un vagabond, sans but avouable et sans motif précis. Quand il ne réussissait pas à s'évader, on le trouvait triste, songeur et absolument inactif. Puis brusquement, il se remettait au travail avec une ardeur fébrile, essayant pendant un mois ou deux de regagner le temps perdu; on le voyait alors, m'a dit son frère, déployer des ressources intellectuelles, qu'on refusait de lui accorder en temps ordinaire. Des études faites ainsi, à bâtons rompus, constituent à M. D... une demi-instruction assez étendue, mais superficielle en toute chose.

Premier accès. — Vers l'âge de 25 ans, D... a présenté tous les symptômes d'une manie congestive avec surexcitation des facultés intellectuelles et conceptions délirantes de nature orgueilleuse; il se lance alors dans des opérations financières et industrielles qui devaient lui rapporter de gros bénéfices; mais pendant ce temps, son fonds de commerce périclite; il ne s'en préoccupe pas le moins du monde et cherche querelle à sa femme, qui cependant à elle seule fait encore marcher la maison de commerce. Au bout de quelques semaines, il abandonne sa famille, se rend à Paris pour mettre ses grands projets à exécution, il réussit rapidement à se faire prendre par la police en pleine période d'excitation maniaque. Placé pour la première fois dans une maison de santé, il ne tarde pas, au bout d'un mois, à présenter les signes les plus évidents d'une amélioration assez notable; à l'agitation succède le calme le plus complet et cela assez brusquement. A ce moment on espérait presque la guérison, mais le médecin traitant ne tarda pas, au bout de quelques jours, à remarquer que cette accalmie ne présa-

geait rien de bon : D... ne parlait plus, ne manifestait aucun désir, et progressivement marchait vers un état de stupeur mélancolique pendant lequel
il ne fit plus un mouvement volontaire, se laissant soigner et nourrir
comme un enfant. Cette période de mélancolie aiguë dura encore un mois
et disparut dans le cours du mois suivant, où M. D... revint à l'état normal.

Pendant 4 ans et neuf mois, M. D... a pu reprendre la direction de ses
affaires en y apportant, m'ont dit son frère et son fils, tout le calme, le
sang-froid et le discernement nécessaires pour la bonne gestion de toute
entreprise commerciale; il était parfaitement guéri.

Deuxième accès. — Puis, sans cause occasionnelle apparente, son caractère change, il cherche dispute à ses parents, querelle sa femme, néglige
ses affaires tout en parlant d'en décupler le chiffre; l'agitation survient avec
le besoin exagéré de locomotion et les idées ambitieuses. Placé immédiatement dans une maison de santé, D... n'eut pas le temps de dilapider sa
fortune et de déprécier son commerce, comme il l'avait fait au premier
accès. Suivant le dire des parents, la maladie aurait suivi la marche décrite
plus haut, chaque période ayant une durée d'un mois. Toutefois comme
M. D..., était inoffensif dans l'état de mélancolie, il fut mis en liberté 35
jours après la seconde séquestration.

Troisième accès. — 10 ans après le début du premier accès, alors que le
malade était âgé de 35 ans, il fallut de nouveau placer M. D... dans la maison de santé où il est encore aujourd'hui; les notes médicales que nous
avons trouvées sur ce troisième accès sont fort courtes et se réduisent à
ces quelques mots : « Rien de particulier à signaler dans l'état mental, si
ce n'est qu'il est la reproduction exacte de ce que nous avons déjà observé
lors de la deuxième séquestration. »

Quatrième accès. — Il présente ceci de particulier, c'est qu'il n'a pas été
observé par la famille et les médecins habituels, le malade avait alors 42 ans.
Son humeur vagabonde, paraissant atténuée par les progrès de l'âge, inspirait moins d'inquiétude à sa famille, lorsque, après 48 heures de changement dans ses habitudes et une légère irritation, il disparut du logis pour
n'y revenir qu'au bout de 6 mois. C'est pendant la guerre que D... fit cette
fugue ; la famille qui se trouvait dans la portion de la France envahie par
l'ennemi, ne put faire que des démarches infructueuses pour savoir ce
qu'il était devenu; elle est persuadée que, pendant son absence, D... a été
placé dans un asile d'aliénés du midi de la France, d'où il a réussi à sortir
soit par évasion, soit par suite de guérison. Le malade interrogé à
cet égard, n'a jamais fourni d'explications catégoriques; il est vrai de
dire que D... n'avoue pas facilement ses nombreux séjours dans une
maison de santé et que même dans les périodes d'intermission, il évite de
parler d'accidents névropathiques dont alors il a conscience. Pendant la
période d'excitation, il crie à la séquestration arbitraire et fait plaintes sur
plaintes au procureur de la République; quand il rentre chez lui, il oublie
tout pour se remettre au travail et vivre tranquillement en bon père de famille.

Cinquième accès. — Nous avons observé l'année dernière le cinquième
accès, survenu après neuf ans d'intermission ; l'agitation a duré trois mois
et s'est continuée pendant quelques jours avec des alternatives de calme et
d'agitation, comme on l'observe parfois chez les fous raisonnants qui se

prétendent persécutés par leur famille et qui protestent contre leur séquestration : « C'est dans le but de me dépouiller et de dilapider ma fortune que
ma femme m'a fait séquestrer. »

Les parents trouvaient que l'accès durait d'une façon insolite et craignaient
que, à l'exemple de son père, M. D... ne finisse par rester malade sans
période d'intermittence; ils attendaient avec impatience le retour de la
période de mélancolie pour faire sortir le malade; habitués qu'ils sont à
compter les jours, ils manifestent souvent par lettres l'étonnement que leur
cause la prolongation du séjour. Enfin, après 110 jours de séquestration,
D... devenant calme, puis profondément mélancolique, la famille réclama sa
sortie. Quatre mois après, notre malade avait repris ses occupations antérieures et jouissait au physique et au moral d'une santé parfaite.

On voit dans l'observation qui précède, que le malade a eu cinq
accès séparés entre eux par des intervalles de santé de plus en
plus longs : cinq, six, sept et treize ans. Cette observation peut être
rapprochée d'un fait rapporté par Esquirol, mais avec cette différence que les accès au lieu de s'éloigner à mesure que le malade
avançait en âge, survenaient au contraire à des intervalles de
plus en plus rapprochés. Le dernier accès seul fait exception.

Il s'agit d'une femme qui eut à vingt et un ans un premier accès
de folie à double forme et qui, successivement, en eut six autres à
des intervalles de huit, de six, de quatre ans, d'un an; le sixième
accès n'eut lieu que cinq ans après le cinquième. Tous ces accès,
dit Esquirol, offrirent le même caractère : « invasion subite pro-
» voquée par quelque affection morale ; période maniaque de deux
» à trois mois, remplacée par la période mélancolique qui d'abord
» n'avait que deux à trois mois de durée, et qui a persisté
» beaucoup plus longtemps dans les deux derniers accès. »

Les faits de ce genre sont rares, mais ils permettent au moins
de juger les discussions qui ont eu lieu quant à la dénomination
qu'il convient de donner à la maladie.

Falret, comme on sait, avait d'abord signalé pour la manie et
la mélancolie un certain mode de succession qu'il désignait sous
la dénomination de *formes circulaires des maladies mentales*;
mais quand il admit plus tard des accès spéciaux constituant une
entité morbide nouvelle, il substitua à la dénomination de *forme
circulaire des maladies mentales*, celle de *folie circulaire*.

L'accès de folie circulaire était constitué par trois périodes :
l'une d'excitation, l'autre de dépression, la troisième était formée
par l'intermittence, la longueur de cette dernière période étant
d'ailleurs des plus variables.

Je crois devoir faire remarquer que, si l'auteur n'avait pas admis l'intermittence comme une période, la dénomination de *folie circulaire* n'avait plus de sens, car dans le cas que je viens de rapporter et dans l'observation d'Esquirol, le cercle eût été interrompu par plusieurs années de santé parfaite.

Le malade auquel j'ai donné des soins, n'a eu son dernier accès qu'après treize ans d'intermittence; ce malade, tout en étant dans l'état le plus normal et en gérant très bien ses affaires, eût donc dû être considéré, pendant ces treize années, comme accomplissant la troisième période d'un accès dont les deux premières n'avaient duré que quelques mois à peine. Ai-je besoin d'ajouter qu'une telle théorie n'est point soutenable et qu'en l'adoptant, on serait conduit à transformer les maladies intermittentes en maladies *circulaires*? On ne doit donc pas s'étonner que M. Jules Falret, dans son dernier travail sur la *folie circulaire*, ait abandonné cette dénomination.

Il a proposé de la remplacer par celle de *folie à formes alternes*.

Il est facile de démontrer que l'observation que je publie n'est pas une *folie à formes alternes*. Pour qu'il en fût ainsi, il faudrait que les deux périodes qui caractérisent l'accès aient été séparées entre elles par une véritable intermittence. Or, c'est ce qui n'a pas eu lieu. Si cette intermittence avait existé, le malade aurait eu non pas cinq accès de *folie à double forme*, mais cinq accès de *manie* et cinq accès de *mélancolie*.

Il y a certainement des faits de ce genre et on ne peut leur appliquer de meilleure dénomination que celle de *folie à formes alternes*. Il est vrai que personne n'eût eu la pensée de créer, après la seule observation de ces cas, une entité morbide nouvelle et de lui donner une dénomination particulière.

Ce qui caractérise la *folie à double forme*, c'est l'existence de deux périodes qui ne sont séparées par aucune intermittence. Quand des accès de folie se reproduisent à certains intervalles périodiques, ils constituent une maladie intermittente comme toutes les autres; on ne peut pas dire en effet qu'une maladie alterne avec elle-même.

On ne saurait donc appliquer à l'observation que je publie, pas plus qu'à celle d'Esquirol, ni la dénomination de *folie circulaire*, ni la dénomination de *folie à formes alternes*.

Le père du malade, dont j'ai cité ici l'observation, avait eu un grand nombre d'accès et les intervalles lucides avaient fini par disparaître; les accès se succédaient sans interruption. Or, on a vu que chez le fils, les accès au contraire semblaient s'éloigner à mesure qu'il avançait en âge. On peut donc espérer que la terminaison sera moins fâcheuse.

Il faut d'ailleurs, je crois, dans les cas de ce genre, faire une certaine part, en dehors de l'influence héréditaire, aux causes occasionnelles. Dans l'observation publiée par Esquirol, par exemple, chaque nouvel accès semble avoir été provoqué par des causes morales bien déterminées.

Pendant ses premiers accès, M. D..., comme on l'a vu, avait du délire ambitieux (il voulait faire des spéculations, de grandes entreprises et il compromettait sa fortune). C'est là un mode de délire fréquent dans la période maniaque de la folie à double forme. Je n'ai pas besoin de faire remarquer combien ce délire ambitieux, contenu dans des limites assez étroites, offre d'intérêt au point de vue médico-légal. Dans les derniers accès, le délire semble s'être modifié et avoir pris surtout les caractères de la folie morale, en ce sens que D... avait surtout le délire des actes avec inconscience de son état, perversion des sentiments affectifs, méchanceté persistante pour son entourage et principalement pour sa femme, dont l'intelligence et le dévouement méritaient les plus grands éloges. La période de mélancolie avait beaucoup perdu de son acuité; dans les derniers accès elle ressemblait à une mélancolie simple sans présenter tous les caractères de la stupidité, ainsi qu'on avait pu l'observer lors du premier accès. Nous ajouterons, pour terminer, que D... est encore aujourd'hui fort intelligent et que probablement il conservera longtemps encore l'intégrité de ses facultés intellectuelles, à moins que les accès futurs au lieu de s'éloigner, comme ils l'ont fait jusqu'à présent, n'aillent au contraire en se rapprochant. Dans ce cas, on pourrait prévoir la fâcheuse terminaison observée déjà chez le père. Cette observation nous fait assister à une transmission d'hérédité vésanique similaire et nous ferons remarquer que la maladie, à cette seconde génération, semble au moins jusqu'ici s'être atténuée. Les enfants de D..., trois garçons ayant déjà un certain âge, nous paraissent avoir hérité des qualités intellectuelles et morales de la mère, tout en ayant avec le père une ressemblance physique assez évidente.

Comme je l'ai dit plus haut, ce qui sépare les folies à formes alternes de la folie à double forme, c'est l'intermittence qui isole les deux vésanies dans le premier cas et qui n'existe pas dans le second.

Cependant, il faut reconnaître qu'il y a, quant à l'intermittence, des faits pour lesquels une erreur est possible, en ce sens qu'on peut prendre la période de transition d'une folie à double forme pour une véritable guérison.

Dans les accès de folie à double forme à très longues périodes, le passage de la dépression mélancolique à l'excitation maniaque est quelquefois assez long pour simuler une intermittence. Cette période de transition peut durer en effet un mois et même six semaines. Le malade qui sort de la dépression mélancolique et qui tend vers l'excitation, réclame sa mise en liberté et il arrive qu'on cède à ses instances. Mais, à peine le prétendu convalescent a-t-il quitté l'asile, que peu à peu les signes d'excitation maniaque se prononcent et qu'on est obligé de le séquestrer de nouveau. M. Baillarger avoue dans son mémoire qu'il a commis cette erreur et il cite d'autres exemples semblables. J'ai vu moi-même un fait qui était peut-être de même nature.

J'ai soigné, à l'asile des aliénés de Montdevergues, un homme d'âge mûr qui depuis plus d'un an présentait tous les signes d'une manie aiguë grave, en tout point semblable à tant d'autres que j'avais déjà eu occasion d'observer; je dois dire cependant que le malade était d'une *méchanceté* à nulle autre pareille; je n'y ai point alors fait attention, autrement que pour garantir ses compagnons d'infortune contre ses impulsions dangereuses, sans penser à l'importance qu'on aurait pu tirer de ce caractère comme élément de diagnostic différentiel. Un pronostic grave avait été émis en raison de la durée et de la ténacité de l'agitation, dont aucun traitement n'avait pu réussir à atténuer la violence, lorsque dans l'espace de quelques jours, survint une amélioration tellement sérieuse, que je m'empressai de croire à une guérison prochaine. Le docteur Campagne, sans toutefois se prononcer nettement, n'osait croire à la persistance d'une rémission si soudaine et si complète; il mit tout en œuvre pour me faire partager ses doutes sans pouvoir y réussir. L'état de M. X... s'améliorant de jour en jour, il fut rendu à sa famille dans un état de santé des plus satisfaisants. J'avais donc eu raison de ne pas me rendre aux arguments de M. Campagne, dont la méfiance m'avait paru, d'ailleurs, sensiblement diminuer avec le temps.

Six mois après la sortie du malade et à l'occasion d'une visite faite dans une maison de santé privée avec M. Constans, inspecteur général, M. Cottard, directeur de l'asile des aliénés de Montdevergues, m'apprit qu'il avait reconnu dans cette maison de santé M. X... passé à l'état de statue sous l'influence d'une mélancolie avec stupeur : à ce moment, je me rappelai les réticences de mon chef de service quand je me montrais si chaud partisan de la guérison, et je jurai, mais un peu tard qu'on ne m'y prendrait plus.

J'ai eu depuis, l'occasion de constater un grand nombre de fois les alternatives de rémission et de rechute dans la période terminale d'une manie ou d'une mélancolie, qui marche vers la guérison, et j'ai prudemment réservé mon diagnostic, en présence d'une guérison brusque et survenant d'emblée, dans la crainte de voir s'établir une folie à double forme ou une folie à formes alternes.

Dans une autre circonstance et à propos d'un jeune savant ayant donné jusque-là les plus grandes espérances, j'ai eu à faire un diagnostic différentiel, pour une excitation maniaque avec délire ambitieux incohérent relevant soit d'une paralysie générale au début, soit d'une vésanie simple (manie), soit d'une folie à double forme. J'avais appris par la famille les antécédents vésaniques héréditaires qui, pour moi, constituaient à la paralysie générale un terrain mal préparé pour la recevoir et si je ne tardai pas trop à voir que j'avais affaire à une vésanie, je fus jusqu'à la fin dans l'impossibilité de me prononcer entre une manie simple et une folie à double forme. La situation se prolongeant et devenant inquiétante, j'eus l'idée de recourir à l'application d'un séton à la nuque, moyen qui m'a donné quelquefois des résultats inespérés. Le remède ne parut pas, tout d'abord, apporter des modifications sérieuses, soit à la maladie, soit au diagnostic, lorsque enfin, après un mois d'attente, nous eûmes le plaisir de constater une rémission bientôt suivie d'une rechute, puis une seconde rémission, une seconde rechute moins accusée, et ainsi de suite jusqu'à la guérison qui était définitive soixante-cinq jours après l'application du séton. A part la méchanceté, le malade ressemblait en tout point au moment de son agitation, à celui cité précédemment que j'avais observé à Montdevergues; mais sans tenir compte du caractère, je formulai cependant le diagnostic définitif de manie simple, en raison de la marche lente et interrompue que la maladie avait suivie pour aboutir à la guérison. Depuis ce temps, notre malade s'est marié, a repris ses occupations antérieures, et ne paraît pas disposé à tomber dans la mélancolie pour me faire commettre une erreur de diagnostic.

Chez un troisième malade, le nommé R..., cocher de grande remise, âgé de 35 ans et qui lui aussi pendant plusieurs mois se montra turbulent, agité, incohérent, avec un délire ambitieux analogue à celui qu'on observe dans la paralysie générale, il m'a été impossible pendant mon séjour à Ville-Evrard, de faire le diagnostic entre une folie à double forme, une manie et une paralysie générale. Les signes physiques de cette dernière maladie avaient fait défaut et cependant, à l'autopsie, nous avons trouvé, dans la moitié antérieure des deux premières circonvolutions frontales, les traces d'une méningo-encéphalite localisée dans cette région ; après avoir fait le décollement de la pie-mère, nous avons pu constater que les adhérences n'existaient point en dehors de la région frontale, mais ces adhérences étaient assez nettes pour ne pouvoir être contestées; sur le plancher du quatrième ventricule, il n'y avait point de granulations épendymaires. C'est donc bien tardivement que le diagnostic de paralysie générale put être porté : nous nous étions trouvé en présence d'une méningo-encéphalite partielle, ayant évolué en moins d'un an, qui s'était seulement traduite par des phénomènes morbides de l'ordre intellectuel. Il faut en conclure que le processus scléroso-irritatif n'avait pas encore eu le temps de gagner les circonvolutions marginales et les pieds des circonvolutions frontales. Ces dernières régions, en effet, suivant l'opinion des partisans des localisations cérébrales, contiendraient les centres excito-moteurs de la face et des membres et seraient toujours lésées quand la paralysie générale, ce qui est la règle, s'est accusée par des signes de l'ordre physique, tremblement des membres, des muscles, de la face, etc.

Nous avions su, lors de l'entrée de R... à l'asile, que son père était mort à Bicêtre d'une maladie semblable à la sienne; ce renseignement absolument dénué de précision ne nous a pas permis de savoir si R... était vésanique ou cérébral et si, par conséquent la maladie relevait d'une hérédité vésanique ou d'une hérédité congestive.

Rien n'est plus remarquable que l'analogie qui existe entre la période d'excitation de la folie à double forme et l'exaltation fonctionnelle, si bien décrite par M. Régis au début de la paralysie

générale; je suis obligé d'avouer que, pour ma part, j'ai fait une
erreur de diagnostic en regardant comme atteint de paralysie
générale, un ingénieur espagnol qui s'était fait arrêter à Paris
par la police, pendant la période d'excitation d'un accès de folie
à double forme. Cette erreur, d'ailleurs, avait été commise par
plusieurs médecins aliénistes et m'a été clairement démontrée
par M. Régis qui, ayant conduit le malade en Espagne dans une
maison de santé, a pu obtenir la preuve que cet ingénieur avait
déjà eu un premier accès de folie à double forme, quelques
années auparavant. Je partage pleinement l'avis de M. Lunier,
qui pense qu'il est à peu près impossible de faire le diagnostic
différentiel de prime abord, c'est-à-dire à l'aide de l'examen seul
du malade; il est donc nécessaire de rechercher avec soin les
antécédents héréditaires et individuels du malade, ou attendre
l'évolution de la maladie pour se prononcer avec certitude.

Le délire dans la folie à double forme, est suivant M. Baillarger, bien plus souvent caractérisé par des impulsions instinctives
que par des conceptions délirantes proprement dites; on observe
aussi, comme dans la paralysie générale, les excès alcooliques ou
vénériens, le délire ambitieux et parfois même un peu d'embarras
de la parole.

M. Régis, ainsi d'ailleurs que l'avait déjà fait remarquer
M. Jules Falret, a donné comme moyen de diagnostic un certain
degré d'affaiblissement intellectuel, qu'on observerait toujours chez
le paralytique, même au début de la maladie, alors qu'il y a intégrité absolue de l'intelligence dans la folie à double forme, même
quand la maladie date de loin. Cette donnée juste en elle-même
au point de vue de la théorie, est, dans la majeure partie des cas
difficile à mettre en œuvre; il faudrait d'ailleurs avoir eu connaissance de l'état intellectuel du malade, avant le début du mal, et
malgré cela encore, on arriverait difficilement à connaître la ·érité,
attendu que la mesure du niveau normal auquel peuvent ε élever
les opérations de l'esprit est peut-être impossible à déterminer.
M. Régis a encore insisté sur ce fait, à savoir : que si le paralytique, à de rares exceptions près, se montre doux, affable et même
philanthrope, le fou à double forme est généralement méchant et
égoïste; M. Baillarger l'avait déjà indiqué, puisque, dans la folie
à double forme, il avait « souvent constaté une tendance continuelle à des actes de méchancetés. »

Je pense qu'il n'est pas inutile, en matière de diagnostic, de

redire avec J. P. Falret et Morel, que la folie à double forme
est une vésanie héréditaire ou une variété de la folie héréditaire,
alors que, suivant les idées exprimées dans ma thèse, la paralysie générale se développe de préférence chez les gens antérieurement sains de corps et d'esprit et absolument indemnes de tout
vice vésanique héréditaire.

Lorsque la double forme apparaît dans le cours d'une paralysie
générale, elle peut offrir de nouvelles difficultés de diagnostic,
puisque les deux états morbides en lit'ge se rencontrent sur le
même sujet, pour former une ou deux maladies évoluant ensemble.
Comment alors, et à coup sûr, déterminer si le malade est un
vésanique ou un cérébral, en d'autres termes, s'il est atteint de
folie à double forme ou de paralysie générale? Si j'insiste sur ce
point, c'est qu'il m'est arrivé, en pareille occurence, de ne pouvoir
me prononcer et de dire aux internes du service : Il m'est impossible de porter un diagnostic certain, déterminé par des preuves
scientifiques.

ÉTUDE MÉDICO-LÉGALE

LES INTERMISSIONS, LES INTERVALLES LUCIDES ET LES RÉMISSIONS

DANS LES MALADIES MENTALES [1]

Quand on cherche, dans les nombreuses publications ayant trait aux questions si controversées de la médecine légale des aliénés, des renseignements précis ou un travail d'ensemble embrassant toutes les questions qui relèvent de cette branche spéciale de l'art médical, on est bien obligé de reconnaître que des lacunes considérables restent encore à combler et que beaucoup d'auteurs, après avoir indiqué les questions à étudier, ont laissé de côté les points obscurs pour aborder de préférence les sujets, qui leur étaient familiers ou qui attiraient plus particulièrement leur attention, en raison de l'attrait qui s'attache à tout ce qui est rare ou nouveau.

Dans l'article *Lucidité* du Dictionnaire encyclopédique des sciences médicales, le Dr Linas, dont on ne saurait nier la compétence en pareille matière, disait qu'aucune étude spéciale et complète n'avait été publiée sur ce sujet important et, plus tard (1872), la Société médico-psychologique de Paris, probablement sous l'empire de cette idée, mettait au concours, pour le prix Aubanel, l'étude des rémissions, des intermittences et des intervalles lucides. Le prix ne fut pas décerné, la commission ayant trouvé les mémoires insuffisants ; mais elle ajoutait que la question ainsi posée était fort difficile ou à peu près impossible à résoudre.

Ce n'est pas que le sujet soit neuf puisque, de tout temps, les jurisconsultes, les législateurs, les médecins et les romanciers ont parlé des intervalles ou des moments lucides ; il y a plus de vingt-deux siècles (lois des Douze-Tables, 451 ans avant J.-C.), qu'ils sont passés de la langue vulgaire dans la langue juridique (Linas) ; ils sont désignés dans la législation romaine par les mots *intervalla* et *intervalla perfectissima* ; Paul Zacchias (1621) les désigne, en médecine légale, *dilucida intervalla*.

Les auteurs modernes emploient fréquemment aussi les expressions : intervalles lucides, intermittences, mais les emploient indifféremment, citons parmi eux Fodéré, Casper, Briant et Chaudé. Marc (1), dans son traité de médecine légale, considère comme *intervalles lucides*, aussi bien ceux qui sont de courte durée que ceux qui se prolongent pendant des semaines, des mois et même des années entières, qu'ils arrivent à des époques régulières ou irrégulières, c'est-à-dire qu'ils soient périodiques ou non, ils forment la *folie intermittente*.

La plupart des aliénistes confondent aussi les intervalles lucides et les intermittences, et avec eux Linas qui, tout en semblant le regretter, n'a pas trouvé entre les intermittences et les intervalles lucides, des caractères assez tranchés pour les séparer nettement. Le Dr Billod (2) avait trouvé le moyen de mettre tout le monde d'accord en supprimant les intervalles ou moments lucides ; la croyance aux moments lucides des fous lui paraissait erronée, extra-scientifique ; c'était, pour me servir de son expression, un dicton populaire, dernier vestige des brouillards qui ont si longtemps enveloppé l'étude de la folie. L'opinion du Dr Billod n'a pas prévalu, car elle ne reposait que sur une négation, et, comme le dit Linas, elle n'a pas trouvé d'adeptes parmi les médecins aliénistes.

Il importe, en pareille matière, de poser des limites précises à la discussion, d'user de termes définis et clairs, déjà connus, et enfin de différencier entre elles des expressions consacrées par l'usage, que tous les auteurs emploient indifféremment sans tenir compte des inconvénients qui résultent d'une semblable négligence.

Pour le Dr Legrand du Saulle, *intermission et intervalle lucide* ne font qu'un ; mais il ajoute cependant (3) qu'il faut dis-

---

(1) Marc, De la folie dans ses rapports avec les questions médico-judiciaires, Paris, 1840, t. II, p. 496.

(2) Billod. Annales médico-psychologiques, juillet 1852, p. 362.

(3) La folie devant les tribunaux, Paris, 1864.

cerner de l'intervalle lucide « ces lueurs d'un instant, ces bonds
de l'intelligence et de calme qui se montrent tout à coup ». Pour
nous, l'intervalle lucide n'est pas autre chose et c'est précisément ce caractère d'instantanéité et de brièveté qui suffit pour le
distinguer de l'intermission ou période intervallaire ou encore
intermittence. J. P. Falret avait nettement séparé (ce que
M. Legrand du Saulle a confondu) ces deux états, en disant
« les intervalles lucides se distinguent des intermittences par
leur brièveté et par leur absence de périodicité ».

Nous pensons qu'il est utile de distinguer parmi les intervalles
lucides trois états différents que nous nous proposons d'étudier
séparément : les *intermissions*, les *moments lucides*, enfin les
rémissions.

CHAPITRE PREMIER

De l'Intermission

L'intermission ou intermittence est la période intervallaire à
deux accès d'aliénation mentale intermittente, quelle qu'en soit
la forme, manie, lypémanie, folie à double forme ; c'est une véritable guérison momentanée, à durée variable, un véritable retour
à la raison qui est invariablement pris pour la guérison, quand
on observe le malade pour la première fois. La plupart des
auteurs se servent indistinctement des mots intermission, intermittence, intervalle lucide, pour désigner cet état particulier de
guérison passagère ; nous pensons qu'il ne doit pas en être ainsi
et qu'il faut conserver la dénomination d'intervalles lucides pour
désigner ce qui formera la deuxième partie de ce travail, je veux
parler *des moments lucides*, ces *éclairs de raison* qui apparaissent irrégulièrement, pour un temps variable mais court, dont
rien ne peut faire prévoir l'arrivée ou le retour. Quant au mot
intermittence, il nous paraît impropre, parce qu'il peut s'appliquer aussi bien à l'accès de folie qui précède qu'à l'accès de
raison qui suit, ou même encore à l'ensemble des deux états qui
forment, en résumé, un accès complet de folie intermittente.
Pour ce qui est de la rémission, tous les auteurs en font un état

spécial qui n'est ni l'intermission, ni l'intervalle lucide, état caractérisé par la diminution, l'amoindrissement des symptômes morbides. Dans l'intermission, il y a suspension, disparition du mal ; dans la rémission, pour si complète qu'elle soit, la maladie subsiste encore.

« Deux conditions, dit d'Aguesseau (1) nous découvrent la véritable idée de l'intervalle lucide.

« L'une est la nature de l'intervalle, l'autre est sa durée. Sa *nature*. Il faut que ce ne soit pas une tranquillité superficielle, une ombre de repos, mais, au contraire, une tranquillité profonde, un repos véritable ; il faut, pour nous exprimer autrement, que ce soit non une simple lueur de raison qui ne sert qu'à mieux faire sentir son absence aussitôt qu'elle est dissipée, non un éclair qui perce les ténèbres pour les rendre ensuite plus sombres et plus épaisses, non un crépuscule qui joint le jour à la nuit, mais une lumière parfaite, un éclat vif et continu, un jour plein et entier qui sépare deux nuits, c'est-à-dire la fureur qui précède et la fureur qui suit, et, pour nous servir encore d'une autre image, ce n'est point une paix trompeuse et infidèle et ce que l'on appelle sur la mer une *bonace* qui suit une tempête ou qui l'annonce, mais une paix sûre et stable pour un temps, un calme véritable et une parfaite sérénité ; enfin, sans chercher tant d'images différentes pour rendre notre pensée, il faut que ce soit, non pas une simple diminution, une rémission du mal, mais une espèce de guérison passagère, une intermission si clairement marquée qu'elle soit entièrement semblable au retour de la santé. Voilà ce qui regarde sa *nature*.

« Et comme il est impossible de juger en un moment de la qualité de l'intervalle, il faut qu'il dure assez longtemps pour pouvoir donner une entière certitude du rétablissement passager de la raison, et c'est ce qu'il n'est pas possible de définir en général, et qui dépend des différents genres de fureur. Mais il est toujours certain qu'il faut un temps, et un temps considérable. Voilà ce qui concerne sa *durée* ».

Par ce qui précède, on voit que le chancelier d'Aguesseau se faisait une idée parfaitement juste des trois états que nous étudions et, que s'il a employé les mots intermission et intervalle

____

(1) Œuvres du chancelier d'Aguesseau, t. III, page 503, dans le procès entre le prince de Conti et Mme de Nemours à propos du testament de l'abbé d'Orléans.

lucide dans le même sens, il les distingue nettement des lueurs
de raison ou simples moments lucides et de la rémission.

La manie et la lypémanie sont assez souvent intermittentes ;
la manie surtout qui, suivant Esquirol, serait intermittente dans
les deux tiers des cas ; les accès reviennent alors tous les huit
jours, tous les mois, tous les trois mois, deux fois par an, tous
les ans, etc. Chez la femme, l'accès peut se produire à chaque
période menstruelle ou bien à chaque grossesse, à chaque lactation ou suppression de lactation. Le plus souvent, les accès ont
des prodrômes qui varient suivant le malade, mais qui sont
généralement les mêmes pour chaque sujet. Citons, pour mémoire,
le besoin de mouvement, la gaieté, la tristesse, l'émotivité, l'inappétence, l'insomnie, la torpeur, la dipsomanie, la fureur géné-
sique, etc... Un certain nombre d'aliénés intermittents annoncent
eux-mêmes le retour de l'accès, et quelques-uns viennent périodiquement se faire séquestrer dans les asiles d'aliénés. La fin
de l'accès arrive généralement brusquement, alors que, dans les
folies non intermittentes, la guérison n'arrive que graduellement.
Dans une note sur la folie à double forme, j'ai recommandé
comme moyen de diagnostic différentiel ces deux modes de terminaison ; cela est très important puisque, au premier accès, il
n'y a pas d'autre moyen de diagnostic, et que, pendant la période
d'intermittence, dans l'intermission, le retour aux idées, aux
affections, aux habitudes de la santé est complet ainsi que Esquirol l'a indiqué pour la guérison.

Ce qui constitue l'*intermission*, c'est le retour périodique de
la raison, alternant avec un accès d'aliénation mentale. Cette
intermission se produit dans un grand nombre de cas avec une
très grande régularité ; les accès de folie présentent alors la
même forme, et le retour à la raison ou le commencement de
l'accès s'annoncent toujours par les mêmes symptômes respectifs.
Nous donnons en ce moment des soins à un homme d'âge mûr
qui a régulièrement six accès d'aliénation mentale et six intermissions par an, et cela depuis un grand nombre d'années ; il
jouit pendant l'intermission d'une liberté presque illimitée et n'en
abuse jamais ; puis il se condamne lui-même à la séquestration
la plus complète quand la raison lui échappe. Les accès se succèdent avec une régularité parfaite, leur arrivée et leur terminaison s'accompagnent toujours des mêmes symptômes. Le
malade, qui occupait autrefois des fonctions administratives assez

élevées, croit retrouver tous les mois son ancienne position, il inonde alors de circulaires tous les fonctionnaires du département, maires, agents voyers, ingénieur en chef, commandant de gendarmerie. Ces circulaires sont courtes et impératives, comme suit : « M. l'ingénieur en chef, la levée de la Loire menace ruine » au niveau de la borne kilométrique n° 25. Veuillez, en ce qui » vous concerne, prendre des mesures immédiates ». Ce besoin d'expansion par circulaires, qui dure huit jours, fait place à une période d'obtusion intellectuelle si prononcée que le malade est incapable de parler et d'écrire, on le voit alors pendant trois ou quatre jours accoudé au balcon d'une fenêtre du premier étage, la main droite armée d'une canne de promenade à l'extrémité de laquelle est fixée une longue corde : *Monsieur pêche à la ligne* ; il ne faut pas le déranger, car il se servirait de sa ligne pour corriger l'imprudent qui viendrait l'arracher à son occupation favorite. L'accès se termine par une série de réclamations toujours les mêmes ; séquestration arbitraire, mauvaise qualité des aliments, insuffisance du vin, manque d'égards de la part de son gardien, puis, pendant un mois, retour complet à la raison, M. X .. se transforme en parfait gentleman, sort seul en ville, fréquente les promenades, visite les musées, ne se gêne point pour entrer, de temps à autre, dans un café pour y savourer une tasse de pur moka et assiste régulièrement à toutes les auditions de la musique militaire. Pendant cette période, M. X... s'occupe de ses affaires, correspond avec son tuteur, ne formule jamais de plaintes contre sa séquestration, trouve bonne la nourriture de la maison, et daigne remarquer que son valet de chambre est rempli d'égards pour sa personne.

Nous avons aussi parmi nos malades, une dame X... qui a régulièrement tous les sept mois, un accès de folie maniaque des plus graves, d'une durée de quatre-vingt-dix jours, avec une période d'intermission de quatre mois pendant laquelle la raison est pleine et entière. Cette dame en est aujourd'hui à sa vingtième séquestration ; l'accès débute toujours par le besoin de locomotion et la perte des sentiments affectifs ; à ce moment, Mme X..., qui a partiellement conscience de son état, se rend elle-même chez son médecin chercher un certificat et nous arrive en disant : « il n'était que temps ». Quelques jours après, elle est en proie à un délire maniaque des plus violents.

Le docteur Legrand du Saulle cite l'observation d'une femme

qui, de quatre mois en quatre mois, était affectée d'un délire
maniaque des plus violents. Chaque accès durait trois semaines ;
ce temps écoulé la malade allait reprendre sa place dans le monde
et personne ne se doutait du motif de son éloignement passager.

Broussais (1) rapporte l'observation d'une dame qui, depuis
trente années, avait tous les ans un accès de folie qui durait de
trois à quatre mois. Cette dame, dès qu'elle prévoyait le retour
de son accès, se rendait d'elle-même dans une maison de santé.

Morel (2), dans son Traité des maladies mentales, rapporte
l'observation suivante : une dame de trente-cinq ans présente
depuis treize ans : 1° un accès de folie maniaque de nature hystérique à début nocturne et subit qui dure vingt-cinq à vingt-six
jours ; 2° un intervalle lucide qui dure vingt-et-un jours pendant
lequel cette infortunée malade est on ne peut plus convenable et
raisonnable en ses actes. Ses idées sont lucides et l'exercice de
ses sentiments ne laisse rien à désirer. Les fonctions physiologiques sont parfaites et la figure a repris son expression naturelle.
Le retour de la crise ramène les mêmes accidents, les mêmes
actes, le même délire.

Maudsley (3) raconte l'histoire remarquable d'une dame qui
était pendant un jour saine d'esprit et qui était maniaque le lendemain ; cette alternance régulière durait déjà depuis plusieurs
mois quand il vit la malade pour la première fois.

M. Dagonet (4), en parlant de la folie intermittente, cite un
cas curieux d'un malade qui décrivait lui-même, dans une lettre,
sa triste maladie : « J'ai une drôle de maladie : Je suis trois semaines bien, et trois semaines en délire. La fièvre me prend, je tremble,
je bégaye, je regarde tout autour de moi avec effroi, avec une
impression pénible ; tout me fait peur, le feu, l'eau. Le corps
entier et la tête me pèsent, je suis dans un accablement profond ;
on pourrait comparer cela à une espèce d'épilepsie interne, qui
n'a pas de forme extérieure, mais qui ne fait pas moins souffrir.
Lorsque c'est passé tout va bien, je redeviens léger, gai, mes
idées sont nettes et me voilà comme tout neuf, mais pas pour
longtemps; cela me reprend tout d'un coup et je ne sais plus faire
deux pas devant moi. »

(1) De l'irritation et de la folie, Paris, 1828.
(2) Traité des maladies mentales, Paris, 1860, p. 477.
(3) The pathology of mind, London, 1870, p. 411.
(4) Traité des maladies mentales, Paris, 1876, p. 110.

Nous n'avons pas besoin de dire qu'il importe, en médecine légale, de se méfier des cas de folie intermittente, et qu'il est difficile, mais nécessaire d'en faire la démonstration devant le jury et les magistrats. Le fou intermittent est dangereux pendant les accès; dans un certain nombre de cas, principalement dans la folie à double forme, il n'a parfois que du délire des actes, qui caractérise la folie raisonnante ou folie morale; souvent au contraire, il est en proie à une violente agitation maniaque, c'est un furieux de la pire espèce pour quelques jours seulement ou pour un temps plus prolongé; il peut, dans cet état, commettre un délit ou un crime et être conduit sur les bancs de la Cour d'assises; mais alors, l'accès a disparu, l'accusé est convenable dans ses paroles, ses gestes, son attitude; il répond avec le plus grand calme et la plus parfaite lucidité aux questions qu'on lui adresse, il ne rougit point du crime qu'il a pu commettre, enfin tout porte à croire que l'on a devant les yeux un criminel endurci. C'est en pareille occasion qu'il importe de prouver qu'au moment du crime, l'accusé était en état de démence ou contraint par une force à laquelle il n'a pu résister. Nous ne sommes pas partisan de la doctrine de l'immunité quand même, nous ne croyons pas que tous les criminels soient des aliénés, et, si nous admettons l'irresponsabilité dans un grand nombre de cas, nous accorderions au contraire la responsabilité de leurs actes aux fous périodiques pendant l'intervalle lucide qui caractérise l'intermission, surtout si les accès sont rares. Il n'arrive pas souvent, d'ailleurs, qu'un aliéné intermittent se livre à des actes répréhensibles pendant l'intervalle lucide, il se distingue au contraire, dans cette période, par sa conduite régulière et ses bonnes mœurs, de telle sorte que le plus grand contraste règne entre la période maniaque et la période d'intermission.

En raison de ce que nous venons de dire, il paraît prudent de conseiller la séquestration perpétuelle des malades atteints de folie intermittente, alors que les accès sont fréquents, soudains et peu réguliers, et même si les accès se produisent à époque fixe avec des intermissions de courte durée. Nous connaissons un malade qui a tous les mois un accès de folie furieuse, qui ne lui laisse que trois ou quatre jours de répit, pendant lesquels il est absolument calme, lucide et inoffensif; il n'est pas possible de le rendre à la liberté, il ne la réclame pas d'ailleurs, et accepte la séquestration avec une résignation digne d'un meilleur sort.

Quand la période d'intermission dure plus d'un mois, qu'elle est régulière et que le retour de l'accès s'annonce par des prodrômes certains, on peut, sans inconvénient, confier les malades à leur famille. Au bout d'un certain nombre d'accès, les parents et le malade lui-même ne s'y laissent pas tromper, et prennent à temps les mesures efficaces d'une nouvelle séquestration. Cette manière d'agir, sauvegarde de l'ordre public et de la sécurité des personnes, permet au malade de jouir pendant un certain temps des bienfaits de la vie de famille.

Il nous paraît bien plus important, dans l'intérêt de la famille et du malade, de faire prononcer l'interdiction quand les accès sont fréquents, surtout dans la folie à double forme où les malades au début d'un accès, ont souvent de l'excitation fonctionnelle et la manie d'acheter tous les objets qui s'offrent à leur vue, exactement comme dans la paralysie générale. J'ai eu l'occasion d'observer, en 1877, un ancien notaire qui, en huit jours de temps, avait trouvé le moyen de dissiper une fortune de 300.000 francs péniblement acquise; la famille est aujourd'hui dans la misère : il se rendait tous les jours à la Bourse les poches bourrées de valeurs au porteur, et là, il les vendait, suivant son dire, à des prix fabuleux; malheureusement pour lui et les siens, il livrait les titres mais ne touchait jamais le prix de la vente. Une dame dont j'ai déjà parlé plus haut et qui a tous les sept mois un accès qui dure quatre-vingt-dix jours, n'avait pas, à son dernier accès, été placée à temps dans une maison de santé; un jour en l'absence de son mari, elle se rend dans les magasins d'une grande ville et se fait expédier à domicile tout ce qu'elle achète; vers six heures du soir, la maison et la rue étaient encombrées de colis, de voitures à bras, de garçons de magasin cherchant querelle au mari qui rentrait chez lui et ne savait à quel saint se vouer, pour se débarrasser des marchandises et des vendeurs.

Si l'interdiction doit être prononcée dans tous les cas analogues, il me paraît prudent de ne pas appuyer la demande en main-levée d'interdiction pendant les intervalles lucides ayant moins de deux ans de durée; car alors, pour les fous intermittents, l'état habituel, c'est la maladie; l'intervalle lucide, c'est l'exception.

Les actes civils, tels que donations et testaments accomplis pendant une période d'intermission de longue durée, doivent être valables. Il paraît regrettable, en effet, d'invalider le testament d'un homme qui, au moment où il a testé, était sain d'esprit.

Autant il paraît juste d'annuler les dispositions d'un dément qui a cédé à des influences étrangères, autant il paraît équitable de respecter les décisions de l'homme qui, malgré des actes de folie périodique, a pu tester librement. Il est évidemment impossible, dit Marc, de formuler des règles générales, positives et applicables à tous les cas, il faut s'en rapporter alors au jugement des magistrats, éclairé par les constatations médico-légales des médecins-experts.

L'intervalle lucide est un espace de temps pendant lequel l'homme qui a perdu la raison la recouvre momentanément pour la perdre de nouveau (Journal du Palais), en sorte que les actes accomplis pendant l'intervalle lucide pourraient être déclarés valables, malgré même un jugement d'interdiction! C'est du moins l'opinion de Furgole (1) qui admet aussi comme valable le testament d'un homme qui es ' dans un état habituel d'imbécillité, mais qui a testé dans un intervalle lucide. Il est évident que Furgole a confondu l'imbécillité avec une autre forme des maladies mentales, ou alors il a bien mal choisi son exemple, car les imbéciles sont des infirmes dont la responsabilité et la capacité civile ne changent pas ; ce sont des êtres bornés, incomplets, jouissant d'une dose de raison qui leur a été mesurée avec parcimonie, et absolument incapables d'obtenir les avantages d'un intervalle lucide ; il leur est impossible en un mot de retrouver, même pour un moment, une vigueur intellectuelle qu'ils n'ont jamais perdue. C'est au légataire d'ailleurs, à prouver l'intervalle lucide et à détruire la présomption contraire (Cassation, 20 nov. 1826 et *Journal des Notaires*, art. 6.237). Grenier, Toullier, Duranton, soutiennent énergiquement l'application de l'article 502 du Code civil, qui annule tous les actes passés après l'interdiction ; Merlin est d'un avis contraire : « sans doute, dit-il, *l'interdiction*, en constatant
» que l'individu qu'elle frappe *n'est pas sain d'esprit*, constate
» par cela seul, qu'il est incapable de tester ; mais elle n'est pas
» la *cause efficiente* de cette incapacité. Dès que, pour déclarer
» un furieux ou un homme en démence incapable de tester,
» n'importe qu'il soit interdit ou non, l'on est obligé de recourir
» à l'article 901 du Code civil ; il faut bien aussi que l'on s'y
» tienne pour déterminer les limites de cette incapacité ; or,
» l'interdiction ne peut pas empêcher que l'individu *n'ait des*

(1) *Traité des testaments*, chap. IV, sect. 2, n° 208.

» *intervalles lucides*, ni par conséquent qu'il ne soit sain d'esprit
» pendant ces intervalles, elle ne peut donc pas l'empêcher de
» tester. » Dalloz se range à l'opinion de Merlin et cite deux
arrêts des 11 mai 1703 et 10 juin 1704 qui ont jugé que l'interdit
pouvait tester d'une façon valable pendant les intervalles lucides ;
cette doctrine a été aussi professée par d'Aguesseau dans son
plaidoyer du 15 mars 1698.

Linas (1) déclare qu'il résulte clairement de l'article 489, que
tout acte fait pendant l'interdiction est réputé fait en temps d'incapacité, qu'il y ait ou qu'il n'y ait pas d'intervalle lucide ; l'interdiction est pour lui une mesure tutélaire qui, pour être efficace,
ne doit pas s'arrêter devant l'allégation d'un intervalle lucide.
L'article 489 n'a pas évidemment toute la portée que lui attribue
notre savant confrère ; il autorise il est vrai l'interdiction malgré
les intervalles lucides ; mais l'article 502 seul déclare nuls de
droit tous actes passés postérieurement par l'interdit.

Dans l'affaire Dubarry contre Laborie-Châtenet, jugée à Bordeaux le 20 février 1830, il est dit que la démence est une cause
de nullité des testaments quand elle est complète, mais que l'affaiblissement intellectuel à un degré peu avancé, avec des *intervalles
lucides*, particulièrement au moment de la confection d'un testament, n'empêche pas le testateur de pouvoir tester avec un jugement libre et sain. Il ne nous paraît pas possible d'admettre des
degrés dans la démence et surtout des intervalles lucides, puisque ·
la démence est la perte, l'abolition, la destruction de l'intelligence,
il en est de même pour l'affaiblissement intellectuel précurseur
de la démence. C'est dans les formes aiguës de la folie, la manie,
la mélancolie, la folie à double forme, que se rencontrent les
intervalles lucides, les intermissions vraiment dignes de ce nom ;
on ne les trouve pas dans les formes chroniques de la folie ou
dans la démence qui est une forme terminale et irrémédiable ; on
ne les rencontre pas davantage dans les infirmités mentales telles
que l'imbécillité et l'idiotie.

Si les légataires d'un testament ont prouvé qu'il y avait des
intervalles lucides, et si l'acte est sainement rédigé, il y a présomption, pour qu'il ait été fait pendant l'intervalle lucide ;
mais, suivant Mercadus (2) et Vazeille (3) qui combattent cette

<hr>

(1) *Dict. Encyclopédique des sciences médicales*, 2ᵉ série, t. III, p. 157.
(2) Mercadus, — *de Probationibus*.
(3) Vazeille, — sur l'art. 901.

manière de voir, il y a loin d'une présomption à une preuve.

Menochius et Barthole ont cherché à déterminer la durée des intervalles lucides ; ce dernier par exemple, dit que la folie qui a duré un an sans intervalles lucides est perpétuelle, et il conclut de là qu'il ne doit plus y avoir d'intervalles lucides. Il est impossible d'accepter une semblable opinion comme une règle, car il y a des folies qui guérissent après un an et plus, et des folies intermittentes avec des périodes maniaques qui peuvent durer deux ans et plus avec des périodes d'intermission d'égale durée.

Les intervalles lucides ont été admis chez le furieux et l'insensé (Cass., 26 mars 1822 et 26 mars 1842, dans l'affaire Delalleau contre Boussemart). Le président Faure et après lui d'Aguesseau ont soutenu que la loi romaine n'admettait pas les intervalles lucides des déments, mais seulement des furieux ; la loi romaine dans ce cas était dans le vrai, puisque les déments n'ont pas, en réalité, d'intervalles lucides. Cependant, la loi romaine et ensuite les auteurs Farinacius et Muyart de Vouglans regardaient comme responsables de leurs actes les individus atteints de *démence intermittente* pendant les *intervalles lucides*; il est clair que, dans ce cas, l'expression *démence intermittente* est synonyme de folie intermittente. Il en est de même en Autriche; en France, il n'y a pas de distinction, le Code pénal ne parle pas des intervalles lucides, l'article 64 est ainsi conçu : « Il n'y a ni crime ni délit lorsque le prévenu était en état de démence au temps de l'action. » Carnot prétend qu'il ne faut pas se contenter de prouver l'état habituel de démence, mais aussi que le crime n'a pas été commis pendant un intervalle lucide, il admet donc implicitement la responsabilité dans les intervalles lucides.

MM. Chauveau et Hélie pensent qu'on ne doit pas en général mettre en jugement un maniaque intermittent qui a commis un crime dans une intermittence : « Pourrait-on soutenir qu'il n'y a pas de démence au temps de l'action, par cela seul que le malade aurait agi dans une intermittence de la maladie, si l'influence de cette démence a pu s'exercer même dans un moment prétendu lucide, si l'état habituel d'affaissement ou de perturbation des facultés morales du prévenu a pu agir même d'une manière inaperçue sur son action. » C'est aux experts à élucider cette question suivant que l'acte incriminé sera plus ou moins éloigné du moment où les accès finissent ou commencent, et principalement aussi suivant la durée plus ou moins longue de l'intermission.

MM. Briant et Chaudé, dans leur traité de médecine légale, partagent cette manière de voir et s'expriment ainsi : « Le temps plus ou moins long compris entre la fin d'un accès de folie intermittente et le commencement de l'accès suivant est ce qu'on appelle un intervalle lucide. Or, les accès étant plus ou moins fréquents, les intervalles lucides sont plus ou moins longs ; et si les accès reviennent à des époques très rapprochées, tous les mois par exemple, on peut dire que la raison n'est jamais complète puisque dans l'aliénation comme dans les maladies corporelles, l'accès qui finit laisse toujours après lui un trouble, une faiblesse plus ou moins durable, et que l'accès subséquent est le plus souvent précédé quelques jours à l'avance d'un malaise et d'un désordre plus ou moins prononcés. »

Le Code suédois admet implicitement la valeur des intervalles lucides, il y est dit : « Le testament d'un individu présumé aliéné n'est valable qu'autant que deux témoins peuvent affirmer que le testateur était sain d'esprit et jouissait de la plénitude de sa volonté au moment de la rédaction de l'acte. »

Les lois allemandes sur la matière sont loin d'être exemptes de tout reproche et cependant elles sont par rapport à la législation française, plus larges, en ce sens qu'elles admettent la capacité de tester dans les intervalles lucides et cela, non pas à la façon de l'article 901 du Code civil français, mais avec un article spécial ; dans les cas douteux, *elles obligent le magistrat à requérir l'assistance des médecins légistes.*

Allegem ; Landr., § 147. — *Lorsqu'il est patent que le testateur était atteint, par intervalles, d'une maladie mentale, le juge devra rechercher si le testateur était sain d'esprit au moment où il a testé.*

Allegem ; § 148. — *En cas de doute, il aura recours à l'assistance d'un expert.*

Allegem ; § 20, titre 12, vol. 1. — *Ceux qui ne sont privés de leur raison que de temps en temps, pourront disposer par testament dans les intervalles lucides.*

Le Code prussien permet aux maniaques de tester et de contracter, pendant les intervalles lucides ; mais, dans les affaires criminelles, il demande seulement si l'accusé était dément ou imbécile au temps du fait (Casper).

Dans la Prusse rhénane, le Code civil français a été longtemps en vigueur; on devait alors interdire le dément, l'imbécile et le furieux, malgré les intervalles lucides.

En Angleterre, les actes commis pendant les intervalles lucides ont la valeur d'actes accomplis librement et dont les auteurs doivent être responsables.

Dans un certain nombre de pays enfin, les intervalles lucides peuvent constituer une circonstance atténuante en faveur d'un accusé.

De tout ce qui précède, il est facile de conclure que, pendant l'intermission, le fou intermittent peut et doit être assimilé à un aliéné guéri ou à l'homme sain de corps et d'esprit, et que, par conséquent, il possède la capacité civile et la responsabilité de ses actes; nous ferons cependant quelques réserves à propos des intermissions de courte durée, alternant avec des accès fréquents d'aliénation mentale, car, dans ce cas, l'intermission se rapproche sensiblement des simples moments lucides que nous devons étudier dans le chapitre suivant.

La médecine mentale possède-t-elle des signes certains ou seulement probants qui permettent de reconnaître la guérison? Casper semble en douter, et cependant il ajoute que l'on trouve chez l'aliéné guéri l'aveu des conceptions délirantes reconnues comme telles, tandis que chez le fou intermittent, dans un intervalle lucide on ne le trouve pas. Cette appréciation vraie pour l'aliéné guéri est inexacte pour le fou intermittent, car souvent des malades atteints de folie périodique m'ont raconté ce qu'ils avaient éprouvé pendant l'accès et la plupart avaient conscience de l'époque précise de l'invasion et de la disparition du mal.

Pour bien des gens, la guérison de la folie est un leurre et ils s'appuient pour formuler leur opinion sur la fréquence des rechutes; de telle sorte que, par exagération, on pourrait dire qu'une guérison qui aura duré pendant plusieurs années n'est qu'un intervalle lucide. Ceux qui ne croient pas à la guérison de la folie n'ont jamais soigné d'aliénés, et se figurent cependant les connaître; ils sont parfois aveuglément crus sur parole, même quand ils disent, par contre, que les aliénistes voient des fous partout. Ce qui est vrai, c'est que l'aliéniste voit des fous là où le monde n'en voit pas et réciproquement que le monde regarde fous, des simulateurs, des extravagants, des gens passionnés, que l'aliéniste considère comme sains d'esprit et responsables de leurs actes.

CHAPITRE II

Des moments lucides (1)

Nous avons déjà dit dans la première partie de ce travail, que les auteurs étaient bien loin de s'entendre sur la question des intervalles lucides; s'il fallait s'en rapporter aux affirmations de nos contradicteurs, il faudrait même regarder la folie intermittente, comme une vieille rengaîne, une erreur du passé, qui aurait été reproduite dans tous les ouvrages de nos maîtres; ce qu'on a pris jusqu'à ce jour pour de la manie intermittente, c'est de la manie rémittente; les périodes dites d'intermission ont été mal observées; si on avait étudié à fond (on sait mieux observer aujourd'hui qu'autrefois!), on aurait vu que les malades en prétendue puissance d'intermission présentaient à l'état larvé ou plus ou moins élémentaire, des troubles de l'ordre moral ou intellectuel. Nous sommes donc naturellement conduits à supposer, que pour bien voir, il faut pousser la finesse d'observation tellement loin, que la chose devient impossible pour les médecins simplement doués du vulgaire et gros bon sens; ils ne connaissent point l'usage du phrénomètre (instrument qui attend toujours un constructeur) au moyen duquel on obtiendra des graphiques!! bien nets!! donnant la dose maxima ou minima de l'intelligence de chacun de nous, et inscrivant en tracés magiques les moindres perturbations de l'esprit.

Parlons clair, et avouons que nous ne savons pas déterminer d'une façon absolue la limite qui sépare la raison de la folie, et qu'il nous est mathématiquement impossible de dégager cette inconnue, la normale de la raison, parce qu'il nous manque l'esprit-étalon à type invariable auquel on pourrait comparer tous les états douteux de l'entendement. Il existe d'ailleurs des états intermédiaires, bien étudiés par notre savant maître le professeur Ball (leçons sur les frontières de la folie), qui, en médecine mentale comme en histoire naturelle sont la preuve que tout se suit et comporte graduellement selon les lois de l'évolution progressive ou régressive.

(1) Mémoires de la Société, T. IX, 1886.

M. Sébastien Mabit affirme que ses maitres et notamment M. Espiau de Lamaestre n'ont jamais observé de folies intermittentes dans le cours de leur longue carrière; cela est d'autant plus remarquable, que tous les autres aliénistes en ont fait des descriptions imagées, et que certains d'entre eux ont essayé les antipériodiques pour en obtenir la guérison. Parmi les aliénistes qui admettent ou ont admis l'existence de la folie intermittente, nous citerons : Pinel, Georget, Broussais, Esquirol, Aubanel, Falret père, Guislain, Morel, Marcé, Lunier, Linas et MM. Calmeil, Baillarger, Ball, Legrand du Saulle, Ach. Foville, Dagonet, J. Cotard, Taguet, Regis, etc.; il faudrait en citer bien d'autres, y compris M. Billod qui admet que la manie est bien plus rarement intermittente qu'on ne le pense généralement, avec cette nouvelle restriction que « dans aucun des cas qu'il a observés, il n'a constaté, pendant l'intervalle des accès, un état mental parfaitement régulier »; ce qui nous permet de croire que M. Billod n'admet pas plus que son collègue le docteur E. de Lamaëstre l'existence de la folie intermittente; ils ont probablement à leur disposition des procédés spéciaux d'observation, qui nous ont fait complètement défaut ainsi qu'à tous nos maitres et devanciers! J'aime mieux croire toutefois que l'occasion leur a manqué, car j'ai constaté par moi-même l'existence de la folie intermittente aussi bien à Tours qu'à Rouen, Avignon, Paris et Blois. Nous avons la conviction intime que nos savants contradicteurs ne persisteront pas dans leur opinion négative et qu'une fois l'habitude prise, ils seront surpris de voir que les cas de folie intermittente sont assez fréquents, que les accès se produisent et disparaissent brusquement, et qu'il n'y a pas de confusion possible avec la folie rémittente dont les allures sont sensiblement plus calmes.

Quant *aux moments lucides* que nous avons désignés ainsi, pour les mieux distinguer des intervalles réguliers et prolongés qui séparent deux accès de folie intermittente, nous ne sachons pas que personne ait jamais songé à en nier l'existence, ils se produisent dans toutes les folies aiguës. Dans les formes chroniques de l'aliénation mentale ou dans les infirmités cérébrales, on ne les observe pas; les déments ou les idiots sont des êtres immobilisés, les uns sont arrivés à la déchéance, les autres n'ont jamais fait un pas en avant dans la voie du progrès.

Les *moments lucides* ont pour caractère principal leur durée éphémère; ils apparaissent inopinément, oubliant toujours d'annoncer leur arrivée; c'est un instant de raison qui apparaît en plein délire et disparaît au plus vite. Ces lueurs ou éclairs de raison, ces bonds ou ces échappées de l'intellect sont si soudains, si inattendus, si dissemblables et si fugaces, qu'il me paraît impossible de leur accorder une importance quelconque en médecine légale. Une observation prolongée et un examen sérieux et approfondi sont indispensables déjà, quand il s'agit de dire si un aliéné a reconquis sa liberté morale pendant une intermission, et si cela est difficile pour des intervalles lucides réguliers, comment oser l'affirmer quand il s'agit de *moments lucides*. Le médecin légiste ne devra point, en ce cas, avoir d'hésitation, il lui sera impossible de déclarer qu'un aliéné est responsable de ses actes, en raison de la lucidité passagère de son esprit; de même il devra lui refuser le pouvoir de tester librement et de donner valablement son consentement pour tous les actes de la vie civile.

L'intervalle lucide, en dehors des folies intermittentes, pourrait facilement d'ailleurs être confondu avec une rémission passagère, principalement si l'on admet avec certains auteurs que, au début de l'intervalle, la lucidité n'est pas parfaite et que, à la fin, l'esprit se trouble d'une façon progressive; de telle sorte que le trouble de l'esprit apparaîtrait à nouveau au moment où la lucidité complète viendrait s'affirmer.

Cette hypothèse ne saurait se réaliser; car, si dans la rémission on observe des améliorations ou des rechutes successives, on ne trouve point ce caractère dans les folies où l'on observe les intervalles lucides réguliers, constants, dont on peut prévoir l'arrivée ou la disparition. Les moments lucides se produisent parfois chez les aliénés au moment de la mort, nous l'avons constaté en maintes circonstances, mais il y avait toujours une affection aiguë intercurrente produisant une sorte de rémission, la maladie récente se substituant à la plus ancienne; on les a aussi signalés chez les *déments* à l'article de la mort, nous n'avons pas eu l'occasion de le vérifier et nous nous demandons si les malades étaient bien réellement des déments, dans l'acception rigoureuse du mot, étant acquis, que la démence est la déchéance absolue de l'esprit avec perte irrémédiable de la raison. Doit-on, dans l'affirmative, profiter de semblables instants de lucidité *in extremis*, pour obtenir des aliénés des aveux, des dépositions ou des témoignages valables en justice? évidemment non, cela est inadmissible en l'état actuel de nos connaissances et sous l'empire de

la législation qui nous régit ; il ne peut y avoir, d'ailleurs, de
contrôle ou d'examen contradictoire, ce qui doit toujours être
possible, si l'on ne veut pas donner matière à des discussions
interminables ou à des interprétations fâcheuses, capables de
compromettre la dignité des uns et les intérêts des autres.

Dans la folie circulaire ou à double forme, certains auteurs ont
signalé un véritable intervalle lucide entre la période d'excitation
et la période de dépression ; nous regardons comme seule vraie,
l'opinion d'Esquirol et de M. Baillarger, qui considèrent cet état
comme une période de transition, pendant laquelle la folie persiste
toujours, tout en ayant perdu ses côtés brillants ou saillants ;
dans cet état, le malade est souvent mis en liberté, il est calme,
peu actif, pas assez même, il se laisse alors facilement diriger, il est
encore irresponsable de ses actes et incapable de gérer ses intérêts.

En résumé, les moments lucides, qu'ils se produisent au milieu
ou à la fin d'un accès d'aliénation mentale, qu'ils surviennent *in
extremis* chez le maniaque ou le dément, ne doivent pas donner lieu
à des discussions oiseuses, ils n'on de constant que leur irrégularité ; il ne faut leur accorder d'autre importance que celle déjà indiquée par nous, dans un autre travail, à savoir : que leur apparition
à la fin d'un accès de manie franche peut annoncer une guérison
prochaine, dans ce cas, ils sont de plus en plus nets et prolongés.

Nous terminerons ce chapitre en donnant comme type de cette
variété d'intervalle lucide le fait suivant, facile à constater chez
une malade actuellement soumise à notre observation : Mme X...
est en traitement à l'asile de Blois pour la deuxième fois ; c'est
une héréditaire qui, à deux reprises différentes, nous a été confiée pour un violent accès de manie puerpérale avec impulsions au suicide ; le deuxième accès se prolonge depuis plus de
15 mois, la perte du sentiment, de la raison et de la volonté est
absolue ; il est impossible de fixer son attention et d'obtenir une
réponse aux questions les plus simples, elle prononce des mots à
la suite les uns des autres sans qu'il soit possible d'établir une
liaison entre eux ; mais, tout d'un coup, sa physionomie change,
elle se transfigure pour 15 ou 20 secondes, parfois plus, parfois
moins et prononce alors des phrases coordonnées et précises :
« Que je suis heureuse de pouvoir causer avec vous, cela fait
» tant de bien » ou encore « mais vous partez déjà, restez doc-
» teur, ne m'abandonnez pas, j'ai tant de choses à vous dire, je
» voudrais tant guérir. » A plusieurs reprises, les moments

lucides ont été si nets, qu'elle a eu le temps de comprendre l'horrible situation dans laquelle elle est aujourd'hui et alors elle disait : « Mais c'est affreux, c'est épouvantable, je ne guérirai » donc pas, cette fois. »

Ce sont bien là les lueurs d'un instant, les moments lucides dont l'apparition surprend, étonne et confond l'observateur; ils nous donnent la preuve que le malade n'est point condamné à l'incurabilité, que si l'intelligence est le plus souvent tourmentée par des conceptions délirantes qui l'absorbent et l'obsèdent, elle n'est point abolie, elle est seulement voilée, obscurcie, noyée dans les flots du délire; cela nous permet aussi de supposer, que la maladie consiste en des troubles fonctionnels du cerveau sans aller jusqu'aux lésions destructives, au moins dans les vésanies pures. La morbidité est en rapport avec des modifications de la circulation cérébrale (congestion ou anémie) qui, comme on le sait, sont produites par les nerfs de la vie végétative, les vaso-moteurs, dilatateurs ou constricteurs; ce qui revient à dire, quitte à le démontrer plus tard, que l'aliéné possède une masse cérébrale capable à un moment donné de fonctionner normalement; la lucidité parfaite ne survient qu'au moment où les vaso-moteurs rentrent dans la bonne voie du fonctionnement normal, qui est pour eux l'état de guerre. Les physiologistes contemporains admettent en effet comme démontré, que les circulations locales sont sous la dépendance absolue des deux variétés de vaso-moteurs, les vaso-constricteurs et les vaso-dilatateurs; quand ils sont en opposition permanente, la circulation est normale, le fonctionnement régulier de nos organes est assuré ; si l'un d'eux prédomine soit par excès d'action, soit par affaiblissement de son adversaire, l'équilibre est rompu, le trouble fonctionnel apparaît.

On ne rencontre pas chez les aliénés, surtout au début, des désordres limités aux opérations cérébrales, il y aussi des troubles de la nutrition générale, des secrétions salivaires, intestinales, sudorales, etc., des troubles de la menstruation et une foule d'autres symptômes morbides de l'ordre physique (l'échec des simulateurs), qui démontrent surabondamment la mise en jeu du système nerveux ganglionnaire. A l'état normal, le grand sympathique joue un rôle effacé au moins en apparence, mais en aliénation mentale il domine la situation; notre personnalité psychique libre et brillante, la raison, la volonté sont reléguées au second plan: quand l'esprit est mort, la brute apparaît.

CHAPITRE III

Des rémissions dans les maladies mentales

La rémission, dans l'acception la plus large du mot, sert à désigner, en médecine mentale, un état particulier et le plus souvent provisoire caractérisé par la diminution, l'amoindrissement, l'atténuation des symptômes morbides d'une des formes de la folie, diminution parfois si remarquable qu'elle peut être prise et confondue avec la guérison ou une intermission.

On admet généralement que les rémissions peuvent se produire à divers degrés dans toutes les formes et périodes des maladies mentales; mais souvent les rémissions ne sont pas assez prononcées ni assez durables pour qu'on puisse y attacher de l'importance en médecine légale.

Tant que la maladie persiste et que des signes, non douteux pour un médecin aliéniste, viennent affirmer son existence, il est juste d'assimiler le rémittent à un être privé de la raison et irresponsable de ses actes.

Mais, dira-t-on, à quoi reconnaître la rémission alors que par sa durée, sa persistance et son importance elle présente les apparences de la guérison?

C'est un problème à résoudre dont la solution présentera des difficultés réelles si le malade n'a pas été observé par le médecin pendant la période aiguë, soit au début, soit plus tard quand la maladie était en pleine voie d'évolution; mais quand un médecin légiste aura porté le diagnostic de rémission c'est qu'il aura, soit par une observation directe, soit par une enquête, constaté la diminution ou l'amoindrissement et non la disparition ou la cessation complète des symptômes d'une maladie mentale.

Quand la maladie n'est plus appréciable à nos sens et à toutes nos recherches, examens et investigations elle n'existe plus, la guérison n'est plus contestable ou alors il est survenu, dans la marche de la maladie, une interruption momentanée plus ou moins durable, en un mot une intermission, ce n'est plus la rémission.

La mission d'un expert appelé à décider au nom de la science si un homme est capable de tester, de contracter ou de témoigner en justice est chose infiniment délicate et grave qui nécessite une étude approfondie et spéciale des maladies mentales; cette mission devient plus épineuse encore quand on se trouvera en présence d'un malade rémittent qui pratique la dissimulation de ses idées délirantes.

Nous avons eu l'occasion, en maintes circonstances, d'observer des aliénés ayant des hallucinations de l'ouïe qui, après un séjour plus ou moins prolongé dans un asile d'aliénés, avaient assez d'empire sur eux-mêmes pour affimer qu'ils n'entendaient plus de voix, qu'ils étaient guéris et cela dans le but d'obtenir leur sortie et parfois aussi pour mettre à exécution des actes plus ou moins dangereux.

L'état de rémission est, pour l'aliéné, une halte plus ou moins prolongée dans la marche de la maladie, un moment de répit, un apaisement du délire, un amoindrissement enfin, des phénomènes morbides. Rien n'est plus variable que la forme, la durée et l'importance de la rémission. Esquirol a cependant observé que dans la manie, il se produit toujours une rémission pendant le premier mois de la maladie.

Il est certain que sous l'influence de l'isolement dans un asile d'aliénés, il se produit souvent et très rapidement une rémission très accusée qui vient témoigner en faveur de ce moyen de traitement; mais en dehors de cette circonstance toute spéciale, l'irrégularité dans l'importance et la durée des rémissions est chose admise par tous les auteurs et c'est probablement pour cette raison que personne n'a songé à en faire une étude spéciale.

Dans la folie circulaire (Falret) ou à double forme (Baillarger) on observe une période de rémission qui, le plus souvent, n'est que le passage d'une forme délirante à une autre forme; ce n'est pas une intermission.

Mme X..., entrée à l'asile de T..., en 1865, était atteinte de folie puerpérale avec stupeur mélancolique. Pendant six mois, la maladie ne présenta pas la moindre modification et cessa brusquement dès la première menstruation. Mme X..., semblait sortir d'un long rêve; à un mutisme obstiné succéda un besoin tout spontané de parler; le besoin de mouvement et de marcher remplaça la station assise et l'immobilité absolue. Nous avions tout lieu de croire à une rémission de bon augure, quand au bout de plusieurs jours survinrent progressivement de la loquacité, de l'incohérence dans les idées et les actes, puis enfin un état très accusé d'excitation maniaque : nous avions assisté à une trans-

formation du délire, Mme X..., était atteinte de folie à double
forme. Certains maniaques, dit Esquirol, « ne sont agités, violents,
emportés qu'à certaines périodes du jour, qu'à certains jours,
que dans certaines saisons, tandis que leur délire est calme et
paisible pendant tout le reste du temps. »

Souvent aussi, d'après le même auteur, et cela est devenu classique, la guérison de la manie ne se produit qu'après une longue
série de rémissions et de recrudescence de la maladie.

La lypémanie rémittente (Esquirol) est la forme de lypémanie
la plus fréquente « certains lypémaniaques ont une augmentation
de délire tous les deux jours, d'autres éprouvent une rémission
très marquée le soir et après dîner, tandis que d'autres sont très
exaspérés au réveil et au commencement de la journée. »

La rémission se produit donc soit le matin, soit le soir, soit tous
les deux jours, parfois et par exception d'une façon très régulière (Esquirol).

Pour ceux qui ont vécu avec les aliénés, il existe des signes
dans l'ordre physique et moral qui permettent de ne pas confondre une rémission même prolongée avec une intermission ou
une guérison.

La guérison d'un aliéné, en dehors de certaines formes intermittentes, ne se produit pas habituellement d'une façon brusque
et soudaine, elle survient progressivement : le délire cesse peu à
peu ; les hallucinations se produisent à intervalles plus éloignés
les uns des autres ; le sommeil, dont presque tous les aliénés sont
privés (dans la période d'acuité de la maladie) revient progressivement et contribue à l'apaisement des fonctions cérébrales
depuis longtemps surexcitées ; l'excitation générale s'apaise ; les
forces physiques que la maladie semblait avoir décuplées s'amoindrissent ; l'abattement fait place à l'excitation maniaque ; l'appétit
renaît ou bien la voracité disparaît suivant les cas ; la sensibilité
physique et morale recouvre peu à peu sa puissance, etc...

« La guérison est opérée si le malade est revenu à ses anciennes
habitudes, à son ancien caractère. Si on l'observe de plus près,
on s'assure que tel individu qui, pendant le délire ne pouvait verser une larme, pleure avec facilité, que tel autre sujet à tousser,
à cracher, à suer, à éprouver des douleurs dans différentes régions
du corps, a reconquis toutes ces légères indispositions sauvegardes
de la bonne santé » (Esquirol).

Le retour à l'embonpoint qui se produit après la diminution

14

notable du délire chez un aliéné convalescent est un signe favorable et à peu près constant de guérison ; par contre si un aliéné
prend de l'embonpoint avant que le délire disparaisse ou s'amende
notablement c'est en général un signe précurseur de l'incurabilité.
Un aliéné guéri comprend qu'il a été malade, il en convient et
témoigne de la reconnaissance à ceux qui lui ont prodigué des
soins. L'aliéné passé à l'état de chronique ou le rémittent utilise
souvent cette situation pour se plaindre de tout et de tous et lancer
à tort et à travers des accusations peu ou pas justifiées contre le
personnel, les médecins, la police et les autorités administratives ;
accusations redoutables et redoutées, dont les journaux d'information se délectent à la grande satisfaction des lecteurs avides de
scandales. Devant ces plaintes et ces accusations, les médecins
aliénistes restent muets ; ils n'ont rien à faire, rien à dire, il leur
est interdit de répondre, de défendre leurs subordonnés, de mettre
les choses au point, de dire la vérité : ils sont liés par le secret
médical et la crainte d'une action en dommages-intérêts pour
violation du dit secret.

Comme exemple, il nous paraît intéressant de citer l'auto-obser-
vation qui m'a été expédiée par un ancien malade ayant eu une
crise aiguë d'aliénation mentale, pendant laquelle il a commis les
actes les plus violents contre les infirmiers et ses camarades d'infortune et qui, plus tard, ayant obtenu sa sortie (pendant une
période de rémission) sur la demande formelle de sa famille, a fait
aux autorités administratives et judiciaires des plaintes et intenté
des actions judiciaires partiellement suivies d'effet, dont j'ai eu à
me défendre pendant plusieurs années.

La guérison ou une période sérieuse d'intermission s'étant enfin
installée, le malade a compris qu'il avait fait fausse route et a cru
devoir s'en excuser dans les termes suivants :

« Monsieur,

« Je vous prie d'avoir la bonté de m'excuser de vous écrire,
mais j'ai pensé qu'ayant autrefois adressé des plaintes, non pas
contre vous, je ne l'ai jamais fait, mais contre le personnel que
vous dirigez à l'asile de B..., je devais, puisque ces plaintes étaient
erronées et étaient dues à des accès de fièvre cérébrale, d'aliénation mentale même, m'en excuser auprès de vous lorsque la raison
m'était revenue.

« C'est ce que je fais aujourd'hui, si vous voulez bien me le per-

mettre; *je reconnais expressément que ces plaintes étaient
complètement fausses*, et, bien entendu, vous pourrez faire de
cette lettre tel usage qu'il vous plaira; je trouverais tout naturel
par exemple, que vous fissiez connaître à l'asile de B..., si vous
en avez l'occasion, les regrets et les excuses que je tiens à vous
adresser à présent pour ces plaintes sans fondement. J'ai du reste
envoyé des lettres semblables à celle-ci à M. l'Inspecteur X..., et
à M. le Procureur de la République pour retirer mes plaintes
d'autrefois.

« Je tiens à vous dire qu'il n'y a pas eu de ma part, *de calomnie
voulue,* ni même de « monomanie de la calomnie, de l'accusation »,
mais la maladie d'estomac et d'intestin dont je souffrais, en arrêtant la nutrition de l'organisme a provoqué des troubles nerveux,
puis de la surexcitation, de l'hypocondrie et enfin une sorte d'hypertrophie de l'imagination qui m'a fait croire à la réalité de
faits imaginaires. Il y avait aussi hyperesthésie de la sensibilité
(ce qui fait qu'un potage *un peu* trop poivré devenait pour moi
empoisonné). Je vous cite là un fait sur lequel vous m'avez interrogé et qui prouve bien mon irresponsabilité d'alors, en ce qui
concerne mes plaintes, et enfin, il y a eu comme des hallucinations
de somnambule qui m'ont fait croire *à des actes qui n'ont existé
que dans mes rêves comme je m'en rends compte à présent.*

« Vous savez du reste que j'étais complètement aliéné à ce
moment, et que je n'avais aucune responsabilité de mes actes. Je
passais mon temps à livrer des batailles imaginaires (et les travaux de l'asile me suggéraient l'idée de brouettes-parabales avec
sacs métalliques pleins de sable, de crin, de limaille de fer et de
fils d'acier roulés en spirale, ou de pois fulminants explosibles
avec mélinite et chevrotines pour arrêter la cavalerie ennemie).
Comme invention, c'est pauvre; en réalité, *je dormais éveillé.*
Je ne me réveille à présent que pour voir toutes les sottises que
mon sommeil m'a fait faire et surtout tous les torts que j'ai eus,
et pour tâcher de m'en excuser auprès de ceux qui ont pu s'en
rendre compte, surtout auprès de vous. J'ai donc tenu à vous
envoyer mes excuses aussi complètes et explicites que j'ai pu les
écrire.

« Veuillez agréer, Monsieur, avec tous mes regrets aussi pour
le dérangement que je vous ai causé en juin, il y a deux ans,
mes plus respectueuses salutations.

« X..., fonctionnaire en congé. »

Le dérangement auquel notre ancien malade fait allusion s'est traduit par le parcours de 120 kilomètres pour me rendre à une convocation du Procureur de la République devant la commission chargée d'accorder l'assistance judiciaire au plaignant; cette commission s'est déclarée incompétente à cause de mon changement de domicile. Ce qui m'a valu une deuxième comparution devant une nouvelle commission qui n'a pas accordé d'ailleurs l'assistance judiciaire au plaignant.

Notre ancien malade a fort bien indiqué et différencié les signes qui caractérisent la rémission et la guérison ou l'intermission, puisque ainsi que nous l'avons dit au chapitre Ier les folies intermittentes peuvent être assimilées à une série de guérisons ou de rechutes plus ou moins fréquentes. En tout cas et par précaution nous avons conservé la lettre d'excuse parce qu'elle pourra nous être utile un jour si notre ex-malade fait une nouvelle crise d'aliénation mentale et certainement alors de nouvelles plaintes.

Nous n'avons point trouvé de jugement ayant admis que la rémisson de la folie était suffisante pour permettre de considérer comme responsable ou partiellement responsable de ses actes un aliéné en état de rémission de sa maladie, même quand les actes incriminés étaient étrangers à ses idées délirantes.

La rémission n'est pas suffisante pour permettre la validation des actes de la vie civile tels que : testaments, mariage, procurations diverses, consentement au mariage des enfants, témoignages ou aveux faits en justice, etc. Il y aurait d'ailleurs grande imprudence, imprévoyance ou injustice à admettre chez le rémittent semblable responsabilité ou capacité civile.

On ne peut donc pas mettre sur la même ligne l'homme sain d'esprit et le rémittent qui continue à être un malade susceptible, soit de guérir, soit au contraire de passer à l'état chronique et à l'incurabilité, et par suite il faudra invalider les actes civils accomplis pendant une rémission même très accusée ou prolongée et déclarer irresponsable des actes délictueux ou criminels, qu'il aurait pu commettre, le rémittent dont la famille aurait obtenu la sortie d'un asile d'aliénés avant sa guérison complète et assurée, ou même aussi pendant une sortie à titre d'essai. Nous devons ajouter qu'il doit être ainsi jugé quand l'interdiction du malade n'a pas été prononcée.

D'Aguesseau, ainsi que nous l'avons déjà dit, au chapitre Ier, comprenait parfaitement le sens et la portée du mot rémission, lorsqu'il disait : « La rémission est un amoindrissement des symptômes de la maladie, l'intervalle lucide est une sorte de guérison. »

La rémission n'a pas d'ailleurs attiré l'attention des médecins ou des jurisconsultes autrement que pour la différencier des intervalles lucides.

Pour toutes ces raisons, il ne convient pas de donner mainlevée du jugement d'interdiction — prononcé dans la période active de la maladie — quand l'aliéné, rendu à la liberté, n'est pas encore guéri ou dans une période d'intermittence, mais se trouve seulement en état de notable rémission.

« La folie rémittente ne peut donner lieu à des questions médico-légales bien difficiles, parce que même pendant les rémissions, elle présente des traces trop saisissables de désordre mental pour qu'on puisse révoquer en doute l'irresponsabilité des actes de l'aliéné en matière pénale ou leur nullité en matière civile » (Marc, folie, médecine légale, tome II, p. 496).

Depuis Marc, Legrand du Saulle (la folie devant les tribunaux) et Morel, dans son traité malheureusement inachevé, n'ont pas formulé d'opinion nouvelle. En résumé, dans toutes les formes de la folie la valeur des états de rémission est nulle en médecine légale et il n'y a rien à changer aux idées de Marc que nous venons de citer.

CHAPITRE IV

*De l'interdiction, du conseil judiciaire, des excuses,
des dispositions,
testaments et autres actes de la vie civile.*

1° DE L'INTERDICTION.

En préparant notre travail sur les intermissions, les moments lucides et les rémissions, nous avions pris des notes, dans le Journal du Palais, qui nous ont paru utiles à publier et à présenter à nos collègues, qui n'auraient pas eu le temps ou la curiosité de faire les mêmes recherches.

La Démence, a dit Toullier, est l'état de celui qui est habituel-

lement privé de l'usage de sa raison. Le mot *démence* en médecine légale est employé dans le sens général, c'est *'a folie* ou
l'aliénation mentale; il ne doit pas être assimilé pas plus à la
démence organique qu'à la démence vésanique.

Les lois romaines autorisaient l'interdiction, non seulement
pour cause de *démence* mais aussi pour cause de surdi-mutité, de
prodigalité et de maladie chronique... (de tut et curat. L. 8 § 3.
— Justinien de curat. §§ 3 et 4.)

Dans l'ancien droit français, suivant Denisart, les motifs d'interdiction étaient la démence, l'imbécillité, la dissipation, la prodigalité, l'incapacité à gouverner ses affaires, la faiblesse qui fait
succomber aux premiers efforts de séduction. On trouve dans
Merlin, un arrêt du 11 août 1575 dans lequel l'interdiction fut
prononcée dans un cas où il y avait simplement grande dispropor-
tion d'âge entre une veuve et celui qu'elle voulait épouser et, de
sa part, avantages pécuniaires considérables. Toutefois à cette
époque, l'interdiction pouvait être partielle, c'est-à-dire limitée à
un certain nombre de faits ou même à un seul fait.

La loi du 8 germinal an II, Chapitre II (art. 489 du Code
civil) déclara que l'interdiction serait prononcée pour cause de
fureur, de démence et imbécillité, sans rien dire de la prodigalité.

La question de savoir si la prodigalité pouvait encore être une
cause d'interdiction fut soumise au Conseil des Cinq Cents, qui
passa à l'ordre du jour sans rien décider et plus tard, dans un cas
soumis au tribunal de Paris le 13 germinal an X, un procès en
main-levée d'interdiction ne fut intenté que sur la foi de deux
lettres des ministres de la justice Lambrecht et Cambacérès, en
date des 1er frimaire an VII et 16 vendémiaire an VIII, dans lesquelles il était dit que sous l'empire de la nouvelle législation, il ne
pouvait plus y avoir lieu à l'interdiction pour cause de prodigalité.

« Le majeur qui est dans un état habituel d'imbécillité, de démence ou de fureur, doit être interdit, même lorsque cet état
présente des intervalles lucides (Code civil, art. 409). »

La rémission ou diminution des symptômes d'une maladie
mentale ne constitue pas l'état habituel, c'est une phase, une
période souvent bien courte; elle ne peut et ne doit pas être
invoquée pour obtenir main-levée d'un jugement d'interdiction.

Le législateur a restreint d'ailleurs les causes de l'interdiction;
il s'est montré avide de protéger et de respecter la liberté du
citoyen et a réservé l'interdiction pour les cas urgents. Le Con-

seil judiciaire remplace maintenant l'interdiction pour la prodigalité, la simple faiblesse d'esprit et la surdi-mutité. Il a été jugé
qu'il n'y avait pas lieu de prononcer l'interdiction d'un sourd-
muet, qui fait preuve d'intelligence, alors même qu'il ne sait ni
lire ni écrire (Lyon, 14 janvier 1812, Fabre contre Beyclon. —
Rouen, 18 mai 1812. — Dalvincourt, tome I, page 131 et Merlin,
report. art. Sourds-muets, § I).

Pour déterminer le jugement d'interdiction, il faut que l'état
de démence, de fureur ou d'imbécillité soit *habituel*; il n'est pas
besoin qu'il soit *continu*, l'interdiction pouvant être prononcée
même s'il y a des *intervalles lucides*.

La folie (démence en terme de droit) existe quand il y a lésion de
l'intelligence et perte de conscience de cette lésion. Celui qui se
reconnaît fou, *ne l'est pas encore* ou *va cesser de l'être*. Dans la
description d'un voyage, Baillarger a trouvé de la folie, la définition suivante : « La folie est une infortune qui s'ignore elle-
même. » La perte de conscience détermine fatalement l'abolition
de la volonté et du pouvoir de se déterminer, elle entraîne fatalement l'irresponsabilité criminelle et l'incapacité civile. Lorsque
la raison est atteinte et que le malade en a conscience et résiste
aux impulsions qui le poussent à tuer, à voler ou à incendier, il
est encore capable d'un effort; mais le jour où il cède, il n'est
plus capable de considérer comme fausses et maladives les idées
enfantées par son imagination maladive, il est dominé par les hallucinations qui l'obsèdent, il obéit aux voix qui le poussent à tuer
ou à incendier. Il tue habituellement pour remplir une mission,
pour protéger sa vie qu'il croit menacée, il tue et immole même
les êtres qui lui sont chers, sa femme et ses enfants.

Il ne s'agit pas de prouver que l'aliéné dit criminel ne raisonne
pas, il raisonne parfois d'une façon surprenante, le tout est de
prouver que sous l'influence d'une maladie mentale, il raisonne
faux habituellement et qu'il n'a pas conscience de son état.

« Il n'est pas possible que l'homme soit fou et responsable...
répétons-le donc, le fait caractéristique sur lequel la définition
de la folie doit-être fondée, c'est la perte de conscience et l'im-
puissance du pouvoir volontaire du sujet... Les auteurs ont divisé
l'aliénation mentale en *partielle* et *générale*. Eh bien! vous allez
voir que cette division s'accorde mal avec les idées que je viens
d'exprimer. En effet, est-ce que la folie est susceptible d'un plus
ou moins dans ses limites? Est-ce qu'on peut être fou plus ou

moins, fou à demi, plus fou qu'un autre fou? Non, messieurs, on est fou ou on ne l'est pas, comme on a conscience ou on ne l'a pas, comme on domine ses actes ou on ne les domine pas... C'est contre une semblable conception de la folie que nous nous sommes prononcés et nous y persistons, car la folie est une ou elle n'est pas. » (Baillarger, leçon faite à la Salpêtrière, le 9 avril 1854.)

Nous sommes donc en droit de dire que la doctrine de la folie partielle et par suite de la responsabilité partielle ne peut que fournir aux magistrats et aux jurés l'occasion de commettre de nouvelles erreurs judiciaires.

Suivant Toullier, l'état d'un individu atteint de visions et d'idées spéculatives évidemment fausses ne nécessiterait pas l'interdiction, s'il gouvernait ses affaires et que le public n'eut rien à craindre de sa déraison; il faut pour obtenir l'interdiction que l'absence de raison soit relative aux affaires de la vie civile et au gouvernement de la personne et des biens d'un individu.

Ainsi Toullier admet la folie partielle et pense que le délire borné à une série d'idées ne doit pas être suffisant pour obtenir l'interdiction et, comme exemple, le Journal du Palais rapporte que, dans l'espèce, il a été jugé que la *faiblesse d'esprit* jointe à des *attaques accidentelles d'épilepsie* ne constitue pas l'état d'imbécillité nécessaire pour donner lieu à l'interdiction. (Colmar, 2 prairial, an XIII).

Le législateur n'a pas voulu que la simple faiblesse d'esprit fut une cause d'interdiction, car, suivant Toullier, « l'imbécillité c'est l'état de l'individu atteint de cette faiblesse d'esprit qui, sans aller jusqu'à la démence, *lui fait perdre entièrement la raison*, le rend incapable de gouverner sa personne et ses biens.» D'après cette définition, l'imbécile est un faible d'esprit qui a entièrement perdu la raison, tout en restant moins incapable que le dément! Les jurisconsultes admettent donc, en dehors de la fureur, trois états différents : la simple faiblesse d'esprit, l'imbécillité et la démence. La simple faiblesse d'esprit seule ne doit pas donner lieu à l'interdiction.

Pour être prononcée, l'interdiction nécessite *l'état habituel* de démence, imbécillité ou fureur; mais la fureur — et les jurisconsultes n'y ont pas songé — peut bien être passagère et se produire à intervalles fort éloignés les uns des autres alors que, médicalement, les imbéciles et les déments sont des infirmes ou des malades dont la situation mentale est permanente et incurable;

ce qui prouve surabondamment que le mot démence en médecine légale correspond aux mots folie ou aliénation mentale. La preuve en a été souvent faite et notamment dans l'affaire Lanfranchi (Corse, 2 mai 1827) où l'interdiction ne fut pas prononcée et cependant la cour criminelle, après avoir acquitté le prévenu pour un délit fait en état de démence ou de fureur, en application de l'art. 64 du Code pénal, avait mis l'inculpé à la disposition du ministère public, pour faire prononcer son interdiction. Le juge civil refusa de prononcer l'interdiction, parce que la démence n'avait pas *le caractère de fait habituel.*

<h3 style="text-align:center">2° DES EXCUSES.</h3>

En matière criminelle, il y a d'après la loi et la chose jugée deux sortes d'excuses.

A. *Les excuses péremptoires* qui détruisent la culpabilité; parmi ces excuses on trouve la démence et la fureur (Code pénal, art. 64, 328 et 329.)

La démence, au temps de l'action, est une excuse péremptoire, il importe peu qu'elle soit habituelle, momentanée ou intermittente, il suffit d'en faire la preuve.

La force majeure est aussi une excuse péremptoire puisqu'il n'y a ni crime ni délit lorsque l'accusé a été contraint par une force à laquelle il n'a pu résister. Il faut entendre par force majeure, non seulement les cas *de contrainte matérielle* ; mais aussi et surtout, en raison de leur fréquence, les cas de *contrainte morale* qui se rencontrent chez les *hallucinés* qui obéissent à des ordres impérieux et obsédants, dont ils ne peuvent plus mettre en doute la réalité et auxquels ils obéissent d'autant plus facilement que leur volonté est annihilée, détruite et abolie.

Sans être hallucinés, les imbéciles ont des instincts vicieux et des impulsions criminelles, on rencontre fréquemment, par exemple parmi les incendiaires, des imbéciles ; à ces penchants de mauvaise nature, les imbéciles « joignent souvent une grande faiblesse de caractère. Il est d'autant plus facile de les entraîner à des actions blâmables, criminelles même, qu'ils sont incapables d'en comprendre la portée et les conséquences possibles et on conçoit d'après cela que les individus dont nous parlons deviennent facilement entre les mains d'hommes intelligents et pervers des instruments dangereux, des aides d'autant plus redoutables qu'ils n'ont pas de volonté propre et agissent irrésistiblement sous l'impulsion d'autrui » (Moreau, de Tours.)

B. *Les excuses atténuantes.* Parmi les excuses atténuantes, il y a en première ligne, *l'ivresse*; ce n'est pas une excuse péremptoire (Journal du Palais) qui exempte de toute peine, elle ne fait que la modérer (Cassation, 7 prairial, an IX). Cependant lorsque l'ivresse se produit chez un dipsomane (qui boit parce qu'il est fou) et cela d'une façon périodique, l'ivresse devient alors une excuse péremptoire; il importe donc au médecin légiste d'en faire la preuve ou la démonstration.

3° DU CONSEIL JUDICIAIRE.

Le conseil judiciaire permet à l'individu qui en est pourvu d'exercer lui-même ses droits civils et politiques; seulement, pour certains actes d'exception, il est forcé de prendre l'avis de son conseil qui le prémunira contre les erreurs et les surprises auxquelles il est exposé dans la disposition de ses biens ou la direction de ses affaires (Toullier, tome II, n° 1336.)

Lorsqu'un homme, sans être absolument en démence est cependant trop faible de caractère et de raison pour diriger seul ses affaires et qu'il se trouve exposé à des surprises ou poussé à des actes susceptibles de consommer sa ruine, on lui nomme un conseil judiciaire (Merlin, repert. voyez conseil judiciaire. — Toullier, n° 1368). C'est le cas du simple faible d'esprit.

De même si un homme est prodigue (Code civil, art. 513) et que, dominé par ses passions, il abuse de ses droits pour dépenser ses biens avec une prodigalité et un désordre sans nom.

Nous pensons avec Toullier qu'il faut bien distinguer du prodigue, qui n'a jamais su mettre un frein et une mesure à ses dépenses, celui qui n'abuse que dans une certaine mesure du droit de disposer de ses biens. L'abus doit-être le fait habituel pour nécessiter le conseil judiciaire.

L'individu, assisté d'un conseil judiciaire, peut contracter mariage, administrer ses biens, recevoir ses revenus, il peut faire un testament valable, car l'incapacité de tester ne ressort pas de l'article 513 (Grenier, donations et testaments, n° 107. — Toullier, n° 1370. — Cour d'Aix, 14 fév. 1808. — Cassation, 17 mars 1813. — Cour de Lyon, 27 août 1825.)

4° DES DISPOSITIONS.

Le mot *disposition* s'applique à toute manifestation de la volonté soit du législateur, soit du juge, soit de l'homme privé.

Nous nous occuperons principalement des dispositions de l'homme privé, relativement aux actes qui renferment les manifestations de sa volonté; ces dispositions de l'homme privé font cesser les dispositions de la loi, lorsque l'homme dans la limite de sa capacité dispose autrement que la loi (Merlin).

La disposition à titre gratuit entre-vifs ou testamentaire, mérite toute notre attention.

Pour faire une donation entre-vifs ou un testament, il faut être sain d'esprit (Code civil art. 901.)

Toutes personnes peuvent disposer et recevoir par testament, excepté celles que la loi en déclare incapables (Code civil, art. 902.)

Il résulte clairement de ces deux articles que, soit pour la donation entre-vifs, soit pour le testament, le principe *c'est la capacité*, et l'exception *l'incapacité*.

La capacité est l'aptitude légale d'une personne à jouir du droit et, dans l'espèce, toutes personnes peuvent disposer, excepté les gens frappés d'incapacité légale.

En droit romain pour tester, il fallait avoir la *testamenti factio*, accordée par la loi et si la faculté de tester est une institution civile, à Rome le testament était un acte législatif.

La loi n'accordait pas le droit de tester :

1° *Aux esclaves.* — Cependant les esclaves publics du peuple romain pouvaient disposer de la moitié de leurs biens (Ulpien). Le Code civil accorde le même bénéfice au mineur de 16 ans.

2° *Les Peregrini*, qui n'avaient pas le *jus commercii*.

3° *Les Affranchis*.

4° *Les Intestabiles*, condamnés pour vol, concussion, adultère..

Outre ces quatre catégories d'incapables, la loi déclarait encore incapables, mais seulement par rapport à l'exercice du droit de tester (Institutes. L. II, titre 12) :

1° *Les Impubères (quia nullum corum animi judicium est)*.

2° *Les Fous* (hors des intervalles lucides) *quia mente carent*.

3° Le *prodigue* et *l'interdit*.

En droit coutumier, les incapacités, quoique plus nombreuses que maintenant, étaient cependant réglées et interprétées de la même façon que sous la législation actuelle.

La capacité de tester doit exister au moment de la confection du testament, c'est-à-dire que le testateur doit posséder toute son intelligence et avoir une volonté libre, indépendante de toute influence physique ou morale résultant d'un état anormal des organes de la pensée.

On ne doit pas invoquer, ni pouvoir mettre au profit de certaines causes, les cas de déchéance morale ou intellectuelle qui se produiraient pendant le temps intermédiaire, c'est-à-dire entre l'époque où le testament a été fait et le décès, pourvu toutefois que le testateur ait recouvré sa raison pleine et entière avant de mourir; c'est l'application de la maxime (*media tempora non nocent.*)

Nous citerons à l'appui de cette opinion, l'observation d'un vieux célibataire qui, à l'âge de 57 ans, avait fait un testament en faveur d'une femme avec qui il avait vécu dans l'intimité pendant plus de 20 années. Tout à coup, à la suite d'un violent chagrin, cet homme se livre à des excès de boisson, et absorbe tous les jours une grande quantité d'absinthe et autres liqueurs fortes. Sous l'influence de ces agents toxiques, il ne tarde pas à être victime d'un violent accès de delirium tremens avec hallucinations terrifiantes; il devint alors nécessaire de le placer dans un asile d'aliénés, d'où il sortait parfaitement guéri au bout d'un mois. Peu de temps après, il mourait presque subitement à la suite d'une hémorrhagie cérébrale. Le testament ne fut pas attaqué.

En droit romain, pour tester, il fallait être sain d'esprit, le corps pouvant être atteint d'une maladie plus ou moins grave (*in eo qui testatur integritas mentis, non corporis exigenda est*); il en était de même en droit coutumier.

L'incapacité intellectuelle résulte de l'insanité de l'esprit et, pour le législateur, l'insanité de l'esprit se rencontre chez le dément, l'imbécile ou le furieux.

Pour tous les actes de la vie civile, la raison est indispensable; mais principalement pour tester, le législateur exige une raison saine, libre et entière. « Le testateur ne peut pas s'en rapporter aux lumières et à l'expérience des autres, il doit avoir en lui cette lumière et cette expérience » (d'Aguesseau, 1696).

Au titre onzième du Code civil qui traite de l'interdiction, l'art. 504 décide que : « Après la mort d'un individu, les actes par lui faits ne pourront être attaqués pour cause de démence, qu'autant que son interdiction aurait été prononcée ou provoquée avant son décès : à moins que la preuve de la démence ne résulte de l'acte même qui est attaqué. »

Avis donc aux familles qui, pour ne pas étaler au grand jour la folie d'un de leurs membres, répugnent à provoquer l'interdiction, quand il y a lieu de le faire ; ce fou, qu'elles entourent de soins et d'attentions, ce mari qu'une femme par un sublime dévouement garde auprès d'elle, au prix de mille tortures ; celui dont la démence était cachée et connue seulement des siens, pourra cependant tester en faveur d'un étranger de façon à ce que la démence ne résulte pas de l'acte même et ce testament ne pourrait être attaqué pour cause de démence ! Il est de notion courante, en médecine mentale, que les aliénés, étrangers à eux-mêmes, exercent, une fois malades, leur action malfaisante sur les personnes de leur entourage immédiat, femme et enfants, réservant leurs faveurs aux étrangers.

Mais en vertu de l'art. 503, les actes faits avant un jugement d'interdiction pourront être annulés si la cause de l'interdiction existait notoirement à l'époque où ces actes ont été faits.

Suivant Ricard, Furgole, Grenier, Duranton, Dalloz, et dans le cas où le testateur était sain d'esprit à l'époque où il a testé, peu importe qu'il ait été interdit plus tard et qu'il soit mort interdit, car la cause de l'interdiction a éclaté après la confection du testament ; à plus forte raison, si le testateur avait retrouvé sa raison avant de mourir.

L'article 901 du Code civil, pose une règle absolue, *pour tester il faut être sain d'esprit* ; on doit donc être admis à prouver la démence, qu'il y ait eu ou qu'il n'y ait pas eu de jugement d'interdiction préalable.

Les anciens parlements le comprenaient ainsi et beaucoup d'auteurs se sont rangés à cette opinion et parmi eux, Merlin, Pothier, Ricard, d'Aguesseau 39ᵉ plaidoyer, de Lamoignon, Toullier, Duranton, Vazeilles, Marcadé, Coin-Delisle, Troplong. D'autres jurisconsultes pensent au contraire, en raison de l'art. 504, que si la démence ne résulte pas de l'acte même accompli par un individu non interdit avant son décès, les héritiers ne sont pas aptes à attaquer l'acte pour cause de démence (Delaporte, Pandectes françaises ; de Malleville et Delvincourt) ; mais leur opinion doit être rejetée. Quand l'art. 901 fut présenté au conseil d'Etat, comme projet, il était ainsi conçu : pour faire une donation ou un testament entre-vifs, il faut être sain d'esprit; *ces actes ne pourront être attaqués pour cause de démence que dans les cas et de la manière prescrite par l'art. 504.* Dans la discussion, cette seconde partie de l'article fut critiquée par tous les orateurs et l'ajournement fut prononcé jusqu'à nouvel examen de l'art. 504. Ce nouvel examen n'a jamais eu lieu et la deuxième partie de l'art. 901 fut supprimée. Emery, rapporteur du titre de l'interdiction, avait d'ailleurs nettement déclaré que l'art. 504 ne concernait ni les donations ni les testaments.

Nous sommes donc conduits à admettre que l'article 901 règle seul les dispositions testamentaires et qu'un testateur interdit ou non interdit ne peut pas tester valablement s'il n'est pas sain d'esprit. Cela est admis actuellement en règle générale et a été consacré par la chose jugée en nombre d'occasions : l'article 504 ne s'applique pas à la faculté de disposer par testament et on est toujours recevable à prouver la démence d'un testateur au moment où il a testé, bien qu'il n'y ait ni jugement, ni provocation d'interdiction contre lui et que la preuve de la démence ne résulte pas de l'acte incriminé. Voyez dans ce sens :

Aix, 14 février 1808, affaire Beauquaire.
Poitiers, 27 mai 1809, affaire Jallet.
Liège, 16 juin 1810, affaire Pâques.
Cassation, 22 novembre 1810, Pleumartin contre Jallet.
Besançon, 19 décembre 1810, Vuiclement contre Vieille et Vaux.
Liège, 12 février 1812, affaire Pâques.
Colmar, 17 juin 1812, affaire Jæger.
Cassation, 17 mars 1813, Brun contre Julien.
Paris, 26 mai 1815, Dhaltz contre Bermont.
Rouen, 3 mai 1816, Ozanne contre Feuquerre.
Metz, 16 juillet 1817, Féant contre Reichembach.
Toulouse, 10 février 1821, affaire Savignac.
Lyon, 8 juin 1821, hospice de Mâcon contre de la Martizière.
Cassation, 26 mars 1822, hospice de Mâcon contre de la Martizière.
Cassation, 10 mars 1824, affaire Carrat.
Cassation, 22 novembre 1827, Regnaut contre Daguin.
Liège, 11 avril 1820.
Cassation, 6 décembre 1837, Vialatte contre Brugnier.
Agen, 7 mai 1851.
Cassation, 7 mars 1824.

Il a été jugé aussi : que l'article 901, institué pour les donations entre-vifs ou testamentaires ne pouvait pas s'appliquer aux contrats ordinaires qui eux sont spécialement régis par l'art. 504 (Bourges, 16 avril 1832, Roumier contre Rotheau.)

En vertu de l'art. 902 (Cass. 30 janvier 1844) le sourd-muet est capable de faire une donation entre-vifs, *bien qu'il ne sache ni lire ni écrire*, si, d'ailleurs, il résulte des circonstances laissées à l'appréciation des juges, qu'il a pu exprimer sa volonté et, nous ajouterons, à propos d'une espèce, et à plus forte raison s'il savait lire et écrire, compter, jouer du piano, peindre sur porcelaine, tenir sa maison, toucher ses rentes, etc.

La preuve de la démence peut être faite par tous les éléments propres à produire la conviction : actes, lettres, papiers de famille, témoins, etc... Cette preuve est admise, sans qu'il en soit tenu compte autrement que *d'un simple témoignage*, de la déclaration du notaire qui mentionne sur l'acte que le testateur était sain d'esprit; le notaire n'est pas juge de la capacité du testateur, il est simplement appelé pour rédiger ses dernières volontés (Cassation, 18 juin 1816, 27 février 1821; Caen, 23 août 1819.)

Il a été jugé, qu'on ne doit pas être admis à prouver par témoins, qu'un testateur était en état de démence lors de la confection d'un testament, s'il existe une preuve littérale et solennelle du contraire, par exemple, si, à la même époque, le testateur avait exercé sagement des fonctions publiques. Contra scriptum, testimonium non scriptum non admittur (Cassation, 22 nivôse an IX). Mais c'est là un jugement d'exception qui ne peut être posé en règle générale.

Suivant Duranton, Rolland de Villargues, Marcadé et autres, les tribunaux ne doivent pas admettre facilement la demande à prouver la démence quand l'acte incriminé n'en porte pas trace et qu'il n'y a pas de preuves écrites.

Malgré ces auteurs, nous pensons que cette restriction est regrettable et injuste, car si on supprime la preuve testimoniale de la folie, les héritiers n'auront pas toujours la possibilité de se procurer des preuves écrites de la démence au moment où le testament a été fait, étant admis, d'ailleurs, et parfaitement démontré en clinique mentale : que les aliénés peuvent écrire à leurs parents ou aux autorités des lettres fort sensées, au moins en apparence, qui forment un contraste frappant avec leurs propos habituels, leur tenue, leurs actes et leur langage courant.

Il a été jugé cependant qu'on ne peut déclarer nul un testament, qu'autant que l'on trouve dans l'acte même ou dans les écrits émanés du testateur, des preuves ou au moins des commencements de preuve d'imbécillité (Paris, 30 germinal an XI, Lecouteux c. Naw, et Cassation, 29 avril 1824, de Villers c. Nérac.)

Toutefois, si on ne restreint pas la preuve, doit-on exiger, autant que possible, que la demande en nullité testamentaire soit basée sur des faits clairement définis et bien accusés (Merlin, Rolland de Villargues, Marcadé, Coin-Delisle). Furgole et d'Aguesseau sont d'avis d'admettre la demande en preuve de la façon la plus large et la plus complète, il ne faut pas de restriction.

L'arrêt qui rejette *la demande en nullité de testament*, échappe à la censure de la Cour de Cassation (Cassation, 6 mars 1832, affaire Choquier), tandis qu'elle peut reviser un jugement qui annule un testament.

Les faits articulés ne doivent pas être insignifiants, il ne suffirait pas, par exemple, de dire que le testateur était dans un âge avancé, qu'il a négligé de faire des avantages à ses parents, qu'il a disposé en faveur de domestiques d'une manière exagérée ; il n'y aurait pas là de quoi prouver la folie, la démence ou l'imbécillité.

Il n'y a pas lieu de regarder comme un homme fou, celui qui aurait fait un testament en faveur d'une domestique, même dans le cas où la succession serait très importante (Cassation, 18 octobre 1806.)

La bizarrerie dans la conduite et les idées ne suffit pas pour caractériser la démence et cependant la démence limitée à un certain nombre d'idées, peut devenir une cause d'incapacité testamentaire (Bordeaux, 14 avril 1836, Galabert c. Brun-Lagenette.)

Le suicide immédiatement après la confection d'un testament n'est pas une preuve de démence. Tout en déclarant que le suicide est contraire à la morale et à la religion, saint Augustin a reconnu qu'il pouvait être l'œuvre d'une froide et lucide raison.

Un testament olographe rédigé sainement, doit, suivant Merlin et Toullier, établir une présomption en faveur de la capacité de tester ; mais il y a loin d'une simple présomption à une preuve, car le testament a pu être copié sur un modèle ou écrit sous la dictée d'une personne ayant une grande influence sur un faible d'esprit.

MANIE RÉMITTENTE DOUBLE FORME

ÉPILEPSIE LARVÉE [1]

Le diagnostic en médecine mentale présente parfois des difficultés si grandes, que nous arrivons, en vieillissant, à faire largement usage de la réserve dont nos maîtres nous donnaient autrefois l'exemple, à notre grand étonnement ! Quand on change de milieu et d'asile, il faut soigner des aliénés chroniques et inconnus, internés depuis de longues années : si on vient à les étudier, on est alors surpris de trouver une contradiction évidente entre l'état actuel et l'état ancien signalé sur les registres de la loi : tel malade, regardé comme paralytique il y a trente ans, a été, au bout de dix ans, pris pour un maniaque chronique, aujourd'hui il a de la démence apoplectique ; tel autre, considéré comme atteint de délire aigu en 1865, a été successivement décoré des épithètes de maniaque rémittent, fou à double forme, aujourd'hui c'est un grand épileptique des mieux caractérisés et d'un diagnostic simple ; il a passé par ces différents états symptomatiques, sans que le diagnostic véritable ait été fait.

Pouvait-on y arriver dans ce dernier cas, nous n'osons l'affirmer ! Mon vénéré maître Morel avoue qu'il s'est laissé surprendre, et que ce n'est qu'après coup qu'il a compris que certains maniaques rémittents étaient de véritables épileptiques. « Ce » n'est dit-il (2), qu'après de nombreuses et pénibles déceptions » que j'ai dû forcément porter une attention plus grande à la » marche et au développement de l'affection mentale chez ces » sortes de malades ».

On remarque bien, à la façon brusque dont débutent les accès d'agitation, dans la soudaineté des impulsions, dans la répétition

---

(1) Annales médico-psychologiques, t. IV, 1880.
(2) Morel, Traité des maladies mentales, Paris, Victor Masson, 1860, p. 480.

successive des mêmes particularités, qui frappent l'attention du plus négligent des observateurs, des signes qui obligent à comparer ces malades, ou à les rapprocher des épileptiques, dont ils ont d'ailleurs, le plus souvent, le caractère, les allures, moins les attaques convulsives ; ce sont des épileptiques larvés, on y pense, on en parle, on y croit peut-être, mais on reste cependant indécis : « Le doute n'était plus possible lorsqu'il me fut donné » après plusieurs rechutes et après une série de phénomènes » d'alternance, de périodicité et d'intermittence semblables à » ceux que j'ai décrits, d'assister à des accès formidables d'épi-» lepsie (1) ».

Morel ajoute qu'il a recueilli de nombreux exemples de cas semblables avec des caractères si nettement tranchés, qu'après avoir voulu en faire une classe à part, il s'est décidé à les ranger dans la variété dite : Folie épileptique, avant même la confirmation du diagnostic par les attaques de haut mal. Nous connaissions depuis longtemps (dix-huit ans) cette manière de voir de Morel, il ne nous a été permis d'en vérifier l'exactitude que dans ces dernières années, d'une façon irrécusable.

Nous observons depuis cinq ans à l'asile de Blois un malade de ce genre, dont nous avons recueilli l'observation avec le plus grand soin pour la rendre digne d'être présentée aux lecteurs des *Annales médico-psychologiques*.

SOMMAIRE. — *Epilepsie larvée, puis confirmée, ayant été prise pendant près de 20 ans pour une folie à double forme rémittente. — Pas d'antécédents héréditaires. — Début à l'âge de 19 ans sans cause bien appréciable.*

D. J. A..., né dans le centre de la France, en 1846, élevé par ses parents, doué d'une instruction primaire assez étendue, fut envoyé à Paris vers l'âge de 19 ans pour y exercer la profession de commis en nouveautés. Nous avons connu ses père et mère, morts tous deux récemment, il a deux frères vivants et paraissant être d'une santé parfaite; on suppose que la famille est indemne de tout vice ou tare héréditaire, la grand'mère de notre malade est morte en enfance, mais à 84 ans! D... a toujours joui d'une santé physique excellente, il n'a jamais été malade d'une façon sérieuse avant son départ pour Paris, il paraissait intelligent, mais il prenait difficilement une détermination, aimait la solitude et manifestait des idées religieuses exagérées (celles de son entourage); il aurait, paraît-il, négligé ses devoirs religieux à Paris (crime abominable) et même il aurait lu des romans! On craint qu'il n'ait eu un chagrin d'amour et qu'il se soit trop

____

(1) Morel, loc. cit.

préoccupé des conséquences de son renvoi de deux maisons de nouveautés pour des motifs insignifiants; une fois il a découché, une autre fois il a vendu trop bon marché; enfin il aurait eu des impulsions au mal contre lesquelles luttaient sa conscience et le souvenir des pieux enseignements reçus dans le sein de la famille! Il est fort, vigoureux, beau garçon, doué d'un physique agréable et ne présente ni malformation crânienne, ni asymétrie faciale.

Quoi qu'il en soit, en août 1864, il revient dans sa famille en proie à une profonde tristesse, il recherche l'isolement, se plonge dans la lecture de livres religieux; puis brusquement, il paraît excitable, s'irrite facilement, montre un grand besoin de mouvement, ses idées deviennent incohérentes, il ne peut fixer son attention et devient violent; on remarque alors qu'il n'aime plus ses parents, il les prend en grippe, leur parle mal, les injurie et leur tient un langage grossier et ordurier, il s'oublie jusqu'à les frapper. Alors il pleure ou rit aux éclats. Ses parents ont encore raconté qu'il avait des idées de persécution avec des hallucinations de l'ouïe et de la vue.

En janvier 1864, il entre à l'asile avec un certificat du docteur A... constatant qu'il est atteint de délire aigu, diagnostic adopté dans le certificat de 24 heures; au bout de 15 jours, D... est atteint de manie aiguë avec hallucinations.

En 1866, notre malade présente tous les caractères de la manie rémittente.

En 1867, manie rémittente, onanisme; puis, vers la fin de la même année, la manie rémittente devient chronique.

En 1868, manie rémittente.

En 1869, manie rémittente avec hallucinations et alternatives de calme et excitation.

En 1870, même état, affaiblissement très marqué de l'intelligence.

En 1871, manie rémittente, hallucinations, onanisme, alternatives de calme et d'excitation.

En 1872, même état: mauvaises habitudes, parfois violent, difficile à vivre, querelleur.

En 1875, manie intermittente, affaiblissement intellectuel.

En 1877, alternatives d'agitation et de calme.

En février 1880, folie circulaire, refuse parfois les aliments.

Nous avons commencé à suivre ce malade vers la fin de l'année 1880, il n'a pas tardé à attirer notre attention et, au bout d'un an, nous eûmes l'intention de recueillir son observation pour la faire paraître dans une *note sur la folie à double forme* (1). D... à ce moment, présentait des signes non douteux de double forme à accès courts et fréquents (six par an environ).

Dans une première période succédant à un état de calme, à une rémission, on le trouvait tout à coup hardi et hautain, gesti-

____

(1) Doutrebente. Note sur la folie à double forme, in Annales médico-psychologiques, 1882.

culant, parlant fort, chantant, et en proie à un besoin incroyable de mouvement, il marchait rapidement dans le jardin, tournant toujours dans le même sens, de droite à gauche, hurlant toujours le même air composé de quatre mesures.

Au bout de huit jours l'agitation cesse brusquement, le malade tombe dans la stupeur, la deuxième période s'établit. C'est un changement à vue : mutisme absolu, immobilité en station debout, refus complet des aliments pendant huit ou dix jours ; D... se décide généralement à manger quand on veut lui passer la sonde, il fait alors, et progressivement, quelques mouvements, cause quand on l'interroge, mange enfin seul et très abondamment. Pendant trois semaines il montre une intelligence troublée, celle d'un maniaque chronique non agité, il ne se rend pas compte de sa situation, mais il est capable de s'occuper à des travaux d'intérieur ; il est d'ailleurs doux, calme, serviable, poli et facile à diriger.

Ces trois états différents se succèdent régulièrement, l'agitation éclate toujours brusquement pour faire place à la stupeur sans période accusée de transition. L'intervalle entre chaque accès à deux périodes, a une durée variable, ce n'est pas une véritable intermission avec retour à la raison, c'est une simple amélioration passagère des troubles de l'entendement. Le besoin impérieux subit de marche et de mouvements instinctifs de rotation, l'émission de sons musicaux toujours identiques à eux-mêmes avaient frappé notre attention, et plusieurs fois l'idée nous était venue que D... pourrait bien être un épileptique larvé ; malgré cela, je n'osais croire le surveillant en chef lorsqu'il vint me prévenir le 6 juillet 1881, que D... venait d'avoir un violent accès d'épilepsie, il en fut de même le 7 et le 8 et enfin le 13 du même mois.

Nombre d'accès d'épilepsie du 1ᵉʳ juillet 1881 au 8 mars 1886.

ANNÉES	MOIS	TOTAUX	ANNÉES	MOIS	TOTAUX
1881	Juillet	4	1884	Septembre	1
1882	Janvier	1	»	Décembre	1
»	Février	1	1885	Janvier	3
»	Avril	7	»	Mai	4
1883	Novembre	1	»	Juillet	2
1884	Janvier	2		Octobre	7
»	Avril	1	»	Décembre	11
»	Juin	7	1886	Février	2
				Total général	55

Nous ne pourrions affirmer que le tableau ci-dessus est rigoureusement exact, car les accès nocturnes, s'il y en a eu, auraient pu passer inaperçus; en thèse générale cependant, les accès sont violents, ils ont lieu dans la journée, le soir ou dès le matin, c'est-à-dire dans de bonnes conditions pour les remarquer.

Nous constatons avec regret que les accès de mal comitial vont toujours en augmentant et que, de plus en plus, ils ont de la tendance à se produire par série. Le traitement par le bromure de potassium a pour résultat d'espacer les accès, mais alors on voit se reproduire les périodes d'agitation et de stupeur d'une façon moins accusée et moins régulière, il est vrai, que par le passé. Lorsque le traitement par le bromure de potassium est supprimé depuis longtemps, on observe encore soit avant, soit après les attaques d'épilepsie un peu d'agitation, mais cela ne ressemble plus à l'ancienne période d'excitation. Le besoin de mouvement et de rotation dans le même sens avec émission des sons musicaux a disparu; c'est avec peine aujourd'hui qu'on trouve dans la maison des gardiens ou employés ayant conservé le souvenir des quatre mesures citées plus haut; Dieu sait pourtant si les oreilles en ont été fatiguées.

Nous venons encore tout récemment de constater, chez une femme aliénée, des particularités morbides avec modification nécessaire du diagnostic primitif.

Mᵐᵉ C..., femme G..., est entrée pour la première fois à l'asile de Blois, en novembre 1870, elle présentait alors les signes d'une aliénation mentale aiguë avec excitation violente; pendant son séjour, qui a duré jusqu'au 5 février 1880, elle a continué à présenter de l'excitation maniaque avec idées de persécution : il paraît qu'elle est sortie par suite de guérison.

Peu de temps après, elle se fait arrêter à Tours; conduite au quartier des aliénés de l'hospice général, elle a été considérée par le docteur D..., comme atteinte de manie aiguë avec hallucinations et fréquents paroxysmes d'agitation. Transférée à l'asile de Blois en janvier 1881, je l'ai alors observée directement; elle présentait tous les symptômes d'une manie aiguë avec agitation désordonnée, incohérence dans les idées et violence dans les actes. Depuis, pendant près de 4 ans, on ne lui trouva plus qu'un faux air de ressemblance avec les maniaques vulgaires, c'était, au moins en apparence, une excitée maniaque pour quelques heures avec des alternatives de calme et de travail. Le matin prin-

cipalement elle se distinguait régulièrement à la visite par une
excitation singulière, voix masculine, verbe haut, gestes brusques,
violents, langage ordurier; quelques minutes après, elle prenait
son ouvrage et travaillait régulièrement. Pendant un certain temps
même, il fut possible de l'occuper à la pharmacie pour faire le nettoyage du sol et des gros ustensiles, mais toujours dans la soirée.

Cette malade a conservé jusqu'à ce jour une intelligence remarquable, à laquelle l'excitation maniaque d'ailleurs donne un certain brillant. En décembre dernier, après un redoublement d'agitation, Mme G... tomba subitement dans la stupeur avec mutisme
absolu, refus d'aliments, immobilité dans la station assise ou dans
toutes les positions stables, qu'on lui faisait prendre d'ailleurs assez
facilement.

Le 13 février, « elle fait une chute et reste étendue sur le sol,
» sans connaissance, les membres agités de mouvements convul-
» sifs », suivant les expressions de l'infirmière du service; à notre
arrivée, elle était au lit, la face un peu pâle, ne parlant pas, la
langue fraîchement coupée sur son bord externe gauche; le lendemain notre malade était debout, se plaignant un peu de fatigue et
nous disant : « J'ai eu une faiblesse hier, je suis encore un peu
saoule aujourd'hui. »

La période de stupeur avait disparu comme par enchantement,
pour faire place à un état de calme parfois troublé de quelques
moments d'agitation sans violence.

Le 17 mars enfin, elle a eu trois grandes attaques d'épilepsie,
dont deux ont été observées par l'interne et une par moi; cette
fois, il n'y avait plus de doute possible, il s'agissait bien encore
d'une épileptique qui a vécu nombre d'années à l'état larvé sous
les traits d'une maniaque rémittente. Est-il besoin d'ajouter que
nous n'avons fait le diagnostic qu'après coup! On peut le dire sans
crainte, au souvenir des aveux de Morel cités plus haut.

Nous ne pensons pas, en présence de faits semblables, qu'il soit
utile de donner des explications bien longues: il faut attendre la
publication de faits nouveaux que les collaborateurs des *Annales*
ne tarderont certainement pas à fournir; il se dégagera peut-être
de l'ensemble un certain nombre de signes pathognomoniques qui
permettront, il faut bien l'espérer, à nos successeurs, de faire le
diagnostic différentiel entre certains cas de manie rémittente et
l'épilepsie larvée avant l'arrivée des grandes attaques classiques
de l'épilepsie.

Si le diagnostic différentiel entre les folies périodiques, intermittentes, circulaires ou rémittentes et l'épilepsie larvée est chose
impossible, il conviendrait peut-être alors de se demander si ces
folies d'un ordre tout particulier, n'ont pas toutes une origine
commune, donnant l'explication de la périodicité, si, en un mot,
elles ne relèveraient pas toutes de l'épilepsie!

Si cette hypothèse se réalisait ou venait à être démontrée,
comme j'ai essayé de le faire, en traitant des folies périodiques
par les bromures alcalins, on ne perdrait plus de temps à faire du
diagnostic différentiel, on arriverait de suite au traitement. Les
résultats obtenus jusqu'à ce jour ne sont ni assez nombreux, ni
assez anciens pour mériter la moindre publicité ; nous y reviendrons plus tard.

Pour nous résumer, nous formulerons les propositions suivantes :

1° La forme élémentaire, primitive, la plus simple de l'épilepsie
larvée (en dehors des variations du caractère) serait la folie
périodique ou à double forme à intervalles lucides, longs et sérieux
que nous avons désignés sous le nom d'intermissions (1).

2° Dans un état plus prononcé et plus grave, les périodes de
lucidité deviennent peu à peu et progressivement moins nettes,
moins parfaites, la forme intermittente disparaît pour faire place
à la manie rémittente.

3° Les grandes attaques d'épilepsie arrivent enfin, et, avec leur
répétition successive, survient plus ou moins rapidement la déchéance intellectuelle.

4° Le traitement curatif, notre objectif, a plus de chances de
succès s'il est institué au début de la maladie ; ce qui revient à
dire qu'il devient peut-être inutile quand l'épilepsie n'est plus
larvée.

<hr>

(1) Doutrebente. *Etude médico-légale sur les intervalles lucides, Mémoires
de la Société des sciences et lettres de Loir-et-Cher*, 1881, p. 233.

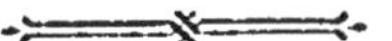

HYPNOTISME ET SUGGESTION

DANS LE TRAITEMENT DES MALADIES MENTALES [1]

J'appuie la communication si remarquable de M. Bénédikt (de Vienne) et vous demande de dire quelques mots seulement, ne voulant point à cette heure abuser de votre patience.

J'ai eu pendant fort longtemps l'occasion de voir et suivre les curieuses expériences d'hypnotisme et de suggestion faites à Blois par le commandant de Rochas, un chercheur, un savant remarquable et surtout un homme de bonne foi scientifique.

Avec des hystériques ou des sujets préparés de longue main, j'ai assisté à ses études dont il a publié les résultats dans les mémoires de la Société des sciences et lettres de Loir-et-Cher. Ayant entendu parler de cas de guérison ou d'amélioration obtenus à l'aide de l'hypnose chez les aliénés, j'ai cherché mais en vain à produire ce phénomène expérimental chez de véritables aliénés; impossible de fixer leur attention et d'obtenir d'eux le concours de la volonté.

Chez un sujet de M. de Rochas, que j'endormais facilement, soit par l'apposition de la main droite sur le front, soit par l'apposition de la main gauche en arrière, j'ai essayé vainement, un jour, dans une réunion nombreuse et alors que son attention était attirée par l'audition d'un discours, à produire le sommeil hypnotique. J'étais caché derrière lui, faisant usage de la main gauche par le procédé sus-indiqué. Dès que le sujet fut prévenu, il se retourna, vit ma main gauche étendue et comprenant alors ce que j'avais voulu faire, il dit naïvement : « Oh mais! je ne m'endors

(1) Congrès de médecine mentale, Paris, 1889, p. 169.

pas comme cela, il faut que je sois prévenu de votre intention ».
C'était un auto-suggestionné.

Mais si je n'ai jamais réussi à endormir des aliénés, par ce procédé, j'ai soigné depuis plusieurs années un assez grand nombre de malades devenus aliénés soit après avoir été hypnotisés, soit après avoir assisté à des expériences publiques d'hypnotisme; il y a donc là un danger réel, important à signaler.

Sans avoir recours à l'hypnose, pourquoi ne pas continuer à user de moyens plus simples et pas dangereux, tels que *la suggestion à l'état de veille*. C'est d'ailleurs un moyen dont nous usons, à notre insu et par habitude, quand nous pratiquons le traitement moral sous forme de conseils, consolations, encouragements, affirmations plus ou moins catégoriques, etc...

Je donne en ce moment des soins à une femme de 33 ans qui est entrée à l'asile des aliénés de Blois pour y être traitée de mélancolie hypocondriaque avec idées de suicide; c'est une femme intelligente et assez lucide malgré un délire intense.

Un jour elle se plaint d'avoir avalé deux sous, elle gémit, pleure, pousse des cris, réclamant qu'on lui ouvre l'estomac; elle ne dort plus et refuse les aliments, disant : « Je sens là les deux sous. »

En pratiquant le cathétérisme de l'œsophage, nous avions pu nous assurer que la ou les pièces de monnaie ingurgitées devaient être dans l'estomac et ne gênaient en rien l'ingestion des aliments. Au bout de plusieurs jours, la malade refusant toujours de s'alimenter, se plaignait sans cesse et se roulait à terre en poussant des cris atroces, nous nous décidâmes à agir sur son esprit en faisant des tentatives d'extraction à l'aide d'une pince de 0m.45 de longueur, utilisée d'ailleurs pour l'extraction des corps étrangers de l'œsophage.

La pseudo-opération fut entourée d'un certain cérémonial avec préparatifs multiples, table d'opération, flacons en évidence, trousse ouverte et grande exhibition d'instruments. Cette première mise en scène eut rapidement pour résultat de donner à la malade une sorte de stupéfaction et de passivité dont nous profitâmes pour introduire à plusieurs reprises la pince dans l'œsophage, feignant parfois de rencontrer les deux sous sans pouvoir les saisir. J'y arrivai enfin, en le déclarant à haute voix, profitant de la surprise de la malade pour introduire entre les mors de la pince une pièce de dix centimes mouillée à l'avance et cachée dans la main gauche. Mais, et nous devions nous y attendre, pendant que nous nous réjouissions du résultat, la malade portait la main à sa gorge en disant : « Ce n'est pas tout, j'en ai avalé deux, il en reste encore un. Je le sens toujours là. »

Sur l'heure, nous reprimes nos premières tentatives, d'abord infructueuses, puis nous ne tardâmes à dire que nous touchions à la pièce, à la saisir et enfin à l'extraire comme nous l'avions fait pour la première.

Peindre alors l'étonnement de notre malade, sa véritable stupéfaction est chose impossible! Subitement elle se sentait calmée localement et consentait à boire un bol de lait qui passait sans difficulté.

Trois mois après cette expérience de suggestion à l'état de veille, notre malade était encore sous l'influence de l'amélioration rapide qui en avait été le premier résultat immédiat, et si elle n'est pas encore guérie complètement, elle n'a plus d'idées de suicide, elle se nourrit bien, engraisse et marche sûrement vers la guérison.

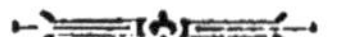

DU PLACEMENT DES ALIÉNÉS

DANS LES ÉTABLISSEMENTS PUBLICS OU PRIVÉS

EN FRANCE ET A L'ÉTRANGER [1]

La passionnante et troublante question de la réforme du régime des aliénés et des modifications à apporter à la loi du 30 juin 1838, revient périodiquement sur le tapis et si, d'un côté, il faut reconnaître la nécessité de l'isolement comme une mesure nécessaire pour le malade et la société, il existe toujours un mouvement d'opinion, se réclamant bien haut du principe de la liberté individuelle pour critiquer le ou les modes de placement dans les asiles d'aliénés publics ou privés. Les projets réformateurs de la loi de 1838 s'accumulent et s'accumuleront dans les archives parlementaires pendant de longues années, avant qu'il soit possible d'améliorer ce qui a été fait sous la période du gouvernement de Juillet, parce que cette loi du 30 juin 1838 a été l'une de celles qui ont été plus sérieusement étudiées ainsi que l'a démontré au congrès de 1889 M. Barbier, premier président à la cour de cassation et président de la commission de surveillance des asiles d'aliénés de la Seine.

Puisque nous avons la bonne fortune de posséder au milieu de nous le rapporteur de la loi sur les aliénés à la Chambre des Députés (Bourneville), j'ai l'honneur de vous rappeler que, lorsque le gouvernement eut l'intention de déposer le projet à la Chambre des Députés, il fit demander à tous les médecins aliénistes et aux directeurs-médecins des asiles d'aliénés de France de faire, à propos de ce projet, leurs observations *en toute liberté d'action*. Tous, nous avons fait le travail qui nous était réclamé et rédigé des rapports sérieusement étudiés qui ont été remis aux Préfets pour être transmis au Ministre de l'Intérieur.

[1] Congrès de médecine mentale, Paris, 1889, p. 214.

Le dépouillement de tous ces rapports qui contenaient, en 1889, nos vœux, idées et doléances et constituaient *nos cahiers*, a dû être fort intéressant et je viens demander à notre collègue Bourneville si, avant de déposer son rapport à la Chambre des Députés, il en a eu ou pris connaissance.

Pour ma part, j'avais proposé de supprimer purement et simplement *les placements volontaires* qui, dans la pratique courante, ne sont pas utilisés pour les indigents (à l'exception de Paris). Ces placements peuvent plus facilement que les placements d'office, donner à penser que *la séquestration arbitraire* est possible. Les placements d'office pour tous les aliénés, placent tous les malades *riches* ou *pauvres* sur la même ligne et dans les mêmes conditions, pour profiter des bénéfices et des réels bienfaits du placement dans les asiles *publics* ou *privés* où on soigne les aliénés.

Dans cette condition, inutile de rechercher plus longtemps pour les maisons de santé privées, un régime particulier ou une surveillance spéciale; elles fonctionneraient comme les asiles privés faisant fonction d'asiles publics et recevraient des pensionnaires avec les formalités en usage dans les asiles publics.

Que l'intervention des pouvoirs publics soit modifiée ou simplement transportée du pouvoir administratif au pouvoir judiciaire, il nous importe peu, c'est là une question qui a reçu des solutions différentes dans chaque pays. Nous nous contenterons de faire remarquer, après tant d'autres, que jamais en France, procureurs ou juges ne pourront trouver le temps nécessaire pour remplir les exigences nouvelles que le nouveau projet de loi sur les aliénés leur imposerait. Nous ne devons pas oublier que le nombre des chambres a été diminué et que dans certains tribunaux d'arrondissement, le procureur de la République n'a pas même un substitut.

A la question posée, M. Bourneville répondit : « Ni la commission parlementaire ni son rapporteur n'ont eu connaissance de ces rapports des médecins des asiles. »

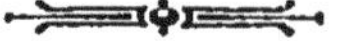

A PROPOS DU DÉLIRE ÉMOTIF [1]

Je suis heureux de voir M. Paul Garnier prononcer le nom de
Morel à propos du délire émotif ; mais je ne puis oublier que, il y
a deux ans, il a paru dans le *Progrès médical* une leçon de son
maître, M. Magnan, dans laquelle on affirme que Morel aurait *méconnu* le rôle que l'influence morbide héréditaire jouerait comme
élément étiologique du délire émotif. Nous venons d'entendre
M. Paul Garnier dire : « Le reproche que l'on peut faire à Morel,
c'est d'avoir négligé de ranger son délire émotif parmi les folies
héréditaires. »

Cette injustice commise à l'égard de Morel est d'autant plus
regrettable que Morel — et cela est important à signaler — a
précisément insisté sur ce point à savoir : qu'on avait trop souvent négligé de tenir compte des antécédents héréditaires en
pareil cas et, dans sa monographie du délire émotif, il place en
première ligne, parmi les causes prédisposantes, l'hérédité névropathique ou vésanique.

Le travail de Morel, sur le Délire émotif, a été publié dans les
Archives générales de Médecine (n⁰ˢ d'Avril, Mai et Juin 1866).

(1) Congrès de médecine mentale de Paris, 1889, p. 505.

DES PERSÉCUTÉS GÉNITAUX

A IDÉES DE GRANDEUR [1]

Dans un article paru au numéro de mars des *Annales médico-psychologiques*, où se retrouvent les brillantes qualités d'orateur et d'écrivain qui caractérisent M. Marandon de Montyel, nous remarquons, sans trop de surprise, que notre savant confrère pénètre à nouveau, malgré lui, dans la discussion close, par un vote de la Société médico-psychologique. La discussion est toujours ouverte, elle ne finira peut-être jamais; elle renaît aujourd'hui de ses cendres; elle paraissait cependant éteinte après deux années de luttes ardentes et de combats, sans mort d'homme, où tous les partis avaient conservé leurs positions, disons le mot, leurs convictions antérieures.

M. Marandon de Montyel avait déjà constaté que « la synthèse des quatre périodes de M. Magnan réalise un progrès considérable. » Cette synthèse qui compte aujourd'hui des partisans zélés, fanatiques, pour ne pas dire systématiques, on comptait moins quand j'étudiais la médecine mentale à Saint-Yon il y a 23 ans! Nous ne connaissions, il est vrai, dans le service du maître, MM. Delaporte, Maret et moi, que trois périodes : la démence qui complète le quatuor de M. Magnan n'était point une condition *sine qua non* de l'existence du délire systématique à évolution. J'ajouterai que, cliniquement, j'ai au contraire remarqué que les persécutés étaient de tous les aliénés, ceux qui arrivaient le plus rarement à la démence confirmée, même à un âge avancé.

Sur la question de fond, je n'ai point à me rapprocher de l'école de M. Magnan; je savais depuis longtemps que le délire

(1) Annales médico-psychologiques, t. XI, mai 1890, p. 370.

chez les persécutés subit à la longue des modifications successives, il serait plus topique de dire des juxtapositions. J'observe en effet des malades ayant leurs idées hypocondriaques d'il y a 25 ans, leurs idées de persécution d'il y a 20 ans peut-être et enfin des idées de grandeurs.

Avant d'arriver au palier, le délirant chronique doit monter l'escalier à quatre marches, ou jouer une marche lente à quatre temps. Tout est prévu d'avance dans cette singulière maladie, le malade n'existe plus individuellement; une fois dans la filière, il perd sa personnalité, son état constitutionnel; il est dans un moule inextensible d'où il ne peut sortir que toujours semblable à celui qui l'a précédé dans la carrière morbide!!

Ce serait au nom de la clinique et de l'observation qu'on parlerait ainsi, non certes, la clinique détruit trop facilement les systèmes préconçus et les synthèses les mieux présentées fussent-elles à quatre périodes.

Sous le nom de folie hypocondriaque, Morel a décrit, il y a 30 ans, le délire chronique, il en a indiqué nettement l'évolution et les différentes manifestations; c'est de lui que j'ai appris oralement, après l'avoir lu dans ses œuvres, que tel malade se disant roi ou empereur de France était entré 10 ans auparavant dans un asile d'aliénés avec des hallucinations de l'ouïe et des idées systématisées de persécution.

« Dans les différentes transformations pathologiques que l'on remarque chez l'hypocondriaque, il en est une qui place le malade vis-à-vis d'une situation mentale nouvelle et qu'il n'avait jamais subie antérieurement. Sa dépression habituelle, ses terreurs exagérées, *ses idées de persécution* s'évanouissent, un sentiment général de bien-être semble succéder à l'état habituel de langueur et de souffrance. . . . . Pour l'observateur, c'est un homme transformé qui se présente à ses regards et qui se croit appelé à des destinées surhumaines qu'il n'avait pas soupçonnées. . . . . *Il est prophète, investi d'une mission divine ; il possède des talents et une science toute d'intuition ; il a trouvé le moyen de se faire aimer d'une dame haut placée à laquelle il n'avait jamais parlé; il est destiné à devenir l'appui du trône et à sauver la nation* (1).

« C'est parmi eux qu'on trouve des serviteurs obéissants et

____

(1) Morel, *Traité des maladies mentales*. Paris, V. Masson 1860, p. 253.

qui se plient ordinairement aux occupations les plus infimes, des *millionnaires*, des *rois*, des *prophètes*, des *dieux*, et, dans tous les cas, des individus investis d'une grande puissance. Malheureusement, ils sont obligés de céder à des puissances supérieures; ils attribuent à des *forces occultes*, à l'électricité, au magnétisme la dépendance dans laquelle se trouve leur raison, les sensations maladives qu'ils ressentent (1). »

Le sujet est loin d'être neuf, si l'on consulte les patientes recherches historiques faites par le docteur Pichon et celles à faire dans les auteurs anciens. Nous avions déjà signalé à la Société médico-psychologique que Dom Calmet (2), en traitant des illusion, parle de « ce qui passe dans l'idée des hypocondriaques, qui se figurent être de terre, de neige, de glace ; ou être rois, papes, cardinaux, ou loups, chats ou chiens, et qui parlent ou agissent en conséquence. »

Quoi qu'il en soit, c'est à Lasègue que revient l'honneur d'avoir, il y a 40 ans, sorti de toutes pièces le délire de persécution du chaos où vivaient mélangées toutes les variétés plus ou moins partielles de la lypémanie, toutes les monomanies et la mélancolie, prise dans le sens le plus général. Morel poussant plus loin l'analyse, complétait par d'importantes retouches et adjonctions le tableau du maître. Puis MM. Maret, Foville, Jules Falret et Legrand du Saulle apportèrent ensuite leur appui aux précédentes découvertes.

L'école de M. Magnan entre enfin en scène, elle s'avance d'abord timidement, lançant en avant des éclaireurs qui, après avoir reconnu le terrain, se replient en arrière pour entourer le maître et ses nouveaux disciples; tous alors, disciplinés, rompus à la fatigue et au travail, envahissent le territoire déjà conquis et cultivé; ils s'y installent, s'y organisent, changent le nom des rues, complètent le réseau des voies de communication, remplacent l'éclairage au gaz par la lumière électrique, fondent enfin un gouvernement stable très autoritaire et promulguent des lois à évolution systématique, en dehors desquelles il n'y a pas de délire chronique ; la moindre infraction aux lois entraîne l'excom-

(1) Morel, *Loc. cit.*, p. 716.
(2) R. P. Dom Augustin Calmet. *Dissertation sur les apparitions des anges, des démons et des esprits, et sur les revenants et vampires de Hongrie, de Bohème, de Moravie et de Silésie.* Paris, de Bure l'aîné, 1740. 1 volume in-12, page 12.

munication majeure. Autour de cette école gravitent aujourd'hui des satellites trop modestes qui, à un moment donné, ont vivement éclairé la route des envahisseurs ; on remarque aussi des isolés, des tard-venus et même des élèves-lecteurs de Morel, M. Marandon de Montyel en est un.

Parfois cependant, des néophytes ou des ralliés se laissant emporter par leur ardeur, vont trop loin, ils publient des observations qui nuisent à la doctrine, à la théorie magistrale ; M. Seglas, qui vit encore malgré l'excommunication dont j'ai déjà parlé, a publié des faits gênants et a même signalé des observations publiées par des élèves de M. Magnan, observations nuisibles à la bonne cause. M. Marandon de Montyel, dans son mémoire sur les persécutés génitaux à idées de grandeurs, bien involontairement j'en suis certain, a suivi l'exemple de M. Séglas puisqu'il produit des observations personnelles relatives à des malades à antécédents inconnus ou pourvus d'hérédité vésanique, de *dégénérés* ayant, chose impardonnable, « *des stigmates physiques nombreux* (1) ». Je trouve aussi dans le travail de M. Marandon de Montyel des observations citées et tout aussi compromettantes de MM. Febvré, Cullerre, *Gérente* et Garnier (2).

M. Magnan professe que le délire chronique n'a pas été créé pour recevoir les êtres anormaux, dégénérés, que Morel plaçait dans la folie héréditaire devenue aujourd'hui la folie des dégénérés (3). Je me rallie à cette opinion de tout cœur, en disant que les persécutés vraiment dignes de ce nom évoluent d'autant mieux et régulièrement qu'ils sont moins entachés de dégénérescence ou d'hérédité vésanique.

(1) Marandon de Montyel. *Des persécutés génitaux à idées de grandeurs,* in *Annales médic.-psych.* Mars 1890, page 206, observation III.

(2) Marandon de Montyel, *loc. cit.,* obs. VI, VIII, IX, X, XI, XIII et XIV.

(3) Dans le dictionnaire de Nysten, 12e édition, 1865, par Littré et Robin, pages 418 et 419, aux mots Dégénérescence et Dégradation, les auteurs font souvent allusion aux travaux de Morel et donnent d'après lui, l'énumération des stigmates de l'hérédité, de la dégénérescence ou mieux de la dégradation morale et physique de l'espèce.

Dans son Traité des maladies mentales, page 568, Morel s'exprime ainsi en parlant des *dégénérés* : « J'ignorais, au moment où j'ai publié mes *dégénérescences,* que Maine de Biran eût employé le terme de *dégénéré,* qui est pour moi l'expression générique applicable aux variétés maladives dans l'espèce humaine.

« Parmi ces variétés, il en est dont des anomalies intellectuelles physiques et morales se rattachent à l'hérédité, et d'autres à des causes générales dont j'ai longuement étudié l'action dans mon Traité des dégénérescences. Je me plais aujourd'hui à réparer mon oubli involontaire à l'égard d'un écrivain aussi distingué, d'un penseur aussi éminent que M. Maine de Biran. »

Morel faisait assurément une certaine distinction entre les persécutés héréditaires et les autres, les plus nombreux; mais il n'avait pas creusé à fond cette particularité où M. Magnan et ses collaborateurs ont trouvé une mine d'or à exploiter pour notre profit à tous, à commencer par moi.

Mais tous les aliénistes n'ont pas encore adopté les idées de Lasègue, Morel, Foville, idées que l'école de M. Magnan, il faut bien le dire, cherche à mettre en évidence en les débarrassant de tout ce qui leur est étranger. M. Dagonet père n'admet pas encore l'existence du délire chronique, c'est encore pour lui la lypémanie avec prédominance d'idées de persécution : il a fait partager ses croyances à son élève M. Christian qui, de temps à autre, cherche à creuser des fossés sur les routes, où s'avancent envahissants les partisans du délire chronique.

Donc, à la séance du 23 mai 1887, écrit M. Marandon, M. Christian vint affirmer que « *jamais*, à aucun moment chez une catégorie de persécutés ne surviendra le délire des grandeurs » ; il s'agissait des persécutés génitaux. « Personne, ajoute M. Marandon, à la Société médico-psychologique n'est monté à *la tribune* pour détruire par des faits l'affirmation de M. Christian.... *Seul*, le dernier jour (un an après), nouveau venu, j'ai protesté contre l'opinion de l'aliéniste distingué de Charenton. »

J'en demande pardon à M. Marandon de Montyel, il n'a pas été seul à protester, il a protesté simplement le dernier jour de la discussion ; mais d'autres l'avaient fait bien avant lui séance tenante, le 23 mai 1887 ainsi que le 27 juin de la même année, et je suis de ceux-là.

Dans une première communication, M. Christian parlant d'un ancien malade de Charenton disait : « Voilà certes un persécuté absolument remarquable par son délire, qui s'alimentait presqu'exclusivement dans de fausses sensations génitales. *Jamais il n'a été mégalomaniaque.* » Le jour même prenant la parole *de ma place*, pas à la tribune, après avoir demandé à M. Christian s'il parlait bien d'un malade que j'avais observé pendant mon internat à Charenton, je protestai contre sa dernière affirmation en disant que j'avais constaté chez ce même malade des conceptions ambitieuses aussi caractérisées que possible (1).

A la séance suivante, M. Christian se présentait avec des docu-

(1) Annales médico-psychologiques, 1887, t. VI, septième série, page 302.

monts authentiques, un certificat de M. Calmeil fait à la date du
5 mai 1870, vers l'époque où j'avais pu connaître le malade ; il se
trompait, je l'avais observé pendant le premier semestre 1869.
Dans le certificat de M. Calmeil, il n'y était pas question de mégalomanie : « je serais donc en droit de dire qu'à cette époque, les
idées de grandeurs n'existaient pas, ajoute M. Christian... elles
n'étaient qu'accessoires, secondaires. Dans les notes mensuelles
soigneusement relevées, en mai 1854, le malade se dit le *frère
de l'empereur* et un *personnage extraordinaire* et en janvier
1872, sur une autre note mensuelle on trouve encore *lypémanie
partielle avec hallucinations et idées de grandeurs et de persécution* ». Je répondis alors (1) à M. Christian qu'il me suffisait
de l'avoir entendu reconnaître que son malade avait des idées de
grandeurs, ce qui démontrait surabondamment que ma mémoire
ne m'avait pas trompé.

M. Marandon revenant aujourd'hui à la charge, je crois nécessaire d'ajouter que M. Christian a été obligé de constater que son
malade se croyait en 1854 le frère de l'empereur et un personnage illustre, et qu'en 1873 il avait encore des idées de grandeurs;
voilà une trouvaille qui réhabilite singulièrement les notes mensuelles! En 1869, je voyais le malade tous les jours, il aimait à
causer, et à moi comme à tant d'autres, il a remis des lettres.
Dans l'une d'elle, il s'exprimait ainsi à la date du 29 mai 1869.

« Je suis affecté d'une maladie sensuelle dégoûtante, et on me
présente, pour m'entendre, de jeunes et jolies femmes, à qui je ne
peux pas me plaindre, parce qu'elles sont trop chastes, trop honnêtes pour entendre même ma déclaration.

« Le magnétisme de police invisible peut donc me traiter à sa
volonté, sans craindre aucun contrôle. Il veut me rendre la vie
malheureuse par des maladies, douleurs et humiliations. Il exerce
sur moi par une force invisible une volonté absolue, arbitraire,
contraire aux lois, à la morale, à l'humanité, puisqu'elle me rend
souvent malade et qu'elle m'humilie par des jouissances factices,
peut-être 400 fois en 18 ans! Le fond de son idée est d'employer
ce magnétisme comme un talisman propre à diriger la cour, les
députés et la magistrature et d'assurer le public qu'il ne peut s'occuper d'autre *personne que de moi*. »

A plusieurs reprises, le malade qui se croyait le frère de l'em-

____

(1) Ann. méd.-psych., *loc. cit.*, page 302.

pereur, avait manifesté son étonnement de ne pas être mis en liberté sur l'ordre de l'empereur; mais il ne tarda pas à trouver une explication en disant que l'empereur subissait lui aussi les humiliations du magnétisme, ainsi que l'impératrice et le prince impérial.

Inutile de dire qu'en 1887, plusieurs élèves de M. Magnan, ont protesté aussi contre l'affirmation de M. Christian et parmi eux M. Briand qui prit la parole le premier.

Ce malade, disait M. Christian, a fait par écrit sa généalogie réelle, tout en se croyant le frère de l'empereur. Cela ne nous surprend point; nous connaissons une dame dont le délire de persécution est déjà bien ancien, elle prétend être archiduchesse d'Autriche et poursuivie par le roi d'Espagne qui recherche une alliance, cela ne l'empêche point d'écrire souvent à son père réel pour lui réclamer des gâteaux, des rubans, du chocolat, des lettres très lucides, débutant par ces mots : « Mon père. » Les persécutés ne sont jamais embarrassés quand on leur démontre, preuves en mains, une contradiction aussi flagrante; il savent bien répondre : « Oh, celui-là, c'est mon père putatif, mon père nourricier, ou encore, j'ai été changé en nourrice. »

Ils cachent parfois leurs idées de grandeurs, c'est qu'ils redoutent la vengeance de l'intrus qui tient leur place dans la société, ils attendent patiemment le moment favorable pour se produire. Nous avons en ce moment à l'asile, parmi nos jardiniers, un ancien commis-voyageur, homme sage, digne et prudent, se croyant Napoléon IV, héritier du trône d'Espagne, il ne raconte point son histoire à tout le monde, il cache son secret et attend toujours l'arrivée de l'ambassadeur d'Espagne qui doit venir le chercher pour le placer sur le trône de ses pères.

En résumé, évitons en médecine mentale les affirmations trop catégoriques et sachons reconnaître la justesse du propos « *ni jamais, ni toujours* ». Il n'est pas plus permis de dire, *jamais* le persécuté génital ne devient mégalomane, qu'il n'est possible d'affirmer que *toujours*, il le deviendra; mais quand on a constaté que la mégalomanie s'est établie, on peut être certain que c'est pour longtemps, et que ce n'est pas un phénomène passager, accessoire, secondaire dont on puisse nier l'existence ou la valeur symptomatique : c'est une preuve d'incurabilité.

RELATIONS DE LA SYPHILIS

ET DE LA

PARALYSIE GÉNÉRALE [1]

Messieurs et chers Confrères,

Déjà, l'an dernier, au congrès international de médecine mentale, vous avez consacré plusieurs séances à la question à l'ordre du jour : « Des rapports de la paralysie générale et de la syphilis. » Les opinions les plus divergentes ont été émises à cette époque ; mais il faut bien le dire, les partisans des rapports intimes qui existeraient entre la syphilis et la paralysie générale sont devenus de plus en plus nombreux et de plus en plus affirmatifs.

Longtemps, le professeur Kjelberg, d'Upsal, que plusieurs d'entre nous ont vu à Paris en 1878 et 1879, était seul de son avis ; nous ne sommes plus à l'époque où le professeur Jaccoud pouvait écrire : « Il convient de signaler, pour la repousser, l'étrange affirmation de Kjelberg, qui a prétendu que la maladie ne se développe jamais dans un organisme complètement indemne de syphilis soit héréditaire, soit acquise. » (Jaccoud, *Traité de pathologie interne*, cinquième édition, 1877, tome I, page 210.)

Nous partageons l'avis de ceux qui pensent que la question n'est pas élucidée, qu'elle réclame de nouvelles études entreprises sans idées préconçues ou systématiques. On a pu dire, sans nous persuader, qu'il n'y avait aucun rapport de causalité entre la paralysie générale et la syphilis, qu'il y avait deux maladies bien distinctes, la paralysie générale et les manifestations cérébrales de la syphilis ; on a bien dit encore que ces deux maladies n'avaient qu'une ressemblance fortuite ou lointaine ; mais on a négligé de nous indiquer le moyen de ne pas les confondre, ainsi que cela

[1] Congrès de médecine mentale, Rouen 1890, p. 325.

arrive d'ailleurs, même aux plus accentués parmi les dualistes. Je
sais bien aussi qu'on a présenté, très habilement, l'argument anatomo-pathologique, à savoir : le *paralytique vrai*, pur de toute
compromission syphilitique héréditaire ou acquise (*rara avis*),
présente des lésions diffuses; le *paralytique faux*, d'ordre syphilitique, n'a que des lésions circonscrites. Dans le langage courant,
on dit maintenant des uns *les diffus*, et des autres, *les circons-
crits*. Comme c'est simple, net, précis! Pourquoi alors, parmi
nous, trouve-t-on encore des incrédules?

C'est que, dans la paralysie générale, sortie elle-même, avec
peine, des formes vagues et indécises de l'aliénation mentale, il
y a, probablement encore, à éliminer des états morbides, qui lui
auraient à tort été attribués, ou, au contraire, à lui rattacher des
formes irrégulières (les avis sont partagés) : nous voulons parler
des formes circulaires, rémittentes, de toutes les pseudo-paralysies
générales, hystériques, alcooliques, saturnines, mercurielles, de
toutes les variétés attribuées soit au sexe, à l'âge ou au mode de
propagation, soit du cerveau à la moelle et aussi de la moelle au
cerveau, etc.

Si la paralysie générale est bien ce que je crois, une et indivi-
sible, si elle n'est plus, ce que je crois encore, la paralysie générale des aliénés, faut-il refuser d'admettre que sa marche, son
traitement et son pronostic puissent être modifiés suivant le
facteur étiologique? Ayant le premier avancé, sinon démontré,
que la paralysie générale se développe exceptionnellement et
d'une façon anormale chez les dégénérés héréditaires vésaniques,
je fais bon accueil à ceux qui, à l'aide de la syphilis, permettent
aujourd'hui l'explication d'irrégularités ou de phénomènes bizarres.

A l'asile des aliénés de Blois, dans le sexe masculin, la paralysie générale s'observe dans la bourgeoisie qui travaille et dans
toutes les professions libérales, rarement chez l'ouvrier de la ville
ou des champs; chez la femme, la paralysie générale ne se rencontre pas plus dans le peuple que dans la bourgeoisie ou la
noblesse; nous en connaissons en ce moment un seul cas chez une
femme ayant fait de la prostitution clandestine pendant plusieurs
années. Il est constant que la syphilis et la paralysie générale se
rencontrent fréquemment chez les prostituées, épargnant la femme
du peuple ou du monde, et que chez l'homme, les deux mêmes
états sont bien plus fréquents dans la classe dirigeante que chez
l'ouvrier et le paysan surtout. De là à admettre l'influence de la

syphilis dans la production de la paralysie générale, il y avait à peine un pas à faire; cela devait être, c'est un fait accompli.

La paralysie générale est rare chez la femme; mais elle a frappé et frappe avec persévérance, dans tous les temps, à Paris comme en province, les auteurs sont unanimes sur ce point, sur les prostituées, syphilitiques par métier. Je n'ignore point que l'alcoolisme et son influence sur l'évolution de la paralysie générale seront invoqués; mais cette opinion a été victorieusement combattue au dernier congrès: les excès alcooliques sont effet et non pas cause, il sont de date récente et constituent un des symptômes du début de la maladie.

La paralysie générale ascendante, spinale, secondaire à l'ataxie locomotrice, variété sur laquelle M. Baillarger a attiré l'attention, ne paraît plus une anomalie ou une irrégularité si (ce qui est peut-être la règle) on trouve une origine syphilitique à l'ataxie locomotrice. Je viens d'en observer deux cas bien nets.

Les crises convulsives dites épileptiformes, observées dans le cours de la paralysie générale, ont avec l'épilepsie partielle syphilitique une analogie si évidente qu'on peut, sans être taxé d'utopiste, leur assigner aussi la même cause : la syphilis.

Devant l'impossibilité reconnue de faire un choix entre les paralytiques vrais et leurs sosies les pseudo-paralytiques syphilitiques, il devient évident que le traitement spécifique s'impose. Faudrait-il attendre jusqu'à l'autopsie pour savoir si les lésions sont diffuses ou circonscrites? L'iodure de potassium a d'ailleurs été prescrit d'une façon banale, à une époque où on ne pensait pas faire intervenir la syphilis dans la production de la paralysie générale.

Depuis 10 ans, j'ai suivi d'une façon toute spéciale un certain nombre de malades que j'ai séparé en quatre groupes suivant leur origine et les résultats du traitement.

Dans le premier groupe, je signalerai deux malades, vieux ataxiques, d'âge mûr, ayant pris la syphilis par la voie normale, dans des conditions identiques, pendant leur vie d'étudiant, tous deux bien doués au point de vue de l'intelligence, indemnes aussi de toute tare héréditaire, vésanique ou autre.

OBSERVATION I.

N... Louis Jacques, compilateur, lettré, encyclopédiste, esprit brillant, prime-sautier, grand travailleur, prend la syphilis en 1865; officier de mobiles en 1870, assiste au siège de Paris, où suivant son dire, « il contracta les germes de sa grave maladie, l'ataxie locomotrice »; marié en 1872, il n'a jamais eu d'enfants. Travaille avec excès; surmenage intellectuel. Condamné au repos, il habite la campagne pour suivre le traitement des docteurs Erb et Fournier. — Pas d'iodure de potassium.

En juin 1884, éclosion subite de la dynamie fonctionnelle au début de la paralysie générale; idées ambitieuses, projets grandioses; il se croit Président de la République.

Placé dans une maison de santé, il fut sans hésitation classé comme atteint de paralysie générale; hésitation de la parole, tremblements fibrillaires, inégalité pupillaire; l'ataxie locomotrice suivait son cours depuis déjà 14 ans.

Le délire brillant avec suractivité intellectuelle en surface se continua pendant 50 jours environ, pour s'accompagner tardivement d'idées érotiques, que le malade a dépeintes par des écrits et des dessins pornographiques à facture enfantine.

Traité dès son entrée par l'iodure de potassium à des doses variant de 3 à 5 grammes par jour, le malade entrait en rémission après 4 mois de séjour. Il était depuis fort longtemps alité, ne pouvant se soutenir sur les jambes. Pendant la période de grand délire, N... n'accusait pas de douleurs fulgurantes; il commence peu à peu à s'en plaindre à mesure qu'il se rend mieux compte de sa situation mentale.

L'amélioration s'accentue le cinquième mois, N... peut se promener avec une canne au bras de son gardien, puis sans son aide, en conservant toutefois la démarche des ataxiques. Le sixième mois il se prétend guéri et sait attendrir sa femme; il était à ce moment en pleine rémission, n'ayant plus de délire ou de signes physiques de paralysie générale. La rémission s'est continuée dans sa famille pendant plus d'un an; le traitement n'ayant pas été continué, il y a eu rechute, paraît-il, suivie assez rapidement de la mort. N... n'avait pas été replacé dans une maison de santé.

OBSERVATION II.

M. Henri, âgé de 55 ans, professeur de sciences exactes, est confié à nos soins en août 1888; depuis 10 ans il est atteint d'ataxie locomotrice traitée par le bromure de potassium et les courants continus. A la suite de déceptions de nature personnelle, il éprouve un chagrin violent, il est triste, déprimé, pour devenir après quelques jours exubérant, grossier. Idées de grandeurs, talent prodigieux, génie d'invention, érotisme. Il entre en maison de santé avec un diagnostic ferme de paralysie générale avec embarras de la parole, inégalité pupillaire, idées incohérentes de grandeurs; il vante ses succès don Juanesques, il est connu du monde entier, le génie de la poésie l'a envahi subitement, dit-il; il raconte à sa façon la consultation du docteur Charcot auquel il a prodigué d'utiles conseils.

M. Henri a pris la syphilis à l'âge de 23 ans, le traitement par l'iodure de potassium est institué comme pour le premier malade.

Septembre. — Même état, chants, loquacité, érotisme, compositions poétiques, élancements douloureux dans les jambes. Depuis plus de 6 mois le malade ne pouvait plus écrire qu'à l'aide du crayon.

Du 1er au 10 octobre. — Le délire érotique se poursuit. A ce moment le malade s'affaisse, se déprime, on redoute la démence masquée par le délire brillant.

10 novembre. — Le délire a complètement disparu, mais il y a de l'apathie dans l'ordre physique et intellectuel ; il urine au lit à plusieurs reprises.

1er décembre. — Le malade se réveill · et se plaint de douleurs fulgurantes.

15 décembre. — Amélioration rapide et progressive ; le malade peut sortir au dehors avec un gardien. Il ne tarde pas à être rendu à sa famille qui le trouve guéri de sa maladie mentale et même très amélioré dans son ataxie locomotrice.

Depuis sa sortie, le malade nous a écrit avec une plume et de l'encre, il continue son traitement. Au bout de 10 mois de rémission, il peut reprendre ses cours en public et s'en acquitte fort convenablement.

Dans le deuxième groupe, nous avons réuni deux malades, camarades d'étude, ayant contracté la syphilis en 1870-71 ; ils avaient tous deux des situations libérales ; instruction primaire supérieure ; célibataires endurcis très rabelaisiens.

OBSERVATION III.

B... Joseph, 39 ans. Pas d'antécédents vésaniques. — Cousin germain mort 19 ans auparavant de paralysie générale syphilitique. Au collège, B... était un élève studieux et assez brillant. Etudiant en droit, il devint paresseux, joueur, viveur très infatué de sa personne ; il est tenu comme une petite maîtresse, s'adonnant aux amours faciles et vulgaires ; il s'est d'ailleurs fait arrêté par la police dans une maison de tolérance où armé d'un poignard pris dans la panoplie d'un ami, il proférait des menaces de mort.

D'après les renseignements précis qui nous ont été fournis, nous avons pensé avec son médecin, ses amis, ses parents, dont plusieurs médecins, que nous avions encore un cas de plus de pseudo-paralysie générale syphilitique, avec phénomènes accessoires dus à des excès alcooliques récents. Il racontait qu'il allait partir en Afrique chasser la panthère et le lion, qu'il s'était commandé un splendide costume rouge de 2.000 francs, qu'il avait été menacé par un voleur mis en fuite à la vue de son poignard empoisonné, qu'il avait gagné au jeu des sommes colossales, plusieurs millions, qu'il allait enfin commencer la fête, la grande noce. Symptômes physiques très accusés de la paralysie générale.

Le traitement par l'iodure de potassium aux doses de 3 et 4 grammes au maximum est immédiatement institué (septembre 1885).

L'amélioration se fait sentir en novembre et, après quatre mois de traitement, le malade sortait en pleine guérison!

Malgré nos conseils, le malade ne suivit pas son traitement; il était pour ses parents si bien à tous les points de vue, que des démarches actives étaient faites pour lui faire obtenir une place dans une administration importante. Démarches infructueuses dont il a ressenti un chagrin assez vif.

En avril 1886, rechute évidente, mais, cette fois, la paralysie générale se présente sous la forme dépressive avec refus des aliments; il n'avait plus de bouche, plus d'estomac, il était bouché. Il faut le nourrir à la sonde et lui faire prendre l'iodure par ce procédé.

Mai. — Commence à se nourrir volontairement, il est moins déprimé.

Juin et juillet. — Amélioration progressive, mais très lente.

Août. — La situation devient satisfaisante.

B... sort en septembre dans les meilleures conditions.

La guérison s'est maintenue. B... est revenu nous rendre visite; il continue à prendre quotidiennement de l'iodure de potassium à faibles doses.

OBSERVATION IV.

G... Julien, 41 ans, officier ministériel et politicien militant, est pris à la suite d'un échec électoral, d'agitation violente avec des idées incohérentes de grandeurs, en juin 1884.

Le 1er juillet, après toutes sortes de péripéties, déplacements, achats inutiles, excès de toute sorte, il nous est confié par un aliéniste distingué qui en faisait sans hésitation un paralytique vrai. Turbulent, loquace incohérent, il se disait grand amiral de France, distribuant à tout son entourage, milliards, places et décorations.

2, 3 et 4 juillet. — Refus des aliments, ne veut boire que du champagne qu'il confond facilement avec toutes les boissons gazeuses.

Nourri à la sonde jusqu'au 10 inclus.

11 juillet. — Mange seul et suit un traitement par l'iodure de potassium, 3 et 4 grammes par jour.

Septembre. — Devient stupide, ne parle plus, refuse de manger à la suite de la visite de ses parents auxquels il n'a pas adressé la parole; nourri trois fois par jour à la sonde; continuation du traitement.

Octobre. — Même état. Le 8, apparition d'un zona à droite, au niveau du sein; bulles très serrées et confluentes. Le 16, à la suite d'un traumatisme, hématôme de l'oreille gauche.

15 novembre. — L'éruption du zona est complètement guérie. Le 16, le malade demande à ne plus être nourri à la sonde. Le 20, la dépression mélancolique tend à disparaître.

21 novembre. — Répond assez bien à toutes nos questions, réclame sa sortie pour reprendre la direction de son étude.

22 novembre. — Reçoit la visite de ses parents et leur parle très raisonnablement, ce dont ils sont fort étonnés.

Décembre. — L'amélioration se poursuit régulièrement, en dépit de quelques crises d'agitation de courte durée.

Janvier 1885. — Le malade suit son traitement avec scrupule, il se rend compte de sa maladie.

Février. — Parfois il paraît apathique et indifférent, il ne paraît pas pressé de sortir de la maison.

Mars et avril. — Convalescence lente mais de bon aloi. G... peut sortir en ville; il vient souvent nous voir, il s'intéresse à tout ce qui se passe dans la maison, la ferme, les jardins, les ateliers.

Il sort guéri en mai 1885, après 10 mois de traitement.

Depuis plus de 4 ans la guérison se maintient; mais il se surveille, prend souvent de l'iodure de potassium, a vendu son étude, vit calme à la campagne, cultive son jardinet et pêche à la ligne pendant la belle saison.

Dans un troisième groupe, j'ai rangé deux malades jeunes, commerçants, mariés, ayant présenté tous les symptômes d'une paralysie générale au début, à forme expansive avec délire des actes. Ces deux malades, qui l'un à T..., l'autre à B..., trouvaient des gens pour profiter de leurs largesses et de leurs prodigalités maladives, furent placés à Blois en 1886; ils avaient tous deux pris la syphilis avant l'âge de 20 ans. Le traitement spécifique donna très rapidement lieu à l'apparition d'une période de calme. A la suite de plaintes en séquestration arbitraire, les deux malades furent prématurément rendus et confiés aux soins des plaignants; l'un est mort depuis à l'asile d'Orléans et l'autre à Villejuif, par suite de paralysie générale confirmée.

Dans le quatrième groupe se rencontrent deux malades entachés d'hérédité vésanique, ayant contracté la syphilis longtemps avant leur entrée dans une maison de santé.

OBSERVATION VII.

G... Louis, 35 ans, compositeur de musique, avait des sentiments artistiques très accentués; mère aliénée héréditaire; sœur atteinte de folie puerpérale (troisième accès). Soigné d'abord par son père qui est médecin et nous a fourni tous les renseignements nécessaires. Syphilis à 25 ans. Il nous est confié en octobre 1886, ayant déjà depuis un an des signes non douteux de paralysie générale à symptômes physiques très accusés. Le traitement spécifique est institué sans enthousiasme; une période de rémission s'affirme cependant en mai 1887, après 17 mois de maladie et 7 de traitement à l'asile; cette rémission porte principalement sur le délire saillant; son père le fait sortir en juillet de la même année; 2 ans après, rechute, marasme paralytique; il est replacé dans une maison de santé du S.-O. où il vient de mourir.

OBSERVATION VIII.

B..., 30 ans, dont j'ai connu la mère atteinte de délire émotif, s'est marié à une jeune fille de son monde, ignorant, ainsi que les deux familles, que son futur avait eu la syphilis peu d'années auparavant. Après quelques mois de mariage, B... devient irascible, il a un besoin exagéré de mouvement, idées de grandeurs, colères vives, puis soudain il est frappé d'une attaque cérébrale avec hémiplégie gauche. A partir de ce moment, on l'isole de sa femme, il est séquestré dans sa maison, soigné par des domestiques. Lorsqu'il nous est confié tardivement, il était dans un état effrayant de maigreur, ayant une impotence absolue du bras et de la jambe gauche avec atrophie musculaire généralisée; il n'avait pas quitté le lit depuis 3 mois; la jambe gauche est fortement pliée et ne peut être étendue, le pied est déjeté en dedans. Avant-bras contracturé, les doigts fermés dans la paume de la main ne peuvent être étendus.

Nous instituons un traitement dans lequel l'iodure de potassium figure à hautes doses en y ajoutant l'hydrothérapie, des toniques, des courants continus, du massage et l'extension forcée mais progressive des parties contracturées. Au bout de 7 mois de soins minutieux, du mois d'août 1886 à avril 1887, le malade était assez amélioré pour sortir en ville accompagné de son gardien et avec une simple canne; il conservait toujours une grande susceptibilité; facile à contrarier.

En juillet 1887, il est rendu à sa famille dans un état de santé physique absolument remarquable; au moral, il restait ce qu'il avait toujours été, un insuffisant, digne fils d'une dégénérée émotive. L'amélioration s'est maintenue pendant 2 ans et dure peut-être encore aujourd'hui; nous n'entendons plus parler de lui.

En vous présentant ces huit malades qui ont tous plus ou moins profité du traitement spécifique, nous n'avons point la prétention d'avoir fait œuvre de novateur, nous avons simplement eu l'intention d'apporter notre faible contingent d'efforts et d'observations dans la lutte entreprise en commun contre cette funeste et fatale maladie, la paralysie générale.

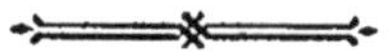

DU SECRET MÉDICAL [1]

Pour la rédaction des observations médicales et leur publication, il me paraît difficile de concilier le secret médical avec l'intérêt scientifique. Une foule de détails ou *présumés tels*, ne peuvent être négligés ou supprimés; les antécédents personnels ou héréditaires, l'examen généalogique ne sauraient être négligés ou éliminés. Dans une étude de ce genre, faite en 1808, sur les conseils de mon illustre maître (Morel, de Saint-Yon), j'avais fabriqué des noms étranges pour dépister les indiscrets; il y a eu des gens qui se sont reconnus, alors qu'il s'agissait d'une autre famille.

A propos de l'observation de M. X..., citée par M. Thivet, dans laquelle M. Giraud trouve que, à tort, *certains détails*, ont été publiés, je suis à me demander ce qu'il faut supprimer dans cette observation. Les certains détails incriminés ont été publiés pour donner à l'observation son cachet d'origine, son authenticité et, par suite, sa valeur clinique. Une observation tronquée deviendrait banale, elle ne pourrait plus être contrôlée en cas de besoin, par un contradicteur dont l'argumentation consisterait alors à faire remarquer son peu d'importance par suite de l'absence de certains détails supprimés par un scrupule exagéré.

Dans bien des cas, notre embarras est grand, ce matin même, j'ai reçu d'un avoué poursuivant, dit-il, l'interdiction d'un malade et me demandant un certificat circonstancié sur papier timbré. J'ai hésité un instant pour savoir si je répondrais, et, ne sachant que faire, j'ai profité de ce qu'il n'avait pas mis de timbre-poste (pour la réponse) pour me dispenser d'en faire une.

(1) Congrès de médecine mentale, Blois, 1892, p. 148.

COLONIES D'ALIÉNÉS [1]

Il me semble que, grâce à l'intervention de M. Deschamps, la discussion tend à s'élargir de plus en plus, au point de nous faire perdre de vue le but que nous poursuivons et que notre rapporteur a si nettement déterminé et circonscrit.

Nous demandons à restreindre le débat aux *colcnies agricoles* pour *les aliénés* et, depuis un certain temps, nous n'entendons plus parler qre des modes d'assistance à appliquer aux *déments*, aux *séniles*, aux *incurables*, aux idiots, aux épileptiques.

Le département de la Seine, pour désencombrer les asiles veut évacuer à Dun-sur-Auron, chez des paysans ou des ouvriers, des *déments*, des *séniles*, moyennant un prix de journée supérieur à celui qu'il paie à la plupart des asiles de province; c'est là un essai que nous suivrons avec intérêt, mais qui ne dcit pas en ce moment nous préoccuper.

Toutefois, puisque cet essai a pour but de désencomber les asiles de la Seine, il nous sera bien permis de dire en passant, qu'à ce prix (1 fr. 60) le département de la Seine trouverait facilement un débouché dans les asiles départementaux. Depuis 12 ans, l'asile de Blois ne reçoit plus d'aliénés de la Seine parce que il a réclamé, à cette époque, un prix de journée de 1 fr. 50 (avec l'espoir qu'on ne lui accorderait pas).

On nous dit encore, nous ne pouvons pas donner du travail en quantité suffisante dans les asiles de la Seine ; nos médecins transformés en chef de culture ne pourront plus faire de médecine !

J'ai eu l'honneur d'appartenir au service médical des aliénés de la Seine et j'ai pu constater qu'il y avait dans un asile et à la périphérie des terrains en friche et si mal cultivés que le service de l'alimentation faisait venir des Halles de Paris, les légumes nécessaires aux besoins de l'asile.

A Ville-Evrard, où une grande ferme était annexée, il a fallu

(1) Congrès de médecine mentale, Blois, 1892, p. 177.

louer les terres à un fermier, qui pendant plusieurs années a entrepris une lutte héroïque contre les chardons qui avaient élu domicile dans les terres de l'asile.

Comme l'ont si bien dit MM. Pichenot et Garnier, il faut avoir autour de l'asile une certaine quantité de terres, pas trop, 30, 40, et 60 hectares environ; j'en demanderais 100 en y comprenant les terrains occupés par les cours, préaux, chemin de ronde, routes, allées, sentiers, bois, taillis et les immeubles; je les disposerais ainsi :

```
Immeubles, cours, préaux................   20 hectares.
Bois, taillis...........................   20    —
Jardins et vergers......................   20    —
Terres arables..........................   20    —
Prairie.................................   20    —
```

Dans ces conditions, on pourrait, comme le désire M. S. Garnier, faire de la culture maraîchère intensive et aussi un peu de grande culture pour laquelle nos malades ont une prédilection bien accentuée.

Dans les travaux de grande culture, nous comprenons la culture des pommes de terre, haricots verts ou secs, petits pois que nous faisons à Blois en pleine terre arable à la charrue avec succès, sans le secours de jardiniers spécialistes.

Dans les asiles de province où le directeur-médecin doit bien faire quand même *avec un prix de journée toujours insuffisant*, il trouve dans les revenus de la ferme une juste compensation de ses efforts et la possibilité parfois, sans subvention départementale, d'améliorer progressivement les parties défectueuses de l'établissement.

Peu nous importe qu'on fasse au directeur-médecin le reproche de ne plus faire de médecine, ce qui, d'ailleurs, n'est pas démontré; et d'ailleurs, il y a aujourd'hui dans les asiles, des médecins-adjoints qu'il faut utiliser (ce que nous avons toujours fait à nos risques et périls et l'un des premiers).

Mais il n'est pas permis de nier l'influence heureuse du travail en plein air, comme distraction et moyen de traitement de maladies mentales en général. Certains aliénés chroniques peuvent travailler dans les champs d'une façon régulière et par le beau temps, il en est de même des déments, des imbéciles et des mégalomanes, dont un grand nombre se croient propriétaires du sol qu'ils cultivent avec amour; d'autres vont au travail périodiquement ou ne peuvent s'y rendre que pendant la convalescence et avant d'être rendus à la famille; pour tous, l'intervention du médecin est nécessaire pour décider de la nature et de la durée des heures de travail.

Notons en passant que les épileptiques travaillant aux champs ont rarement des accès; ils semblent se réserver pour les jours de chômage et en particulier le dimanche.

Nous nous déclarons partisan d'un asile d'aliénés comprenant une exploitation agricole et une culture maraîchère aussi complète que possible, et cela, à proximité, dans l'asile même ou à la périphérie; il est entendu d'ailleurs que, dans une partie de l'établissement, il y aura toujours des ateliers suffisamment organisés pour que tous les travaux d'entretien y puissent être faits sans le concours onéreux d'entrepreneurs faisant tous les huit jours escorte à un architecte pour remplacer un carreau de vitre, une ardoise ou une brique.

Les malades que M. Deschamps parle de transporter à Dun-sur-Auron, ne sont pas ou ne sont plus des aliénés dangereux pour l'ordre public et la sécurité des personnes et si, en thèse générale, leur sort mérite l'attention, c'est par une confusion d'attributions que le conseil général de la Seine prend l'initiative d'une colonisation qui, en droit, devrait être municipale.

En écoutant, il y a quelques instants notre confrère M. Bourneville, qui a fait siennes toutes les questions d'organisation générale ou spéciale en matière d'assistance publique, je me demandais si réellement j'entendais parler à la fois un médecin éclairé et un ingénieur hygiéniste. Aussi, à son exemple, nous réclamons l'assistance familiale au domicile réel des malades déments séniles et non dangereux. En Vaucluse et surtout en Indre-et-Loire, on a pu diminuer l'encombrement en rendant à leur famille nombre de malades inoffensifs. Quand les parents sont misérables, qu'on leur donne une subvention pour garder leur malade; mais quand ils sont riches ou aisés, qu'on leur fasse payer une part contributive sérieuse, ils viendront réclamer la sortie de leur parent.

Quant à l'objection qui consiste à dire que la population parisienne ne produit pas de cultivateurs, il ne faut pas lui attribuer trop d'importance et d'ailleurs, parmi les suburbains, il y a d'excellents maraîchers.

Les meilleurs travailleurs agricoles ne sont pas tous nés aux champs.

SUR LA FOLIE PUERPÉRALE [1]

Je ne veux point prendre part au débat quant à la doctrine, mais simplement vous présenter les observations que la discussion actuelle m'a suggérées.

La folie puerpérale que je considérais jusqu'ici comme liée à l'hérédité vésanique ne serait plus qu'une psychose par auto-intoxication et, quand elle survient, on est certain d'en faire la preuve par l'hypertoxicité des urines ou des lochies. Dans tous les cas de folie puerpérale, ils sont déjà nombreux, que j'ai pu observer depuis plus de 20 ans, j'ai toujours constaté l'existence de l'hérédité, et en particulier de l'hérédité maternelle. C'est presque là un fait de constatation banale.

Je ne me refuse point à admettre, dans une certaine mesure, l'influence d'une auto-intoxication dans la production de la folie puerpérale, mais je donne et reconnais à l'hérédité vésanique un rôle prépondérant, capital, presque absolu. S'il en était autrement, il faudrait admettre que, parmi les nouvelles accouchées, l'auto-intoxication choisit les héréditaires. En raison des progrès incessants réalisés par les accoucheurs contemporains, il est alors permis d'entrevoir une époque où la folie puerpérale disparaîtra comme tend à disparaître la fièvre puerpérale de sinistre mémoire.

La vérité est, à mon sens, que toutes les nouvelles accouchées font toutes plus ou moins d'auto-intoxication ou infection et que la folie peut survenir à toutes les périodes de l'état puerpéral sous l'influence de l'hérédité vésanique.

On nous a dit aussi que les urines des mélancoliques seraient plus toxiques que celles des maniaques ; mais on a oublié de nous dire que dans la mélancolie, toutes les sécrétions sont plus ou moins

(1) Congrès de médecine mentale, La Rochelle, 1893, p. 370.

17

diminuées ou taries, partant les urines plus rares sont plus chargées de principes toxiques.

On vient de nous affirmer le caractère de périodicité des psychoses de l'arthritisme chez les arthritiques héréditaires; mais il faut ajouter que la périodicité est un des caractères saillants des folies héréditaires (Morel) témoin la folie circulaire ou à double forme.

A propos du délire post-typhique, qu'il me soit permis de vous signaler le cas curieux d'un jeune homme de 20 ans, un dégénéré considéré comme incurable, présentant les symptômes d'une démence précoce ou juvénile.

En dépit de ce pronostic fatal et prématuré, il est sorti guéri et cela pendant la convalescence d'une fièvre typhoïde. Dans ce cas, au moins, le poison typhique a joué un rôle bienfaisant.

Dans une autre circonstance, en 1867-1868, pendant mon internat à l'asile Saint-Yon, dans le service de Morel, j'ai constaté aussi un certain nombre de guérisons surprenantes, inespérées, survenues à la suite d'une épidémie de variole.

M. A. Voisin, après quelques critiques de détail concernant le rapport de MM. Régis et Chevallier-Lavaure, a rapporté plusieurs exemples de délire chez des opérées d'ovariotomie et dans un cas où il a pu faire l'autopsie, il n'a rien trouvé qui puisse lui permettre d'invoquer l'auto-intoxication infectieuse comme cause de la mort.

M. Voisin croit que la mort était due à la congestion méningée. C'est là, il faut bien le dire, une cause de mort peu concluante, étant admis par M. Régnard que la congestion méningée ou cérébrale est fort souvent le résultat d'une hypostase *post-mortem*. — Si M. Voisin avait examiné le cœur et les vaisseaux, peut-être aurait-il trouvé cette variété d'endartérite à couleur groseille-hortensia, signalée par M. Marcel Briand qui en fait la lésion caractéristique du délire aigu et d'origine microbienne.

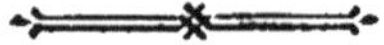

LES FAUX TÉMOIGNAGES DES ALIÉNÉS

DEVANT LA JUSTICE [1]

Parler du témoignage des aliénés pour savoir s'il est vrai ou faux, valable ou non, conscient ou inconscient, c'est peut-être, à mon sens, oiseux ou inutile.

Il ne s'agit pas en effet du témoignage d'un homme soupçonné d'aliénation mentale, mais du témoignage d'un aliéné.

Au point de vue légal, le témoignage d'un aliéné est nul, peu importe donc qu'il soit vrai ou faux : on ne peut accorder aucune créance aux affirmations d'un être privé de sa raison, puisqu'on lui refuse la capacité civile et que, de par la loi, on ne peut pas le rendre responsable de ses actes.

Si l'aliéné est en liberté, il peut se faire qu'il soit témoin d'un délit ou d'un crime et, dans ce cas, qui oserait ajouter foi à ses déclarations? Quel juré ou magistrat oserait prendre une décision, rendre un arrêt ou prononcer une condamnation?

Poser la question, c'est la résoudre.

Dans les asiles d'aliénés où les malades sont dans des conditions favorables pour l'étude et l'observation, ils peuvent être connus à fond par le médecin traitant. On peut alors, dans certains cas et pour des faits d'ordre intérieur, invoquer leur témoignage; mais que de précautions à prendre! que de doutes à avoir, puisque le plus souvent les fous, dits lucides, sont de tous les malades, avec les hystériques, ceux dont le témoignage, les inventions, les racontars sont le plus à redouter.

M. C..., ancien fonctionnaire, a fait plusieurs séjours dans une maison de santé, il est âgé de 48 ans, c'est un homme intelligent et instruit, ancien hypocondriaque, persécuté et enfin mégalomane; il en impose aux gens qui le voient pendant quelques

<hr>

[1] Congrès de médecine mentale de La Rochelle, 1893, p. 445.

heures et parfois plusieurs jours. On le prend pour un homme sage et sain d'esprit; interrogé un jour en présence du procureur de la République, à propos d'une demande à fin d'interdiction, il fit des réponses si satisfaisantes et se présenta d'une façon si correcte que ces deux magistrats se retirèrent navrés de savoir que nous conservions dans un asile d'aliénés un homme aussi correct et aussi raisonnable. Au moment des derniers adieux et sur le seuil de la porte, le malade s'adressant aux magistrats (qui ne m'avaient pas demandé d'intervenir) leur dit : « Je vois bien, Messieurs, que vous ne me connaissez pas, *je suis le Christ*, il fallait le demander au directeur », et alors, une fois lancé, M. C... dévida rapidement son chapelet de délirant systématisé au grand étonnement des deux magistrats. Inutile d'ajouter qu'ils donnèrent un avis favorable à la demande d'interdiction.

M. B..., célibataire, 37 ans, persécuté dégénéré a vécu depuis longtemps en nomade ; c'est un migrateur ne se trouvant bien nulle part, puisque partout il trouve de nouveaux persécuteurs. Il se méfie de tout et de tous et est en proie aux sensations les plus étranges. Les employés de l'asile le redoutent, ils le croient capable, et à juste titre, d'inventer les histoires les plus compromettantes, et cela chaque jour. Au cours d'une visite prolongée faite dans l'asile par le Préfet du département, M. B... se plaignit à haute voix d'avoir été la veille, roué de coups par son gardien particulier. Devant une accusation aussi précise, le Préfet pria immédiatement le malade de quitter ses vêtements, afin de constater la trace des coups. Il n'y avait rien à voir, pas la moindre contusion, pas la moindre érosion cutanée, et comme le Préfet manifestait sa surprise, M. B... lui déclara qu'il en était toujours ainsi, qu'on le faisait parfois souffrir à distance et que son gardien le martyrisait même à travers un mur.

Ce persécuté-accusateur rend la vie impossible aux personnes de son entourage.

Dans la pratique journalière, quelle confiance accorder à des affirmations aussi précises et faites, d'ailleurs, avec la plus entière bonne foi?

M{Me} X..., 40 ans, héréditaire, dégénérée supérieure, hystérique, érotique et alcoolique à ses heures, enfin mégalomane fruste, incohérente aujourd'hui, avait autrefois des périodes de calme et de lucidité de durée variable pendant lesquelles elle racontait les choses les plus extraordinaires et les plus invraisemblables. Elle écrivait parfois aux autorités administratives et judiciaires d'une façon correcte et suivie. Dans une de ses lettres, elle affirmait avec énergie et conviction que « depuis plus d'un an, on lui faisait endurer le supplice horrible de coucher sur des chaînes en fer ». Une enquête eut lieu, la malade interrogée raconta qu'elle couchait encore sur les chaînes en fer et nous conduisit dans sa chambre et nous fit alors remarquer la trame métallique du sommier élastique de son lit ; mais, sur ce sommier, il y avait deux matelas en laine !

Dans ces deux derniers cas, il fut facile de reconnaître l'inanité d'accusations précises cependant, faites de sang-froid et avec la plus grande apparence de sincérité.

Notre excellent rapporteur ne nous paraît pas avoir examiné la question du témoignage des aliénés pendant les intervalles lucides et cependant, s'il doit être question d'accepter comme valable le témoignage des aliénés, c'est seulement dans ce cas. En 1884 et 1886, j'ai publié dans les tomes X et XI de la Société des sciences et lettres de Loir-et-Cher, un mémoire sur les intermissions, les moments lucides, et, dans un certain nombre de cas bien nets, j'admettais la capacité civile, le pouvoir de tester, etc.

Dans la folie à deux enfin, il peut se faire que le *sujet actif* ait sur le *sujet passif*, une action assez forte pour l'entraîner à faire soit un faux témoignage, soit une accusation grave.

En 1865, mourait à T..., un vieux célibataire persécuté ayant peur des voleurs et craignant aussi d'être empoisonné ; il avait fait de sa maison une véritable forteresse, les portes étaient bardées de chaînes et de serrures de sûreté. Depuis de longues années on le savait atteint d'aliénation mentale, mais ce qu'on ne savait pas, *c'est qu'il avait communiqué son délire à sa gouvernante.*

Celle-ci, persuadée que son maître avait été empoisonné, dénonça son neveu, l'unique héritier, honorable commerçant jouissant de l'estime publique.

Devant une accusation formulée par une personne saine d'esprit, au moins en apparence, l'exhumation fut ordonnée et l'autopsie permit alors de reconnaître que la mort était due à toute autre cause qu'à un empoisonnement. La gouvernante n'en parut pas autrement surprise ou étonnée, mais elle donna à entendre que les experts pouvaient bien être de connivence avec l'accusé. C'était paraît-il, suffisant pour attirer l'attention du magistrat instructeur, car il confiait au docteur D..., qui était alors mon chef do service, l'examen de l'état mental de la dite gouvernante. Mon savant maître ne tarda pas à reconnaître que la dénonciatrice était une *persécutée passive à deux* et, à la suite du dépôt de son rapport, une ordonnance de non-lieu fut rendue en faveur de l'accusé que sa qualité d'unique héritier avait rendu suspect à bien des gens.

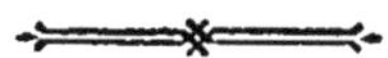

DES SOCIÉTÉS DE PATRONAGE DES ALIÉNÉS [1]

Comme on peut le voir à la page 47 du rapport de MM. Ladame et Giraud, les tentatives poursuivies dans le but de préparer l'organisation d'une société de patronage des aliénés en Loir-et-Cher, n'ont pas été suivies de succès. La commission de surveillance avait décidé, en principe, de s'organiser en comité de patronage analogue à celui des condamnés libérés et avait même élaboré des statuts. L'article 3 portait qu'en aucun cas et en aucune manière, le comité ne saurait être rendu responsable des accidents provoqués par les aliénés guéris, placés par lui, sur sa recommandation chez des cultivateurs, commerçants ou industriels.

Le conseil des inspecteurs généraux ayant formellement demandé la suppression de cet article 3, parce que les sociétés, pas plus que les individus ne peuvent échapper aux responsabilités, la commission de surveillance déclara alors qu'elle attendrait le vote de la nouvelle loi sur les aliénés pour prendre une décision.

Pour organiser une société de patronage en faveur d'indigents, il importe avant tout de créer des ressources, de recevoir ou assurer le concours de sociétaires versant des cotisations et, une fois ce résultat obtenu, il devient alors possible de demander des subventions aux communes, au département ou à l'Etat.

M. Giraud propose de faire main basse sur l'argent provenant du pécule des aliénés décédés et même il nous informe que le Préfet de la Seine-Inférieure, en raison d'un vote du conseil général en date du 12 avril 1893, a prescrit aux directeurs-médecins de la Seine-Inférieure de verser dans la caisse de secours

(1) Congrès de médecine mentale, La Rochelle, 1893, p. 475.

du patronage des aliénés guéris, les sommes provenant du pécule des aliénés décédés, et cela à partir du 4 mai 1893.

Qu'il me soit permis de faire remarquer que cette manière de procéder n'a pas été prévue dans la circulaire ministérielle sur la création des sociétés de patronage, pas plus que dans les résolutions votées par le conseil supérieur de l'assistance publique. Le paragraphe IV est en effet ainsi conçu :

« Les sociétés de patronage pourront être autorisées à toucher le pécule de sortie de l'aliéné de façon à le lui remettre en temps utile et au besoin par fractions. »

En expédiant aux préfets cette circulaire avec l'avis du conseil supérieur, M. Constans, ministre de l'intérieur, se montrait disposé à permettre une légère infraction aux habitudes acquises, puisque au lieu de remettre *en bloc* aux aliénés guéris, le jour de leur sortie, la totalité de leur pécule, il disait que les sociétés de patronage *pourraient être autorisées* à toucher le pécule pour le distribuer en temps utile et *par fractions*.

Mais de là à faire main basse sur le pécule des aliénés *décédés* il y a loin, et nous sommes persuadés que la manière de procéder dans la Seine-Inférieure est absolument contraire aux instructions ministérielles et, au point de vue financier, illégale.

Le pécule des aliénés décédés appartient à l'asile et l'encaissement régulier doit en être fait tous les ans suivant des règles dont nous ne saurions nous écarter, que les inspecteurs généraux des finances ne manqueraient pas de signaler.

La question du pécule des aliénés a été prévue et traitée dans le règlement du 20 mars 1857, section XXI, et tout récemment, 19 décembre 1892, elle vient de faire l'objet d'un arrêté ministériel, après avis des inspecteurs généraux en date du 3 décembre 1892; *il y a à peine sept mois.*

L'article 163 de l'arrêté ministériel du 19 décembre 1892, le dernier en date, dit expressément : « En cas de décès, le pécule de l'aliéné travailleur appartient à l'établissement. Il en est de même des objets qui ont pu être acquis à son profit sur la rémunération du travail. »

Cet article si précis et si formel ne saurait donc pas être modifiable soit par un vote du conseil général ou une décision préfectorale.

Les sommes destinées à former le pécule de l'aliéné travailleur sont fournies intégralement par l'asile et accumulées au crédit de chaque travailleur jusqu'à concurrence d'une somme fixe réservée à titre *de pécule éventuel de sortie* (article 157).

Quand le pécule éventuel est établi et réalisé, il est alors recommandé au directeur-médecin de faire emploi au profit du travailleur de l'excédent, à mesure qu'il se produit, soit en argent par petites fractions, soit en objets de consommation. L'aliéné peut aussi disposer de l'excédent de son pécule en faveur de son père, sa mère, son conjoint, ses enfants, frères, sœurs, neveux ou nièces (article 162).

Il paraît difficile avec ces multiples portes de sortie du pécule d'arriver à constituer une masse bien importante.

Les aliénés qui guérissent, sortent le plus souvent dans les deux ou trois premiers mois du traitement, c'est là une règle générale et alors, ils n'ont pas travaillé ou travaillé seulement pendant quelques jours, leur pécule est insignifiant ou n'existe pas, il faut le compléter et puiser à la caisse de l'asile qui ne doit jamais être vide, paraît-il, malgré un prix de journée parfois dérisoire, *suffisant* pour les asiles neufs créés par les départements de toutes pièces, mais *insuffisant* pour ceux qui s'agrandissent, s'entretiennent et s'améliorent avec leurs propres ressources.

Par une inégalité choquante, ce serait l'aliéné n'ayant pas ou ayant peu travaillé, dont on aurait déjà fait ou complété le pécule, qui aurait en outre la jouissance du pécule des aliénés travailleurs qui n'auraient pas eu le temps ou le loisir d'en profiter ou d'en disposer en faveur de leurs parents !

Quoique puisse dire et penser notre collègue Giraud, il nous est impossible de donner notre approbation à un vote du conseil général et à une décision préfectorale qui, entachés d'illégalité, nous l'avons démontré, permettent au département de venir en aide, sans bourse délier, aux aliénés guéris mais en augmentant les charges de l'asile.

Enfin, dans les commentaires officiels et ministériels de l'arrêté et du règlement du 20 mars 1857 et, particulièrement en ce qui concerne la section XXI précitée et les articles 159, 161 et 163, nous trouvons les explications suivantes, que nous adoptons comme conclusion de notre argumentation.

« En lui imposant l'obligation de *compléter*, en cas d'insuffisance, le *pécule éventuel de sortie*, le deuxième paragraphe de l'article 159 fait peser sur l'établissement *une charge* dont il convient de l'*indemniser*. C'est dans ce but que l'article 163 lui attribue la *propriété du pécule de l'aliéné travailleur qui y décède* et des objets dont l'acquisition aurait été faite en vertu des dispositions de l'article 101 ». C. q. f. d.

En nous montrant si respectueux de la tradition, des arrêtés, circulaires, explications et décisions ministérielles, nous ne voulons point passer pour un adversaire des sociétés de patronage des aliénés guéris, bien loin de là et nous déplorons même de faire partie d'une société de patronage des condamnés libérés, que le conseil général et l'Etat subventionnent largement, alors que rien de pareil ne peut être obtenu pour les aliénés.

Dans la Seine-Inférieure, avec une générosité faite avec le bien d'autrui, avec ce qui est la *propriété de l'asile,* le conseil général subventionne la société de patronage!

En résumé, les sociétés de patronage sont appelées à rendre des services aux aliénés guéris et aussi au département parce qu'elles tendront à diminuer notablement la proportion des rechutes. Ces sociétés doivent être encouragées et soutenues au moyen de subsides fournis par les sociétaires, les communes, le département et l'Etat; il serait illogique et illégal, pour ce fait, d'imposer de nouvelles charges aux asiles d'aliénés.

Il serait de toute justice enfin, de dégager de toute responsabilité ultérieure, les médecins ou membres des commissions de surveillance qui feront partie intégrante des agents actifs de l'œuvre des sociétés de patronage. Déjà accablés de responsabilités quand l'aliéné est en traitement dans l'asile, ces fonctionnaires continueraient donc à vivre avec le cauchemar des responsabilités, après la guérison et la sortie de l'aliéné! Cela ne doit pas être si l'on veut que les sociétés de patronage vivent et fonctionnent.

AUTOMATISME AMBULATOIRE

ÉPILEPSIE LARVÉE [1]

On a beaucoup parlé d'épilepsie larvée dans la discussion qui s'est élevée à propos des impulsions des épileptiques, mais on ne paraît pas l'envisager exactement comme le faisait Morel. Pour ce savant maître, *l'épileptique larvé* (inséparable, pour l'étude et l'observation, de son ascendance et de sa descendance) était un malade en puissance d'une épilepsie qui, d'abord latente et donnant lieu à des troubles psychiques variés, devait tôt ou tard se manifester par une attaque convulsive. Des faits de ce genre sont assez rares :

M. X..., me fut adressé par mon collègue d'un département voisin pour un accès de manie aiguë; cet accès était transitoire, car au bout de 48 heures, le malade était calme, lucide et réclamait sa sortie à laquelle je m'opposai pour plus ample observation. J'appris alors de sa mère qu'il était fils d'un père ayant, sans cause appréciable ou pour une cause futile, des colères subites, violentes inexplicables, de courte durée et que notre malade avait déjà eu antérieurement des accès du même genre très courts, se reproduisant à des époques variables, quelquefois remplacés par des actes imprévus ou bizarres. Un jour, par exemple, se promenant avec sa mère sur les bords de la Loire, il rencontra un paysan qui gardait un troupeau de chèvres; il se précipite sur une chèvre et la frappe violemment, le paysan s'interposa et le roua de coups. Notre malade n'a jamais pu dire comment et pourquoi il avait frappé la chèvre.

Un autre jour, prenant une leçon d'armes, il quitte brusquement la salle, tenant toujours son fleuret à la main, arrive sur le pont, franchit le parapet et se jette à l'eau d'où il fut retiré sain et sauf.

Dans une autre circonstance, la nuit, il ouvre la fenêtre de sa

(1) Congrès de médecine mentale, Bordeaux, 1895, p. 253.

chambre située à un deuxième étage et s'élance dans l'espace à l'aide d'un drap de lit qui ne descendait qu'au premier étage, il tomba évanoui sur le sol et fut conduit plus tard à l'asile des aliénés.

Une autre fois et après une sortie récente de l'asile, il part de Blois, sans argent et est retrouvé à Saint-Nazaire, caché dans les soutes d'un navire de commerce, d'où après explications insuffisantes il fut conduit dans un asile d'aliénés où il ne fit encore qu'un très court séjour.

En présence de tels actes, en raison des antécédents héréditaires paternels et de la perte du souvenir qui les suivait je portai le diagnostic d'épilepsie larvée. L'avenir me donna raison, car 10 ans après cette fugue, le docteur Adam, alors médecin-adjoint de l'asile, constata de visu une attaque convulsive caractéristique survenue au moment de la visite médicale du matin.

Un autre fait que je puis citer se rapporte à un épileptique vagabond. A ce propos, je dois dire que le diagnostic entre les fugues des hystériques et celles des épileptiques me paraît parfois être difficile et j'avoue n'avoir pas été tout à fait convaincu par les arguments et les exemples produits et cités par M. Parant, dans son excellent rapport. Je crois avec M Pitres, que certains vagabonds, considérés comme épileptiques, sont plutôt des hystériques. Singuliers épileptiques, en effet, que ces malades qui marchent des journées entières, évitant les obstacles, passant les rivières sur les ponts et s'arrêtant aux auberges pour manger.

Le jeune homme dont je veux parler était âgé de 27 ans, employé dans une administration, qui, un dimanche partit pour faire une promenade à la campagne. On a su qu'il avait manqué le train, mais personne n'avait plus entendu parler de lui, lorsque à quelque temps de là, la police belge le trouva mort d'inanition sur un chemin ayant en poche son adresse et une forte somme d'argent. Ce jeune homme qui jusque-là avait été un bon employé était taciturne; ses camarades avaient remarqué, en jouant avec lui au café, qu'il avait des *absences* singulières. Il lui arrivait de ne plus savoir qu'il avait des cartes à la main et de les laisser tomber. C'est là je crois un cas d'automatisme ambulatoire chez un épileptique larvé.

Les hystériques n'agissent point ainsi et dans leurs fugues, ils ne se laissent point mourir de faim !

RECHERCHES STATISTIQUES

ET

RAPPORT ENTRE LE NOMBRE DES MALADES
ADMIS POUR LA PREMIÈRE FOIS

LES

GUÉRISONS OBTENUES ET LA DURÉE DE LA MALADIE
AVANT L'ADMISSION [1]

C'est toujours, avec la même naïveté, que des gens du meilleur monde, adressent aux aliénistes cette question, en apparence banale : « Docteur, est-ce que vous en guérissez, des aliénés ? » Ne vous hâtez pas de répondre, car presque toujours, vous avez affaire à des curieux décidés à l'avance à conserver leurs idées en la matière et à ne pas être dérangés dans leur équilibre mental; s'ils devaient avoir sur cette question, comme sur tant d'autres, une idée nette, capable d'être mise en oposition avec la tradition, les préjugés, les habitudes de superstition dont les ignorants se délectent parce qu'ils les dispensent de tout effort intellectuel, vos questionneurs seraient désolés. Si vous répondez : « Mais oui, ils guérissent, les aliénés, et si on nous les confiait plus vite, ils guériraient presque tous » ; oh ! alors votre interlocuteur dira : « Jamais je ne croirai à la guérison des aliénés, jamais je ne reprendrai chez moi un valet de chambre soi-disant guéri, jamais, jamais ; on n'est jamais sûr de la guérison, et puis d'ailleurs, il y a toujours des rechutes, ce sont des guérisons apparentes. »

Bien heureux encore vous serez, si on ne vous dit pas que tous les gens placés à l'asile y sont devenus aliénés, alors qu'ils ne l'étaient pas ! ou l'étaient à peine ! avant leur admission.

En un mot, l'asile des aliénés n'est pas considéré comme un lieu de traitement, c'est toujours une garderie, une prison où il faut placer tous les gens dangereux, méchants, gêneurs, qui

<hr>

(1) Revue médicale de l'Est, Nancy, 1890.

n'ont pas voulu guérir en liberté, qui refusaient de manger, salissaient leur lit, déchiraient leurs vêtements et avaient besoin d'être douchés (sans avoir pris l'avis d'un spécialiste.)

Il n'est pas encore établi ou admis, en haute ou basse sphère, que la folie est une maladie curable, et qu'elle l'est d'autant plus qu'elle est traitée à son début.

Ce qui est vrai pour toute autre maladie, ne le serait point pour l'aliénation mentale; c'est quand la maladie dure depuis longtemps *que tout a été tenté sans résultat*, qu'on se décide à confier le malade à un médecin traitant spécialiste, disposant d'une organisation *ad hoc*; à pratiquer tardivement l'isolement de la famille et des habitudes antérieures quand il est souvent trop tard. Chose bien plus extraordinaire encore! les mêmes personnes, à crédulité enfantine pour toutes choses, qui redoutent les soins des aliénistes ou médisent de leur manière de traiter les aliénés, en les leur confiant, faute de mieux, se montrent alors d'une exigence sans nom, à l'égard des médecins traitants; ils réclament des douches, des potions modificatrices de l'état mental, des pilules, etc. Impossible de leur faire comprendre et admettre que le malade, débarrassé de leur contact, de leurs attentions énervantes, de leurs réflexions saugrenues, s'améliore très rapidement.

Il est de règle, en effet, de constater un amoindrissement de la maladie, une heureuse modification, rien que par suite du changement de milieu.

Mais il faut bien du temps pour obtenir la guérison d'un malade qui nous arrive après 6, 7 et 10 mois de traitements bizarres ou absolument contraires à ses besoins, c'est alors que vos braves gens d'interlocuteurs profiteraient de l'occasion pour dire si vous leur aviez répondu : « Docteur, vous m'aviez dit que les aliénés guérissaient, je trouve le temps bien long »; il faudrait répondre (nous ne le faisons pas) : « Un instant s'il vous plaît, je vous ai parlé de guérison chez les malades soignés à heure et à temps; mais votre malade, vous l'avez gardé 6, 7 ou 10 mois au début sans résultat, et moi je ne le soigne que depuis un mois, prenez patience, il peut encore guérir malgré la faute que vous avez commise; si quelqu'un mérite des reproches, c'est vous, n'incriminez pas le médecin aliéniste dont vous médisiez tant et dont vous exigez aujourd'hui des miracles, à une époque où ils deviennent si rares. »

Quoi qu'il en soit et quelles que soient les conditions défec-

tueuses du traitement des aliénés, il est consolant de savoir et de
dire que le nombre des cas de guérison est encore assez considérable. Il est nécessaire de l'affirmer, de le prouver et d'en faire
la démonstration par des faits et des chiffres dont l'exactitude ne
saurait être mise en doute.

Pendant 16 années consécutives, de 1880 à 1896, le nombre
des aliénés admis pour la première fois à l'asile et à la « Villa
Lunier » de Blois a été de 1017, non compris les infirmités congénitales et l'idiotie acquise, soit une moyenne de 63 par an.

Le nombre des admis par suite de rechute unique ou multiple
(intermittents) a été de 301, soit une moyenne de 18 par an. Ce
qui donne un total de 1318 malades traités pendant ce laps de
temps.

Le nombre des malades sortis par suite de guérison a été de 496
et celui des améliorés ou convalescents avant guérison complète,
le plus souvent sur demande des parents (ce qui nous procure des
rechutes) a été de 204; soit un total de 700 malades ayant profité
ou largement bénéficié du séjour de l'asile.

700 sur 1318 malades traités, c'est du 53 0/0. Ce résultat peut
se passer de commentaire, nous lui laissons toute sa réalité. Il est
bien supérieur à la moyenne donnée par M. Garnier.

Mais la durée du traitement est plus élevée qu'il ne faudrait,
nous saurons pourquoi dans quelques instants; elle a été en
moyenne de 7 mois et 24 jours, variant de 3 à 16 mois, suivant
l'année et les conditions favorables ou défavorables imposées par
les circonstances suivantes :

Je veux parler de la durée de la maladie avant l'admission; *c'est
là toute la question;* mais elle est grave, elle s'impose à notre
examen, elle est d'ordre social au premier chef. Les malades soumis à nos soins le sont, trop souvent, longtemps après le début du
mal; mais nous ne connaissions pas encore la gravité du fait que
nous dénonçons, à savoir : que la moyenne de la durée de la
maladie avant l'admission a été pendant l'espace de 16 ans, de
11 mois et 0 jours.

Oui, voilà les conditions dans lesquelles nous luttons pour
obtenir des résultats qu'on nous dénie, d'ailleurs, après nous avoir
mis dans l'impossibilité de les obtenir; voilà à quoi servent et ont
servi tous les conseils, tous les avis, toutes les circulaires recom-
mandant aux autorités la loi du 30 juin 1838, comme une loi
tutélaire et d'assistance publique. Aussi, nous croyons-nous en

ANNÉES	Nombre des malades admis pour la 1re fois sans y comprendre les idiots.		Nombre des admissions par rechute.		Sorties par guérison.		Sorties par amélioration.		MOYENNE de la durée du traitement des malades guéris	Admis pour la 1re fois MOYENNE Durée de la maladie avant l'admission à l'asile.
	H.	F.	H.	F.	H.	F.	H.	F.	MOIS	MOIS
1880	31	29	6	9	15	18	5	10	6	7
1881	30	25	10	9	11	7	7	14	9	12
1882	39	20	8	12	18	16	2	6	16	10
1883	34	32	10	12	21	13	3	14	10	12
1884	22	39	13	11	12	12	8	10	6	6
1885	34	20	7	3	20	20	7	4	10	6
1886	45	26	10	8	19	11	6	3	11	11
1887	26	33	8	10	15	13	2	7	7	12
1888	33	33	5	10	15	19	7	5	3	9
1889	32	34	6	16	16	15	5	5	6	11
1890	24	32	6	9	11	13	6	6	8	9
1891	38	44	11	14	14	28	1	3	9	13
1892	41	34	10	13	21	16	9	7	5	11
1893	21	32	13	4	9	18	10	7	7	14
1894	31	27	10	12	14	10	8	5	6	13
1895	22	36	7	9	17	19	3	9	11	14
	503	514	140	161	248	248	89	115	Moyenne : 7 mois et 24 jours.	Moyenne : 11 mois et 5 jours.
	1017		301		496		204			
		1318				700				
			53 0/0							

Dans le nombre des malades traités, sont compris les déments organiques et les déments séniles.

Le seul facteur de l'augmentation du nombre des cas de folie serait dû à l'alcoolisme. a dit M. Garnier. Si cela est vrai à Paris, c'est absolument faux à Blois, où les alcooliques sont rares, 2 à 3 pour cent admissions, et encore le plus souvent ce sont des étrangers.

droit de dire, que l'assistance des aliénés et leur traitement après
onze mois de maladie est un leurre, un trompe-l'œil, une mesure
sociale inefficace et tard venue, puisqu'elle conduit trop souvent
à l'incurabilité, à l'augmentation du stock des assistés et à l'encombrement des asiles d'aliénés.

Si les aliénés peuvent guérir au bout de sept mois de traitement
malgré l'ancienneté du mal, ils guériraient assurément dans les
trois premiers mois de leur séjour à l'asile s'ils y étaient placés
au début pour y être traités normalement.

Les départements, toujours obérés, trouveraient là une économie assurée que j'estime à 1/3 de la dépense totale sans redouter
la contradiction.

Je compte bien en faire la preuve à prochaine occasion.

Devrions-nous ajouter que le traitement des maladies mentales,
ainsi ajourné, favorise à merci les accidents, les drames de la
folie, le suicide, l'homicide ou les tentatives d'homicide sur les
hommes politiques en vue ou les modestes citoyens? ce qui procure malheureusement aux journaux des nouvelles à sensation,
dont les déséquilibrés sont friands sans se douter du mal que la
contagion du crime ou du suicide peut produire sur eux-mêmes ou
leurs semblables.

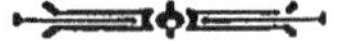

HYSTÉRIE INFANTILE ET HYPNOTISME [1]

M. Bérillon affirme que les séances d'hypnotisme suivies de suggestion chez les enfants sont d'une absolue innocuité ; ce n'est pas l'avis de M. P. Garnier dont je partage absolument la manière de voir à cet égard. Cependant, il n'a pas, je crois, suffisamment distingué les cas où la suggestion est pratiquée à l'état de veille et ceux où elle est tentée après l'hypnose. Si à l'état de veille la suggestion ne me paraît pas dangereuse, il n'en est pas de même dans le second cas. Je ne veux pas parler seulement du danger immédiat de l'hypnose suivie de suggestion, mais aussi des conséquences fâcheuses plus ou moins éloignées, plus ou moins persistantes.

J'ai eu à soigner dans un asile d'aliénés un enfant de 12 ans qui avait subi des tentatives d'hypnotisation suivies de suggestion, pour le traitement d'une incontinence d'urine nocturne. Le résultat recherché ne fut point obtenu : mais il se produisit ultérieurement des manifestations aiguës de nature hystérique avec grandes crises convulsives, hallucinations terrifiantes de la vue et fugues demi-conscientes. Placé en traitement dans un asile d'aliénés, il en sortit guéri à la suite d'un traitement par les bains d'immersion ; l'incontinence d'urine fut guérie par les soins vigilants de l'infirmier chargé de la surveillance de nuit, comme cela est d'usage pour les enfants idiots ou simplement arriérés.

Les séances d'hypnotisme, si elles ne sont pas dangereuses avec ceux qui opèrent d'une façon scientifique et devant un public médical, peuvent avoir des conséquences fâcheuses pour ceux qui, non médecins spécialistes ou sceptiques, croient volontiers au surnaturel, au merveilleux, aux miracles, aux fluides émergeant plus ou moins abondamment de tel ou tel magnétiseur, à

(1) Congrès de médecine mentale de Toulouse, 1807, p. 301.

tous les pouvoirs ou puissances occultes, à la divination, aux prédictions des voyants, au mauvais œil, à la sorcellerie, et dans ce cas, hypnotiseurs, hypnotisés ou simples assistants aux séances peuvent être influencés et subir, au point de vue mental, un choc fatal parfois irrémédiable. Je puis citer l'exemple de deux femmes du monde, dont l'une a été une grande artiste lyrique, qui, adonnées à l'étude et aux pratiques hypnotico-magnétiques y ont laissé leur raison et l'une d'elles atteinte de délire de persécution a communiqué son délire à sa fille; par une fatalité désolante, son fils aîné, officier d'un grand avenir et du plus grand mérite (qui ne présentait pas de tares ou de stigmates de l'hérédité) est mort en quelques jours par suite de psychose aiguë d'origine infectieuse.

J'ai donné aussi des soins à un fonctionnaire d'ordre administratif qui, hypnotisé par Donato, en fut tellement impressionné qu'il prit un accès de mélancolie avec stupeur et refus des aliments.

Dans les mêmes conditions, on m'a confié un jeune commis épicier qui, hypnotisé au café, avait pris son rôle tellement au sérieux que l'hypnotiseur sua sang et eau pour le réveiller. Quelques jours après, on le conduisait dans un asile d'aliénés en état de confusion mentale, c'était il est vrai un dégénéré.

J'ai enfin été consulté pour une jeune religieuse atteinte d'hystérie convulsive avec hémianesthésie gauche. C'était une femme intelligente, instruite, spirituelle, qui s'était énergiquement refusée à subir les tentatives d'hypnotisme suivies de suggestion, en disant: « Je ne puis admettre qu'une volonté étrangère se substitue à la mienne, dirige mes actions, ma volonté, ma conscience; cela, je ne l'accepterai jamais, je sens que j'en deviendrais folle. »

A mon avis, elle avait absolument raison. Elle eut le tort de céder aux prières et aux conseils de ses parents. Elle fut hypnotisée et suggestionnée, mais elle ne tarda pas à présenter les symptômes d'une mélancolie aiguë avec scrupules imaginaires et idées de possession diabolique qui nécessita son placement dans un asile d'aliénés. Je m'empresse d'ajouter que la guérison fut rapidement obtenue. M. le professeur Joffroy vient d'ailleurs dans une leçon recueillie par le docteur Dufour et publiée dans les Annales de Psychiatrie, 1897, p. 140, d'indiquer nettement le danger et les contre-indications de la suggestion hypnotique.

DIAGNOSTIC DE LA PARALYSIE GÉNÉRALE [1]

Je tiens à rappeler à M. Garnier, à propos du parallélisme qui existerait entre l'alcoolisme et la paralysie générale et de leurs relations de cause à effet que déjà, au Congrès de médecine mentale de Paris, j'ai soutenu la théorie contraire, et que plusieurs médecins aliénistes de la province, M. Taguet entre autres, se sont levés pour le contredire et ont déclaré que dans leur pays les alcooliques étaient en grand nombre, alors que la paralysie générale était une rareté. Les excès alcooliques observés chez les paralytiques sont des *excès récents*, ils sont *effet* et non *cause* de la maladie.

A propos du rapport présenté par M. Arnaud au Congrès de Toulouse, M. Garnier pense que la démence totale et globale est nécessaire et constante dans la paralysie générale. Qu'il me soit permis de lui dire que, dans ce cas, il ne doit plus être question de diagnostic différentiel; c'est tout à fait au début, dans la période prodromique alors que toutes les opérations cérébrales sont surexcitées que le diagnostic différentiel est délicat et important à faire. Cette situation a été vigoureusement mise en lumière par M. Régis dans son premier mémoire, sur la dynamie fonctionnelle au début de la paralysie générale, mémoire qu'il a entrepris sur mes conseils pendant son internat à l'asile de Ville-Evrard.

Dans la période prodromique, dite pré-paralytique à forme neurasthénique, M. Régis a démontré que Morel dans son délire émotif, avait pensé à signaler la possibilité d'établir le diagnostic différentiel avec la paralysie générale au début. Je dois ajouter qu'il y a 27 ans, dans ma thèse (1870), j'ai parlé d'une période de mélancolie hypocondriaque consciente avant l'apparition des

(1) Congrès de médecine mentale de Toulouse, 1897, p. 394.

symptômes évidents de la paralysie générale. M. A. Voisin, dans son traité de la *Paralysie générale*, Paris, 1870, p. 9, et aussi Miklo m'en ont attribué la priorité; je n'arrive qu'en seconde ligne ayant évidemment profité à cet égard comme tant d'autres de l'enseignement oral quotidien de mon vénéré maître Morel (de Saint-Yon).

Au congrès de Clermont-Ferrand, j'ai d'ailleurs signalé les mêmes faits en déplorant les fâcheux résultats de l'intervention hydrothérapique dans la neurasthénie pré-paralytique et un médecin hydrothérapiste de Brioude vint déclarer qu'en effet il avait constaté des cas de congestion cérébrale survenant immédiatement après la douche dans la neurasthénie pré-paralytique.

ORGANISATION DU SERVICE MÉDICAL

DANS LES ASILES D'ALIÉNÉS

Je ne puis que me féliciter du concours empressé qui m'a été apporté ici par mes collègues du congrès (1), médecins en chef, médecins-directeurs des asiles publics et des maisons de santé privées. A part, en effet, quelques critiques de détail sur lesquelles je reviendrai, les propositions que j'ai eu l'honneur de soumettre au congrès ont été approuvées dans leurs grandes lignes (2).

Il paraît démontré que les asiles publics d'aliénés sont en nombre insuffisant et que dans chaque département ayant une population inférieure à 500.000 habitants, il devrait toujours y en avoir au moins un; ce qui exigerait, pour arriver à ce résultat, la construction immédiate de 19 asiles pouvant contenir de 200 à 500 malades au maximum : chaque asile aurait à traiter uniquement les malades de son département.

L'asile ainsi compris serait bi-sexué avec de nombreux quartiers de classement, y compris un quartier de surveillance continue et, comme annexe ou complément, une colonie agricole à la périphérie en contact avec l'asile proprement dit.

M. Brunét m'ayant fait observer que dans l'espèce il valait mieux dire exploitation agricole, le mot colonie agricole devant être réservé pour les cas où la colonie serait située loin de l'asile, j'accepte volontiers sa manière de dire.

Les asiles de la Seine sont encombrés et déversent continuellement dans les asiles de province leur trop-plein, continuant ainsi

(1) Congrès de médecine mentale de Toulouse, 1897, p. 539.
(2) Doutrebente, *Rapport sur l'organisation du service médical*, Toulouse, 1897, un volume, Edouard Privat, libraire-éditeur.

à entretenir, dans un grand nombre d'asiles de province, l'encombrement qui, de l'avis général, met obstacle au bon fonctionnement de l'établissement.

M. LE FILLIATRE propose, pour remédier à l'encombrement des asiles, non pas de dédoubler les services, mais de les constituer avec un médecin pour 100 malades. Ce système permettrait à coup sûr à chaque médecin de pouvoir examiner, étudier et traiter facilement tous les malades aigus ou chroniques, en consacrant à chacun d'eux une plus grande partie de son temps. Mais l'encombrement n'en subsisterait pas moins dans les asiles de la Seine où, comme le demande depuis si longtemps notre collègue Bourneville, il serait nécessaire et indispensable de construire de nouveaux asiles d'aliénés.

Quand je demande avec M. Bourneville, la construction de ces nouveaux asiles, il est bien entendu, il l'a déclaré au congrès de Blois, qu'il ne s'agit point de construire ces asiles spéciaux réclamés par M. Marandon de Montyel pour les huit catégories de malades qui, suivant lui, devraient être hospitalisés de huit façons différentes.

Le nombre des asiles d'aliénés à construire utilement dans le département de la Seine serait déjà assez considérable sans qu'il soit nécessaire de réclamer davantage, en l'état actuel de nos connaissances en médecine mentale.

Nous avions proposé la construction d'asiles bi-sexués de 500 malades dans un rayon de 15 à 20 kilomètres de Paris; mais M. BRIAND ayant fait observer que les malades de la Seine étant fréquemment visités par leurs parents, il y avait lieu de construire les asiles à une distance moins éloignée de Paris, je me rallie à sa manière de voir avec d'autant plus de plaisir que, à part ce léger dissentiment, il a bien voulu, sur tout autre sujet m'accorder pleine et entière approbation.

Il ne suffit pas de combattre l'encombrement des asiles d'aliénés par la construction de nouveaux asiles et l'augmentation du nombre des médecins, mais il convient encore de prendre des mesures pour démontrer la nécessité de l'internement rapide des nouveaux malades et en faciliter la réalisation.

Il existe encore d'autres moyens tels que le placement familial indirect réalisé à Dun-sur-Auron, et l'assistance familiale directe avec secours en argent. C'est à ce dernier mode d'assistance que les membres du congrès ont paru se rallier; c'est ce que M. Bourneville avait demandé au congrès de Blois et que je réclame encore avec lui dans la mesure du possible, pour les chroniques et les inoffensifs.

A l'étranger, en Ecosse notamment, *l'open-door* aurait donné des résultats merveilleux ; je n'y veux point contredire et je m'étonne que M. MARIE, après M. Le Filliâtre, vienne dire que j'ai confondu le système de *l'open-door* avec celui de Gheel.

En se reportant à la page 299 de mon rapport, M. Marie aurait pu lire que, grâce à lui, nous savions déjà ce qu'était l'open-door et je puis lui affirmer, après une visite récente faite à Gheel, que je n'y ai point trouvé appliquées les mesures successives d'élimination des chroniques et des incurables, de l'asile fermé, dans un hospice-asile avec placement familial ultérieur.

J'ai visité Gheel il y a deux mois, et grâce à l'amabilité du docteur Peeters, directeur-médecin en chef de la colonie de Gheel, j'ai pu me rendre compte du mode d'assistance des aliénés qui y est pratiqué.

On place directement à Gheel les aliénés non dangereux pour la morale publique, pour eux-mêmes ou pour autrui, les chroniques, les déments, les faibles d'esprit, les épileptiques et comme, paraît-il, le *non-restreint* y est mis en pratique par les nourriciers, à l'exception du gant de cuir et du fauteuil de force, on reconduit à l'infirmerie centrale, qui est en réalité un petit asile très fermé, tous les aliénés violents, agressifs, intraitables et parfois dangereux, dont le séjour chez le nourricier ne peut se prolonger, en attendant leur transfert dans un autre asile.

Dans le petit asile fermé, dit infirmerie centrale, il n'est pas toujours facile d'éviter la *coercition* ; on y pratique parfois le *restreint* et la *ceinture de force* y est employée pour les aliénés destructeurs. Ces derniers renseignements sont consignés dans une brochure qui m'a été remise par le docteur Peeters, sur la situation actuelle de la colonie familiale de Gheel, et quand j'entendais dire tout à l'heure à M. LE FILLIATRE que le *restreint* était encore appliqué à la Salpêtrière, alors qu'à l'étranger le *restreint* était depuis longtemps aboli, je ne pouvais m'empêcher de penser à Gheel et à ce que j'y ai vu, il y a deux mois à peine. On y pratique encore, pendant le jour, l'isolement en cellule, *comme mesure disciplinaire*, pour les aliénés ayant fait une tentative d'évasion ou des excès de boisson.

A Gheel, avec des malades triés sur le volet, parmi les plus calmes et les plus inoffensifs, le *restreint* existe donc à l'heure actuelle; je m'en suis assuré par moi-même, et d'ailleurs on ne s'en cache pas, on le dit et on l'écrit. Il n'est donc pas étonnant, quoique en puisse dire et penser M. Le Filliâtre, qu'il en soit de même à la Salpêtrière où les médecins n'ont pas le choix des malades à traiter; le *restreint* y est encore usité ainsi que dans la majorité des asiles français et étrangers, quand il n'est pas possible de faire autrement.

J'ose avouer que je conserve, partiellement, la pratique du *restreint* pour les aliénés à tendances homicides continues ou intermittentes et aussi pour les malades cherchant à se suicider par tous les moyens possibles.

Tout comme à M. Le Filliâtre, le *restreint* me répugne, mais encore une fois, dans certains cas, il faut bien y recourir : c'est dire que le *non-restreint complet, absclu*, est une vue humanitaire mais théorique de l'esprit, impossible à réaliser dans la pratique.

Avant de visiter Gheel, j'avais visité très en détail l'asile de Mortsel, je l'ai même visité deux fois, une première fois avec le directeur-religieux et une seconde fois avec le médecin en chef, le docteur Clauss.

Mortsel, situé aux portes d'Anvers, est desservi par la ligne de chemin de fer qui me conduisit à Gheel. C'est un asile tout flambant neuf, qui fonctionne même avant d'être terminé; c'est un asile fermé, très fermé, où le *restreint* est fatalement en usage et où, comme ailleurs, on voit des murs de clôture intérieurs, extérieurs et des galeries couvertes! Mais à Mortsel, où il y a de bonnes choses à voir, on reçoit les malades qui ne peuvent être envoyés à Gheel ou ceux qui n'ont pu y séjourner; c'est un asile hospitalisant des aliénés homicideurs, suicideurs (comme on dit en Belgique) et dangereux pour la morale publique. J'y ai trouvé aussi des épileptiques dont plusieurs avaient été renvoyés de Gheel.

Remarquant à Mortsel des murs de clôture dont la hauteur me paraissait déjà très considérable, j'en manifestais mon étonnement au directeur qui me communiqua sans hésitation son intention de les surélever d'un mètre pour éviter les tentatives fréquentes d'évasion qu'il avait à redouter. Nous sommes loin, comme vous le voyez, des asiles à liberté illimitée, aux portes ouvertes et aux murs extérieurs invisibles; j'ajoute toutefois que si le *restreint* est employé à Mortsel, c'est là, comme ailleurs, en cas de besoin et faute de mieux.

Si j'ai proposé dans l'organisation du service médical et administratif, de confier la direction à un directeur-médecin assisté d'un ou plusieurs adjoints, d'un cu plusieurs internes, je demandais aussi de lui donner un secrétaire, chef de bureau de la direction, ayant au moins dans l'asile, à égalité, la situation hiérarchique et les appointements du receveur et de l'économe, espérant ainsi concilier toutes les opinions émises en permettant au directeur de se reposer sur son secrétaire des menus détails d'ordre administratif qui absorberaient la majeure partie de son temps.

Avec un bon secrétaire, en effet, rompu aux différents services de l'économat et de la recette, comme l'a proposé M. S. Garnier, le directeur-médecin peut facilement répondre à toutes les exigences du service médical; mais j'estime que si cela est suffisant pour un asile non encombré, à population normale maximum de 500 malades, il peut en être autrement dans les très grands asiles dont je ne suis pas partisan, pas plus d'ailleurs qu'aucun de mes collègues.

J'ai proposé de placer la direction médicale et administrative entre les mains d'un seul, parce que dans l'enquête à laquelle je me suis livré, tant en France qu'à l'étranger, du dépouillement des notes bibliographiques que j'avais prises en parcourant les travaux de nos prédécesseurs, il est résulté pour moi cette conviction : que le directeur-médecin était réclamé à l'unanimité, à l'exception bien entendu, de MM. Chambard et surtout Marandon de Montyel, et je suis heureux de constater qu'en leur absence si regrettable à ce congrès, personne n'a fait d'opposition à cette mesure.

Notre excellent collègue, M. CHARPENTIER, a bien fait quelques réserves en disant qu'un bon médecin aliéniste pouvait bien ne pas être un administrateur. Cela est possible, je l'accorde, mais je me permets cependant d'insister en lui faisant remarquer qu'une semblable exception ne peut infirmer la règle et qu'il n'y a pas d'ailleurs, en matière administrative, des choses si difficiles à apprendre pour un médecin, qui en a vu bien d'autres !

La preuve n'est-elle pas faite tous les jours sur un autre terrain, dans l'administration et les corps élus, où l'on a pu voir et où l'on voit des médecins conseillers municipaux, maires, conseillers généraux, députés et sénateurs, ministres et présidents du conseil!

Ce qui serait possible pour d'autres médecins, dans toutes les carrières administratives serait impossible aux seuls médecins aliénistes !

Mais, à côté du directeur-médecin, on doit placer un ou plusieurs médecins-adjoints, suivant l'importance de l'établissement et les nécessités du service et cela, conformément au règlement qui nous régit actuellement et dont personne ici d'ailleurs, n'a demandé le remaniement de fond en comble.

Nous savons bien que depuis 1891, M. Marandon de Montyel poursuit de ses sarcasmes le médecin-adjoint tel qu'il existe aujourd'hui et que, tout dernièrement encore, il le tournait en ridicule dans un feuilleton de *La Tribune médicale* (5 mai 1897), qui m'est parvenu depuis le dépôt de mon rapport entre les mains de notre cher secrétaire-général ; mais ce sont là jeux d'esprit, élégants badinages, dont notre collègue est coutumier.

M. LE FILLIATRE entre aujourd'hui dans la lice et réclame lui aussi, non seulement le dédoublement des services, puisqu'il lui faut un médecin pour 100 malades, soit pour Sainte-Anne, 10 médecins; Vaucluse, 10; Villejuif, 15; Ville-Evrard, 14; Bicêtre, 12; et la Salpêtrière, 7; en tout pour les asiles de la Seine actuels: 68 médecins.

M. Le Filliâtre s'appuie sur l'opinion de Griesinger, qui était partisan d'un service de 100 malades; mais il nous a présenté l'opinion de Griesinger, deuxième manière, de Griesinger arrivé professeur de psychiatrie et de neuro-pathologie à la clinique de la Charité de Berlin, de Griesinger faisant en même temps la clientèle et la consultation. La situation de Griesinger ne peut être comparée ou assimilée à celle de nos médecins aliénistes logés dans les asiles, vivant au milieu de leurs malades, les seuls auxquels ils doivent donner leurs soins.

Les asiles de la Seine, comme je l'ai dit dans mon rapport, en utilisant les renseignements fournis par MM. Vallon, Marandon de Montyel et notre regretté collègue Rouillard, contiendraient et contiennent, paraît-il, une population bizarre, des malades spéciaux, des malades qui ne le seraient pas, des détraqués, des irréguliers, des déséquilibrés, etc., etc., tout enfin, hormis des aliénés.

C'est là évidemment une exagération dont je ne veux point abuser, me contentant d'estimer le chiffre des non aliénés à

50 0/0. En rendant immédiatement ces pseudo-aliénés à la liberté, la proposition de M. Le Filliàtre commencerait peut-être à devenir réalisable avec 34 médecins-aliénistes, dits médecins-traitants.

« L'asile d'aliénés est un instrument de guérison à l'étranger et une prison en France. Après avoir été les premiers, nous sommes aujourd'hui les derniers dans le traitement des maladies mentales. L'édifice craque de toutes parts. Les médecins-adjoints ne font rien en province; il faut créer deux sortes de médecins-aliénistes, une pour la Seine, une pour la province. Les médecins-aliénistes doivent être des médecins responsables de leurs malades »... ai-je entendu dire à M. Le Filliatre.

Je ne puis pas entreprendre après une simple audition de répondre à toutes les questions qu'il vient de traiter, mais il me semble que son argumentation repose sur des affirmations non contrôlées par des documents précis et probants.

M. Le Filliàtre paraît connaître les asiles de la Seine, mais rien ne prouve qu'il ait visité les asiles d'aliénés à l'étranger et en France, ceux de la province. Quand il traite avec sévérité les asiles d'aliénés français, en les assimilant à une prison, je me demande s'il n'en parle pas comme pourrait en parler non pas un médecin, mais le premier venu. S'il veut parler seulement des asiles de la Seine qu'il connaît aujourd'hui mieux que nous (ils n'étaient pas ainsi jadis), nous n'avons qu'à nous incliner; mais s'il entend parler des asiles de province, nous protestons hautement et avec d'autant plus d'indignation, que nous avons en province à recueillir et à soigner un grand nombre de malades de la Seine, choisis parmi tous les gêneurs, les intraitables et les gâteux, dont on se débarrasse volontiers en notre faveur.

Si les malades de la Seine ne sont pas bien soignés en province, ce qui n'est pas démontré, qu'on les garde à Paris ou dans la banlieue. Que l'on construise pour cela les asiles d'aliénés nécessaires, sans quoi, nous serions presque en droit de conseiller à nos collègues de refuser d'en recevoir aux prix actuels, c'est-à-dire à un prix très inférieur au prix de journée des asiles de la Seine.

« Les médecins-adjoints ne font rien en province ». Qu'en sait M. Le Filliàtre et à quel titre vient-il en parler?

Nous ne savons pas si tous les médecins-adjoints de la province travaillent; mais nous pouvons dire que ceux que nous connaissons sont des travailleurs et que quelques-uns d'entre eux, témoin notre dévoué secrétaire des séances, le docteur ANGLADE, travaillent avec patience et acharnement. Je m'en suis assuré par moi-même en visitant avec lui, il y a quelques jours, l'asile de Braqueville et notamment le laboratoire où il se livre à des travaux sur les lésions microscopiques des centres nerveux chez les aliénés.

Quant à instituer pour le service des aliénés, deux ordres de médecins, l'un pour Paris, l'autre pour la province, je n'en vois ni l'urgence, ni l'utilité ; je me demande même si dans l'espèce, il ne serait pas préférable de prêcher *l'Union intime*, la fusion complète entre ces médecins dont l'origine et le mode de recrutement seraient identiques par l'organisation d'un concours unique pour toute la France.

Les médecins-adjoints institués par ce concours unique seraient ensuite nommés médecins en chef par ordre de mérite réel. Il reste, d'ailleurs, à démontrer si les médecins-adjoints nommés au concours de Paris sont d'ordre supérieur à ceux nommés aux concours régionaux de Lyon, Nancy, Bordeaux, Lille et Toulouse.

Pour ce qui est de la responsabilité des médecins d'asile, que M. Le Filliâtre réclame pour eux et que M. Marandon de Montyel a réclamée avant lui, avec tant d'insistance, pour les médecins-adjoints, je me demande si les intéressés ont été consultés et quelle est la nature de cette responsabilité ?

« Les médecins-adjoints ne feront rien en province tant qu'ils ne seront pas responsables » (Marandon de Montyel). Mais on se garde bien d'indiquer comment et dans quelle mesure cette responsabilité pourrait exister ou être invoquée. Nous connaissons la responsabilité du directeur, celle du directeur-médecin, responsabilités sérieuses et déjà fort redoutables; mais ce genre de responsabilité déplaît fort à nos contradicteurs, ils la redoutaient tellement qu'ils l'ont déclinée en devenant médecins en chef après avoir été directeurs-médecins : MM. REY et BELLETRUD ont fait le contraire!

Oui certes, un médecin en chef peut essayer sans responsabilité prévue et réelle, de donner à ses malades toute liberté possible; s'il survient un accident ou un simple ennui, qui est responsable? Le médecin, non, le directeur qui, cantonné dans son service administratif, peut parfois ignorer les désagréments que lui prépare le médecin traitant.

C'est justement à cause de la confusion permanente de pouvoirs, d'attributions et de responsabilité, que le docteur RÉBATEL, l'un des nôtres, conseiller général du Rhône et membre de la commission de surveillance des asiles de ce département, réclame instamment dans les asiles publics d'aliénés, l'unité administrative et médicale ; il n'a point d'ailleurs ménagé son approbation aux propositions que j'ai eu l'honneur de vous présenter et j'en suis fier.

Dans les asiles bi-sexués, comme Ville-Evrard, la liberté très grande donnée aux hommes ne paraît point être du goût du médecin en chef des femmes et l'oblige même à restreindre de plus en plus la liberté qu'il pouvait accorder à ses malades : « Vos coqs sont lâchés, je renferme mes poules », a-t-il fait savoir à son audacieux collègue Marandon de Montyel.

La responsabilité pour les médecins en général et les médecins-adjoints en particulier n'a point été réclamée ici par eux. M. le docteur Anglade n'en veut point entendre parler, il considère son temps de médecin-adjoint comme une période de travail, d'étude, de recueillement qui lui permet de se livrer à des travaux de laboratoire.

Pour les internes nommés au concours, M. Charpentier fait observer qu'il ne serait pas équitable de leur laisser la faculté de rester plus d'un an dans le même service ; j'y consens volontiers et me rallie à son opinion.

M. l'inspecteur général Drouineau ayant bien voulu donner son approbation aux conclusions de notre rapport a manifesté cependant le désir de nous y voir apporter des modifications de détail. Il se déclare partisan, en thèse générale, de la réunion des fonctions dans la personne d'un directeur-médecin, à l'exception cependant des grands asiles comme Maréville ; mais cette exception ne s'applique pas aux asiles normaux dont nous avons parlé, c'est-à-dire aux asiles de 500 malades. M. Drouineau estime encore qu'il y aurait une exception à faire pour les asiles cliniques, exception peut-être regrettable et que je n'ai point faite intentionnellement, m'en référant encore et toujours à ce qu'en pensait et écrivait J.-P. Falret en 1847, ainsi que je l'ai consigné dans mon rapport (p. 223).

M. l'Inspecteur général voudrait, comme nous l'avons proposé, qu'à l'avenir, les médecins en chef soient toujours pris parmi les médecins-adjoints, et il pense que par suite de l'organisation d'un concours spécial, il y aurait lieu de modifier le règlement en ce qui concerne leur mode de nomination et leurs attributions, nous y adhérons volontiers.

Les médecins-adjoints devraient être nommés par un concours unique pour toute la France et les médecins en chef toujours choisis parmi les seuls lauréats de ce concours; cette proposition déjà soumise au congrès de Rouen, est encore aujourd'hui à réaliser, quoique désirée par nous tous.

J'ose espérer, Messieurs et chers collègues, avoir répondu à toutes les objections qui m'ont été faites; je vous remercie de l'attention que vous avez bien voulu m'accorder et je réclame votre indulgence pour une improvisation qu'i! m'a été impossible de faire avec plus de calme et de sang-froid.

SYPHILIS & PARALYSIE GÉNÉRALE [1]

J'ai remarqué dans la communication si intéressante qui vient de nous être faite par M. A. Carrier (de Lyon), l'observation d'une malade qui paraissant être au-delà de la période d'état de la paralysie générale a présenté quand même une période de rémission, une amélioration des plus nettes; c'est la première des observations produites par M. Carrier et il en attribue le résultat au traitement spécifique.

En présence de ce fait et de six cas analogues que j'ai présentés au congrès de Rouen, on peut se demander quand et à quel moment la cellule cérébrale est atteinte et, si les lésions destructives irréparables se produisent tardivement, n'avons-nous pas toujours le droit de recourir surtout au début, au traitement spécifique.

La période de début, dite pré-paralytique mieux connue aujourd'hui et sur laquelle les médecins non spécialistes doivent fixer leur attention, doit donc être le sujet de leurs minutieuses recherches, car c'est eux, qui à ce moment, ont la responsabilité du diagnostic et du traitement; il est souvent bien tard, quand les paralytiques nous arrivent pour commencer le traitement approprié.

(1) Congrès de médecine mentale de Toulouse, 1897, p. 663.

LES ADJUDICATIONS DANS LES ASILES D'ALIÉNÉS [1]

La loi du 30 juin 1838 a placé les asiles publics d'aliénés sous la direction de l'autorité publique et, dans *les Instructions* qui accompagnent la circulaire du 20 mars 1857 et lui servent de commentaire, le Ministre de l'Intérieur, à propos de l'article 21, rappelle que, aux termes de l'article 1er de l'ordonnance du 18 décembre 1839, les asiles publics d'aliénés sont placés sous son autorité et par délégation sous celle du Préfet.

Les asiles départementaux d'aliénés sont administrés par un directeur responsable. Le règlement du service intérieur des asiles publics d'aliénés, fixé par arrêté ministériel du 20 mars 1857, détermine d'ailleurs les droits et les devoirs de ce directeur et les nombreuses obligations attachées à cette fonction.

Le directeur est chargé, sous l'autorité du préfet, de l'administration intérieure de l'asile et de la gestion de ses biens et revenus (art. 11, section IV); il prépare les budgets annuels et les soumet, après avis de la commission de surveillance, à l'approbation du préfet (art. 14).

Le Ministre de l'Intérieur (décentralisation des affaires départementales, § 20) rappelait, le 5 mai 1852, que la loi du 30 juin 1838 avait donné aux asiles publics d'aliénés une administration ayant *un caractère spécial* avec une *comptabilité distincte* de la comptabilité départementale. L'inscription au budget départemental, de sommes pour le service des aliénés n'étant pas une subvention mais le remboursement des dépenses faites par l'asile pour le traitement et l'hospitalisation des aliénés mis par la loi à la charge du département.

Cette situation, *si nettement établie*, entre le budget de l'asile

(1) Annales médico-psychologiques, tome 5, 1897, p. 228.

et celui du département, ne laisse aucun doute dans l'esprit et
devrait réduire à néant les espérances de ceux qui, pour des raisons
diverses, penseraient à fusionner et à noyer le budget de l'asile
dans le budget départemental et cela dans le but inavouable d'utiliser les excédents de recettes d'un service d'assistance publique à
l'augmentation des ressources du service des voies de communication.

Le conseil général de la Côte-d'Or, en effet, par délibération du
31 août 1876 disposa, en faveur de deux chapitres du budget
départemental, d'un excédent de recettes de 23.000 francs, provenant du budget de l'asile des aliénés. Il affecta 17.000 francs à
la construction d'une prison-dépôt au Palais de Justice de Dijon
et 5.000 francs de primes pour la destruction des animaux nuisibles.

Mais le Conseil d'Etat, jugeant au contentieux, décida le
23 mars 1880 : que les excédents de recettes d'un asile départemental d'aliénés ne pouvaient être affectés par le conseil général,
à *des dépenses départementales autres* que celles du service des
aliénés et cela, à propos de l'affectation abusive imaginée par le
conseil général de la Côte-d'Or.

D'origine moderne, le service public des aliénés n'a pas encore
profité des largesses de la charité privée, de donations, de rentes
et générosités de toutes sortes lui permettant de vivre d'une vie
propre et indépendante. Des asiles départementaux parfois créés
avec une faible subvention primordiale, ont depuis 1840, à l'aide
d'emprunts, étendu leur domaine agricole, construit de nouveaux
bâtiments et remanié les premières constructions mal conçues ou
insuffisamment aérées. Certains asiles ont même adjoint à l'asile
initial, une véritable maison de santé, un pensionnat plus ou
moins grandiose en engageant l'avenir par des emprunts que
péniblement, mais progressivement, ils remboursent ou auront
bientôt fini de rembourser.

Les directeurs de ces modestes asiles ont laissé ou laissent
dire ceux qui les accusent d'avarice sordide et d'économies mes-
quines; ils poursuivent tranquillement, non, mais courageuse-
ment l'œuvre de leurs maîtres et devanciers. Paris n'a pas été
fait en un jour, pas plus que la majeure partie des asiles d'aliénés
de la province.

Nous n'ignorons point le sort heureux des directeurs-médecins
placés à la tête des asiles finis d'un seul jet, comme les asiles de
la Seine et de la Seine-Inférieure; mais si ces établissements

pouvent servir de modèles aux départements qui ont le moyen de dépenser beaucoup d'argent pour faire grand et beau, il ne paraît pas démontré que ces grandes constructions soient parfaites et surtout bien adaptées au service pour lequel elles ont été édifiées à grands frais.

Le modeste directeur d'un asile de province, si souvent taxé de parcimonie, si éloigné, en apparence, de toute mesure hâtive et progressiste, ronge souvent son frein, surtout s'il est en même temps le médecin en chef, pour résister aux élans de générosité de ses jeunes, mais peut-être imprévoyants collaborateurs : il faut avant tout, faire honneur à la signature d'un prédécesseur ou à la sienne propre ; il faut conserver au budget et son équilibre et une certaine élasticité pour permettre à coup sûr la réalisation progressive des améliorations dont la nécessité s'impose chaque jour et sous toute les formes.

L'activité du directeur-médecin doit rayonner en tous sens, elle ne doit pas fuser dans une direction aux dépens des autres ; la systématisation lui est interdite et surtout la spécialisation. Ne pas craindre l'essai des nouvelles méthodes, profiter largement des traditions, de l'expérience acquise et des exemples des collègues de France et de l'étranger, telle doit être la ligne de conduite à suivre. Qu'on ne parle plus à tort ou à travers avant d'avoir tenu la queue de la poêle ! foin des critiques faciles et peu charitables ! n'engagez pas l'avenir, compagnons de nos luttes, n'oubliez pas qu'on vous attend au pied du mur où, comme dit le proverbe, on voit le maçon. Serons-nous là pour vous y voir, c'est peu probable, on ne vit pas vieux dans le métier !

Les attributions du directeur d'asile, administrant sous l'autorité du préfet, n'ont pas été suffisamment déterminées en ce qui concerne les adjudications de travaux, fournitures diverses et objets de consommation et, en tout cas, ces attributions ou prérogatives ont été comprises de façons différentes, suivant le lieu et le temps. On peut même dire que de nos jours, la situation est toujours fausse et difficile à établir par des règles précises ou conformes à des instructions fort souvent, d'ailleurs, contradictoires.

L'ordonnance du 14 novembre 1837, détermine la forme, la nature et les exceptions en matière d'adjudications publiques et de marchés de gré à gré, pour les travaux et fournitures au nom des communes et des établissements de bienfaisance ; mais elle n'indique pas *l'autorité* chargée de procéder à l'adjudication. On est autorisé à penser que le maire et la commission administrative, pour les communes d'une part et les hospices de l'autre, ont ce droit, attendu que l'article 20 et dernier est ainsi conçu :

« Les adjudications seront toujours subordonnées à l'approbation du préfet et ne seront valables qu'après cette approbation. »

Pour les marchés de gré à gré et la dispense d'adjudication, l'article 2 conduit au même résultat.

L'autorité qui doit procéder à l'adjudication ne doit pas être autre que les maires et les commissions administratives des établissements de bienfaisance, le préfet ne pouvant pas procéder à une adjudication qu'il doit approuver ensuite pour qu'elle soit valable.

L'ordonnance du 14 novembre 1837 peut-elle être invoquée en l'espèce, les asiles d'aliénés n'ayant d'existence légale qu'à partir de la loi du 30 juin 1838?

Malgré l'analogie évidente qui existait entre les fonctions de directeur d'un asile public d'aliénés et celles des commissions administratives des hospices, la question était à résoudre; il se produisait des difficultés et des conflits d'attributions, dont le Ministre de l'Intérieur, par la circulaire du 8 janvier 1844, a voulu éviter le retour.

A cette époque, si les préfets admettaient en principe le droit des directeurs d'asile à présider et à procéder aux adjudications, le Ministre de l'Intérieur recevait cependant des demandes d'avis ou des consultations sur diverses questions qu'il a résolues ainsi qu'il suit :

Décision ministérielle du 8 janvier 1844.

« Le droit du directeur d'un asile public d'aliénés à procéder aux adjudications de fournitures est fondé sur la qualité même de ce fonctionnaire, *véritable délégué de l'autorité publique*, et sur les attributions qui lui sont conférées par l'art. 6, § 1er de l'ordonnance du 18 décembre 1830.

« Il est fondé, en outre, sur l'analogie qui existe, quant à la nature et l'étendue de ses attributions, entre les fonctionnaires de cet ordre et les commissions administratives des établissements hospitaliers.

« En effet, les premiers sont comme les secondes, investis de l'administration intérieure et de la gestion des biens et revenus des établissements confiés à leurs soins respectifs. Or, les commissions administratives ayant incontestablement droit, aux termes de l'article 8 de la loi du 16 messidor an VII, de procéder seules aux adjudications de fournitures, il suit nécessairement que les directeurs qui, *pour les asiles d'aliénés*, ont les mêmes attributions que celles dévolues aux commissions administratives, *quant aux hospices*, peuvent ainsi qu'elles, procéder aux mêmes adjudications sans l'assistance d'aucun délégué de l'autorité administrative. »

La loi de messidor an VII, relative à l'administration des hospices civils est ainsi conçue :

Article 8. — Tout marché pour fournitures d'aliments ou autres objets nécessaires aux hospices civils sera adjugé au rabais dans une séance publique de la commission, en présence de la majorité des membres.

« Vous paraissez croire, Monsieur le Préfet, que les administrateurs des hospices sont, pour procéder aux actes ci-dessus, dans une position plus favorable que les directeurs des asiles d'aliénés, en ce qu'ils sont présidés par le maire, qui, dites-vous, a incontestablement le droit de procéder à ces opérations.

« J'ai démontré plus haut qu'il y avait analogie parfaite, quant à ce, entre les uns et les autres, la présence du maire n'ajoute aucune force, aucune solennité aux actes passés par les commissions administratives; car, c'est comme membre de ces commissions qu'il agit et non comme agent de l'autorité centrale ayant un rôle à part de la commission ou exerçant des attributions supérieures ou différentes. Il n'y a donc aucun argument à tirer en faveur de votre opinion de la présence du maire aux adjudications faites par ces commissions.

« Il me reste à examiner la question relative à la présence des membres de la commission de surveillance. A cet égard encore, je pense que la signature sur le procès-verbal d'adjudication, des membres qui assistent le directeur est une précaution utile pour imprimer un caractère plus prononcé de certitude au concours de ces membres et qui, par conséquent, ne doit pas être négligée. Cependant l'omission de cette formalité n'est pas de nature à invalider l'opération. Il en pourrait être autrement d'une adjudication concernant un hospice. Alors, c'est la commission administrative qui procède, et elle ne peut valablement procéder comme telle, qu'à la majorité de ces membres. Dans ce cas, la condition du nombre devenant une condition d'aptitude, il est indispensable que son accomplissement soit constaté par la signature des membres présents.

« Au contraire, *le directeur d'un asile possède en lui-même, le pouvoir nécessaire pour procéder aux adjudications de fournitures concernant l'établissement qu'il dirige* et la présence des membres ou de quelques membres de la commission de surveillance, bien que prescrite par l'administration et commandée par la nature des choses, n'est pas une formalité substantielle qui puisse influer sur le sort de ces adjudications. A plus forte raison doit-on décider de même, si des membres de cette commission, ayant été appelés et ayant assisté, n'ont pas constaté ces faits par l'apposition de leurs signatures au procès-verbal.

« Ce que je viens de dire des membres de la commission de surveillance s'applique également au receveur et à l'économe. Il est convenable, il est utile, que ces fonctionnaires soient appelés à assister le directeur procédant aux adjudications. Il est par conséquent régulier que leurs signatures constatent leur présence; mais l'omission de cette formalité ne saurait entraîner une nullité qu'aucune disposition de la loi n'a prononcée.

« Toutefois, le directeur, soit qu'il ne convoque pas les membres de la commission, le receveur et l'économe, soit que, les ayant convoqués, il n'ait pas requis leurs signatures, encourt dans l'un ou l'autre cas, un blâme sévère que l'administration doit lui adresser pour éviter le retour de semblables négligences. »

Le droit des directeurs d'asiles d'aliénés à procéder aux adjudications de fournitures et objets divers de consommation est donc déterminé par la loi du 16 messidor an VII et l'ordonnance du 14 novembre 1837, tandis que *ce droit* ne lui appartient pas en ce qui concerne les adjudications de travaux et constructions (décret du 10 brumaire an XIV, art. 3).

Toutefois, par ricochet, dans une circulaire très courte, d'ailleurs, en date du 30 avril 1845, fort peu de temps après la décision du 8 janvier 1844, le Ministre de l'Intérieur déclarait aux Préfets que les acquisitions de terrains pour l'agrandissement des asiles devaient être faites par les Préfets, au nom soit de ces établissements, soit des départements, et il ajoutait : « C'est également par les Préfets qu'il doit, en principe, être procédé aux adjudications de travaux ou *de fournitures* à opérer pour les mêmes asiles. Jusqu'à présent, ces adjudications ont été, dans divers établissements, effectuées par les directeurs; mais il vous appartient, Monsieur le Préfet, d'y procéder, soit par vous-même, soit par délégation »

Après la lecture de la longue décision du 8 janvier 1844, on devait croire que le droit des directeurs d'asile était nettement déterminé et réduit à l'adjudication des fournitures et objets de consommation ; mais, par une contradiction singulière, inexplicable même, ce droit leur était enlevé d'une façon catégorique, irrémédiable, en admettant toutefois qu'une décision ministérielle longuement motivée, s'appuyant sur des textes formels de lois, ordonnances et décrets, puisse être modifiée par une simple circulaire. On serait, il me semble, fondé à rappeler que la Cour de Cassation a déclaré par arrêt du 3 août 1861, qu'un décret ne peut apporter de modification à une loi existante et, par analogie, qu'il en est de même d'une circulaire par rapport avec une décision.

En présence de pareilles contradictions, on doit s'étonner que des conflits ne surgissent pas plus souvent entre l'administration préfectorale et la direction d'un asile d'aliénés, conflits de peu d'importance au fond, mais toujours regrettables, d'autant que les résultats d'une lutte, pour si courtoise d'une part et si respectueuse de l'autre, entre le pot de fer et le pot de terre serait inégale et à résultat trop facile à prévoir.

Mais si la circulaire du 30 avril 1845 réduisait à néant le droit des directeurs en matière d'adjudication, le décret du 25 mars 1852, sur la décentralisation des affaires départementales et notamment les instructions du 5 mai 1852, relatives au dit décret, apportèrent un appui nouveau et définitif enfin à la décision du 8 janvier 1844.

Le § 24 des dites intructions, est réservé aux adjudications et marchés de gré à gré des prisons et des asiles d'aliénés, il y est dit :

« La question s'était élevée de savoir si les adjudications d'objets de consommation pour le service des aliénés, doivent être passées par les *Préfets* ou les *directeurs des asiles*. Cette question se trouve résolue par le décret du 25 mars 1852. Puisqu'il vous appartient, Monsieur le Préfet, d'approuver les procès-verbaux d'adjudication, et le plus souvent les marchés de gré à gré, *c'est le directeur qui doit procéder aux adjudications et passer les marchés de toute nature pour le service des aliénés.* »

Ce dernier membre de phrase pourrait servir de conclusion aux considérations sus-énoncées; mais il ne nous paraît pas possible d'y adhérer en ce qui concerne le droit aux adjudications de travaux, le décret du 10 brumaire an XIV, art. 3, étant formel à cet égard et confirmé d'ailleurs par la loi du 16 messidor an VII et l'ordonnance du 14 novembre 1837.

En résumé, c'est au préfet qu'il appartient de procéder aux adjudications de travaux ou constructions et aux acquisitions de terrain.

C'est au directeur d'asile qu'il appartient de procéder aux adjudications de fournitures diverses et objets de consommation.

La loi du 18 juillet 1866, sur les conseils généraux et les instructions y relatives du 29 juillet 1867, n'ont en rien modifié le système de comptabilité des asiles d'aliénés; il y est même spécifié que ces établissements conservent leur caisse et leur budget spécial.

La loi du 10 août 1871, sur les conseils généraux et les instructions relatives au budget départemental du 29 septembre 1871, mentionnent simplement que le budget départemental fera recette du contingent des communes, des familles et des hospices, au lieu de déduire cette recette des dépenses afférentes au service des aliénés.

TRAITEMENT MÉDICAL DE L'ÉPILEPSIE [1]

L'épilepsie, grâce à M. le docteur Chipault, a eu, comme l'appendicite, l'honneur d'une phrase désormais célèbre : « Le traitement médical de l'épilepsie n'existe pas », phrase qui, à elle seule, justifierait le traitement chirurgical par la sympathectomie.

Qu'il me soit permis de protester modestement en disant : dans nombre de cas d'épilepsie le traitement médical a existé et existe, il a donné des résultats avantageux, mais réclame une surveillance continue et une observance de règles d'hygiène et d'alimentation particulièrement difficiles à réaliser dans la pratique journalière et en dehors de l'hôpital et d'un service spécial.

Ayant eu la bonne fortune de réaliser ce desideratum, je viens vous apporter les résultats que j'ai obtenus par des procédés usuels dont je ne suis pas l'inventeur ou le promoteur, c'est-à-dire le traitement par les bromures alcalins, dit traitement polybromuré (potassium, ammonium et sodium), pratiqué dans un hospice situé au grand air, sur un plateau élevé, au milieu des champs, avec un nombre restreint de malades, dont il est facile de surveiller le genre de vie, l'état des voies digestives et le régime alimentaire.

M. Chipault, je le pense tout au moins, estime que s'il y a une épilepsie, il y a aussi et surtout des épileptiques et que, parmi eux, il y a nombre d'épileptiques dont la maladie est secondaire à des états divers ; les épilepsies d'origine spécifique, vermineuses, syphilitiques, saturnines, absinthiques, l'épilepsie des gros mangeurs signalée par divers auteurs et notamment par le docteur Proust au congrès de psychiatrie de Blois (1892), j'en oublie à dessein. Il y a enfin l'épilepsie par traumatisme crânien violent

(1) Congrès français de médecine de Lille, 1899.

avec fracture du crâne, enfoncement des os et compression de la couche corticale qui réclame l'intervention chirurgicale, j'y souscris volontiers; une observation des plus concluantes en a été publiée par le docteur Boubila, de Marseille, à propos d'une malade chez laquelle le traumatisme remontait à plus de 20 ans.

Il nous reste l'épilepsie dite essentielle ou de cause probablement encore inconnue, qui relèverait du traitement par la sympathectomie.

L'idée qui a dominé et déterminé la proposition de M. Chipault, c'est la théorie vaso-motrice de l'épilepsie. L'excitation du grand sympathique cervical produit l'ischémie cérébrale et bulbaire démontrée par la pâleur du visage au début de l'attaque, ce qui n'est pas prouvé d'ailleurs; nous y reviendrons ultérieurement. L'historique du traitement de l'épilepsie dite essentielle, par les interventions sur le sympathique cervical, a déjà été fait bien souvent, aussi n'en donnerons-nous qu'un court résumé.

On sait qu'Alexander avait d'abord proposé de modifier la circulation cérébrale des épileptiques en liant les artères vertébrales; mais cette opération ne lui ayant donné aucun résultat, il essaya dès 1883 un procédé absolument opposé. Il imagina de pratiquer la section du sympathique cervical.

C'est en 1889 seulement qu'il publia un volume consacré aux résultats qu'il avait obtenus et qui parurent assez encourageants pour permettre de nouvelles tentatives.

La même année, Baracz (de Lemberg) pratiquait la résection des deux sympathiques suivant les indications d'Alexander, tout en conservant la ligature des vertébrales et, en 1890, Kummel répétait l'opération, mais en n'enlevant qu'un seul des ganglions sympathiques supérieurs.

En 1892, Jacks tenta la guérison de l'épilepsie en liant en masse les artères et les veines vertébrales avant leur entrée dans le canal osseux et en sectionnant le sympathique au-dessus du ganglion cervical inférieur.

En 1893, Bogdanick extirpa le ganglion cervical moyen.

En France, c'est le docteur Jaboulay qui, le premier, pratiqua cette opération, au mois de janvier 1894, sur un malade de M. Lépine (de Lyon).

Enfin, dans la séance de l'Académie de médecine du 18 avril 1898, M. Jonnesco a donné les résultats définitifs qu'il a obtenus dans l'épilepsie, par la résection totale et bilatérale de la chaîne sympathique cervicale. Il a opéré ainsi 35 épileptiques. MM. Jaboulay et Lannois (de Lyon) ont opéré sur 16 cas. Disons de suite que comme les autres observateurs, ils ont eu des cas de guérison provisoire, d'amélioration, d'état stationnaire et d'aggravation.

En somme, disent MM. Jaboulay et Lannois (1), « que devons-nous conclure de l'examen des seize faits qui nous sont personnels? Seulement ceci, nous semble-t-il : que l'on n'a pas encore trouvé dans la section du sympathique, dans l'ablation plus ou moins étendue des ganglions et de la chaîne, le traitement de l'avenir pour les épilepsies.

« On nouvait d'ailleurs le soupçonner à priori. L'idée directrice des opér...ions sur le sympathique dans l'épilepsie était l'hypothèse, d'ailleurs très contestable, que l'attaque comitiale s'accompagne d'anémie cérébrale. D'où l'indication d'amener une modification circulatoire de l'encéphale, tant pour s'opposer à cette ischémie de l'ictus, que pour balayer les toxines accumulées dans les cellules cérébrales. Mais la perturbation vasculaire ne peut être définitive à la suite de la sympathectomie ; elle doit disparaître comme celle de la face et des muqueuses qui, expérimentalement, cesse au bout de trois mois, grâce aux suppléances qui se produisent par le trijumeau.

« Nous dirons donc, en résumé, que si la sympathectomie peut rendre des services dans certains cas, il faut reconnaître qu'elle n'a pas tenu dans le traitement de l'épilepsie, toutes les promesses qu'en faisaient espérer ses promoteurs. »

Je partage absolument cette opinion. La théorie vaso-motrice de l'épilepsie, prônée tout d'abord par Brown-Séquard, serait donc encore adoptée par M. Chipault.

Mais c'est du Brown-Séquard, première manière :

Vous connaissez ses expériences : ayant au préalable rendu épileptiques des cobayes, il eut l'idée de leur enlever les deux ganglions sympathiques supérieurs ; en cet état il fut dans l'impossibilité de reproduire les crises d'épilepsie par l'agacement de la zone épileptogène des mêmes cobayes, c'était clair ; en concluant du cobaye à l'homme, on pouvait aller de l'avant ; c'est ce qu'ont fait les opérateurs outranciers et ce qu'ils font encore.

Mais Brown-Séquard a modifié plus tard sa théorie vaso-

(1) Congrès de médecine mentale. Angers, 1898.

motrice de l'épilepsie ; il a repris ses expériences, il en a contrôlé les premiers résultats, il a trouvé désormais les cobayes réfractaires à la sympathectomie et continuant à avoir des crises comitiales malgré cette mutilation ; c'est là, Messieurs, du Brown-Séquard deuxième manière et cette fois définitive ; nous nous en emparons pour l'opposer aux indications opératoires du docteur Chipault.

Brown-Séquard, ayant abandonné la théorie vaso-motrice, lança en avant celle de l'inhibition adoptée par Gowers.

Suivant ce dernier auteur, la théorie vaso-motrice est à peine soutenable. Une décharge locale dans le cerveau détermine dans le même point *un spasme vaso-moteur* qui excite lui-même le développement de décharge.

Ce spasme serait dû à une contraction exagérée des artères méningées ou cérébrales sous l'influence de l'excitation du sympathique cervical ; la preuve en est faite par la pâleur de la face au début de l'attaque d'épilepsie, pâleur de la face image de l'anémie cérébrale ; c'est là une image que Gowers ne veut point voir ; c'est une interprétation toute théorique qui reste idéale et n'est point passée dans le domaine des faits.

Et d'ailleurs l'épilepsie, comme tant d'autres maladies dites essentielles, relèverait maintenant des états toxiques ou infectieux.

M. Chaslin, en 1889 (Société de biologie), a rencontré, dans l'épilepsie dite essentielle, la sclérose cérébrale névroglique, la prolifération du tissu de soutènement des fibrilles de la névroglie et l'induration des cornes d'Ammon.

Cette lésion microscopique de l'épilepsie ne serait que le signe grossier et extérieur de la prolifération cachée et profonde.

MM. Bloch et Marinesco (1892, Semaine médicale), se refusent à admettre les conclusions de M. Chaslin, en disant que les lésions de sclérose cérébrale, loin d'être primitives, seraient consécutives aux attaques d'épilepsie.

Pour Gowers (traduction Carrier, de Lyon), tous les phénomènes qui caractérisent les accès d'épilepsie idiopathique peuvent s'expliquer par la décharge de la substance grise, c'est une maladie du tissu et non la maladie d'un organe (Charcot et son école).

Pour le même auteur, l'état morbide dans l'épilepsie : *c'est une instabilité de la résistance dans les cellules*, et les bromures alcalins ont pour effet d'augmenter la stabilité de cette résistance ; la strychnine a une action opposée à celles des bromures alcalins.

Suivant le précepte de Gowers, la dose maximum journalière à donner aux épileptiques serait de 6 grammes de tri-bromure, j'ai rarement l'occasion de la dépasser utilement.

Pour savoir la dose à employer voilà mon procédé :

Avec un peu d'accès au début........ 3 grammes de tri-bromure par jour
Avec beaucoup d'accès au début...... 4 — — —

puis augmenter progressivement si les accès se continuent, jusqu'à 6 grammes et maintenir cette dose. Le plus souvent 3 à 4 grammes sont suffisants ; une fois les accès supprimés, inutile d'augmenter la dose.

Le département de Loir-et-Cher envoyait autrefois ses épileptiques non aliénés dans un vieil hospice d'incurables situé dans un autre département, où ils étaient hospitalisés au hasard et où ils ne recevaient même pas de traitement médical proprement dit, je ne dis rien du traitement diététique si nécessaire pourtant. Depuis 1890, il a pu faire une installation spéciale que j'ai montrée aux congressistes qui m'ont fait l'honneur d'une visite au Congrès de Blois, en 1892.

Grâce à l'intervention d'un généreux philanthrope, M. Dessaignes, l'avenir de ce nouveau service est assuré et il recevra plus tard une extension que les résultats obtenus justifient pleinement.

Depuis près de 30 ans, je soigne des épileptiques et c'est après avoir suivi l'enseignement de maîtres comme Morel et Ball que j'ai, après de nombreux essais plus ou moins fructueux, adopté un *modus agendi*, perfectible assurément, dont je me contente actuellement.

J'ai tout d'abord à vous signaler l'observation suivante d'un épileptique aliéné, intéressante à tous égards :

C. H., cultivateur, âgé de 35 ans, entre à l'asile de X..., en octobre 1869, comme atteint de folie épileptique avec crises de fureur et tentatives de suicide. L'état délirant coïncidait avec les crises d'épilepsie et était par suite intermittent. De temps à autre le malade a des périodes de lucidité et de calme, durant au maximum trois semaines, et pendant ce temps il n'a pas d'attaques d'épilepsie ; mais il proteste alors contre sa séquestration, fait de nombreuses tentatives d'évasion, fomente des complots, et pousse les autres malades à se révolter contre le personnel. Souvent aussi il a fait des tentatives d'homicide, préparées avec soin, à l'aide d'instruments de sa fabrication, dont je vous présente un échantillon.

Ainsi, en 1869, ce malade déjà considéré comme aliéné épileptique, incurable et dangereux, était encore en cette situation en 1880 lorsque j'ai pris le service.

En 1870 il a eu 54 accès d'épilepsie
    1871 — 74 — —
    1872 — 47 — —
    1873 — 100 — —
    1874 — 60 — —
    1875 — 36 — —
    1876 — 31 — —
    1877 — 42 — —
    1878 — 43 — —
    1879 — 46 — —
    1880 — 44 — —

Le traitement poly-bromuré est institué en octobre 1880, à la dose de 4 grammes et amène les modifications suivantes :

En 1881, il a eu 25 accès d'épilepsie.
En 1882, — 16 — avec 5 grammes de tri-bromure.
En 1883, — 11 — — 6 —
En 1884, — 8 — — 6 —
En 1885, pas d'accès — 5 —
En 1886, — — 4 —
En 1887, — — 3 —
En 1888, — — 2 —
En 1889, — — 1 —

Après un an de traitement, nous avons remarqué une modification profonde du caractère, qui nous a permis de conduire le malade au travail des champs, pour lequel il avait des aptitudes particulières.

Ayant cependant toujours le mal du pays et réclamant fréquemment sa sortie, mais devenant sociable, ne cherchant plus querelle à ses camarades, et à tirer vengeance de sa séquestration sur les médecins de l'établissement, il était devenu par conséquent méconnaissable pour ceux qui l'avaient observé depuis nombre d'années.

Après quatre années de traitement par le tri-bromure, les accès d'épilepsie ont complètement disparu et aussi les périodes délirantes qui les suivaient.

Nous avons poursuivi le traitement en le diminuant progressivement jusqu'à 1 gramme par jour pendant 5 ans, après la disparition des accès d'épilepsie.

Le malade a pu quitter l'asile et retourner dans son pays en 1890, considéré comme guéri; il n'y a pas eu de rechute.

Les observations qui suivent ont trait à des malades de l'asile, des épileptiques non aliénés :

R. A., âgée de 62 ans, fille d'un père alcoolique, a eu sept frères et sœurs dont deux morts en bas âge; il n'y a jamais eu d'épileptiques dans sa famille ; le premier accès d'épilepsie qu'elle a eu s'est produit à l'âge de 20 ans; trois mois auparavant, elle avait eu peur d'une vache en furie. Les accès se reproduisirent ensuite plusieurs fois par jour, jusqu'à 5 et 6 fois; ils survenaient d'ailleurs très irrégulièrement et restaient de temps à autre, un, deux ou trois mois sans se produire.

A l'âge de 21 ans, elle tombe dans le feu, et se fait des brûlures graves du côté gauche, au bras, à l'épaule, au cou et à la tête; le pavillon de l'oreille a complètement disparu, ainsi que les cheveux dans les régions temporale et pariétale du même côté.

A la suite de cet accident grave, les accès d'épilepsie furent supprimés pendant six mois et reparurent au bout de ce temps comme auparavant : à l'âge de 24 ans, elle fut placée dans un hospice d'incurables où elle ne suivit pas de traitement; quand elle était en état de mal, ce qui arrivait plusieurs fois par an, elle restait plusieurs jours sans pouvoir prendre d'aliments; en fin juillet 1892, elle entre à l'asile où elle est encore aujourd'hui.

Dans le deuxième semestre de 1892, elle a eu 15 accès d'épilepsie.

En 1893, elle a eu 48 accès.

En 1894,   —   30 —

En 1895,   —   13 —

Le traitement poly-bromuré a été commencé le 6 juillet 1895 à la dose de 3 grammes par jour.

En 1896, pas d'attaques d'épilepsie.

En 1897,   —   —

Le traitement ayant été supprimé le 23 octobre, il survint un accès d'épilepsie pendant la nuit, le 21 décembre 1897.

Reprise du traitement le 22 décembre de la même année.

En 1898, pas d'accès d'épilepsie.

En 1899,   —   —

La malade a bon appétit, et comme elle est habituellement constipée, il faut, plusieurs fois par semaine, recourir à des purgatifs.

Cette malade qui, autrefois était méchante et incapable de travailler, à la suite des crises convulsives, est aujourd'hui, d'une façon permanente, une excellente femme, d'un caractère facile, intelligente, travailleuse, douce et prévenante pour ses camarades d'infortune et le personnel.

S... Ch., âgée de 57 ans, est entrée à l'asile le 27 juillet 1892 ; elle était la plus jeune de quatre enfants, son père est mort d'une pleurésie à 45 ans, il n'était pas buveur. Il n'y a jamais eu d'épileptiques dans la famille.

A l'âge de trois mois, elle a eu des convulsions et à l'âge de 10 ans sont survenus des accès d'épilepsie se reproduisant une ou deux fois par semaine.

A l'âge de 19 ans, elle a été placée dans un hospice d'incurables où elle a pris du bromure de potassium à des intervalles irréguliers, pendant huit à quinze jours de suite seulement. Le nombre des accès n'a pas changé jusqu'à l'âge de 45 ans, et à partir de ce moment, ils devinrent quotidiens.

A l'asile où elle est encore en ce moment, elle a été mise en observation jusqu'en fin décembre 1892, ayant en moyenne de 15 à 20 attaques par mois de grand mal, une dizaine environ de petit mal ; le traitement poly-bromuré à la dose de 4 gr. fut commencé le 29 décembre 1892, les accès d'épilepsie furent complètement supprimés jusqu'en août 1893 ; le traitement ayant été abandonné le 19 août, les accès d'épilepsie se reproduisirent le 29 du même mois, le 1er et le 2 septembre.

Le traitement est repris à la dose de 4 gr. par jour le 5 septembre.

<blockquote>
En 1894 pas d'accès d'épilepsie.
En 1895,   —   —
En 1896,   —   —
</blockquote>

Le 1er avril 1896, le traitement est à 3 grammes par jour.

<blockquote>
En 1897, un accès d'épilepsie.
En 1898, pas d'accès d'épilepsie.
En 1899,   —   —
</blockquote>

La malade jouit d'un grand appétit et est sujette à la constipation, qu'il faut combattre plusieurs fois par semaine : intelligente et bonne travailleuse, elle est remplie de prévenance pour ses camarades d'infortune.

A. R., 37 ans, appartient à une famille dans laquelle il n'y a jamais eu d'épileptiques.

Elle a eu sa première attaque à 16 ans, la nuit, à la suite d'une peur.

Pendant un certain temps, les crises comitales ne se produisaient que la nuit, elles survinrent plus tard le jour jusqu'à 10 par 24 heures, et cela périodiquement pendant 15 jours environ, elle était alors agitée et violente, incapable de travailler et même de s'habiller ; puis il survenait une période de calme à peu près d'égale durée pendant laquelle les accès d'épilepsie faisaient défaut.

Placée dans un hospice d'incurables à l'âge de 17 ans, elle fut transférée à l'asile, où elle est encore actuellement, le 27 juillet 1892, à l'âge de 30 ans.

<blockquote>
En cette fin d'année 1892, elle eut 35 accès d'épilepsie.
En 1893, janvier : néant ; février : 38 accès.
</blockquote>

Le traitement tri-bromuré a été institué le 27 février 1893, à la dose de 4 grammes par jour.

<blockquote>
En 1893, 2e semestre, pas d'accès d'épilepsie.
En 1894, pas d'accès d'épilepsie.
En 1895,   —   —
</blockquote>

En 1896, pas d'accès d'épilepsie.

Le 1er avril 1896, 3 grammes de tri-bromure.

En 1897, pas d'accès d'épilepsie.

En 1898, le 1er février, suppression du traitement.

Il survient un accès d'épilepsie le 18 février, la nuit; le traitement est repris à partir du 21 février; les accès ne se reproduisirent plus cette année.

En 1890, pas d'accès d'épilepsie.

La malade a bon appétit, mais elle a un peu maigri; elle est peu intelligente, mais elle est calme, docile, travailleuse, propre et bien tenue, alors qu'autrefois elle était agitée, violente et gâteuse.

Je pourrais, Messieurs, vous citer nombre d'observations aussi concluantes en faveur du traitement poly-bromuré, mais le temps qui m'a été accordé pour cette communication ne me permet pas d'abuser plus longtemps de l'attention que vous avez bien voulu me prêter, ce dont je vous suis infiniment reconnaissant.

ÉLOGE DE SAUZE ET AUBANEL [1]

Au dixième congrès des médecins aliénistes et neurologistes
de France et des pays de langue française tenu à Marseille,
M. le docteur FLAISSIÈRES, maire de cette ville, présida la séance
d'ouverture, le mardi 4 avril à dix heures du matin; il donna la
parole au docteur DOUTREBENTE, président du Congrès, qui s'ex-
prima en ces termes :

MESDAMES, MESSIEURS,

Le premier devoir du président du 10ᵉ congrès de médecine
mentale et de neuropathologie est de remercier en votre nom, le
président du congrès d'Angers, M. le docteur Motet, qui après
avoir dirigé nos travaux l'an dernier avec tant de tact, de dignité
et de charme, a bien voulu étendre son action tutélaire à la préparation et à l'organisation du congrès actuel. Je n'ignore point que
de tels précédents sont redoutables et faits pour intimider les plus
vaillants; j'en fais aujourd'hui l'expérience.

Appelé par vos libres suffrages à prendre la situation où M. le
docteur Motet a bien voulu me conduire et m'installer, j'ose
m'inspirer des exemples et des conseils dont il fut prodigue à
mon égard depuis 30 années.

Pénétré de l'idée qu'on peut lui succéder sans songer à le remplacer, je me résigne à tenir le rôle modeste et relativement
facile d'un élève respectueux de la tradition et des exemples du
maître incomparable dont vous appréciez tous les relations
aussi agréables que sûres et cordiales.

Que si, jusqu'à présent, nos congrès annuels ont réussi au-delà
de toute espérance, une grande part vous en revient assurément

---

(1) Congrès de médecine mentale de Marseille, 1899, p. XVIII.

mes chers collègues; mais vous n'ignorez pas et j'estime avec vous, que la réussite a toujours été préparée et assurée par les dévoués secrétaires généraux que furent MM. Parent, Régis, Giraud, Hospital, Mabille, Vernet et Petrucci.

Il en sera de même à Marseille, où votre Président a eu la bonne fortune de rencontrer comme secrétaire général, un excellent confrère et ami de la veille, le docteur Boubila; il savait, en effet, qu'il pouvait en toute sécurité escompter à l'avance son activité, son initiative, son influence locale, que le temps et l'ancienneté des services rendus dans le même lieu procurent à ceux qui, comme lui, dévoués à leurs malades et aux intérêts de notre corporation, contribuent aussi à en relever le niveau moral par la dignité de leur vie. Dans chaque région, nous avons toujours trouvé pour l'organisation de nos congrès annuels, l'indispensable cheville ouvrière, le secrétaire général; mais il est encore un élément de succès chaudement apprécié que nous savions également trouver à Marseille, je fais allusion, Mesdames, au rôle gracieux que vous savez si bien tenir dans nos congrès et que vous tiendrez ici avec le concours précieux de Mme Boubila, dont je signale respectueusement la présence à cette séance d'inauguration.

Je ne sais, mes chers collègues, si vous avez souvenance d'un toast porté en un précédent congrès (Clermont-Ferrand), à la *maîtresse* du médecin. Vous vous rappelez certainement combien fut grande notre anxiété, pendant quelques secondes, et avec quels soupirs de soulagement nous accueillîmes enfin le nom de cette maîtresse... c'était la *science*. C'est qu'on pouvait s'y tromper; nous en connaissions au moins une autre avec laquelle *puissants* et *humbles* doivent aujourd'hui compter, sinon flirter, c'est *la Presse*. Disons tout de suite qu'elle nous fut toujours fidèle, qu'elle a toujours pris soin d'annoncer nos congrès, de publier tous les documents et les renseignements dont les congressistes pouvaient avoir besoin et qu'enfin, sans mesurer jamais le nombre et l'étendue des communications, elle en a publié des comptes-rendus aussi attrayants qu'impartiaux. Nous comptons sur vous, Messieurs de la presse, comme vous pouvez compter sur tous les membres du bureau pour vous faciliter les devoirs pénibles de votre profession, devoirs qui se continuent après nos séances, aux heures où vous auriez bien le droit de vous distraire ou reposer.

MESDAMES, MESSIEURS,

Marseille n'est pas seulement la grande ville, la métropole indus-
trielle et commerciale, où se font les échanges économiques des
produits récoltés ou manufacturés dans le nouveau et l'ancien
continent, le Nord ou le Midi, l'Orient ou l'Occident ; c'est aussi la
ville antique, riche de gloire et de souvenirs historiques, où les
arts, les sciences et les lettres sont cultivés avec un soin jaloux.

Je n'en veux pour preuve que l'empressement que tous ici,
administrateurs, médecins ou corps élus ont mis à accueillir les
congrès scientifiques pour l'avancement des sciences en 1891, de
gynécologie en 1898 et le nôtre aussi en 1899. C'est qu'en effet,
à Marseille, sans parler plus longtemps de ce qui n'est pas relatif
à notre spécialité, nous trouvons dans le passé et le présent des
hommes de science et de pratique hospitalière, dont le savoir et
le dévouement ont contribué dans une large part à l'extension de
notre domaine scientifique et à l'amélioration du sort des aliénés.

AUBANEL et SAUZE, parmi ceux qui ne sont plus, attirent tout
d'abord l'attention et s'imposent à nos souvenirs.

AUBANEL, né à Auriol (Bouches-du-Rhône), le 4 novembre 1811,
était fils et petit-fils de médecin ; il vint habiter Paris en 1833
pour y étudier la médecine. Interne des hôpitaux en 1836, il sol-
licita et obtint une place d'interne à Bicêtre, dans le service de
FERRUS, à l'époque où l'enseignement du *maître* était recherché
par un grand nombre d'élèves qui devinrent plus tard les chefs
de service des asiles d'aliénés de France dont Ferrus a dirigé et
surveillé la création ou la réorganisation. Initié par Ferrus à la
pratique des maladies mentales, Aubanel fut, en 1840, nommé
médecin-adjoint au docteur GUIAU qui seul, jusqu'alors, avait eu
la charge du service médical des hospices Saint-Lazare et Saint-
Joseph, où étaient recueillis les aliénés de Marseille et des envi-
rons.

La comparaison entre la condition des aliénés à Bicêtre et à la
ferme Sainte-Anne avec ce qu'elle était aux hospices Saint-Lazare
et Saint-Joseph fut des plus pénibles pour Aubanel ; il en fut révolté,
indigné, mais fut assez heureux pour décider l'administration des
Bouches-du-Rhône, à la fondation de l'asile Saint-Pierre que nous
visiterons demain.

Le docteur Guiau, ayant pris sa retraite, Aubanel fut nommé
médecin en chef du nouvel asile en 1843, et même par suite de la

terreur qu'inspirait au directeur Donnadieu le transfert des aliénés
d'un établissement à l'autre, Aubanel devint *directeur-intérimaire*
pendant la période d'installation et, ce n'est qu'après avoir tout
prévu, tout organisé et réglé la mise en marche, qu'il demanda
lui-même à être relevé de ses fonctions directoriales en faveur d'un
homme qui a su s'inspirer de son exemple et de ses conseils.

En récompense de ses services, Aubanel était nommé chevalier
de la Légion d'honneur en 1852, secrétaire, puis président de la
Société de Médecine de Marseille ; il fut encore placé à la tête du
Comité médical des Bouches-du-Rhône, une œuvre de bienfaisance en faveur de médecins éprouvés par des revers de fortune
ou la maladie. Pour cette œuvre, Aubanel se dépensa largement,
il en était pendant sa vie le bienfaiteur anonyme et pour que le
bien qu'il avait fait se continua après sa mort, il légua à ce comité
une somme de 4.000 francs.

Les dernières années d'Aubanel furent pour lui terribles et particulièrement douloureuses, il eut le malheur de voir successivement mourir ses deux filles, ce dont il demeura inconsolable.
Enfin une plainte en séquestration arbitraire faite contre lui et
un médecin de Marseille vint mettre le comble à ses chagrins. Un
instant Aubanel sembla se raidir contre la mauvaise fortune, il
porta la question de séquestration arbitraire devant le Conseil
d'État qui, après en avoir délibéré, proclama la haute honorabilité
d'Aubanel en la mettant en dehors de toute atteinte. Le 23 janvier 1863, à l'âge de 52 ans, Aubanel fut emporté par une hémorrhagie cérébrale foudroyante.

Mme Aubanel, en souvenir de son mari, a fondé sous ce nom
un prix triennal à la Société médico-psychologique de Paris.

Si j'ai exposé aussi rapidement la vie d'Aubanel, c'est à contre-
cœur, car rien ne paraissait plus facile à faire que l'éloge du
savant, de l'homme de bien et du fonctionnaire idéal, imbu des
principes éternels de vérité, de justice et de solidarité humaine ;
mais il m'a semblé que ce qui avait été fait d'une façon si complète et si remarquable une première fois à Marseille en 1863,
par le docteur Barthelmy, et une seconde fois à Paris par le docteur Motet, parlant au nom de la Société Médico-psychologique,
ne devait plus être tenté sans porter atteinte au souvenir « d'une
existence faite toute entière de volonté patiente, d'honnêteté, de
droiture, où les vertus domestiques transportées de la vie privée
dans la pratique de la médecine, semblent avoir également servi

à se bien conduire et à travailler bien » (Motet, éloge d'Aubanel).

Le docteur THORE, un ami de la première heure, a publié lui aussi une esquisse nécrologique et une étude sur les travaux scientifiques d'Aubanel; elle a paru en 1863 dans les *Annales Médico-psychologiques*. On y trouve avec des considérations d'ordre supérieur, des indications pratiques en médecine légale des aliénés.

Parmi les collaborateurs d'Aubanel à l'asile Saint-Pierre, nous trouvons le docteur Sauze, bien connu des médecins aliénistes de notre génération.

SAUZE, Johan-Victor-Alfred, est né à Marseille, le 16 janvier 1828; son père, homme d'une grande érudition, était chef de division à la préfecture des Bouches-du-Rhône et consacrait ses loisirs à l'éducation et à l'instruction de son fils, qui termina ses études secondaires au lycée de Marseille.

A 24 ans, Sauze, après de brillants examens, obtint son diplôme de docteur en médecine à la Faculté de Paris et était, en 1852, nommé médecin-adjoint de l'asile Saint-Pierre. Il ne fut nommé médecin en chef que 17 ans plus tard, c'est-à-dire en 1869, à l'époque où il s'était créé à Marseille une brillante situation comme médecin des prisons, des postes, des douanes et comme secrétaire de la Société de médecine de Marseille.

L'administration centrale, en le nommant un jour directeur-médecin de l'asile de Châlons-sur-Marne, lui donna l'occasion de se rendre indépendant en abandonnant une carrière pour laquelle il était si bien préparé.

Placé en congé illimité, il eut la générosité, pour déférer aux désirs de l'administration de faire encore pendant plusieurs années un service quotidien au quartier des femmes de l'asile Saint-Pierre.

Pourvu du titre de médecin honoraire des asiles d'aliénés, Sauze qui n'avait jamais voulu quitter Marseille, où il était né et où il était marié, fondait au Canet en 1876, la première maison de santé privée consacrée au traitement des maladies nerveuses et mentales; son initiative et ses efforts furent couronnés d'un succès bien légitimement acquis.

En 1878, Sauze devint adjoint au maire de Marseille en raison de l'estime et de la considération générales dont il jouissait dans sa ville natale, exception louable et toute en s . faveur.

Les publications scientifiques de Sauze, trop longues à énumérer et étant d'ailleurs bien connues de vous tous, mes chers collègues, j'ai tenu à vous en éviter la lecture. Je me contenterai de vous indiquer que les faits observés par Sauze et les remarquables considérations cliniques qui les accompagnent, sont de toute actualité, puisqu'il s'est particulièrement préoccupé des rémissions déconcertantes qui surviennent dans le cours de la paralysie générale confirmée et surtout des paralysies progressives avec ou sans délire, qu'on observe de préférence dans la clientèle de ville ou les hôpitaux ordinaires. Nous ne pouvons pas aussi passer sous silence son remarquable mémoire *sur la Stupidité* remis en honneur aujourd'hui comme une des formes de la confusion mentale.

Le docteur Sauze mourut prématurément en 1884, à l'âge de 50 ans, entouré de l'estime de ses concitoyens, de ses confrères de Marseille et de tous les aliénistes de Paris et de la province; l'homme privé a laissé des souvenirs inoubliables et des amitiés non encore lassées, ainsi que me l'a écrit le docteur Audiffrent et me l'ont affirmé tant d'autres, qui m'ont vanté l'aménité de son caractère, son esprit cultivé et primesautier et enfin et surtout ses sentiments exquis de bonne confraternité.

Il ne reste pas seulement de Sauze des travaux scientifiques et des amitiés fidèles; il reste mieux encore, il reste des souvenirs et des témoignages vivants, des parents, *une fille,* en tout point digne d'un tel père et mariée à un grand industriel M. PAUL BONDE, chevalier de la Légion d'honneur, bien connu et apprécié dans le Tout-Marseille; c'est un remarquable représentant de cette caste, la seule admissible de nos jours, la caste des travailleurs et des *Hommes utiles* qui font la Patrie grande, forte et riche.

Dois-je encore vous dire, mes chers collègues, qu'avec des savants comme le regretté Prosper Despine, on retrouve à Marseille un élève direct et favorisé qu'Auguste Comte enleva à l'école polytechnique pour lui faire étudier la médecine, j'ai nommé le docteur Audiffrent que j'aperçois parmi vous.

Vous parlerais-je du docteur Lachaux, un de nos doyens, élève de Morel, dont ce dernier me parlait souvent et qu'il avait en grande estime; son fils, le docteur Georges Lachaux, ancien interne des asiles de la Seine, a consenti à prendre dans notre comité d'organisation, les ingrates fonctions de trésorier; je vous

livre leurs noms en vous souhaitant de faire leur connaissance
pendant votre séjour à Marseille.

Je devrais peut-être aussi vous citer tous nos confrères de
Marseille, les professeurs, les médecins ou chirurgiens des hôpitaux, qui forment au comité d'organisation une escorte nombreuse
utile, précieuse et fort enviable ; mais je ne veux pas plus longtemps mettre votre patience à contribution.

Monsieur le Maire,

Nous ne pouvons pas aujourd'hui, dans un congrès médical,
oublier que le maire de Marseille est un médecin, un confrère ;
nous savons tous qu'il apporte dans l'exercice de ses fonctions
municipales, avec les sentiments humanitaires dont tout médecin
vraiment digne de ce nom est imprégné, une grande élévation
d'esprit, un grand amour de la justice et qu'il s'efforce de réaliser dans cette grande ville les idées prédominantes actuelles : la
*recherche du mieux, dans l'amélioration du sort de chaque
citoyen*. Ces idées sont les nôtres, Monsieur le Maire, et nous les
appliquons aux plus incapables, aux êtres privés du plus noble de
nos attributs : *la Raison*. Au nom du comité d'organisation et
des membres du congrès, nous vous prions de recevoir et de faire
agréer aux conseillers municipaux de Marseille notre salut cordial
et nos sentiments de gratitude pour les témoignages d'intérêt que
nous avons reçu par votre généreuse intervention.

Et vous tous, mes chers collègues, adhérents au congrès,
recevez toutes nos félicitations, merci d'avoir répondu à l'appel
du comité d'organisation, merci d'avoir compris qu'avec l'intention bien arrêtée de travailler sans relâche à l'extension de notre
domaine scientifique, vous n'avez pas oublié que pour travailler
utilement l'union est nécessaire dans chaque corporation, que le
travail en commun s'impose et qu'il a, en tout cas, l'avantage pri-
mordial de nous présenter les uns aux autres, de créer entre nous
des relations suivies, de nous faire connaître, et par suite, estimer à notre juste mais simple valeur.

Le mercredi 5 avril à 9 heures du soir, dans les salons Linder, la
Société médico-chirurgicale des hôpitaux de Marseille recevait les
membres du congrès et son président, le professeur Arnaud, leur

souhaita la bienvenue ; la réponse lui fut faite en ces termes par
le docteur Doutrebente (1).

MESSIEURS ET CHERS CONFRÈRES,

J'aurais voulu, pour répondre dignement au toast que le président de la société médico-chirurgicale vient de porter aux membres du congrès, que l'un des maîtres éminents qui nous entourent
et nous assistent, prit la parole en cette circonstance, n'ayant
moi-même pour le faire d'autre titre que celui de Président du
Congrès que je tiens cependant du libre suffrage de mes collègues,
cela vous suffit, je le sais et j'en suis très fier.

En me désignant à ce poste d'honneur, mes collègues m'ont
comblé de joie et m'ont donné la plus haute marque d'estime; je
me considère dorénavant comme largement récompensé de ce que
j'ai pu faire pendant toute ma carrière. En faisant un retour sur
moi-même, un examen de conscience, il m'a semblé que ce qui
m'a désigné à leur choix, c'est simplement parce que, en toute
circonstance, j'ai tenu à me conformer aux règles les plus strictes
de la déontologie médicale, que je résume ainsi : respect absolu
des maîtres, confraternité pratiquée sans défaillance, encouragements, conseils et services rendus aux jeunes dans la plus large
mesure. Je me suis conformé à ce programme et ne cherche point
à en tirer vanité, n'ayant eu qu'à suivre les exemples et la pratique
de mes aïeux maternels, Baillarger et Lunier; c'était une habitude
de famille à continuer.

Je lève mon verre en l'honneur du Président, le docteur Arnaud,
et des membres de la société médico-chirurgicale des hôpitaux
de Marseille.

Le jeudi 6 avril, à 8 heures du soir, dans les salons de la Maison Dorée, se réunissaient les congressistes dans un banquet confra-
ternel. Au champagne, le docteur Doutrebente, président du congrès ouvre la série des toasts (2).

MESDAMES, MESSIEURS,

Je vous propose de porter la santé du représentant du gouver-

(1) Congrès de médecine mentale de Marseille, 1899, p. 197.
(2) Congrès de médecine mentale de Marseille, 1899, p. 471.

nement de la République, M. Schrameck, secrétaire général de la Préfecture des Bouches-du-Rhône, dont le prestige à nos yeux est accru de ce fait qu'il appartient de très près à la famille médicale, par sa parenté étroite avec le professeur Bernheim, qui nous a donné à plusieurs reprises des preuv   ·   a bonne confraternité et de sa sympathie.

MONSIÉUR LE MAIRE,

Il s'est produit à Marseille, en notre faveur, grâce à votre intervention et aux relations de notre collègue le docteur Boubila, un mouvement généralisateur qui s'est propagé des corps administratifs et électifs, du conseil général au conseil municipal et au corps médical marseillais. Vous avez tenu, M. le Maire, et aussi vos collègues du conseil municipal, à démontrer que rien de ce qui intéresse le mouvement scientifique ne vous est indifférent et vous avez voulu l'affirmer, il y a deux jours, à des philanthropes passionnés, dont la sphère d'action se borne à prendre soin des êtres choisis parmi les plus malheureux et les plus déshérités de l'espèce humaine.

Si, d'un côté, vous pensez sans cesse à développer les conditions de bien-être de chaque citoyen en lui donnant les moyens de s'instruire et de développer ses facultés physiques, morales et intellectuelles, en lui donnant en un mot la préparation nécessaire à la lutte pour l'existence, nous avons nous, d'un autre côté, la noble mission de recueillir, consoler et parfois de guérir les vaincus, les blessés de cette lutte, les faibles, les humbles et les dégénérés.

Nous poursuivons donc, en réalité, en des circonstances différentes, le même idéal, le même but philanthropique, humanitaire et social; nous devions nous rencontrer un jour, car nous avons aussi la même devise, la *fraternité*, avec et pour sanction pratique et tangible, la *solidarité*.

A votre santé, cher M. FLAISSIÈRES, nous garderons de la soirée passée à l'hôtel de ville, un long et agréable souvenir.

Je lève aussi mon verre en l'honneur de notre ami et excellent collègue le docteur BOUBILA, l'organisateur de ce congrès, et j'ajoute que je ne puis pas le séparer, en ce toast, du secrétaire anonyme et discret, que fut madame Boubila. Bien souvent, je me suis reproché d'avoir apporté, depuis six mois, dans leur vie intime et si loyalement unie, le trouble occasionné par les préoccupations multiples et incessantes de la préparation du congrès;

mais je m'en réjouis aujourd'hui, puisque la réussite a couronné leurs efforts et que, ainsi, ils sont largement récompensés de leurs peines.

A votre santé, mon cher Boubila, et à celle de votre digne compagne Mme Boubila.

Je lève encore mon verre en l'honneur du docteur ANGLADE qui, à l'occasion d'un rapport sur *les Délires systématisés* secondaires, a fait un travail de longue haleine, dont on ne saurait trop louer la valeur intrinsèque, l'importance et les conséquences ultérieures; il a dû mettre au point, et il y a réussi, l'une des questions les plus discutables et les moins étudiées, on ne sait trop pourquoi, de la pathologie mentale.

Que nous disait-on jadis, à propos des médecins adjoints, qu'ils ne faisaient rien en province et que n'a-t-on pas dit du docteur Anglade lui-même, parce que, modeste médecin-adjoint de province, il avait su, comme le sage, se contenter de son sort, se recueillir et travailler dans le silence et le calme du laboratoire! Nous l'avons arraché à ce silence et à ce calme, pour notre plus grand profit à tous, puisqu'il nous apporte un travail qui fera époque dans notre spécialité. Le docteur Anglade, par l'étendue de ses connaissances bibliographiques, a su nous faire connaître tous les travaux faits à l'étranger et a réussi, par une heureuse combinaison de ses qualités de psychologue et d'histologiste, à nous initier à la réalité et à la multiplicité des délires systématisés secondaires.

Je porte encore la santé du docteur TATY, chef de clinique du professeur Pierret (de Lyon), l'un de nos rapporteurs, qui prendra la parole demain matin ; nous le connaissions depuis longtemps et nous savions en le désignant pour traiter la question des aliénés méconnus et condamnés, qu'il saurait produire un travail que, mieux que personne, il était en mesure de mener à bonne fin, puisque médecin aliéniste, il a tenu à faire son droit.

Dans quelques jours, les pouvoirs du président cesseront; mais déjà le succès du congrès de Limoges est assuré par la nomination du docteur GILBERT BALLET, que vous avez nommé président, il y a quelques heures, avec une touchante unanimité. Ce résultat, Messieurs, était attendu et m'autorise presque à ne pas remercier davantage le docteur Ballet de l'immense service qu'il a rendu au congrès en traitant ce matin, avec l'autorité incontestable et incontestée qui lui appartient, la question des *psychoses poly-*

névritiques. Ce qu'il y avait à faire, vous l'avez fait, Messieurs, et je ne saurais mieux faire.

Mesdames, Messieurs, je porte la santé du docteur Gilbert Ballet, professeur agrégé à la Faculté de médecine, et médecin des hôpitaux de Paris, président du congrès de Limoges en 1901 (1).

RÉCEPTION A L'ASILE D'AIX
ET INAUGURATION DU BUSTE DU Dr PONTIER

Le dimanche 9 avril 1899, les membres du congrès de médecine mentale se transportèrent à Aix, où ils furent cordialement reçus

---

(1) A l'issue du banquet, le docteur Régis, chargé de cours à la Faculté de médecine de Bordeaux, prononce l'allocution suivante :

MESDAMES, MESSIEURS,

Je remercie notre aimable président de sa délicate allusion de tout à l'heure, mais je suis obligé de déclarer sans fausse modestie, que je n'ai été que bien peu, trop peu à mon gré, le maitre de notre brillant rapporteur M. Anglade, dont l'essor scientifique, si plein de promesses, est tout personnel. Et je n'en suis que plus à l'aise pour applaudir de nouveau et de tout cœur à son succès.

Avant d'aspirer à être maitre, d'ailleurs, je dois me souvenir que je fus élève moi-même et jamais ce souvenir ne me fut plus doux qu'aujourd'hui.

J'ai eu l'honneur en effet d'être, il y a 22 ans, l'interne de notre président, M. Doutrebente; c'est vous dire quelle joie profonde est la mienne en ce moment.

M. Doutrebente a été pour moi le modèle des maitres et des amis.

Comme maitre, il m'a fait connaitre et aimer notre spécialité en me communiquant le fruit de son expérience personnelle et en me nourrissant des traditions des grands aïeux, en particulier de Morel, ce clair et synthétique génie de la psychiatrie française, dont les vues si larges et si profondes éclairent et guident encore la plupart de nos études et de nos travaux.

Comme ami, il m'a accueilli avec la bonté la plus cordiale et la plus franche, m'ouvrant toutes grandes les portes de ce cœur qui, mal à l'aise dans la poitrine qu'il déborde, s'épanche dans tous les actes de notre Président, dans le rayonnement de son loyal visage, dans son sourire, dans son serrement de main et souvent aussi, vous le voyez, dans ses yeux.

De tels liens se sont ainsi créés entre nous, que le temps ayant effacé la différence des âges — d'autant qu'il rajeunit pendant que je vieillis — nous sommes devenus peu à peu comme deux frères étroitement unis.

Voilà pourquoi l'élévation à la présidence de notre congrès de mon maitre et ami Doutrebente m'a comblé de joie comme lui, et pourquoi je n'ai pu résister, en cette circonstance si honorable et si solennelle de sa vie, à lui dire et à vous dire tout mon bonheur. Vous voudrez bien me le pardonner.

A mon maitre et ami le président Doutrebente.

à l'asile des aliénés par le docteur Roy, directeur-médecin de l'asile, le docteur Monestier, médecin-adjoint, les membres de la commission de surveillance et plusieurs autres notabilités du monde médical et administratif.

A 11 heures, tous les congressistes et les invités ayant pris place dans la salle de réunion du grand quartier des hommes, la parole fut donnée au président du congrès :

M. DOUTREBENTE (1). — Avant la Révolution française, les aliénés de toute la Provence, à l'exception de ceux de Marseille, étaient hospitalisés à l'hôpital des insensés de la Trinité d'Aix, fondé en 1697. C'était un établissement ayant un caractère plutôt provincial que communal, s'administrant lui-même.

En l'an V, par application de la loi du 26 vendémiaire, la gestion de l'établissement fut confiée à l'administration des hospices d'Aix, qui peu à peu considéra l'hôpital des insensés comme un quartier d'hospice.

Les aliénés, d'ailleurs, y étaient installés dans les conditions les plus défavorables et y étaient exposés à subir les effets d'épidémies redoutables; la Trinité était le plus exact et le plus complet spécimen des anciennes demeures des malheureux aliénés.

Cette situation devait durer jusqu'en 1852, époque à laquelle le docteur Pontier était nommé médecin en chef et préposé responsable du dit établissement.

PONTIER Etienne-Eugène, est né à Aix, le 6 mai 1809; après avoir obtenu le diplôme de docteur à la Faculté de Montpellier, il revenait exercer la médecine dans sa ville natale, en 1834.

En 1854, une épidémie de choléra qui fut meurtrière vint s'abattre sur l'hôpital de la Trinité; le docteur Pontier ne cessa pendant toute la durée de l'épidémie de prodiguer à tous ses malades les soins les plus éclairés, avec un dévouement digne des plus grands éloges. La commission administrative des hospices, assemblée le 15 septembre 1854, sous la présidence de M. Rigaud, maire et député d'Aix, délibéra de témoigner au docteur Pontier, à cette occasion, toute sa reconnaissance et tint à le constater par un procès-verbal inscrit au registre de ses délibérations.

En 1855, comme cela s'était déjà produit en 1853, le scorbut faisait encore son apparition, c'était d'ailleurs paraît-il, une tradition à l'asile d'Aix. Mais les épidémies de . 3 et 1855 et sur-

<hr>

(1) Congrès de médecine mentale de Marseille, 1899, p. 599.

tout cette dernière étaient des plus graves. Le docteur Pontier, après avoir essayé en vain des ressources de la thérapeutique usuelle, eût l'idée d'employer le jus de citron qui lui donna rapidement les meilleurs résultats. On peut donc dire « qu'il inventa ce traitement spécifique, car bien qu'il fut déjà employé dans la marine anglaise, il était encore inconnu en France. »

Mais si Pontier avait triomphé du scorbut épidémique, il en observait encore des cas isolés et il constatait avec anxiété que la mortalité générale était encore de 33 0/0; il avait beau rechercher les améliorations possibles, s'adressant d'abord au régime alimentaire, puis à la véture et plus tard au coucher, les résultats étaient toujours aussi mauvais; ce qu'il fallait améliorer c'était l'établissement tout entier et il était si défectueux qu'il était impossible d'en tirer parti.

En 1856, le docteur Pontier échappait miraculeusement à la mort dont il avait été menacé par un kabyle aliéné qui, dans un accès de fureur, l'avait terrassé et frappé de plusieurs coups de couteau; c'était l'époque où le docteur Pontier, reconnaissant l'inutilité des efforts et des mesures prises par l'administration des hospices pour améliorer le service des aliénés, songeait déjà au projet grandiose qu'il devait plus tard réaliser.

En 1859, l'administration supérieure se décida enfin à distraire le quartier des aliénés d'Aix de l'administration des hospices et à lui faire une existence propre et cela par arrêté en date du 10 juin de la dite année. Un mois après, le 12 juillet, le docteur Pontier était nommé directeur-médecin.

L'heure des difficultés insurmontables était arrivée, l'asile d'Aix avait obtenu l'autonomie à laquelle il avait droit, mais il était pour cette raison abandonné à ses propres ressources, n'ayant aucun droit aux subventions du département ou même à son crédit.

Depuis longtemps, le docteur Pontier avait compris que l'asile d'Aix n'était pas susceptible d'amélioration, qu'il devait être abandonné, qu'il était nécessaire et urgent de le remplacer par un établissement nouveau approprié spécialement au traitement des aliénés et cela en dehors de la ville.

Pour mettre ce projet à exécution, il fallait trouver de l'argent, et déjà, à force d'ordre dans les finances et par une gestion économique sévère, le docteur Pontier avait réalisé des excédents de recette, qu'il plaçait en lieu sûr; il en vint à exercer une surveillance incessante dans toutes les parties du service. A l'œuvre dès l'aube, il se multipliait, il vérifiait lui-même toutes les distributions, donnant le nécessaire, mais rien de plus, il utilisait tout, tirant parti des moindres produits et ne laissant rien perdre.

Des gens mal intentionnés, qui trouvent stupides et immorales même les économies réalisées de cette sorte, n'ont pas manqué de dire que le docteur Pontier avait réduit le régime alimentaire de ses malades, c'était une calomnie, car ainsi que le disait, il y a 40 ans, l'inspecteur général Constans, « jamais, dans aucun asile, le régime ne fut meilleur qu'à Aix sous la direction du docteur Pontier ». Ce ne fut donc bien réellement qu'à force de soins et sou à sou que sa caisse se remplit, qu'il put un jour demander l'autorisation d'acheter un vaste terrain aux portes de la ville.

Cette acquisition fut déjà une amélioration; un grand nombre de malades qui, depuis leur séquestration, n'avaient pas franchi l'enceinte misérable et sans air des affreuses murailles du vieil asile, purent être journellement employés à quelques travaux agricoles.

L'état sanitaire y gagna immédiatement et les produits récoltés vinrent encore accroître les économies annuelles.

Dès 1861, un plan d'ensemble pour la construction d'un nouvel asile fut soumis à l'examen de l'autorité supérieure; remanié et plusieurs fois modifié, il fut approuvé par le Ministre de l'Intérieur en 1862, et 1863 vit sortir de terre le premier pavillon. « Tous les ans ou tous les deux ans un autre pavillon s'ajoutait aux précédents, et comme eux, était aussitôt habité. »

J'ai visité l'asile d'Aix en 1877; c'est le docteur Pontier qui m'en fit les honneurs; le quartier cellulaire était alors en construction. J'étais loin de penser que l'année suivante le docteur Pontier ne serait plus et n'aurait pas eu la joie d'assister à l'achèvement de l'œuvre colossale qu'il avait entreprise; il m'avait paru plein de vie et d'ardeur ne ménageant pas ses forces, faisant toujours seul le service de deux établissements.

J'ai conservé de ma visite à l'asile d'Aix et des heures que le docteur Pontier a bien voulu me consacrer, un souvenir persistant, j'avais été profondément impressionné par la lucidité de son esprit, son sens pratique, sa simplicité et la clarté avec laquelle il exposait toutes ses idées en matière d'hospitalisation des aliénés: c'était un compendium vivant d'hygiène, de médecine, d'architecture, d'administration, de finance, de gestion en matière, d'agriculture et d'irrigation.

L'asile tel que Pontier l'avait voulu, était séduisant, agréable à l'œil et pratique. La cuisine au milieu, des pavillons isolés à droite et à gauche dans des préaux séparés les uns des autres par des saut-de-loup et des murs si peu élevés, qu'en se promenant dans l'axe de l'établissement on voyait tous les malades aller et venir de chaque côté de leur pavillon.

« Plus on construisait, plus le service devenait fatigant; Pontier était sans cesse sur la route du vieil asile au nouveau, mais jusqu'à son dernier jour, son énergie suppléant ses forces qui déclinaient, il ne cessa d'exercer avec la même activité sa surveillance personnelle sur toutes choses. »

Si la mort n'a pas voulu permettre à Pontier l'entière jouissance de son œuvre que le docteur Dauby a continuée et que le docteur Rey devra achever, si elle n'a pas laissé à l'administration le temps de lui accorder la suprême récompense, qui lui était due, elle n'a pu enlever, à ceux qui l'ont connu et apprécié, le droit et le devoir de le présenter à nos jeunes collègues, comme un digne modèle à suivre et à imiter.

« Sa vie si bien remplie, s'est écoulée sans bruit; très peu dans le service des aliénés le connaissaient; jamais il n'a pris un congé jamais il n'a rien sollicité, jamais les bureaux de l'administration centrale ne l'ont vu. Il a vécu, travaillé, passé modestement, comme il convient à un grand cœur plus préoccupé du bien qu'il peut faire, que de celui qu'on pourrait dire de lui. »

Peu de temps avant sa mort, Pontier n'était encore que de seconde classe et comme on lui annonçait qu'on allait le proposer pour la première, il protesta en ces termes : « Non, non, n'en faites rien, mon nouveau traitement grèverait de mille francs mon budget et mes constructions ont plus besoin de ces mille francs que moi. »

On disait déjà en 1878, immédiatement après la mort de Pontier qu'un buste fait par son fils, habile sculpteur, serait placé dans l'asile qui porterait son nom, suivant le vœu exprimé par le conseil municipal d'Aix et la commission de surveillance de l'asile.

Le buste y est seulement depuis quelques jours et l'asile ne porte pas le nom de Pontier!

Le docteur Pontier a constamment reçu de tous les Préfets qui se sont succédés dans le département, les félicitations les plus louangeuses et les inspecteurs généraux n'ont jamais manqué, en de nombreuses circonstances, de signaler au Ministre de l'Intérieur, le zèle, le dévouement, l'activité qu'il déployait à la poursuite de l'œuvre humanitaire entreprise et réalisée, malgré tant d'obstacles.

Le 25 mars 1878, le docteur Pontier succombait aux suites d'une terrible maladie, dont il souffrait depuis plusieurs années. Sa mort fut pour l'asile d'Aix et les malades dont il était adoré, une perte douloureuse, irréparable; seul il devait et pouvait continuer ce qu'il avait si bien imaginé et conçu.

Notre excellent ami et digne collègue le docteur Pichenot, médecin en chef de Montdevergues, qui, à cette époque, était l'interne du docteur Pontier, a fait sur la tombe de son maître un éloge des plus instructifs dans lequel nous avons largement puisé pour mener à bonne fin cette notice nécrologique, nous avons tenu à le lui dire et à l'en remercier.

Les hommes de cette trempe se font rares, qui pensent plus aux autres qu'à eux-mêmes, et ignorant les procédés usités de l'arrivisme contemporain meurent sans avoir reçu la moindre distinction honorifique.

On avait dit et je croyais que le docteur Pontier avait été décoré de la Légion d'honneur quelques heures après sa mort; c'était une erreur, puisque en arrivant ici, on m'a communiqué la lettre suivante que M. le Ministre de l'Intérieur écrivit à Mme Pontier :

« Madame,

« C'est un devoir pour l'administration d'exprimer à la veuve du docteur Pontier, les regrets que lui inspire la perte de cet homme de bien et de reconnaître le zèle et le dévouement qu'il n'a cessé d'apporter à l'exercice de ses doubles fonctions. Au mois de janvier dernier, j'avais, comme mes prédécesseurs, proposé M. Pontier pour une distinction honorifique, mais des circonstances indépendantes de moi, ont empêché le succès de cette proposition. »

Tout le monde avait réclamé cette suprême récompense, la ville d'Aix y eut applaudi, inspecteurs généraux, préfets et ministres étaient d'accord : le résultat demeura négatif.

Il est consolant toutefois, pour la mémoire de Pontier, de se dire qu'il avait de la vie humaine et des devoirs de l'homme envers l'humanité une trop haute conception pour imaginer qu'il a souffert en quoi que ce soit, de ne pas avoir été décoré.

Souhaitons cependant que pareille chose ne puisse pas se renouveler et que le mérite de ses successeurs ne soit pas à tout jamais méconnu, leur vie durant.

Salut à la mémoire du docteur Pontier!

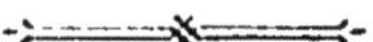

DU TRAITEMENT DES PSYCHOSES AIGUES

PAR LE REPOS AU LIT [1]

MESSIEURS,

A votre dernière séance et à propos du traitement des formes aiguës de la folie par l'alitement, j'ai cru devoir manifester mon étonnement en entendant dire par M. le docteur SÉRIEUX que, grâce à cette nouvelle panacée, on pourrait *enfin reprendre* les traditions de Pinel, qui avait élevé les aliénés *à la dignité de malades*, à l'époque où la Révolution française répandait en France et dans le monde entier les idées de liberté, de dignité humaine et de philanthropie sociale.

J'ai protesté, au nom de mes maîtres, en raison des exemples qu'ils m'ont donnés et des enseignements que j'en ai reçus. Jamais, en effet, et à aucune époque, les aliénistes français de notre siècle n'ont abandonné ces bons principes et j'ai constaté par moi-même, depuis près de 40 ans, qu'ils avaient toujours considéré l'aliéné comme un malade. Comme toute affirmation réclame des preuves et que je n'ai pas l'habitude de me payer de mots, j'ai repris récemment la lecture des livres de médecine mentale que j'avais à ma disposition quand j'étais étudiant.

Si nous ouvrons *le Traité des maladies mentales* de MARCÉ, paru à Paris en 1862, nous y trouvons à la première page que ce livre publié par un professeur agrégé à la Faculté de médecine de Paris et médecin des hôpitaux « a été conçu dans un esprit exclusivement médical et qu'il est le résumé des doctrines professées pendant plusieurs années à l'école pratique ». Le docteur Marcé

(1) Société médico-psychologique, 27 novembre 1899. — Voir Annales médico-psychologiques, 1900, vol. 11, p. 76.

ayant été avec Baillarger l'un des maîtres du docteur Magnan
est en quelque sorte un des grands-pères scientifiques du docteur
Sérieux.

Dans le traité de Marcé, nous lisons encore (page 34, chapitre II) : « Le seul moyen d'arriver à un résultat vraiment utile,
c'est d'envisager la folie comme une maladie et d'appliquer à
son étude les méthodes purement médicales... J'ai la conviction
qu'à une modification maladive de l'intelligence, correspond toujours une modification connue ou inconnue, soit du cerveau lui-
même, soit des conditions matérielles à l'aide desquelles il fonctionne. Tantôt cet organe est altéré *dans sa structure*, tantôt le
sang chargé de le nourrir et de le stimuler est altéré dans sa
composition chimique, contient des *éléments anormaux* ou ne
circule plus avec sa régularité habituelle. Dans cet ordre d'idées,
nos connaissances restent encore sur bien des points nulles,
incomplètes ou douteuses; mais il faut songer aux progrès déjà
réalisés et marcher avec confiance. Si l'examen à l'œil nu est
insuffisant, ayons recours au microscope qui permet de poursuivre
bien plus loin des altérations de structure jusque là inconnues.
La chimie à son tour nous donnera des renseignements précis sur
la nature des altérations de tissus, sur les altérations des liquides;
enfin *chaque malade* sera soumis *à une investigation clinique
minutieuse*, qui agrandira le cercle de nos connaissances positives et arrivera peu à peu à combler les lacunes de la science. »

C'est d'ailleurs exactement ce que M. Toulouse vient de dire,
d'écrire et de recommander dans le dernier numéro de son journal,
mais 38 ans après Marcé.

Passant maintenant au *Traité des maladies mentales* de MOREL
(1860), nous y trouvons (p. 485) que, pour ce maître vénéré,
ainsi qu'il me l'a enseigné, il fallait en dehors des maladies inci-
dentes, qui peuvent compliquer ou modifier la marche et la terminaison de la folie, tenir aussi compte de la situation faite à l'aliéné
par l'état névropathique désigné sous le nom de folie, et que,
pour cette raison, il y avait là un état pathologique spécial justi-
fiant la dénomination de *malade* donnée à l'aliéné : « L'aliéné,
disait-il, est donc un *malade* parce que l'état permanent ou
intermittent de trouble et de désordre de ses facultés intellectuelles ne peut exister sans une lésion concomittante du système
nerveux central ou sans un trouble dynamique dans la même
sphère nerveuse... C'est là, disait-il encore, ce que j'appelle pour

l'aliéné un élément pathologique *sui generis*, qui doit être étudié en dehors de toute intercurrence d'une maladie incidente nouvelle. »

Inutile, Messieurs, d'insister davantage, la preuve est faite ; je me demande même maintenant si cela était bien nécessaire pour vous qui connaissez et *daignez vous souvenir* des travaux des aliénistes français qui nous ont précédés.

A une époque fort peu éloignée de nous, d'ailleurs, nous entendions prôner le non-restreint dans le traitement des formes aiguës de la folie et en particulier de la manie. On plaçait alors les maniaques dans des cellules appropriées à cette destination, cellules capitonnées dans lesquelles les malades délivrés de la camisole de force, pouvaient respirer à leur aise et pratiquer tous les mouvements brusques, saccadés et violents dont il ne fallait, d'ailleurs, gêner en aucune façon la manifestation. On nous disait même qu'il y avait là un besoin nécessaire d'expansion et de mobilité amenant une sorte de décharge organique utile. Après avoir exposé ces cellules capitonnées à une exposition universelle (1878), il faut aujourd'hui les détruire. Elles étaient d'ailleurs, il faut bien le dire, fort difficiles et fort coûteuses à organiser d'une façon pratique. Il nous faut aujourd'hui des petits dortoirs où, paraît-il, les malades se calment réciproquement au lieu de s'exciter les uns les autres. Pour les maintenir au lit, les bras des gardiens et des gardiennes sont suffisants. On peut alors soigner les aliénés comme des malades ordinaires ! on évite les anciens procédés des renfermeries d'aliénés ! les cellules n'ont plus de raison d'exister ! Mais on ne nous a pas encore donné, ainsi que nos ancêtres l'ont fait, les résultats obtenus, quel que soit le traitement employé. Esquirol, dans sa maison de santé, arrivait au chiffre de 55 0/0 de guérisons des malades traités dans l'année. C'est à peu près le résultat des guérisons obtenues à l'asile de Blois pendant une période de 16 années, de 1880 à 1897, ainsi que je l'ai dit au Congrès de Nancy. Marcé, sur 28 accès de manie, a eu 25 guérisons, et sur ces 25 malades, 6 ont guéri dans moins d'un mois, 8 en 1 mois, 6 en 2 ou 3 mois, 3 en 4 mois, 2 en 5 mois, résultats qui, pour la durée du traitement, concordent avec ceux donnés par Esquirol.

En présence de ces résultats obtenus et relatés par des savants dignes de foi, nous attendons ceux produits par les partisans du traitement systématique par l'alitement ; car en dehors des considérations théoriques fort curieuses et intéressantes, d'ailleurs, présentées par M. Sérieux, ce côté particulièrement pratique et tangible de la question n'a pas été abordé par lui, et nous ne savons pas encore si, en somme, il y a augmentation des cas de guérison et si la durée du traitement a été abrégée, ce qu'il importerait de savoir avant de détruire nos asiles pour en construire de nouveaux.

Avec le séjour au lit, on éviterait enfin l'épuisement des forces par la suppression de l'agitation et des mouvements dont, autrefois, il fallait bien se garder de contenir la production par le restreint plus ou moins mitigé !

A propos de la déperdition des forces dans la manie, je vous disais à la dernière séance que si par l'alitement on arrivait à la pallier, on ne nous avait pas donné les moyens matériels et précis d'en constater les résultats à l'aide de la méthode graphique, par exemple ; et puis je vous disais aussi que les éléments de comparaison faisaient absolument défaut, étant donné qu'il est bien difficile de les réaliser avec des malades différents, n'ayant pas une constitution semblable et une maladie de gravité égale ; mais je ne veux point insister sur ce point, me contentant de savoir que cette prétendue déperdition des forces n'est souvent qu'apparente et que, au contraire, j'ai presque toujours constaté, avec stupéfaction, la résistance inexplicable des maniaques jeunes, adultes et mêmes âgés, aux crises d'agitation.

Si l'alitement dans les formes aiguës de la folie devient une mesure générale, il s'ensuivra fatalement une modification profonde dans la construction des asiles d'aliénés et je tiens à rappeler, que c'est sur ma proposition que ce point particulier a été mis à l'ordre du jour, parmi les questions qui doivent être traitées au Congrès international de 1900.

Il me semble toutefois que déjà *l'alitement systématique* n'est plus prôné avec tant d'ardeur ; on lui cherche des correctifs et dans certains cas même on l'abandonne.

Nous avons entendu, à la dernière séance, M. Magnan nous dire qu'il faisait promener les alités ; ce n'est plus déjà le séjour permanent au lit, et enfin M. Briand, son élève, ne nous a-t-il pas dit qu'en l'absence des règles précises en matière d'alitement des aliénés, il n'hésitait pas à renoncer à ce moyen, quand il y trouvait plus d'inconvénients que d'avantages, et quand, surtout, les gardiennes chargées de contenir les malades au lit avaient épuisé leurs forces ou quand elles ne pouvaient plus humainement supporter les horions et les coups dont elles étaient victimes. C'est dire, Messieurs, qu'en cette matière comme en tout autre, chacun de nous fait ce qu'il peut, modifie le traitement suivant les circonstances et recherche, suivant les cas, la meilleure conduite à tenir, se gardant de la systématisation, l'ennemie d'une thérapeutique rationnelle.

MALADIES MENTALES FAMILIALES [1]

Dans la partie historique « sur les maladies mentales familiales »,
le docteur Fouque prétend que Morel, dans un chapitre « des
folies héréditaires à type similaire », a le premier, mis en évidence, avec observations à l'appui (il y en a une), *la possibilité
de l'apparition dans une même génération, de psychoses d'un
même type*.

M. Fouque ayant donné une indication bibliographique à côté,
par suite d'une faute de l'imprimeur, j'ai assez longtemps cherché
le passage cité : on le trouve à la page 552 du Traité des maladies
mentales de Morel (Paris, 1860).

Morel n'a pas même parlé de possibilité; en l'espèce, il s'agit
de tout autre chose, ainsi qu'on peut s'en convaincre, en lisant
la citation suivante que M. Fouque a faite : « La similitude ou
les grandes analogies du caractère, des mœurs, des aptitudes
intellectuelles et même la ressemblance du type dans l'espèce
peuvent être le fait de *transmissions héréditaires*; c'est là un
fait plus généralement admis et plus facilement compris que celui
de la similitude des maladies nerveuses chez l'individu ou dans
l'espèce. »

Morel, dans la première partie de la citation, fait allusion *aux
transmissions héréditaires naturelles,* non morbides, et dans la
seconde partie, contredit formellement la manière de voir de
M. Fouque qui a confondu l'hérédité naturelle avec l'hérédité
morbide.

En somme, M. Fouque fait dire à Morel le contraire de ce
qu'il a voulu dire et enseignait à ses élèves. Dans la même génération d'une famille entachée *d'hérédité morbide*, disait Morel,

(1) Annales médico-psychologiques, 1900, t. XII, p. 299.

on voit apparaître des types dissemblables, disparates, dans cette famille, mais *similaires dans l'humanité*, c'est-à-dire que, dans ce dernier cas, on rencontrait des types similaires dans une autre famille morbide. C'est pour cela que, constamment, il s'ingéniait à rechercher et à montrer dans son service des types similaires, des *sœurs ou des frères morbides* de familles différentes.

Dans l'observation unique invoquée par M. Fouque, Morel dit : « d'un père hypocondriaque et d'une mère à névropathie protéiforme et faible d'esprit (hérédité à facteurs convergents) 5 enfants, 3 garçons et 2 filles ; l'une, la cadette, a souffert d'une folie hystérique, elle ressemblait beaucoup à sa sœur (ressemblance physique) ; elle a été *seule* traitée et rapidement mise en liberté. Les trois fils se ressemblent au physique, même caractère et tous hypocondriaques, ce qui ne les a pas empêché d'avoir une existence commerciale active et de montrer de l'intelligence dans leurs affaires ; une autre branche de la même famille s'est éteinte dans la démence ; enfin, une cousine germaine est atteinte de démence avec actes extravagants. »

L'observation est fort peu concluante d'ailleurs ; mais elle avait paru si extraordinaire à Morel qu'il n'hésitait pas à déclarer « qu'il n'avait jamais vu similitude pareille d'idées, de sentiments et de tempérament entre les membres d'une même famille de névropathisés. »

A la page 17 de sa thèse, M. Fouque, citant encore Morel, dit qu'il serait utile d'étudier « ces psychoses qui semblent résumer en une seule entité morbide la folie de plusieurs membres d'une même famille. » C'est une phrase prise dans le cours d'une observation ayant justement trait à la folie suicide pour laquelle Morel, comme tous les auteurs du reste, faisait une exception, circonstance importante dont M. Fouque ne parle pas, ce qui lui a fait prendre l'exception pour la règle.

M. Trénel nous ayant invité à rechercher dans nos souvenirs des observations probantes, je vais en résumer dix, dans lesquelles nous avons rencontré quatre ou cinq malades de la même génération à types dissemblables comme forme, début et évolution. Les faits que je vous ai cités sont trop actuels et les familles trop reconnaissables pour qu'il me soit possible de les publier ; elles sont d'ailleurs analogues à celles publiées au début de ce volume, dans mes études généalogiques sur les aliénés héréditaires.

ALITEMENT ET TRAITEMENT MORAL [1]

Au point de vue pratique, il résulte des communications faites
par MM. P. Garnier, Régis et Clémens Neisser que l'alitement
ne saurait être appliqué dans un asile encombré avec un personnel de gardiens restreint et dépourvu de connaissances professionnelles; il faut en faire l'essai dans un service de 100 malades
au maximum, il faut surtout que le ou les médecins aient une
action constante et permanente dans le service et qu'au besoin,
comme cela se fait à l'étranger, en certains endroits, ils vivent et
couchent au milieu de leurs malades! En attendant la réalisation
de conditions pratiques semblables, il ne faut pas qu'on puisse
dire que les médecins aliénistes sont coupables de ne pas adopter
immédiatement et systématiquement la méthode du séjour au lit
dans le traitement des psychoses; ils seraient peut-être coupables
de ne pas faire un essai. On ne nous a pas, d'ailleurs, encore
donné des preuves palpables et des résultats définitifs, permettant
la comparaison avec les autres procédés thérapeutiques. M. le
professeur Mairet seul nous a communiqué les résultats qu'il a
obtenus et ils ne sont pas très favorables; attendons donc pour
condamner définitivement les procédés anciens.

M. Bourneville a démontré que, pour les idiots et les enfants
arriérés, il était inutile de leur ouvrir le crâne pour les améliorer
et que la craniotomie avait simplement eu cet avantage que
l'attention ayant été attirée sur les opérés, on s'en occupait davantage et que, naturellement, on était arrivé à faire le traitement
médico-pédagogique. Il en est de même de l'alitement, il oblige le
médecin à examiner plus souvent et plus longuement le malade, et

(1) Congrès international de médecine mentale, Paris 1900, p. 416.

les gardiens, plus nombreux, peuvent mieux exercer la surveillance dite continue.

Dans ces conditions, on peut essayer de faire de l'alitement; mais je demande un service de 100 malades comme celui de M. Magnan avec un personnel aussi nombreux que celui mis à sa disposition, malheureusement, il me manquera peut-être l'influence morale nécessaire, dont il ne parle pas, mais qu'il possède en raison de sa haute autorité scientifique, influence qui, avec le milieu ambiant constitue la base du traitement moral. Dans une visite faite à notre pensionnat en compagnie du docteur Garnier, M. Magnan a visité notre petit quartier de traitement qui comprend dix-huit chambres d'isolement (neuf pour chaque sexe) et il a paru satisfait de l'organisation, qui nous a permis de faire l'essai loyal de l'alitement.

Avant de prononcer le vote sur la suppression des cellules ou quartiers celluiaires, il importe de décréter la réorganisation des asiles d'aliénés et attendre qu'ils soient convenablement installés pour rendre possible cette transformation. Quand les cellules ne serviraient qu'à isoler pendant la nuit les malades bruyants et tapageurs qui empêchent les autres de dormir, elles auraient encore leur utilité. Changeons le mot tout de suite si vous le voulez, et disons chambre d'isolement au lieu de cellule, et conservons en attendant mieux des locaux dont on ne peut pas encore se passer dans bien des asiles encombrés, ils le sont tous, où se rencontrent en grand nombre, des aliénés dangereux, des aliénés dits criminels, des épileptiques à la fureur aveugle et des malades à surveiller en raison de leurs tendances au suicide.

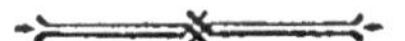

MOTION EN FAVEUR DES EMPLOYÉS D'ADMINISTRATION

DES ASILES D'ALIÉNÉS [1]

Depuis de longues années, les employés d'administration des asiles d'aliénés estimaient qu'ils étaient en droit d'espérer que les emplois d'économe et de receveur, devenus vacants dans les dits établissements, leur seraient attribués, et, si cela s'est produit dans le département de la Haute-Garonne, il est loin d'en être ainsi partout ailleurs.

Il est infiniment regrettable, en effet, que les personnes étrangères à la carrière des asiles soient d'emblée instituées receveurs ou économes et j'ajoute même, secrétaires de direction, sans y être préparés par leurs travaux antérieurs et leurs services spéciaux.

Nous ne manquons pas, dans tous les bureaux des asiles d'aliénés, d'employés instruits, travailleurs, connaissant à fond le service dont le titulaire n'a souvent qu'à surveiller la marche. Il importe donc que le chef de bureau soit ou ait été un praticien consommé, supérieur à ses employés par les connaissances acquises, ayant par suite de l'autorité sur eux et une justice distributive en rapport avec l'étendue de ses aptitudes et son savoir théorique et pratique. Il est indispensable qu'il en soit ainsi pour les économes dont le travail, d'ailleurs, vient de recevoir une extension considérable et, on peut le dire, une complication inextricable, s'il n'a pas à sa disposition un nombre suffisant d'employés actifs et travailleurs, astreints à un service journalier qui ne peut être remis au lendemain.

Travailler sans ambition, sans avenir, sans possibilité d'amé-

(1) Congrès de Limoges, 1901, p. 392.

liorer sa situation par l'obtention d'un grade plus élevé, tel est le rôle des modestes commis d'économat dans les asiles d'aliénés et, j'ajoute, des commis attachés à la recette et à la direction.

On n'a cessé de nous répéter, depuis plusieurs années, que les multiples occupations d'un directeur-médecin, ne lui permettaient pas de se consacrer suffisamment au service médical; cela est possible, mais cela est vrai surtout dans un asile où le directeur est obligé, dans la mesure de ses prérogatives, de surveiller les services de la recette et de l'économat: ce qui n'arrive pas dans un asile où il y a un receveur et un économe compétents, et passez-moi l'expression, enfants de la balle, ayant passé par les grades inférieurs de commis-expéditionnaire et de commis principal.

Nous avons donc, mes chers collègues, tout intérêt à ce que les futurs receveurs, économes et secrétaires de la direction aient fait leur apprentissage dans les différents bureaux de l'administration des asiles d'aliénés.

Déjà, l'an dernier, au congrès international de Paris, je vous avais parlé de cette question et un grand nombre d'entre vous m'avaient paru s'y intéresser; j'ai alors pris l'engagement d'y revenir au congrès de Limoges, ne voulant point abuser de l'attention et du temps de nos collègues étrangers venus à Paris pour assister à un congrès purement scientifique.

Depuis deux ans tous les employés des asiles d'aliénés ont été pressentis et ont été invités à signer une pétition aux Pouvoirs publics ainsi conçue :

« Considérant que les emplois d'économe et de receveur qui deviennent vacants dans les établissements publics d'aliénés sont, le plus souvent, accordés à des personnes étrangères au personnel administratif de ces établissements, ce qui a pour effet de supprimer l'avancement auquel sont en droit de prétendre en toute équité, les employés des asiles publics d'aliénés dont l'avenir est déjà des plus limités.

Les soussignés demandent que les postes d'économe et de receveur qui deviendront vacants dans les asiles publics d'aliénés soient dorénavant réservés aux employés de ces asiles, en tenant compte de leurs aptitudes et de leur ancienneté dans le service.

Cette mesure de justice sur laquelle ils appellent respectueusement l'attention des pouvoirs publics, aurait, en outre, l'avantage de procurer aux administrateurs des établissements d'aliénés des collaborateurs dont la compétence aurait été éprouvée.

Ces employés sollicitent aujourd'hui votre bienveillant appui et un avis favorable du congrès.

Les employés de 39 asiles ont signé la pétition, leur nombre s'élève à 152.

Nous ne comptons pas parmi eux, les employés des asiles appartenant à des départements où la mesure qu'ils sollicitent est appliquée.

Les réponses de trois asiles, Saint-Lizier, Rodez et Châlons-sur-Marne ne nous sont pas encore parvenues.

Il me reste, mes chers collègues, à vous demander d'appuyer cette pétition en déclarant par un vote que vous émettez un avis favorable au but qu'elle poursuit, vote qui donnera à de modestes et utiles employés l'appui de leurs supérieurs hiérarchiques auprès des pouvoirs publics.

Vous ne pouvez pas, d'ailleurs, rester indifférents au choix de personnes recherchant les postes de receveur et d'économe et cela, en raison des termes de la décision ministérielle du 5 décembre 1843, qui déclare que : si les titulaires de ces divers emplois sont des fonctionnaires dont la nomination appartient aux Préfets, elle doit avoir lieu sur une liste de trois candidats, dressée de concert par le Directeur et la commission de surveillance.

Les membres du congrès de médecine mentale réunis à Limoges ont voté à l'unanimité le vœu suivant :

« Les membres du congrès des médecins aliénistes, réunis à Limoges le 2 août 1901, estiment qu'il y a lieu d'émettre un avis favorable en faveur de la pétition signée par les employés d'administration qui demandent que les postes de receveur et d'économe leur soient réservés à l'avenir en tenant compte de leur aptitude et de leur ancienneté dans le service.

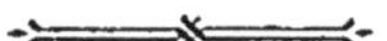

TICS CHEZ LES ALIÉNÉS [1]

A la page 20 de son rapport, M. Noguès, citant MM. Saury et Legrain, s'exprime ainsi : « *Les tics* ne seraient que des mani- » festations secondaires symptomatiques de ce que Morel appelait » la *folie héréditaire*, et de cet état que M. Magnan a décrit » sous le nom de *dégénérescence mentale.* »

J'estime que ces deux expressions : *folie héréditaire* (Morel) et *dégénérescence mentale* (Magnan) ne sont point synonymes et que, pour Morel, la folie héréditaire est une forme spéciale de folie (non admise par tous les psychiàtres) dont les sujets ont des ascendants et des descendants *évoluant* et se transformant de génération en génération pour aboutir à la dégénérescence physique, morale et intellectuelle et enfin à la stérilité. Ces fous héréditaires de Morel sont plus sériés, plus classés, plus déterminés que les dégénérés de Magnan, qui eux sont plus complexes, plus diffus et peuvent d'ailleurs se rencontrer en dehors d'une hérédité pathologique ancestrale. Ce qui les sépare nettement des fous héréditaires.

Nous n'insistons pas davantage sur ce point pour dire que Morel (2) estimait, avec son maître Falret, que les troubles locomoteurs, les spasmes, les convulsions plus ou moins généralisées des aliénés étaient dus à des intoxications ou à des auto-intoxications, bien plus qu'à l'irritabilité ou l'impressionnabilité, mots dont on se contente trop souvent, dit-il, pour expliquer des faits dus à l'altération du sang, à l'albuminurie ou à une mauvaise alimentation.

Morel (3), parlant *des tics* proprement dits, déclare qu'à

(1) Congrès de médecine mentale de Grenoble, 1902, p. 90.
(2) *Maladies mentales*, p. 295.
(3) *Ibid.*, p. 296.

l'exemple de Trousseau, il a souvent observé le *tic indolent*, se reproduisant toutes les cinq ou dix minutes, non seulement à la face, dans les muscles qui reçoivent les filets du nerf facial, mais aussi à un bras, à une jambe, à la langue et au cou. « J'ai souvent été consulté, dit-il, pour des cas semblables par des malades nerveux, véritables candidats de l'aliénation et qui, cependant, n'en franchissaient jamais les limites. On a pu aussi les observer chez d'autres individus nullement exposés à devenir aliénés (1). »

Si, à tort ou à raison, on a pu dire que les élèves de M. Magnan avaient poussé jusqu'à l'exagération l'importance de l'état mental des tiqueurs, on voit, par cette citation de Morel, qu'il ne mérite point le même reproche.

Dans la période prodromique de la folie, Morel signale encore, non plus le tic indolent mais « *les tics douloureux*, les névralgies » et les spasmes, bientôt remplacés, si la maladie évolue, par un » malaise universel, des crises de larmes, des exacerbations » violentes, etc... »

Plus loin, parlant du tempérament spécial des prédisposés à la folie (2), Morel leur attribue des névralgies, des tics douloureux et des spasmes.

Pour les fous héréditaires, Morel (3) dit : « Ils sont sujets à des » névralgies plus ou moins douloureuses, à des tics involontaires » dans quelques cas, comme la chorée générale ou partielle, le » strabisme. »

Enfin, il rapporte l'histoire d'un malade atteint de folie hypocondriaque, n'ayant jamais été séquestré, qui avait un *tic étrange* libérateur de la crise obsédante : il tenait son pénis à la main pour ne pas mourir, n'ayant aucune hésitation à se découvrir devant sa femme et sa fille.

Signalons aussi, chez les idiots et les maniaques chroniques, une foule de tics grimaciers ou autres, tels que le tic d'appui, comme celui du cheval et le tic de l'ours.

M. Noguès en a parlé incidemment et sans y insister, parce qu'il traitait seulement des *tics en général*, ce qu'il a fait avec toute l'ampleur voulue, avec méthode et dans une style d'une merveilleuse lucidité.

(1) *Maladies mentales*, p. 296.
(2) *Ibid.*, p. 863.
(3) *Ibid.*, p. 153.

DÉSENCOMBREMENT

RÉALISÉ DANS UN ASILE PUBLIC D'ALIÉNÉS FRANÇAIS [1]

Il y a 22 ans, nommé directeur-médecin de l'asile des aliénés de Blois, je n'acceptais la situation que sous bénéfice d'inventaire, en signalant immédiatement à la Commission de surveillance et au Préfet les améliorations urgentes qu'il me paraissait nécessaire de réaliser sans retard.

La partie de l'asile réservée aux indigents avait tout d'abord attiré mon attention, et après un cubage des pièces de jour et de nuit, où vivaient et couchaient ces malades, il nous fut facile d'établir que l'encombrement était si intense qu'il y avait dans les dits locaux 161 malades en trop, pour le cube d'air fourni à chacun d'eux, soit dans les dortoirs, soit même dans les infirmeries.

Disons tout de suite que ces infirmeries avaient une existence plus nominale que réelle, à raison de 14 lits pour les hommes et 14 lits pour les femmes, sans une seule chambre d'isolement.

Pour combattre les funestes effets de l'encombrement, nous fîmes décider, en principe, par nos supérieurs hiérarchiques :

1° Qu'il ne serait plus à l'avenir, reçu de malades provenant, soit du département de la Seine, soit de tout autre département;

2° Que le traité avec le département de la Seine serait dénoncé en temps et lieu.

Enfin, à partir de cette époque, nous avons toujours refusé les malades de la Seine dont on nous proposait l'admission en vertu d'un traité, en déclarant hautement qu'il nous était impossible de les soigner convenablement dans un asile encombré.

(1) Congrès de médecine mentale de Grenoble, 1902, p. 419.

L'exposé franc d'une pareille situation nous a gagné de nombreuses sympathies, et nous n'avons point eu peur des prédictions alarmantes des partisans du régime du plus grand nombre de malades dans un espace restreint, qui ne manquaient pas de dire « que nous courions à la ruine des finances de l'établissement ». Ce qui ne nous empêchait point, d'ailleurs, de solliciter et d'obtenir toutes les autorisations nécessaires pour l'amélioration du sort de nos malades.

Si tout le monde, dans notre spécialité, signale les funestes effets de l'encombrement dans les asiles d'aliénés et en parle, très souvent même avec une certaine éloquence, je ne vois point à la suite de ces périodes oratoires les mesures prises, sanctionnées par des faits, de sorte que l'encombrement existe encore dans tous les asiles que j'ai visités et menace de s'éterniser, continuant ainsi d'offrir un sujet de dissertations de plus en plus éloquentes et pathétiques sur les devoirs les plus sacrés de la philanthropie sociale et de la solidarité humaine à l'égard des êtres les moins favorisés et les plus à plaindre : les aliénés.

Pour désencombrer, il y a deux moyens radicaux :

1° Diminuer le nombre des malades ;

2° Construire des bâtiments et y installer des lits pour des malades provenant des locaux encombrés.

Il nous a été impossible de diminuer immédiatement le nombre des malades, mais avec le temps, des vides ne tardèrent pas à se produire par suite des différentes causes de sorties, transferts, améliorations, guérisons et décès.

Les vides ne furent pas remplis, si bien qu'à ce jour, il ne reste plus à l'asile de Blois que 24 malades de la Seine, alors qu'en 1880, à notre arrivée, il y en avait 285. Ce qui prouve qu'avec un peu de patience et de persévérance on vient à bout de tout, même de l'encombrement d'un asile d'aliénés.

Mais, vous le pensez bien, il m'a été impossible d'attendre patiemment pendant 22 ans, l'arme au bras, sans recourir au deuxième moyen radical de désencombrement, c'est-à-dire la construction de bâtiments nouveaux, moyen dangereux, d'ailleurs, si on cède à la tendance bien regrettable et si vécue, cependant, d'y caser de nouveaux malades au lieu de les extraire des services encombrés.

Dans le quartier des femmes, un dortoir de gâteuses de 12 lits fut, tout d'abord, installé au rez-de-chaussée d'une des divisions anciennes; puis, chez les hommes, 60 places furent créées dans une construction nouvelle : 30 au rez-de-chaussée pour des gâteux et des affaiblis et 30 au premier étage, en dehors du mur d'enceinte des anciennes divisions.

Ultérieurement, 8 chambres d'isolement pour le séjour au lit la nuit, furent construites dans le service des agités.

Enfin, au congrès de Blois, j'ai pu vous montrer la nouvelle infirmerie des hommes dite « Pavillon Baillarger », contenant 19 lits, y compris 3 chambres d'isolement, dont une réservée à l'infirmier chef, avec un cube d'air pour chaque lit de 50 mètres et un système continu d'aération centrifuge qu'on peut modérer ou accentuer suivant les besoins, en utilisant l'éclairage des appartements.

Depuis le congrès de Blois, nous avons installé une infirmerie plus importante et plus grandiose, si j'ose m'exprimer ainsi, dans le quartier des femmes. C'est le Pavillon Morel (de Saint-Yon), contenant 26 lits, dont 6 chambres d'isolement, dans les mêmes conditions de cube d'air et d'aération que le Pavillon Baillarger.

Ces deux infirmeries sont au rez-de-chaussée, sans premier étage, de façon qu'à l'avenir il ne puisse pas être installé de malades au-dessus des dits rez-de-chaussée.

En résumé, sans tenir compte des infirmeries nouvelles, pour la raison indiquée plus loin, nous avons créé assez rapidement 80 lits nouveaux et nous avons en moins 261 malades de la Seine.

Malheureusement, le nombre des malades du département de Loir-et-Cher a subi une augmentation notable : il était de 216 au 1ᵉʳ octobre 1880, il est aujourd'hui de 262, soit une augmentation de 46 en 22 ans; il y a donc lieu de diminuer de 46 les places obtenues par les deux moyens de désencombrement précités, ce qui nous donne, avec 80 places nouvelles, 215 malades en moins seulement.

Nous sommes loin de compte, comme vous le pouvez voir, avec le chiffre de 161 malades en trop signalé lors de notre arrivée à Blois. Malgré ce résultat, si l'encombrement a disparu réellement dans 5 divisions sur 6, chez les femmes, il nous reste encore à continuer le désencombrement du service des agitées et, du côté des hommes, il n'y a plus de place à disposer en faveur de malades nouveaux.

Nous n'avons donc point fini de combattre le mal et nous sommes dans l'obligation de construire encore un service nouveau, dont nous avons obtenu l'édification, où nous installerons les aigus et les curables, mélangés encore avec les chroniques et les malades de l'infirmerie.

Cette nouvelle construction, à moitié faite, est située en plein champ : elle nous permettra de loger 20 malades dans deux dortoirs de 10 lits, avec salle de réunion et salle à manger indépendantes l'une de l'autre. Nous avons dit en plein champ, car l'asile de Blois n'est pas entouré de murs du côté de la Beauce ; il y a bien eu autrefois une regrettable tentative de clôture presque achevée ; nous avons dû, pour conserver le plein air et la vue peu variée déjà du pays chartrain, démolir plus de 200 mètres de murs et acheter, il y a 21 ans, tous les terrains qui nous séparaient de la Villa-Lunier, à une époque où n'avaient point encore retenti les éclats de trompette d'un de mes collègues, en faveur des asiles plus ouverts, pour les aliénés et les visiteurs, que ne le sont les habitations privées du citoyen français.

A ce propos, permettez-moi une anecdote bien curieuse : un jour que je songeais vaguement aux plaisirs que me réservait l'approche d'un de nos Congrès, quelle ne fut pas ma surprise en recevant à mon bureau la visite du Préfet, qui justement, la veille, avait déjà visité l'asile en y pénétrant par l'entrée officielle. Le Préfet, sans s'en douter et au cours d'une promenade à travers les champs, s'était introduit dans l'asile et il tenait à s'excuser d'une sorte d'indiscrétion, non préméditée, indigne de lui, d'ailleurs ; j'ai dû, pour le faire sortir, prier le concierge de lui ouvrir la porte d'entrée nominale et monumentale sur laquelle on lit du dehors : « Asile départemental. »

Dès que sera terminé « le pavillon de traitement », le nombre des lits nouveaux sera porté à 100 en 1903, avec 215 malades en moins environ.

Nous avons négligé avec intention, dans ce chiffre, les lits des nouvelles infirmeries, car nous avons dû placer dans les anciennes infirmeries, à titre provisoire, des idiots et des idiotes, qui seront prochainement installés dans une annexe à l'état de projet, dont les ressources sont toutefois assurées, près de l'Hospice Dessaignes, où sont soignés les épileptiques simples, hospice que vous avez inauguré en 1892, lors du Congrès de Blois.

A ce moment seulement, nous comptons utiliser pour chaque sexe nos anciennes infirmeries pour former un petit service de vieillards, que nous saurons trouver de côté et d'autre, dans tous les services, où ils sont à tort mélangés avec les adultes. Les lits nouveaux, au nombre de 45, des nouvelles infirmeries viendront alors s'ajouter aux 100 déjà signalés, donnant un total de 145 lits créés en vertu du deuxième moyen de désencombrement.

Nous n'avons pas parlé encore des pensionnaires des 4e et 5e classes, qui sont aussi logés avec les indigents : ils étaient au nombre de 58 en 1880, il n'y en a plus à ce jour que 36, soit une diminution de 22. Ce résultat est dû à ce que nous avons toujours refusé d'en recevoir quand ils provenaient d'un département autre que celui de Loir-et-Cher. Ce qui donne, en résumé, le chiffre de 239 malades en moins qu'en 1880.

Au 1er octobre 1880 : 505 indigents, plus 58 pensionnaires
des 4e et 5e classes 563
Au 1er juillet 1902 : 288 indigents, plus 36 pensionnaires
des 4e et 5e classes 324

En moins 239

Résultat dont nous avons le droit de nous enorgueillir et que nous croyons être seul en France à avoir obtenu. Nous avons attendu 22 ans pour en parler, alors seulement qu'il était tombé dans le domaine des faits.

L'asile de Blois qui, autrefois, était au nombre des grands asiles ayant plus de 500 malades (563) est aujourd'hui dans la catégorie des petits asiles avec une population de 324 malades, y compris les pensionnaires des 4e et 5e classes.

Ajoutons que, par contre, le pensionnat désigné sous le nom de Villa-Lunier, et situé à 800 mètres de l'asile, contient 85 malades alors qu'en octobre 1880 il en contenait seulement 59; mais là, l'air et l'espace sont loin de faire défaut.

Devons-nous dire que toutes les améliorations et constructions nouvelles ont été réalisées à l'aide des ressources propres de l'asile sans aucune subvention départementale spéciale, et que tout le travail effectué est dû à la seule collaboration de nos chefs d'ateliers dirigeant des équipes de malades terrassiers, carriers, chaufourniers, maçons, charpentiers, menuisiers, serruriers, plombiers, zingueurs, fumistes et peintres, sous l'impulsion d'un surveillant en chef, M. Lefort, qui est une sorte d'architecte praticien, agronome au besoin, du plus grand mérite; il est pour le directeur-médecin un auxiliaire précieux, qu'il sait apprécier à sa juste valeur.

« On a souvent besoin d'un plus petit que soi », a dit le fabuliste; ne craignons pas de dire, pour rendre justice à nos modestes collaborateurs, que la valeur intrinsèque des gens n'est pas toujours en raison directe de la situation sociale dans laquelle ils s'agitent.

Nous ne saurions terminer sans remercier les membres de la Commission de surveillance de leur concours si bienveillant et de leurs avis toujours favorables, qui nous rendent si faciles à obtenir les autorisations de « marche en avant » que nous sollicitons si souvent et toujours avec succès, soit du Préfet, soit du Conseil général en dernier ressort.

Un de nos collègues dans la *Revue philanthropique*, prétend que nous trouvons tout bien dans l'organisation actuelle des asiles d'aliénés : il est absolument mal renseigné, et si nous n'avons pas daigné lui répondre, comme l'ont déjà fait nos collègues Sollier et Marie, nous lui répondons aujourd'hui par l'exposition de quelques-uns des faits accomplis, réservant pour une autre communication l'énumération des autres améliorations déjà réalisées.

Mon système est bien simple et peut se résumer ainsi : Ne détruisons pas l'œuvre de nos prédécesseurs, mais apportons-y constamment et progressivement des améliorations en rapport avec nos ressources propres et celles que le pays peut nous octroyer sans trop pressurer le contribuable, qui pourrait bien un jour se gendarmer et se demander où on veut bien le conduire, avec tous les asiles spéciaux qu'on lui réclame en dehors de nos asiles actuels, désencombrés et améliorés, dans lesquels les aliénés reçoivent tous les soins que réclame leur infortune, et où l'on arrive à obtenir une moyenne fort satisfaisante de guérisons, qui a atteint, en 1901, à l'asile de Blois, le chiffre de 50 0/0, ainsi que je l'ai démontré dans mon rapport annuel pour la même année.

UN CAS DE PARALYSIE GÉNÉRALE

DE LONGUE DURÉE [1]

EN COLLABORATION AVEC LE Dr L. MARCHAND

La durée habituelle de la paralysie générale varie de 3 à 6 ans ; c'est du moins la durée moyenne admise comme classique. Dans certains cas, cependant, la marche de la maladie peut être très lente et la durée plus prolongée. Cette forme atypique de la paralysie générale a été signalée par nous, chez les héréditaires vésaniques (thèse, Paris, 1870, p. 58). Lemaitre en a rapporté quelques cas (thèse, Paris, 1873) et aussi Marandon de Montyel ainsi que nous l'avons déjà fait remarquer (Note sur la marche de la paralysie générale chez les héréditaires, Annales médico-psychologiques, t. 1, mars 1879, p. 201).

L'observation suivante a trait à un paralytique général qui survécut 23 ans après le début de cette affection.

L'examen histologique, fait par le docteur L. Marchand a confirmé le diagnostic.

G... Etienne, âgé de 27 ans, employé de commerce, entre le 1er septembre 1875 à l'asile Sainte-Anne, dans le service du docteur Bouchereau. Il y est envoyé par le docteur Peter dans le service duquel il était soigné. A son arrivée à l'asile, on constata chez G..., de l'affaiblissement intellectuel avec incohérence dans les idées, inégalité pupillaire.

Le 4 septembre 1875, trois jours après, ce malade est transféré à Ville-Evrard dans le service du docteur Dagron, qui porte le diagnostic de paralysie générale au début. — Il est enfin transféré à l'asile de Blois le 27 mai

(1) Annales médico-psychologiques, 1903, t. 18, p. 300.

1876 et le docteur Guérineau à son arrivée confirme le diagnostic de paralysie générale.

Dès les premières années de son internement, G... présente les caractères d'une rémission prolongée pendant laquelle il s'occupe comme aide à la cuisine de l'asile, où nous l'observons pour la première fois en septembre 1880, c'est-à-dire 5 ans après son entrée à l'asile Sainte-Anne. Comme symptômes, l'affaiblissement intellectuel, l'embarras de la parole, l'inégalité pupillaire persistent mais restent stationnaires, la maladie ne semble pas évoluer. Le malade raconte lui-même qu'il a contracté la syphilis en 1869 et que, à cette époque, il a suivi un traitement mercuriel pendant un temps très court.

Cette rémission s'est prolongée jusqu'en mars 1897, époque où G... eut une attaque congestive avec crises épileptiformes : perte de connaissance, mouvements toniques et cloniques, gâtisme et coma. Après cette attaque, G... resta complètement inconscient et gâteux; les troubles de la parole étaient très accusés, la parole lente et presque inintelligible, le malade parlait comme s'il avait de la bouillie dans la bouche. L'affaiblissement intellectuel s'accentuait, la mémoire faisait absolument défaut. Cette situation se prolongea pendant deux mois pour s'améliorer progressivement.

Au mois d'août 1897, une nouvelle rémission s'accuse, le malade ne gâte plus, la mémoire est revenue sur certains points, G... demande à retourner au travail, les réflexes rotuliens sont alors très exagérés.

Cette nouvelle rémission persistait, quand au mois de septembre 1898, il perdit subitement connaissance avec coma et mourut en quelques minutes.

L'autopsie faite 24 heures après la mort a donné les résultats suivants :

Thorax. — Les poumons sont congestionnés; le poumon droit présente quelques adhérences en avant, le poumon gauche en a aussi à la base. Le cœur est normal, la crosse de l'aorte présente des lésions athéromateuses; coronarite accentuée.

Abdomen. — L'estomac est dilaté : le foie a l'aspect du foie muscade; la rate est normale ; les reins paraissent normaux extérieurement et présentent à la coupe des foyers de sclérose corticale.

Crâne. — A l'ouverture du crâne, il s'écoule une grande quantité de liquide céphalo-rachidien. La calotte crânienne s'enlève sans difficulté; les méninges sont congestionnées. A la base du cerveau on trouve de nombreux caillots sanguins *dus à la rupture du tronc basilaire;* l'épanchement a envahi le plancher du quatrième ventricule. Le tronc basilaire est couvert de plaques d'athérome calcifiées; on en rencontre également sur les artères sylviennes; la lumière de ces vaisseaux est notablement rétrécie par endroits.

Les méninges molles adhèrent au cortex, surtout au niveau de la surface libre des circonvolutions. Après décortication, les circonvolutions présentent des érosions et un piqueté hémorrhagique abondant au niveau des lobes temporaux et pariétaux. Sur les coupes de Pitres, pas de lésions localisées; congestion du cortex; ventricules latéraux dilatés.

Examen histologique. — Les régions examinées sont celles qui présentaient les lésions les plus accentuées, c'est-à-dire le pli courbe gauche et le lobe temporal gauche.

Les méthodes de coloration employées sont les suivantes : méthodes de Van Gieson, Weigert Pal, Forel et la coloration par le picro-carmin.

Méninges. -- Les méninges très épaissies contiennent de nombreuses cellules rondes ; les vaisseaux sont dilatés et gorgés de sang.

Cortex. -- Les cellules nerveuses sont atrophiées et pigmentées ; les espaces péri-cellulaires sont élargis et contiennent des noyaux névrogliques et des globules blancs. Les noyaux des cellules se colorent mal.

Les fibres myéliniques sont diminuées de nombre ; les fibres tangentielles ont totalement disparu ; la strie de Baillarger est peu apparente sur les coupes ; les fibres radiaires et inter-radiaires sont également moins nombreuses que normalement.

La névroglie présente une prolifération accentuée aussi bien dans la substance grise que dans la substance blanche. Dans la couche moléculaire, sa prolifération est telle que, sur les coupes colorées au picro-carmin ou par la méthode de Van Gieson, cette couche paraît plus foncée que les autres parties du cortex alors que, normalement, cette couche vue à un faible grossissement, paraît moins colorée que les autres couches du cortex. La prolifération névroglique consiste surtout en l'abondance de grosses cellules névrogliques. Les prolongements des cellules sont très épaissis. La bordure névroglique du cortex est beaucoup plus fournie en fibrilles que normalement.

Les vaisseaux et principalement les petits vaisseaux du cortex sont entourés de nombreuses cellules rondes ; leurs parois présentent de la dégénérescence hyaloïde ; le calibre des vaisseaux est irrégulier et souvent moniliforme. Les mêmes lésions se retrouvent dans les vaisseaux de la substance blanche.

En résumé, les lésions sont celles de la paralysie générale associée à l'athéromasie cérébrale ; la prolifération du tissu névroglique dans la couche moléculaire, ordinaire de la paralysie générale, est si considérable dans notre cas, qu'il y a peut-être lieu de l'attribuer à la longue durée de la maladie.

ÉPILEPSIE TRAUMATIQUE

TRÉPANATION [1]

Le 24 janvier 1903, M. et Mme G., se présentaient à la consultation de l'asile de Blois avec leur fille Madeleine G., âgée de 18 ans ; qui depuis plusieurs années avait des attaques d'épilepsie, qu'un traitement médical suivi, d'ailleurs très irrégulièrement, sans méthode et sans suite, n'avait pas réussi à enrayer ou à modifier.

A l'âge de 19 mois, cette jeune fille tomba de son berceau sur une paire de pincettes ; le crâne, dans sa partie pariétale externe gauche ayant été très violemment comprimé par l'extrémité ovale et saillante de la pincette fut perforé et, suivant les parents, il en résulta un trou qui saignait un peu.

Trente heures après ce traumatisme, on s'aperçut que l'enfant était paralysée du côté droit avec abaissement de la température du même côté.

Dix-sept jours après, un médecin fut appelé en consultation et porta un pronostic favorable en disant qu'il s'agissait d'une paralysie passagère ne devant pas durer plus de 2 ou 3 mois !

Cette prévision se réalisa.

Jusqu'à l'âge de 8 ans, les époux G... ne remarquaient rien de particulier, si ce n'est que leur enfant, droitière au début était devenue gauchère et que, du côté droit, la malade accusait toujours du refroidissement ; cette sensation durait encore le 24 janvier 1903, d'une façon notable à la main droite seulement.

A l'âge de 8 ans, attaque de Petit mal sous forme d'absence.

Rougeole à 10 ans.

A 14 ans, première attaque d'épilepsie convulsive le jour, à

(1) Annales médico-chirurgicales du Centre, Tours, 15 avril 1903.

11 heures du matin, la malade était seule, et depuis les crises comitiales se reproduisaient assez régulièrement tous les 8 ou 10 jours.

A deux reprises différentes, les attaques ont été supprimées pendant 3 mois, mais alors elles devenaient plus fréquentes, il y en aurait eu une fois jusqu'à cinq dans un jour.

Les crises se produisent indifféremment le jour, la nuit, le matin, le soir, dans le milieu du jour, aussi bien en plein air qu'à la maison.

La malade sent son attaque venir, elle ressent une sensation de piqûres et de chaleur du côté droit dans l'œil et le bras et cela pendant 10 minutes; elle a presque toujours le temps de s'appuyer à un mur ou à un meuble pour éviter une chute violente. Pendant les crises, elle ne se mord pas la langue et rarement il y a écoulement involontaire des urines.

Les convulsions sont toujours plus assurées, plus violentes ou limitées au côté droit.

Pas d'antécédents héréditaires.

La malade est intelligente, gaie et suffisamment instruite pour une paysanne, elle a obtenu son certificat de grammaire; elle s'exprime avec aisance et est décidée à tout faire pour obtenir la guérison de son mal.

L'examen de cicatrice cutanée et osseuse fait avec soin, permet de constater l'adhérence du cuir chevelu au crâne et l'existence d'une dépression ayant 0^m025 de longueur sur un demi-centimètre de largeur, à direction oblique d'arrière en avant et de haut en bas dans la région rolandique inférieure.

A la fin des crises, la malade a une période de coma d'une durée de plusieurs minutes à la suite desquels elle s'endort parfois de temps à autre.

L'odorat, l'ouïe et la vision fonctionnent d'une façon normale à droite et à gauche.

La sensibilité cutanée est normale à droite et à gauche, à la main, au bras, au cou et aux jambes.

Le reflexe rotulien accentué à gauche et très exagéré à droite.

Les autres reflexes, poignet antérieur, postérieur, massétérien ne présentent pas d'anomalie.

Le reflexe plantaire est aboli des deux côtés.

Le reflexe pharyngé existe encore.

Rien au poumon et au cœur.

Dermographisme léger sans saillie.

En présence de cette situation, nous n'avons pas hésité un instant à conseiller une intervention chirurgicale, qui fut acceptée, séance tenante, par la famille et la malade, qui ayant entendu parler dans leur entourage d'un jeune chirurgien de Blois, se rendirent quelques jours après chez le docteur Croisier.

Après un premier examen, notre confrère demanda à revoir une seconde fois la malade avec nous, et l'intervention chirurgicale ayant été définitivement proposée et acceptée, eut lieu le 9 février 1903.

Cinquante jours après l'opération, nous avons vu la malade qui, bien portante, gaie et heureuse, n'avait pas eu d'attaque d'épilepsie, même sous la forme du Petit mal. Les reflexes n'ont pas subi la moindre modification et le rotulien notamment reste plus accusé à droite.

Une revue critique des plus complexes et des plus documentées venant de paraître dans les *Archives générales de médecine*, il serait oiseux, à propos d'un cas isolé, de présenter aux lecteurs de ce journal des considérations générales à propos de l'épilepsie Jacksonienne et de faire étalage de citations et d'indications bibliographiques déjà faites par le docteur Marion, nous nous contenterons de dire, que bien avant d'avoir lu sa revue critique, nous avions eu l'idée de conseiller le traitement chirurgical, en souvenir d'un cas analogue pour l'ancienneté des traumatismes, publié il y a déjà bien longtemps, dans la *Gazette des Hôpitaux*, par notre excellent collègue et ami le docteur Boubila et analysé longuement en 1892, dans les *Annales Médico-Psychologiques* par le docteur Marandon de Montyel; il s'agissait d'une épilepsie convulsive et délirante, d'origine traumatique datant de 25 ans; la trépanation faite par le docteur Pantaloni, de Marseille, fut suivie de la guérison du délire et de l'épilepsie.

Notre malade étant simplement une convulsive sans le moindre désordre mental, nous sommes en droit d'espérer une guérison complète et définitive.

Le docteur Croisier nous ayant communiqué la relation de son opération nous la reproduisons textuellement :

« Incision cutanée comprenant un large lambeau rectangulaire à point d'attache inférieure. Le lambeau est large d'avant en arrière de 10 centimètres de haut en bas, d'une dimension à peu près équivalente. Il est rabattu en bas. Il comprend toute l'épaisseur des tissus épicraniens y compris le périoste.

« Les points de repère pris auparavant sur le crâne nous ont permis de constater que le foyer de la fracture ancienne correspond à la partie inférieure de la scissure de Rolando. (Méthode de mensuration de Poirier).

« Le lieu de la fracture étant mis à découvert, on constate que le tissu osseux, qui s'est formé en ce point est mince, friable et abondamment vasculaire. Il saigne au moment où l'on décole le péristole qui lui adhérait.

« Ce tissu osseux de nouvelle formation est très nettement en retrait sur le tissu normal des pariétaux qui l'entourent. Cette dépression règne sur un espace long de 2 centimètres environ et s'étendant d'arrière en avant et de haut en bas.

« Au-dessus de cette zone (à 4 centimètres au-dessus) un premier orifice est fait à la fraise. La paroi osseuse à traverser est très épaisse. Par cet orifice ainsi creusé, il est possible d'introduire la pince trépan de Farabeuf, qui nous permet d'enlever tout l'os à la périphérie du foyer de fracture, sauf en bas et à régulariser tout au pourtour avec le ciseau de Doyen. Au moment où l'on enlève la partie malade, on constate qu'elle adhère à la dure-mère et le décollement amène une écoulement sanguin assez abondant.

« Sous cette zone osseuse, il est trouvé à la surface de la dure-mère une couche de bourgeons charnus recueillis pour en faire l'examen histologique.

« La dure-mère est très amincie, très friable, transparente et à travers cette mince couche, on aperçoit la surface cérébrale.

« L'exploration au doigt, de toute la région, montre que la dépression existant dans l'os et sur la dure-mère a retenti sur le cerveau déprimé lui aussi d'une façon analogue et dans les mômes dimensions. La dépression cérébrale loge facilement la pulpe du pouce.

« Tout autour de la zone trépanée, l'os semble présenter une épaisseur anormale, une sorte de bourrelet régnant tout autour de la région fracturée qui, elle, est beaucoup plus mince.

« Cet aspect, ne serait-il pas dû à un travail d'ostéite condensante? Cette transformation irait bien de pair, avec l'aspect vasculaire de la région fracturée et consolidée, et avec les bourgeons charnus tapissant la dure-mère. »

Le cerveau est ainsi décomprimé. Hémostase. Ligature d'une branche de la méningée moyenne.

Suture cutanée après drainage au moyen d'une mèche qui fait tamponnement. Trois pinces à demeure sont laissées sur le cuir chevelu en des points qui saignent.

L'opération a duré 35 minutes.

La substance osseuse enlevée par trépanation a une largeur de 3 centimètres et demi sur 5 centimètres de haut.

La malade qui avait eu des tendances syncopales après l'ablation de l'os, pendant l'exploration de la surface cérébrale, est reportée dans son lit dans un état très satisfaisant.

250 grammes de sérum artificiel. Suites opératoires complètement apyrétiques. Premier pansement au bout de 48 heures. Ablation des pinces à demeure.

Notre intention primitive était d'inciser la dure-mère et d'aller plus directement examiner le cerveau; mais la quantité abondante de sang qui s'écoulait du tissu osseux et les tendances syncopales de la malade très affaiblie s'opposèrent à cette prolongation de l'opération.

Dans les 8 jours qui suivirent l'opération, la malade eût une sensation ressemblant aux aura habituels dans le bras droit, mais cette sensation fut très atténuée et très fugace et à peine perceptible.

DEUX CAS DE DÉLIRE DU TOUCHER [1]

.On rencontre assez souvent aujourd'hui des cas de délire du toucher (la phobie du contact de certains objets) que l'on a rangés parmi les syndrômes épisodiques de la dégénérescence mentale, où étaient déjà classées, d'ailleurs, toutes les singularités ou bizarreries morbides que présentent les névropathes affligés de tares dégénératives héréditaires ou acquises, sans tenir grand compte de la si intéressante étude publiée en 1866, par Morel, sur le *délire émotif* (névrose de l'émotivité), où le délire du toucher se classe tout naturellement. Pleine et entière justice a été rendue au travail de Morel par MM. Pitres et Régis, dans leurs recherches sur les obsessions et les impulsions (2), nous sommes heureux d'applaudir une fois de plus à leur haute probité scientifique, à l'intensité de leur culture intellectuelle et morale et à l'exposé si magistral, et cependant si clair et si limpide, qu'ils ont fait en un petit volume de la Bibliothèque nationale de psy-chologie expérimentale.

Ayant eu l'occasion d'observer coup sur coup deux cas de délire émotif présentant des caractères analogues chez deux jeunes filles du peuple, il nous a semblé utile de les publier en raison surtout des résultats obtenus par le traitement banal, si tardivement employé en général : « *l'isolement de la famille et des habitudes antérieures.* »

PREMIÈRE OBSERVATION

Mⁱⁱᵉ M..., originaire d'un département limitrophe, vient nous trouver en février 1902, accompagnée de sa mère. Elle est âgée de 24 ans et a été opérée

(1) Annales médico-chirurgicales du Centre, Tours 15 juin 1903.
(2) Paris, O. Douin, éditeur, 1902. Bibliothèque de Psychologie expéri-mentale.

en 1896 d'une tumeur blanche du genou; la jambe est aujourd'hui ankylosée et un peu plus courte que l'autre.

Pendant son enfance, elle a eu une scarlatine, puis une bronchite à 13 ans, une rougeole à 14 ans, et enfin une fièvre typhoïde très grave à l'âge de 15 ans, à la suite de laquelle elle a dû suspendre ses études primaires.

L'intelligence est aujourd'hui très nette; elle ne présente pas de tares physiques. Réglée à 14 ans avec menstrues très régulières depuis.

La malade présente aujourd'hui une ovarite gauche, consécutive à un traumatisme, ovarite peu douloureuse et rémittente; fille unique; père et mère sains d'esprit, cultivateurs aisés; mère superstitieuse, croyant aux sortilèges.

Une tante paternelle, suivant la mère de la malade, aurait été ensorcelée et pendant quelque temps même, a perdu la raison à l'âge de 20 ans; les prêtres s'en sont occupés et auraient fait sur elle des pratiques d'exorcisme.

Pas de troubles de la sensibilité générale et de zones hystérogènes.

La maladie actuelle a débuté un peu après la convalescence de la fièvre typhoïde, Mlle M... a commencé à prendre du papier pour toucher certains objets, une cuiller, une fourchette, des pelles ou pincettes (métallophobie), elle éprouvait en même temps un besoin fréquent de se laver les mains; elle avait entendu dire qu'il était dangereux de fréquenter des poitrinaires et comme elle supposait qu'un des domestiques de la maison était atteint de tuberculose, elle a exigé de faire échauder dans la maison paternelle, tous les meubles, le sol, les murs, ses vêtements et ceux de ses parents.

Cette situation n'a fait depuis que s'aggraver et actuellement elle ne peut toucher aucun des objets ou vêtements *touchés par ses parents* sans se laver les mains jusqu'à les écorcher; cette phobie du contact pour certains objets se produit même lorsqu'elle porte des gants et cependant, dit sa mère, « ma fille continue à nous donner des preuves constantes de son affection. »

Cette situation occasionne à chaque instant, dans la vie familiale, toutes sortes de difficultés, principalement au moment des repas, la malade passe son temps à se laver les mains; elle ne se plaint pas de sentir des odeurs désagréables ou des sensations de chaleur ou de froid.

Assez souvent, elle a des tendances syncopales avec mal au cœur et pâleur de la face, la sueur lui perle sur la figure, elle s'affaisse alors et ne fait plus aucun mouvement; si ses parents la touchent à ce moment pour lui porter secours, elle s'excite, pleure et va faire des ablutions.

Je lui demande, le jour de la consultation, de toucher l'épaule de sa mère, elle fait un geste de dénégation énergique et s'éloigne de sa mère, on sent qu'elle irait jusqu'à la violence si on insistait; elle pleure, s'excuse de cette répulsion involontaire et demande pardon à sa mère, car elle est désolée de lui faire de la peine, alors qu'elle l'aime de tout son cœur.

Cette malade a suivi les traitements médicaux, pharmaceutiques, psychothérapiques et balnéo-hydrothérapiques, sans éprouver le moindre soulagement.

A plusieurs reprises, elle a été isolée de son père et de sa mère, chez des amis; là, elle pouvait toucher à tous les objets sans ressentir les effets de la phobie du contact, mais dès qu'elle rentrait chez elle, la maladie se reproduisait; elle a fait ainsi des isolements de 6 mois, le dernier dans un couvent, on la croyait guérie et à peine rentrée chez ses parents, la maladie apparaissait à nouveau et très rapidement.

J'ai conseillé cette fois à la famille de pratiquer l'isolement dans une maison de santé où elle est débarrassée de ses obsessions mais où elle se désole de ne pouvoir vivre avec ses parents.

DEUXIÈME OBSERVATION

En décembre 1901, on nous amène une malade âgée de 23 ans qui, suivant une enquête du commissaire de police de B., présentait des symptômes bizarres depuis 2 ans, se mettant en colère et en fureur à la moindre contrariété et proférant des injures et des menaces à l'adresse de son père et de ses voisins, s'emparant pendant ses accès de fureur, de tous les objets qui lui tombaient sous la main pour s'en faire une arme. Elle avait, en outre, la manie de se laver constamment les mains, au point qu'elles sont toutes dépouillées; à plusieurs reprises, elle a menacé de se détruire.

Le 20 décembre 1901, elle a mis le feu à ses vêtements et se serait grièvement brûlée si son père ne lui avait porté secours à temps; elle s'imagine que tous les objets qui se trouvent à sa portée sont sales, et elle n'y touche qu'en prenant un morceau de papier; elle s'oppose de toutes ses forces à ce que son père change de linge et elle-même porte à perpétuité les mêmes vêtements et couche dans les mêmes draps, de crainte de se servir de linge contaminé.

A l'âge de 8 à 9 mois, cette jeune fille aurait eu une méningite et depuis elle n'aurait jamais eu d'autre maladie; sa mère est morte il y a 4 ans de tuberculose pulmonaire; il y a 2 ans, un de ses oncles, atteint d'ulcère variqueux, vint à mourir, on lava les linges qui lui avaient servi dans un baquet dont elle faisait parfois usage; elle en ressentit une violente impression de dégoût et depuis, elle a la phobie du contact de toutes sortes d'objets ayant été touchés par les personnes ayant approché son oncle après sa mort, et, à partir de ce moment, elle passe son temps à se laver les mains.

Un de ses voisins étant venu à mourir, les craintes dont la malade souffrait se sont encore exaspérées. Elle raconte elle-même toutes ses appréhensions et ses répulsions; elle avoue qu'elle prend des morceaux de papier pour ouvrir les portes, mais seulement quand elle suppose que des personnes ayant approché un mort ont pu ouvrir la porte avant elle; elle reconnaît ses accès de colère à l'égard de son père, mais seulement quand son père porte certains vêtements qu'il avait sur lui un jour qu'il avait pénétré dans une maison où il y avait un mort. La malade nous raconte enfin qu'au début de sa maladie elle avait subi un violent chagrin à la suite d'un mariage manqué avec un ami d'enfance.

Placée dans une maison de santé, Mlle R... ressent immédiatement un grand soulagement; elle a pris facilement des bains et a changé sans protester ses vêtements qui tombaient en lambeaux; elle portait sur elle la même chemise depuis un an, se refusant énergiquement chez elle à en changer dans la crainte d'en porter une autre ayant été lavée avec du linge ayant servi à un mort.

Quinze jours après son entrée, nous la voyons travailler à la lingerie avec assiduité, calme et tranquille, touchant toutes sortes d'objets et ne se lavant plus les mains aussi fréquemment.

Le 10 avril 1902, on la croit guérie; elle est rendue à son père.

Le retour à la vie de famille ne fut pas immédiatement suivi de craintes ou d'appréhensions de contact; la malade heureuse d'avoir recouvré sa liberté, ne manifeste plus le besoin de se laver d'une façon exagérée; mais au bout de quelques mois, elle recommence à se laver plusieurs fois par jour sans nécessité et hésite à toucher les objets qui lui paraissent contaminés. Elle s'isole, fuit le contact et les regards de ses voisins et s'enferme dans sa chambre, refuse de changer de linge et ne prend plus aucun soin de son ménage; elle se livre enfin en décembre 1902, à des actes de violence et de colère vis-à-vis de son père et de ses voisins.

Le 8 décembre 1902, elle est ramenée dans une maison de santé où, comme la première fois, elle recouvre presque instantanément le calme et le sang-froid, s'occupant régulièrement à des travaux de couture et touchant sans crainte toutes sortes d'objets.

Cette situation favorable s'étant prolongée depuis 6 mois, nous avons conseillé à son père de changer de logement et de pays et de vivre à la campagne avec sa fille, dans une maison absolument isolée, où elle n'aura plus à redouter le contact des voisins.

UN CAS DE PARALYSIE GÉNÉRALE SÉNILE [1]

En collaboration avec le Dr L. MARCHAND

La paralysie générale se rencontre surtout chez l'adulte ; il
suffit qu'un malade présentant les symptômes de cette affection
soit âgé de 50 ans ou plus pour que le diagnostic soit écarté ou
considéré comme douteux. Cependant la paralysie générale peut
apparaître chez le vieillard, de même qu'on peut la rencontrer
chez l'adolescent. Sur 300 malades observés par Marcé, 3 étaient
âgés de 61 à 65 ans, 4 de 66 à 70 ans.

Il faut reconnaître que ces cas sont extrêmement rares ; de plus,
si on pense aux affections cérébrales qui peuvent simuler le syndrôme paralytique, on peut croire à une erreur de diagnostic.
L'observation suivante complétée par l'examen micrographique
du système nerveux, ne laisse aucun doute sur le diagnostic.

D..., commissionnaire, âgé de 65 ans, entre à l'asile de B..., le 10 février
1903.

Antécédents héréditaires. — Père et mère morts à un âge avancé ; les
parents du malade et le malade lui-même ne peuvent préciser la cause de
leur mort. Une tante paternelle se serait suicidée.

Antécédents personnels. — D... n'a jamais eu de maladie grave. Intelligent, il a appris facilement à lire et à écrire. Marié à 28 ans, il devint veuf
de bonne heure ; il se remaria quelques années plus tard ; il n'eut pas
d'enfants. D'après lui, il ne serait pas syphilitique ; ses jambes cependant
portent des cicatrices spécifiques.

Depuis plusieurs années D... se plaint de céphalée persistante et de ver-

(1) Annales médico-psychologiques, 1903, t. 18, p. 436.

tiges. Depuis longtemps, il est incapable de travailler. Trois mois avant son entrée à l'asile, il eut un ictus; il est tombé sans connaissance et n'a pu se rappeler ce qui s'était passé pendant l'accès. Dès ce moment, son entourage s'est aperçu qu'il parlait avec difficulté.

Depuis deux mois, la mémoire de D... s'est affaiblie au point qu'il est incapable de se conduire seul; il ne se rappelle plus les jours de marché, affirme que le jeudi est un dimanche, etc.; son caractère s'est modifié; de doux, D... est devenu violent; de propre, il devient négligent; il mange gloutonnement et souille ses vêtements. Son sommeil est troublé par des cauchemars. Depuis quelques jours il commet des actes dangereux; il lui est arrivé de se promener dans une remise pleine de paille, une chandelle à la main. Une fugue qu'il fit pendant une nuit détermina son internement. Il avait quitté brusquement son domicile, s'était emparé de la voiture d'un de ses voisins pour faire plusieurs kilomètres. On le trouva au matin, grattant la terre avec ses mains et ses pieds. Interrogé sur ce qu'il faisait, il répondit qu'il travaillait.

A son entrée à l'asile, D... est agité; il ne veut pas rester au lit. Ses membres portent la trace de contusions récentes et de cicatrices multiples, pigmentées, régulièrement arrondies, d'origine syphilitique. L'embonpoint est normal, le ventre volumineux, la vessie distendue par de l'urine.

Le facies est hébété. Pas d'asymétrie faciale; les dents sont cassées.

Les extrémités des membres supérieurs sont violacées avec une rétraction de l'aponévrose palmaire de la main droite. Phlyctènes et ulcérations de l'extrémité des doigts.

Œdème des membres inférieurs, surtout à gauche: callosités au niveau de la tête du premier métatarsien.

A l'auscultation, on constate des râles de bronchite à la base des deux poumons. Le cœur est hypertrophié; le choc cardiaque se fait à 4 centimètres au-dessous du mamelon. Pas de souffle; le pouls est fort et bondissant, 96 pulsations à la minute; la langue est sèche et brunâtre. Rétention d'urine; le malade est sondé plusieurs fois par jour; les urines sont albumineuses (2 grammes par litre).

La sensibilité tactile est conservé; la sensibilité à la douleur est obtuse par tout le corps.

Inégalité pupillaire au profit de la pupille gauche; les réflexes lumineux directs ou croisés sont paresseux, surtout à gauche.

L'acuité auditive est diminuée des deux côtés. Les sensibilités olfactive et gustative paraissent conservées.

La raideur musculaire est généralisée; la force musculaire est diminuée. Tremblement généralisé à grosses oscillations, apparent surtout aux extrémités des membres supérieurs et à la face. Les réflexes patellaires et les réflexes des poignets sont très exagérés des deux côtés. Le réflexe de Babinski existe également aux deux membres inférieurs. Légère trépidation épileptoïde des deux pieds. Pendant la marche, qui est incertaine, le malade a une attitude soudée. Le sens de position des membres est conservé.

La parole articulée est tremblée; certains mots sont incompréhensibles; certaines syllabes sont redoublées.

L'écriture est tremblée, illisible parfois.

Pendant la lecture à haute voix, on relève les mêmes troubles que ceux de la parole articulée; les mots sont souvent déformés.

D... présente un affaiblissement intellectuel prononcé; il ne sait pas en quelle année nous sommes, ne peut dire le quantième ou le mois. Il ne sait où il est et ne demande pas à quitter l'asile. Pas d'idées de grandeurs, de persécution. Idées de satisfaction; il ne se trouve pas malade et accuse un certain bien-être. L'affectivité est diminuée ; D... ne demande pas à voir ses parents.

L'état général s'aggrave de plus en plus, les jours suivants; l'œdème des membres inférieurs augmente et des phlyctènes pleines de pus apparaissent sur les jambes. La langue est rôtie; la température s'élève à 39°6; les urines contiennent de l'albumine en plus grande quantité (3 grammes par litre) et le malade meurt le 24 février 1903.

L'autopsie est faite 24 heures après la mort.

EXAMEN MACROSCOPIQUE. — *Système nerveux*. — Rien de particulier à l'ouverture du Rachis.

A l'ouverture du crâne, on constate de nombreuses adhérences entre la dure-mère et la calotte crânienne.

L'encéphale est beaucoup plus petit que la cavité crânienne. A l'excision de la dure-mère, il s'échappe beaucoup de liquide céphalo-rachidien.

Le cerveau est congestionné. Les méninges présentent des taches opalines; la pie-mère adhère à la substance corticale, les adhérences sont nombreuses et diffuses. Sur les coupes de Pitres on remarque la couleur Hortensia de la substance corticale et une ampliation considérable des ventricules latéraux. Pas de lésions localisées. Granulations épendymaires sur les parois des ventricules latéraux et du quatrième ventricule. Pas d'athérome des artères de la base. Le cerveau droit pèse 515 grammes; le cerveau gauche 510 grammes; le cervelet et le bulbe 185 grammes.

Cœur. — Le cœur pèse 430 grammes. Les valvules paraissent saines. Plaques athéromateuses au niveau de l'aorte ascendante.

Reins. — Les reins se décortiquent difficilement, ils sont sclérosés; la substance corticale est atrophiée. Le rein gauche pèse 160 grammes; le droit 145 grammes.

Foie. — Le foie a l'aspect du foie muscade ; il se décortique facilement.

Poumons. — Adhérences sèches aux sommets. Bronchite.

EXAMEN MICROGRAPHIQUE. — *Système nerveux*. — *Cerveau*. — Les parties examinées sont la région motrice droite, la région motrice gauche, la partie moyenne de la première frontale gauche. Nous avons employé les méthodes de coloration au picro-carmin et à l'hématoxyline de Delafield, les méthodes de Nissl, de Weigert-Pal, de Weigert pour la névroglie et la méthode de Van Gieson.

La pie-mère est très épaissie et contient de nombreuses cellules embryon-naires. Les vaisseaux des méninges sont dilatés et gorgés de sang.

Le cortex présente les lésions habituelles de la paralysie générale : atro-phie et pigmentation cellulaire; diminution de nombre des cellules pyra-midales; diapedèse active autour des vaisseaux ; prolifération névroglique accusée surtout au niveau de la couche moléculaire; démyélinisation des

couches superficielles du cortex; disparition totale par places des fibres
tangentielles; corps hyaloïdes nombreux.

La moelle au niveau de la région lombaire présente une légère sclérose
combinée; les cellules des cornes antérieures sont pigmentées et présentent
peu de prolongements. La névroglie est hyperplasiée surtout au niveau des
cordons latéraux et postérieurs. Le canal central est oblitéré par les cellules épithéliales proliférées, dont quelques-unes ont pris la forme de cellules névrogliques. La pie-mère est épaissie et contient de nombreuses
cellules rondes fortement colorées.

Le cervelet ne présente pas de lésions appréciables.

Foie. — Le foie est congestionné. Les régions péri-sus-hépatiques sont
presque exclusivement atteintes par la congestion. A ce niveau, les cellules
hépatiques présentent de nombreuses granulations pigmentaires.

Reins. — Sclérose accentuée de la partie supérieure de la couche médul-
laire. Par places, on remarque dans l'écorce quelques placards de nécrose
épithéliale et des petits kystes.

La paralysie générale sénile, par l'époque seule de son apparition, constitue une forme atypique; dans notre observation,
l'évolution ne diffère en rien de celle de la paralysie générale de
l'adulte. Le diagnostic peut cependant être difficile; la dégénérescence athéromateuse des vaisseaux et des cellules du cortex,
les foyers multiples de ramollissement cérébral fréquents chez
les vieillards peuvent, comme l'a montré M. Klippel (1), donner
naissance au syndrôme paralytique. Le diagnostic, dans notre cas,
était d'autant plus difficile que notre sujet présentait des signes
évidents d'artério-sclériose.

L'examen macroscopique et microscopique du système nerveux
a dissipé complètement nos doutes en nous montrant dans le cerveau les lésions inflammatoires de la paralysie générale classique.
Un autre intérêt ressort de notre observation : notre malade,
quoique artério-scléreux, ne présentait aucune lésion athéromateuse des artères de l'encéphale; cette particularité peut augmenter en pareil cas la difficulté du diagnostic.

(1) Klippel. — Pseudo-paralysie générale arthritique. *Revue de psych.,*
1889, p. 357.

A PROPOS DE LA FOLIE MANIAQUE DÉPRESSIVE [1]

Déjà deux fois, dans cette séance, MM. Ballet et Thomsen ont pu dire que c'était seulement *dans les asiles privés* qu'il était possible de recueillir des observations suivies pendant une longue série d'années, par le même observateur.

Qu'il me soit permis de protester contre une affirmation gratuite, imprévue et sans preuves, qui tendrait à faire admettre que dans les asiles publics français ou allemands, il ne serait pas possible d'observer les formes chroniques des psychoses de longue durée dans leurs transformations successives. Au nom de mes collègues des asiles français, je ne crains pas de dire qu'il y a là une erreur ou un préjugé à signaler et, en mon nom personnel, je rappelle à notre excellent confrère M. Ballet, qu'à une séance récente de la Société Médico-Psychologique de Paris, dont il est président, j'ai rapporté l'observation qu'il a bien voulu trouver intéressante, d'un malade atteint de paralysie générale à longue durée avec autopsie et examen histologique, malade que j'ai pu suivre pendant 23 ans, alors que, je ne puis en douter, j'appartiens au *service public des aliénés*.

J'arrive maintenant à la communication du professeur Thomsen, sur *la folie maniaque dépressive* et je me demande s'il était vraiment nécessaire et utile de créer un nom nouveau pour désigner la folie à double forme, alors surtout qu'il ne me paraît pas possible de faire entrer tous les cas de folie à double forme nettement caractérisée dans la folie maniaque dépressive, où ils seraient souvent confondus, d'ailleurs, avec des cas de manie rémittente.

Quand on parle de folie à double forme, il faut s'entendre et ne

(1) Congrès de Bruxelles, t. 2, 1903, p. 75.

pas la confondre avec la folie circulaire de J.-P. Falret et la folie à formes alternes de Jules Falret (1).

Dans la folie à double forme, où les périodes d'excitation et de dépression se suivent sans la période d'intermission et de retour complet à l'état normal, c'est ce qui s'est produit pour un malade de M. Thomsen qui, excité d'abord, est tombé plus tard dans la dépression, on pourrait peut-être admettre l'existence d'une *folie maniaque dépressive*; mais alors il faut admettre que c'est toujours la forme maniaque qui commence et que toujours, c'est la forme dépressive qui suit le mouvement.

Je tiens à dire qu'il y a des faits contraires à cet ordre de succession des phénomènes morbides, où l'on voit la maladie débuter par la dépression mélancolique pour verser plus tard dans l'excitation maniaque et dans ce cas, il me paraît juste, pour imiter le professeur Thomsen de créer un autre nom, celui *de folie dépressive exaltée.*

J'observe, en effet, depuis bien des années, une malade adulte et mère de famille, qui m'a été envoyée par mon excellent collègue ami et voisin, le docteur Rayneau (d'Orléans). Cette dame atteinte de folie à double forme a précisément adopté cette deuxième manière de succession dans l'ordre des phases morbides; M. le docteur Rayneau assistant à cette séance, je fais appel à ses souvenirs.

Pendant 5 ans, Mme X... est restée dans la stupeur mélancolique avec mutisme et refus des aliments, puis elle a paru s'améliorer progressivement et a même fait, en ce nouvel état mental, un court séjour dans sa famille, où on la croyait guérie, tout en trouvant cependant qu'elle était un peu trop loquace et énervée. Le docteur Rayneau, appelé en consultation, ne s'y est pas laissé prendre et a prévenu la famille que la malade atteinte de folie à double forme entrait dans la période d'exaltation maniaque. Elle nous fut alors confiée et, pendant 5 ans, nous avons pu suivre la phase maniaque qui fut des plus accentuée. La malade est à nouveau aujourd'hui dans la dépression mélancolique avec mutisme et refus des aliments.

C'est bien là un cas de folie à double forme que M. Thomsen ne pourrait pas classer dans *la manie dépressive* et que je ne

(1) Doutrebente. Note sur la folie à double forme (*Annales médico-psych.,* Paris, 1882).

veux pas davantage désigner sous le nom de *mélancolie exaltée*. Ajoutons, en terminant, que notre malade est une héréditaire vésanique et que la double forme est une folie héréditaire, ainsi que l'ont indiqué les premiers J.-P. Falret et Morel (de Saint-Yon).

A PROPOS DE LA DOULEUR A VOLONTÉ

OU DOULEUR D'HABITUDE [1]

Sans vouloir critiquer, en quoi que ce soit, M. Toulouse, à propos de la théorie de la douleur qu'il vient de produire, qu'il me soit permis de faire remarquer que sa manière de voir a eu, il y a déjà bien des siècles, de remarquables propagateurs et représentants.

Il me revenait en mémoire en l'entendant parler, un passage de Sénèque affirmant, lui aussi, que la douleur est imaginaire et citant, à l'appui de sa thèse, l'exemple de Marius qui, opéré d'une jambe pour des varices, tendit l'autre jambe à l'opérateur, sans le moindre signe de crainte ou d'appréhension, faisant preuve ainsi d'insensibilité physique, à force d'énergie morale et de volonté; mais de là à conclure que la douleur est imaginaire, il y a loin, ce me semble.

A propos de la communication si attrayante du professeur Brissaud, sur la douleur à volonté, je tiens à citer l'observation d'un jeune malade que je viens d'observer dans le service du docteur Marchand, médecin-adjoint de l'asile des aliénés de Blois, pendant qu'il était en congé.

Il s'agit d'un jeune homme de 23 ans, qui nous a été amené le 27 juin dernier pour être soigné d'accidents nerveux d'origine hystérique avec mysticisme et idées de suicide; il avait été réformé du service militaire pour cause d'hystérie.

D'aspect infantile, glabre, efféminé, très recherché dans sa mise, fuyant les distractions et les plaisirs auxquels se livraient ses camarades d'atelier, il se plaisait avec affectation à des pra-

(1) Congrès de Bruxelles, 1903, t. 2, p. 262.

tiques mystiques. Sur les conseils d'un médecin de Paris, il s'était retiré à la campagne pour vivre chez ses parents où il était surveillé et soigné par leur médecin habituel ; *il avait tous les soirs au moment du coucher* une crise d'hystérie d'intensité variable, allant parfois jusqu'à la grande hystérie, avec tout son cortège d'hallucinations terrifiantes, impulsion à la violence et aussi des fugues et même des idées de suicide. Cette crise restait nocturne et ne se produisait jamais à un autre moment, le matin, au réveil et pendant la journée, il était calme, lucide et conscient. Il suivait chez ses parents depuis un mois un régime sévère : régime lacté exclusif, parce que, disait-il, *il avait de l'anurie*, parfois totale, dont il paraissait très affecté, avec cette particularité aggravante, que ces urines *devaient contenir* de l'acide urique en quantité considérable !

L'hystérie n'étant pas douteuse et le malade possédant une forte dose de crédulité naïve, nous avons séance tenante et après un premier examen minutieux et prolongé de tous ses organes, affirmé à notre jeune malade qu'il était facilement curable, que son anurie était d'origine nerveuse, qu'elle disparaîtrait rapidement, ainsi que les crises de chaque soir, et cela dans un court délai.

Le régime lacté fut supprimé, ainsi que tous les médicaments dont il faisait un grand abus, remplaçant le tout par un léger purgatif salin à prendre chaque matin, et prescrivant l'enveloppant humide prolongé à la fin de la soirée.

Dès le premier jour du séjour à la maison de santé, l'interne de service, le docteur Vernet, assistant au coucher, le malade *ébaucha* en sa présence, une crise d'hystérie, puis il se coucha tranquillement ; le lendemain au réveil, il urina abondamment, à sa grande satisfaction et contentement, ainsi que nous le lui avions annoncé.

Le jour même, nous fîmes comprendre à notre malade que son état mental ne nous permettait pas de le garder bien longtemps dans une maison de santé où il y avait des aliénés, qu'il était libre de sortir à sa guise et de se promener au dehors.

La guérison s'est maintenue, les crises d'hystérie ne se sont plus reproduites, pas plus que l'anurie ; la sortie définitive fut signée le 27 juillet.

TRAITEMENT DE L'AGITATION ET DE L'INSOMNIE [1]

Les partisans du non-restreint systématique, même pour les maniaques furieux ou les suicideurs invétérés, *après insuccès*, sont toujours à la recherche de moyens nouveaux ou de palliatifs plus ou moins déguisés; ils ont remplacé jadis la camisole de force par la ceinture en cuir dite bris-le-corps, puis est apparu le maillot à longues manches (de Sainte-Anne) et enfin on préconise actuellement la contention à l'aide de nombreux gardiens, c'est le restreint *manu militari*, qui n'est possible, d'ailleurs, qu'avec un personnel de choix et d'une inlassable patience, dont le nombre est peu compatible avec les ressources budgétaires habituelles de nos asiles français. On vient, à tous ces moyens successivement énumérés, de nous présenter comme une nouvelle panacée, l'alitement prolongé et tout aussi systématique ; ce procédé revient en France après avoir été rajeuni en Russie et en Allemagne; il a conquis de haute lutte à Paris, les anciens partisans de ces superbes cellules capitonnées à grands frais, qui ont fait attraction à une exposition universelle de Paris. Ces cellules ont vécu comme les autres, il faut aujourd'hui les démolir pour obéir au vœu exprimé et voté au congrès international de médecine mentale de 1900.

J'ai été seul à protester, à l'époque, et je me demande aujourd'hui si mes collègues, après ce vote ont ou n'ont pas conservé leurs cellules. On nous vantait autrefois les avantages de la cellule capitonnée, qui permettait au malade la liberté de ses mouvements; mais aujourd'hui, ce malade doit être maintenu au lit quand même par des gardiens vigilants, vigoureux, nombreux,

(1) Congrès de Bruxelles, t. 2, p. 408, séance du vendredi 7 août 1903 (matin) sous la présidence du Dr Doutrebente (de Blois).

insensibles et inlassables. Ce nouveau moyen ne pouvait pas durer, on y a déjà renoncé, partiellement, on en mitige l'emploi ; il faut bien faire prendre l'air aux maniaques et renouveler celui des salles d'alitement continu.

Il restera de l'alitement ce qu'il a de bon parfois, souvent même et de sérieusement utile, c'est-à-dire la possibilité d'examiner dans les meilleures conditions les malades nouveaux et de tenir largement compte des troubles organiques et des complications somatiques qui ne passeront plus inaperçues.

Dans le traitement de la manie, pour calmer l'agitation diurne et combattre l'insomnie, je me suis souvent bien trouvé de l'enveloppement humide prolongé et je n'ai jamais eu l'occasion d'observer les inconvénients signalés par M. Trenel.

C'est, il est vrai, un moyen de restreint qu'on pourrait encore incriminer ; mais les malades réduits cependant à l'immobilité l'acceptent facilement et, pendant ce temps, les infirmiers peuvent se reposer, ce à quoi ils ont bien droit. On emploie pour le maillot humide l'eau à la température de la chambre, mais le drap humide doit être tordu de la façon la plus énergique avant d'être utilisé comme maillot, puis il faut procéder rapidement au deuxième enveloppement à l'aide d'une bonne couverture de laine.

Je suis certain, Messieurs et chers collègues, d'être votre interprète à tous en félicitant M. Trenel de la façon brillante dont il a fait l'exposé de son rapport, de l'habileté et de la courtoisie qu'il a montrées en répondant aux quelques critiques ou objections qui lui ont été faites dans ces deux séances. M. Trenel est, en effet, un des représentants les plus autorisés de la jeune école psychiatrique française qui poursuit dans son évolution, la fusion nécessaire des psychiâtres et des neurologistes, école dont je vois ici de nombreux adeptes, tels que : MM. Lalanne, Deschamps, Anglade, Vurpas, Laignel-Lavastine et le groupe lyonnais si compact autour du sympathique et éloquent professeur Pierret.

En votre nom, j'exprime à M. le docteur Trenel, les plus chaleureuses et les plus cordiales félicitations.

TRAITEMENT MÉDICAL DE L'ÉPILEPSIE

DITE ESSENTIELLE [1]

Pour justifier le traitement chirurgical de l'épilepsie par la sympathectomie pratiquée par Alexander en 1883, continuée ultérieurement par Baracz (de Lemberg), Kummel, Jacks, Bogdanik, Jonesco à l'étranger et en France, pour la première fois à Lyon, par le docteur Jaboulay, on imagina de dire et d'affirmer que le traitement médical de l'épilepsie n'existait pas.

Nous n'hésitons point à dire que le traitement médical de l'épilepsie existe et donne des résultats pratiques et fort avantageux ; qu'il doit être conservé et mis en œuvre, alors qu'il est aujourd'hui démontré que la résection partielle ou bilatérale de la chaîne sympathique cervicale constitue un mode de traitement fantaisiste, inutile ou dangereux.

Le traitement chirurgical par la sympathectomie cervicale s'inspirait de la théorie vaso-motrice de Brown-Séquard, théorie rapidement abandonnée, d'ailleurs, par son auteur, qui lança ensuite celle de l'inhibition adoptée définitivement par Gowers.

Pour Gowers (traduction Carrier, de Lyon), tous les phénomènes qui caractérisent l'épilepsie idiopathique peuvent s'expliquer par la décharge de la substance grise ; c'est une maladie de tissu et non la maladie d'un organe (Charcot). L'état morbide dans l'épilepsie : *c'est une instabilité de la résistance dans les cellules* et les bromures alcalins ont pour effet d'augmenter la stabilité de cette résistance ; la strichnine a une action opposée à celles des bromures alcalins, ainsi d'ailleurs que les essences d'anis, de badiane et autres procréateurs d'épilepsie dite absinthique.

(1) Annales médico-chirurgicales du Centre, Tours, 15 décembre 1903.

Quand nous parlons d'épilepsie idiopathique ou essentielle, nous évitons à dessein de parler des épilepsies dues à des causes fortuites ou accidentelles nettement déterminées et réclamant un traitement approprié à la cause réelle et tangible, comme dans les cas d'épilepsie vermineuse, syphilitique, saturnine, absinthique, pas plus que nous ne faisons allusion à l'épilepsie due à un traumatisme du crâne avec dépression de la calotte crânienne et compression du cortex.

C'est de l'épilepsie banale dont nous voulons parler, de l'épilepsie que M. Chaslin estime due à la prolifération des tissus de soutènement des fibrilles de la névroglie et, par suite, produisant l'induration de la corne d'Ammon. Cette lésion est déjà contestée d'ailleurs par MM. Bloch et Marinesco qui affirment, au contraire, que la sclérose de la névroglie, loin d'être primitive dans l'épilepsie, est consécutive aux attaques du mal comitial. La sclérose de la névroglie des cornes d'Ammon, cause ou effet de l'épilepsie, relève probablement elle-même de causes plus prochaines et actuellement en grande vogue, au même titre que l'hystérie ou les psychoses, nous voulons parler des différents états toxiques, infectieux ou auto-toxiques, y compris l'épilepsie des gros mangeurs ou des amateurs de gibier faisandé ; mais alors elle nous apparaît moins irrémédiable, passagère et susceptible de régression.

Quoi qu'il en soit, le médecin traitant de la clientèle ordinaire réclame des spécialistes un mode de traitement simple, praticable à domicile, à l'usage des épileptiques dits simples, non aliénés, dont l'assistance hospitalière est notoirement insuffisante. Cet épileptique doit être, de préférence, soigné et traité dans des établissements spéciaux où il trouvera aide, assistance, surveillance de tous les instants ; mais il est possible, je le reconnais, de le soigner à domicile, à la condition qu'il soit docile et qu'il trouvera dans son entourage des parents où, à leur défaut, des nourriciers bien stylés et éduqués par son médecin.

L'épileptique doit, avant tout, être sobre et autant que possible, ne connaître que de nom l'existence des plaisirs recherchés par les adeptes de Bacchus ou de Vénus ; il doit aussi se priver de faire usage d'excitants moins nocifs, mais gêneurs, tels que le tabac, le thé et le café. Le lait devrait être sa boisson favorite au moment des repas, où domineraient les végétaux, les viandes blanches, le poisson et le porc frais, faiblement assaisonnés *et salés.* La constipation si fréquente chez les épileptiques et les névrosés doit être combattue par les moyens usuels, parmi lesquels on ne saurait trop recommander les grands lavages du gros intestin à l'eau chaude stérilisée par l'ébullition. L'épileptique enfin, réclame le grand air, la vie à la campagne et le travail des champs.

Ces indications diététiques une fois réalisées, reste le traitement proprement dit à indiquer.

Tous les spécialistes que nous avons pratiqués depuis près de 40 ans reconnaissent que les bromures alcalins ont une influence remarquable et spécifique dans le traitement de l'épilepsie et, après de nombreux essais des différents bromures associés ou non nous avons avec et après tant d'autres, adopté une formule qui nous donne pleine et entière satisfaction.

Je sais bien qu'on a reproché au bromure de potassium d'abrutir les épileptiques, de même qu'on a attribué au mercure les effets de la syphilis : j'affirme qu'il y a mal-donne et que la démence épileptique est la conséquence fatale, le dénouement inévitable des attaques réitérées d'épilepsie ; j'affirme aussi avoir presque toujours constaté l'amélioration progressive de l'état mental des épileptiques traités par les bromures alcalins, le réveil de l'intelligence chez nombre d'entre eux et d'heureuses modifications du caractère chez tous.

N'oublions point que l'épileptique est un aigri, qu'il est peu sociable et qu'il importe avant tout d'y porter remède.

J'ai depuis longtemps abandonné l'usage exclusif du bromure de potassium pour prescrire les bromures associés de la façon suivante :

> Bromure de potassium........... ⎫
> Bromure de sodium desséché.... ⎬ ãa parties égales.
> Bromure d'ammonium........... ⎭

La dose quotidienne de début est de 3 grammes du mélange (1 gramme de chaque) prise en deux fois, le matin au réveil et le soir au coucher, dans 125 grammes d'eau ; si les accès sont rapidement supprimés, on continue indéfiniment cette dose, il n'y a pas d'accoutumance à redouter ; si les accès se reproduisent on donne 4, puis 5, 6 et 7 grammes par jour ; je n'ai pas eu besoin de dépasser cette dose et deux ou trois malades seulement y ont été soumis.

Les accès d'épilepsie disparaissent progressivement, d'abord le jour pour ne plus se produire que la nuit, ils sont moins violents, les grandes attaques sont remplacées par celles dites de *Petit-Mal*, tels que les vertiges et les absences, ou encore par divers équivalents moteurs ou psychiques tels que les mouvements giratoires, une marche rapide ou des crises de colère, de rire, etc.

Quand toutes les crises diverses que nous venons d'énumérer sont restées un an ou deux sans se produire, il faut songer à diminuer la dose des bromures alcalins; mais rien ne presse, il est toujours préférable de continuer même inutilement la dose une fois adoptée pour chaque malade.

Ayant eu à observer le retour d'une attaque après une diminution trop brusque des bromures alcalins, j'attends aujourd'hui deux ans avant de m'y résoudre; les malades, d'ailleurs, ne réclament jamais cette diminution.

Je conseille de diminuer lentement pour descendre à 3 ou 2 grammes.

J'ai plusieurs malades n'ayant plus d'accès depuis plus de cinq ans; ils prennent encore 2 grammes de tri-bromure, je n'ose pas faire la suppression définitive.

LES DÉMENCES VÉSANIQUES [1]

Quand parut, en 1860, le traité des maladies mentales de Morel, les critiques ne lui furent pas ménagées parce qu'il bouleversait, avec sa classification étiologique, toutes les idées acquises. Sans nier l'existence des états maniaques ou mélancoliques, il oubliait à dessein — ce que notre ami Régis ne veut pas encore faire, comme l'ont fait Kraepelin et M. Denis — de décrire la manie et la mélancolie, en disant qu'il s'agissait de syndrômes pouvant se rencontrer seuls, associés ou se remplaçant à tour de rôle dans les différentes formes de maladies mentales. En cette circonstance, ainsi qu'en tant d'autres, il était encore un novateur.

Tous les orateurs qui ont pris la parole dans cette discussion ont parlé non pas des démences vésaniques, sujet donné à notre rapporteur, mais uniquement de la démence précoce; ce qui tendrait à démontrer que la démence vésanique, en dehors des formes chroniques et irrémédiables de la démence précoce, est destinée à disparaître dans les futures éditions des traités des maladies mentales. Nous ne voyons plus, en effet, dans nos Asiles, en dehors des déments précoces, que des déments séniles ou à vieillesse prématurée par lésion organique, et les déments paralytiques.

On ne comprend plus, d'ailleurs, l'existence d'une démence avec déchéance irrémédiable des fonctions intellectuelles sans lésion de l'organe. Il y a bien, dans nos Asiles, des aliénés chroniques, auxquels on donne le nom de déments vésaniques; mais quand on prend la peine de les examiner avec patience et persévérance, on reconnaît qu'ils ne sont pas réellement en état de démence et, parmi eux surtout, on remarque les anciens persé-

(1) Congrès de Pau 1904, t. 2, p. 100.

cutés classiques qui, en dépit des prévisions pessimistes de M. Magnan, se refusent obstinément à entrer dans le quatrième stade de délire chronique, la démence finale ; ils sont rebelles à cette obligation théorique, ils se refusent à vieillir et à verser comme leurs voisins dans la démence dite vésanique. Cela tient évidemment à ce que le délire de persécution, maladie des adultes, apparaît à l'âge où les fonctions intellectuelles ont acquis leur plein développement, leur maturité, au moment où le cerveau est dans la condition de résistance la plus favorable. Pour les déments précoces, les déments juvéniles de Morel, la maladie apparaît à l'époque de la puberté, étant admis d'ailleurs que, chez les prédisposés et les dégénérés par voie d'hérédité ou d'acquisition, cette période de la vie est singulièrement prolongée, retardée, parfois prématurée.

Dans ses études cliniques (1852) Morel partageait les déments précoces en deux catégories :

1° Ceux qui, nés avec des dispositions congénitales vicieuses, peuvent, après un premier accès de manie ou de mélancolie, tomber dans l'hébétude ; cette situation est une transition vers l'*imbécillité consécutive ;*

2° Ceux qui arrivent à la même situation en dehors de l'hérédité vésanique et de la dégénérescence héréditaire, sous l'influence de causes somatiques diverses, multiples, telles que : la fièvre typhoïde, la phtisie, les convulsions du jeune âge, la chorée, une mauvaise alimentation, etc..., et, dans le premier volume des études cliniques, Morel cite des passages empruntés à Ferrus, parus en 1836, 1837 et 1838 dans la *Gazette des Hôpitaux*, dans lesquels la démence précoce est décrite sous le nom d'*Imbécillité acquise,* notion adoptée récemment par Kraepelin, et à laquelle il arrive dans la 6ᵉ édition, ainsi d'ailleurs que M. Deny en a fait la remarque ; mais Kraepelin ne s'est pas maintenu longtemps sur ce terrain, puisque dans la 7ᵉ édition il adopte une nouvelle conception étiologique de la démence précoce, déjà indiquée antérieurement par Régis. La démence précoce comporterait « des lésions destructives ou un endommagement véritable de l'écorce, vraisemblablement dus à une auto-intoxication. »

Le rapprochement, la superposition, l'analogie typique entre la démence précoce et la paralysie générale, que beaucoup d'auteurs et M. Deny font actuellement, a aussi été fait par Morel, qui ne s'est point contenté d'avoir constaté chez un de ses malades la *verbigération*, les *mouvements automatiques* et le *nihilisme;* car à la page 279 des études cliniques (2ᵉ vol.), il va jusqu'à dire : « Un de nos déments est continuellement dans la même position avec la tête baissée, les yeux fermés, les poings appuyés convulsivement sur la région stomacale ; un autre dément a été longtemps considéré comme *paralysé général;* » et, à ce propos, il ajoute : « Bien des malades de ce genre doivent être compris parmi ceux qu'on a désigné comme atteint de paralysie progressive. »

Après bien d'autres, je ne crois pas qu'il soit parfois possible de faire le diagnostic différentiel entre la démence précoce au début et la confusion mentale, ce qui est important au point de vue du pronostic. Je viens d'observer un jeune malade qui nous a été confié, apportant avec lui, à son retour d'Allemagne, le diagnostic de démence précoce et qui a guéri assez rapidement, en dépit de toutes les prévisions. C'était un cas banal de confusion mentale d'origine toxique chez un dégénéré supérieur avec stigmates physiques et mentaux nettement accusés.

Pour apporter un fait de plus, analogue à ceux si intéressants fournis hier par M. Ballet, je citerai l'observation suivante : j'ai d'ailleurs montré récemment ce malade à M. Masselon, au cours d'une visite qu'il a faite à l'Asile de Blois, parce qu'il répond point pour point à la remarquable description qu'il a faite de la démence précoce ; en lisant son travail, il me semblait lire l'observation de notre malade, âgé aujourd'hui de 21 ans ; il refuse depuis 4 ans les aliments comme il se refusait autrefois à accomplir tous les actes, qu'avec le temps, l'habitude, le dressage, il accomplit aujourd'hui automatiquement. Pour l'alimentation, quand on s'approche de lui avec la sonde-œsophagienne, il fait avec la tête une série de petits mouvements de droite à gauche et de gauche à droite et aussi de la même façon avec la main droite. Cela veut dire : « Je ne veux pas manger », et cependant il se laisse conduire et asseoir sur la chaise préparée à cet effet ; la sonde, une fois introduite par les fosses nasales, il fait des mouvements de déglutition quand passe le liquide (œufs et lait) avec lequel il est alimenté.

Il présente des signes non douteux d'infantilisme avec dégénérescence mentale et physique. Très studieux, très travailleur, il n'a jamais pu suivre ses camarades ; il était encore en 4ᵉ à 17 ans et a été refusé à son examen de grammaire ; c'est même à cette occasion que l'accès actuel a débuté brusquement. Elevé par une mère mystique, adorant son fils, il est resté un puéril, n'ayant aucune affection apparente pour son père. Quand je disais au père : il ne veut pas manger, il ne veut pas se promener, il ne veut pas se coucher ou se lever, il me disait : c'est par entêtement, sa grand'mère maternelle *est toujours d'un avis opposé, elle nierait la lumière en plein jour*. La négation était passée chez elle à l'état de tic mental systématique.

LES ALIÉNÉS CRIMINELS [1]

La question étant ainsi posée, il paraît admis *a priori* qu'il y a des mesures spéciales à prendre contre les dangers que les aliénés criminels font courir à la société et en particulier à leur entourage, quand ils sont placés dans un asile d'aliénés, dangers auxquels sont exposés les malades, les infirmiers ou les médecins.

C'est faire la critique du passé, en donnant à penser : que jusqu'ici des mesures utiles n'ont pas encore été prises; que les aliénés criminels placés actuellement dans les asiles d'aliénés n'y sont pas à leur place; qu'ils sont dans ce milieu, une cause permanente de gêne, de trouble, de désordre et de danger. Puis, pour éviter les accidents et fuir les responsabilités, dont personne ne veut plus aujourd'hui, on continue, paraît-il, à cause de la présence des aliénés criminels, les pratiques tant critiquées du restreint, qui est toujours le restreint, même quand il se transforme en restreint manuel ou médicamenteux.

En me plaçant à un point de vue plus humanitaire et m'élevant au-dessus de la critique banale de théoriciens qui s'attaquent aux œuvres d'assistance, sans tenir compte des difficultés de la pratique courante et des services rendus, je me fais de la question une toute autre idée, en utilisant pour cela l'enseignement de mes excellents maîtres et une expérience personnelle de 40 années passées dans les asiles d'aliénés de la Seine et dans quatre autres départements du nord, du midi et du centre. J'arrive ainsi à formuler la question : les mesures à prendre en faveur des aliénés, dits à tort criminels, sont-elles suffisantes? Je dis, *en faveur* des aliénés criminels, parce que je ne fais pas de distinction entre les aliénés, parce que je ne vois pas la

(1) Congrès de Pau 1904, t. 2, p. 338.

différence qu'il y a entre l'aliéné ayant commis un acte qualifié criminel et celui qui est en imminence de le commettre à chaque instant du jour ou de la nuit.

Pour dire toute notre pensée, nous avons l'intime conviction basée sur de nombreux exemples : que les aliénés criminels ont cessé, à part de regrettables exceptions, d'être dangereux à l'asile des aliénés; ils se sont soulagés, ils ont cédé à l'impulsion, ils se sont débarrassés d'une obsession, ils ont agi, accompli leur tâche, rempli leur mission, vengé leur honneur, sauvé la société ou abattu le tyran.

Par contre, l'aliéné obsédé, halluciné, illuminé, qui n'a pas encore cédé à ces stimulants, parce qu'il a résisté, parce que l'occasion lui a fait défaut, parce que ses tentatives ont été vaines ou parce qu'il en a été empêché par une intervention prévoyante et opportune, cet aliéné, non encore dit criminel, peut le devenir à chaque instant. C'est pour lui qu'il faut prendre, non pas des mesures nouvelles, mais de sages et utiles précautions, car c'est lui le véritable aliéné dangereux, dont il faut se méfier en le surveillant de près.

Cette surveillance étroite et vigilante n'empêche point que l'aliéné soit soigné avec bienveillance et intérêt, car jamais nous ne devons oublier que, dans bien des cas, il s'agit d'une guérison à obtenir et, qu'en cas d'incurabilité, nous avons quand même l'espoir d'un amoindrissement des symptômes saillants. Dans nombre de cas nous observerons enfin une évolution morbide progressive transformant un persécuté dangereux en un mégalomane satisfait, attendant patiemment l'arrivée de jours meilleurs.

Mais si le danger existe à l'état permanent dans nos asiles actuels, si des actes réputés délictueux ou criminels y sont encore possibles, parce que vivant avec le danger, on s'y habitue, on le redoute moins, on en arrive à oublier de s'en garer; disons que ces actes y sont relativement rares si on les compare à ceux qui, chaque jour, sont relatés dans les journaux d'information et que les Annales médico-psychologiques publient depuis tant d'années sous la rubrique « les aliénés en liberté ». Le nombre des homicides et des massacres des innocents accomplis par les aliénés en liberté est fantastique; c'est la marée montante des victimes généralement choisies dans l'entourage immédiat du malade, ce qui n'empêche point le paisible passant d'être tué au hasard dans la rue par un alcoolique apeuré. Par excès d'amour ou d'amitié, par crainte de la médisance ou simplement par ignorance et naïveté, on hésite trop souvent à provoquer l'isolement du malade dans une maison de santé, on attend souvent jusqu'à la manifestation, jusqu'à l'acte criminel; c'est après coup que la mesure utile nécessaire est prise, quand il est trop tard.

Cela est vrai pour les cas les plus nets, les plus évidents, les plus faciles à diagnostiquer et, pour les cas moins accentués, cela est de pratique courante et alors, on entend dire, même à des médecins : « Je n'aurais jamais cru qu'un obsédé ou un simple hypocondriaque, un neurasthénique, fut capable de commettre l'homicide ou une tentative d'homicide. »

Cela se fait cependant et, à chaque instant, ainsi qu'en témoigne l'observation suivante, choisie entre tant d'autres parce qu'elle est d'actualité :

Mme X..., âgée de 39 ans, se plaint depuis 16 mois de ses yeux et de sa tête, elle craint de perdre la vue, « ça lui tire les yeux, ça la serre, elle a toujours la sensation des deux pouces du docteur B., un hypnologue parisien, sur les deux côtés de la tempe. »

Elle passait son temps à consulter des médecins oculistes et a reçu en outre les soins des docteurs R., B., C. et une consultation du professeur Raymond. Placée dans une maison de santé pour nerveux, elle en est sortie assez rapidement, non améliorée. En dernier lieu, elle fréquentait une clinique externe pour nerveux dirigée par le docteur R., et consultait, en même temps, en cachette, un rebouteur, fils d'une somnambule guérisseuse, qui se livrait sur elle aux pratiques d'un hypnotisme empirique.

Se trouvant de plus en plus souffrante, elle cessa tout traitement pour revenir habiter avec son mari.

Elle avait chez elle une femme de chambre, à figure souriante, qui lui aurait dit un jour : « Si vous continuez à vous plaindre de vos yeux, on vous conduira dans une maison d'aliénés »; Madame n'hésitait pas un instant à tirer sur sa femme de chambre un coup de revolver et à la tuer froidement, essayant ensuite de se tuer elle-même, mais n'y réussissant pas « parce que », nous a-t-elle raconté, « elle ne connaissait pas assez la manœuvre du revolver. »

Cela ne l'empêchait point cependant de tirer un second coup de revolver dans le plafond de sa chambre.

Notre malade a tué sa femme de chambre sans la moindre hésitation, sans le moindre remords, parce qu'elle croyait qu'elle se moquait d'elle, parce qu'elle ne la plaignait pas assez; elle n'a pas eu la moindre émotion, et elle continue à l'asile à se plaindre et à gémir sur son misérable état de santé avec toutes les apparences d'une santé florissante. C'est le type parfait de l'égoïsme des hypocondriaques pour lesquels il n'y a rien en dehors d'eux-mêmes.

Notons, incidemment, pour peindre l'état d'âme des ambiants, que la malade amenée sur le champ dans un asile d'aliénés, parce qu'il n'était plus possible de faire autrement, y a été conduite par un ami de la famille, qui nous l'a recommandée d'une façon toute spéciale en nous disant : « Ce n'est pas une aliénée, c'est une obsédée, elle a toute son intelligence, toute sa lucidité d'esprit, elle n'est pas dangereuse ! »

En résumé, les mesures à prendre à l'égard des aliénés criminels sont urgentes, s'il s'agit des aliénés en liberté ; elles sont déjà prises et suffisamment à l'égard des aliénés hospitalisés dans les asiles publics d'aliénés ordinaires. Ce qu'il reste à faire, c'est l'amélioration constante de ces asiles. Voilà où doivent tendre tous nos efforts, trop souvent paralysés par l'insuffisance des subventions départementales.

Le docteur Olivier, notre interne actuel, dans sa thèse sur les aliénés criminels (1) a fait remarquer que, à Blois, les aliénés criminels passent inaperçus au milieu des autres aliénés, que rien dans leur manière d'être ou de se conduire n'attire particulièrement l'attention, qu'ils sont en général dociles, faciles à diriger et à surveiller, qu'ils ne nécessitent pas de mesures spéciales de restreint qu'ils ne causent ni troubles, ni gêne dans la vie ordinaire de l'asile. Nous ajouterons que jamais nous n'avons entendu dire par les malades que le contact avec les aliénés criminels leur était désagréable ou pénible. Cette promiscuité, signalée comme regrettable par un certain nombre d'auteurs (partisans des asiles spéciaux), n'est que la manifestation d'une idée-argument propre à ces auteurs ; ce n'est pas le résultat d'une enquête faite près des aliénés, non encore criminels, les seuls intéressés dans la question.

Puis, ne craignons pas de le dire, l'asile spécial où seraient accumulés et réunis tous les éléments de désordre ou de danger ne saurait être qu'une maison de force, où on ne tarderait pas à envoyer (on le réclame ouvertement), avec les aliénés criminels, tous ceux qui seraient considérés dans les asiles comme dangereux ou simplement gêneurs. Comment faire pour classer les aliénés en dangereux et non dangereux ; où commencer, où s'ar-

(1) Paris, juillet 1903.

rôter. On voit d'ici l'apparition des abus et une cause nouvelle de transfert d'aliénés à éloigner de leur pays et de leur famille. Ce serait une mesure de réaction, une reculade, un retour au temps passé, aux anc'ennes maisons de force, ainsi que je l'ai déjà exposé dans mon rapport au Congrès de Toulouse.

Nous n'avons point parlé avec intention des criminels reconnus ou devenus aliénés après condamnation, parce que nous estimons que, dans nombre de cas, il s'agit d'aliénés méconnus qui n'ont pas bénéficié d'un examen médical avant leur comparution en Cour d'assises. Pour eux, comme pour les autres, l'asile d'aliénés peut suffire à leurs besoins et point ne s'impose encore l'asile spécial. Malades comme tant d'autres, ils ont droit à l'hospitalisation et non à la prison.

Reste la question de la sortie de l'asile et de la responsabilité qui peut nous incomber quand nous avons à prendre une décision pour la sortie ou le maintien d'un aliéné criminel amélioré ou guéri qui réclame sa sortie.

Je me hâte de dire que, pour couper court à toutes les inquié-tudes que semblable décision à prendre m'a procurées pendant toute ma carrière, il me paraît nécessaire de réclamer l'intervention de l'autorité judiciaire pour dégager d'autant notre part déjà si grande de responsabilités de toutes natures, qui nous apparaissent de plus en plus lourdes à supporter, à mesure que s'accumulent nos années de service.

Les magistrats de l'ordre judiciaire, en rendant définitives les mesures d'entrée et de sortie des aliénés dans les asiles d'aliénés, feraient de notre redoutable profession de directeur-médecin, une situation toujours dangereuse mais facile où, en toute liberté d'esprit, nous pourrions enfin vivre à l'abri des injures et des suspicions.

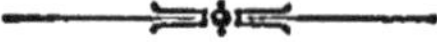

PSYCHOSE AIGUE PAR AUTO-INTOXICATION

CHEZ UNE ÉPILEPTIQUE DE 68 ANS

A LA SUITE DE TROUBLES FONCTIONNELS DU TUBE DIGESTIF [1]

R. B., domestique de ferme, est née en 1836; à l'âge de 24 ans elle a été placée au quartier des épileptiques de Bourges, d'où elle a été transférée en 1892, pour être admise à l'hospice Dessaignes, où sont assistés les épileptiques simples du département de Loir-et-Cher.

Son père, mort à 60 ans, était un alcoolique; sa mère serait morte subitement à 40 ans, par suite d'une colique? Elle a six sœurs et un frère, dont deux sœurs mortes en bas âge, une tante serait épileptique.

A l'âge de 20 ans, R. B. aurait eu une émotion violente, *une peur*, elle aurait échappé par hasard à un danger imminent, à la fureur d'une vache affolée et 3 mois après, elle avait sa première crise d'épilepsie, dûment constatée, en plein jour.

Dans la suite, les attaques d'épilepsie, toutes de grand mal, se reproduisiront de façon irrégulière, parfois une série de 5 à 6 par jour. Pendant trois semaines et même pendant un trimestre, les accès ne se produisaient pas.

A 21 ans, R. B. tomba dans le feu; à la suite de cet accident elle resta 6 mois sans avoir de crises comitiales.

A Bourges, R. B. n'aurait pas été traitée pour son épilepsie, elle y a présenté à plusieurs reprises, à la suite d'accès en séries, des périodes d'hébétude pendant lesquelles elle refusait les aliments. Elle aurait eu enfin une fièvre typhoïde pendant son séjour à l'hospice de Bourges.

R. B., entrée à l'hospice Dessaignes en août 1892, resta en observation pendant plusieurs années. Du 15 août au 31 décembre 1892, elle a eu 15 accès d'épilepsie, 48 en 1893, 30 en 1894 et enfin 13 du 1er janvier 1895 au 15 juillet de la même année, époque où elle fut mise au traitement tribromuré dont nous avons publié dans ce journal les indications et les formules.

Les accès d'épilepsie disparaissent et ne se reproduisent plus en fin 1895 et en 1896 et en 1897. Toutefois, en octobre 1897, nous croyons bien faire,

(1) Annales médico-chirurgicales du Centre, Tours, 1904.

à titre d'expérience, en supprimant le traitement. Le 21 décembre, pendant la nuit, une crise d'épilepsie apparaissait.

Le traitement bromuré est à nouveau repris à la dose de 3 grammes par jour. Pas de crises en 1898, 1899 et 1900, la dose de tribromure est ramenée à 2 grammes par jour.

Le 24 janvier 1901, R. B. fut prise d'une grippe avec céphalée sus-orbitaire et frontale qui dura huit jours et laissa la malade très affaiblie.

Le 31 mars 1901, douleur vive au niveau du sein droit et dans la nuit (3 heures du matin), violente attaque d'épilepsie. La dose de bromure fut élevée à 3 grammes par jour.

Du 31 mars 1901 à ce jour (novembre 1904), les accès d'épilepsie ne se sont pas reproduits.

Pendant cette période de trois années, R. B. se montra très active, laborieuse, serviable, dévouée, habile aux travaux de couture et de ménage. Très polie, bonne et affectueuse avec le personnel et ses compagnes, elle restait cependant émotive, impressionnable et parfois susceptible, prompte à la riposte, mais regrettant vite ses paroles et sachant reconnaître ses torts.

Dans les premiers jours de juillet 1904, R. B., dont la santé générale s'altérait visiblement depuis un certain temps, se plaignit de douleurs abdominales assez vagues attribuées à la constipation habituelle dont elle était atteinte.

L'alitement devint nécessaire, elle était à bout de forces, n'ayant plus d'appétit, langue mauvaise, saburrale, haleine fétide, douleur épigastrique, constipation invincible, nausées, céphalalgie, coliques en ceinture.

Quelques jours avant de s'aliter, R. B. avait eu une altercation avec une de ses compagnes, elle en avait été toute bouleversée et ne pouvait s'en consoler, elle n'avait plus la force de réagir et de se reprendre, elle était déjà dans un état de moindre résistance.

Les troubles gastro-intestinaux persistèrent avec une rare ténacité, l'alimentation n'était plus possible, l'amaigrissement s'accusait et devenait inquiétant, la malade se lamentait, se désolait, annonçait sa fin prochaine; ses discours ne tardèrent pas à devenir incohérents, et à la date du 15 août, nous la trouvons en état très accusé de confusion mentale avec perte de la notion de lieu et de temps.

Le 18 août au matin, la parole est très embarrassée, la commissure labiale droite est abaissée.

Le 19 août, R. B. paraît excitée, elle injurie une de ses voisines, elle se croit accusée par cette compagne d'avoir eu un enfant, elle craint qu'on ne lui fasse des misères, elle entend parler de « sa mauvaise conduite », elle a aussi des hallucinations de la vue, elle voit autour d'elle des gens qui n'y sont pas, elle prétend qu'on lui passe autour du cou des fils de fer qui l'enserrent, on lui a fait des trous dans le corps, elle s'inquiète de savoir si elle aura assez de lait pour nourrir deux ou trois lapins auxquels elle doit donner à téter. État anxieux, idées de suicide, insomnie.

Le 3 septembre, elle est transférée à l'infirmerie de l'asile pour y être soumise à une surveillance continue, en raison des idées de suicide et là, elle se montre surexcitée et tourmentée par des idées délirantes polymorphes; elle croit voir ses neveux aller et venir dans la salle, ils sont venus pour la prendre et la faire sortir; elle a vu une gardienne tirer des coups de fusil et tuer une de ses amies couchée près d'elle, elle croit qu'on veut l'assassiner, on l'a crucifiée sur un lit de fer, la sœur du service lui coupe ses vêtements et déchire ses robes, elle a des idées d'empoisonnement et accepte les aliments avec méfiance, elle réclame la mort pour en finir plus vite et annonce d'ailleurs en gémissant sa fin prochaine.

Tous ces symptômes devaient cependant s'atténuer et vers le 20 septembre l'amélioration s'accusait enfin, alors seulement que s'étaient amendés les troubles gastro-intestinaux, la constipation avait enfin cédé aux lavements purgatifs et à l'huile de ricin.

Le 1er octobre, la convalescence est sérieusement installée, toute trace de délire a disparu, l'appétit est devenu régulier, la malade commence à se lever et à se promener.

Le 4 novembre, la guérison est complète, elle s'est produite lentement et progressivement : appétit normal, selles quotidiennes, sensation générale de bien-être. R. B. a repris ses anciennes occupations ; lucide, gaie, heureuse, elle a conservé le souvenir des faits anciens et récents; elle se rend bien compte du changement qui s'est produit, elle manifeste sa joie d'être débarrassée des idées tristes qui s'étaient imposées à son esprit.

Le traitement bromuré suspendu pendant tout le mois de septembre a été repris le 1er octobre.

Une pareille crise mentale survenue à propos de troubles gastro-intestinaux chez une épileptique âgée de 68 ans, nous avait conduit à porter un pronostic fâcheux, nous avions lieu de redouter le délire aigu si rapidement mortel chez les adultes et à plus forte raison chez les vieillards, délire auquel on donne d'ailleurs aujourd'hui une origine toxi-infectieuse.

En présence d'une guérison inespérée, on pourrait admettre que cette psychose n'était autre qu'un équivalent psychique, une période d'épilepsie délirante, représentative ou compensatrice de la non apparition des accidents convulsifs, mais alors la crise aurait eu un début brutal, une apparition subite en l'absence de tout prodrôme; dans cette hypothèse enfin, la disparition des phénomènes morbides se serait faite brusquement, du jour au lendemain, sans amélioration progressive.

La guérison complète et absolue, sans affaiblissement intellectuel après une pareille secousse mentale chez une vieille épileptique, bromurée depuis de longues années, est aussi un fait intéressant à noter puisqu'il démontre une fois de plus l'inocuité de ce mode de traitement auquel autrefois on attribuait le *pouvoir d'abrutir les épileptiques.*

Cette observation démontre aussi l'indication si pressante de surveiller attentivement le fonctionnement du tube digestif chez tous les névropathes et en particulier les épileptiques.

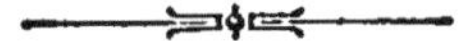

FOLIE A DOUBLE FORME, SYNDROME PARALYTIQUE
CRISES ÉPILEPTIFORMES
PACHYMÉNINGITE CÉRÉBRALE
GOMME DU CERVELET

PAR MM. DOUTREBENTE ET MARCHAND [1]

L'observation sur laquelle nous désirons attirer l'attention des membres de la Société medico-psychologique est celle d'un malade que nous avons observé, au moins l'un de nous, pendant 17 années consécutives ; elle nous paraît des plus intéressantes au point de vue étiologique, clinique et histologique. Elle a présenté avec cela des difficultés toutes particulières de diagnostic différentiel et aussi une série de mesures nécessaires de *coercition* et de *restreint* en raison d'idées permanentes et invétérées de suicide.

· C'est là un de ces cas intéressants d'observation prolongée et continue par le même observateur, sur lesquels notre président, M. Gilbert Ballet, a attiré notre attention au congrès de Bruxelles.

Nous avions entendu dire avec étonnement à ce même congrès, par deux orateurs différents, un français et un allemand, que de pareilles observations suivies avec patience et longueur de temps ne pouvaient être recueillies que dans les maisons de santé privées !

Aussi, avions-nous tenu, séance tenante à protester au nom des médecins des asiles publics, dont un certain nombre au moins, loin d'être des migrateurs, séjournent et poursuivent toute leur carrière dans le même établissement où on oublie leur existence — loin du soleil et loin des yeux.

[1] Annales médico-psychologiques, 1904, t. 19, p. 81.

J'aurais pu dire que dans nos asiles provinciaux, les malades y
sont observés avec soin et méthode avec cet avantage, fort appréciable pour la rédaction d'une observation scientifique, qu'on y
peut faire les autopsies, que c'est même une obligation du règlement passée dans les mœurs et les habitudes provinciales, alors
que dans les maisons de santé privées, les autopsies n'y sont pas
faites, pour des raisons sur lesquelles il est inutile d'insister.

X..., âgé de 35 ans, comptable dans une manufacture, entre à l'asile de
Blois en décembre 1886, en état de surexcitation intellectuelle avec illusions
multiples, panophobie, craintes de la mort et d'empoisonnement, scrupules
imaginaires, idées de jalousie et enfin idées de suicide pour échapper à la
mort; il avait tenté, dans sa famille, de se précipiter dans la rue par une
fenêtre du premier étage en poussant des cris de terreur.

Le lendemain, à l'asile, il est un peu plus calme, paraît rassuré; il
raconte dans un état demi-conscient ce qui lui est arrivé, reconnaît avoir
besoin de soins et avoue qu'il est entré volontairement dans une maison de
santé.

Nous apprenons de lui, que depuis un an, il a fait à pied des courses
de 15 à 20 kilomètres, tête nue, exposé au soleil pendant les grandes cha-
leurs.

Nous savons que X..., d'une intelligence au-dessous de la moyenne, a
toujours passé pour un niais, assez suffisant, dont ses collègues se
moquaient et s'amusaient.

Il était plus que bizarre et souffrait évidemment d'être marié à une femme
très intelligente mais dépravée, disait-il, dont il était jaloux.

Son père, homme intelligent, mais maniaque, apportait dans sa mise et
son maintien des allures grotesques qui attiraient d'autant plus l'attention,
qu'il était fonctionnaire. Son frère est un mélancolique habituel qui nous a
paru très fortement impressionné par la maladie de son frère, il aurait
depuis mis fin à ses jours par le suicide !

Dans la descendance du malade, il y a des cas non douteux de dégénérescence physique et mentale.

15 décembre 1886. — X..., ne dort pas, parle toute la nuit, saute de son
lit à chaque instant, disant : « Ma femme et mes enfants sont morts ».
Refus intermittent des aliments par crainte d'empoisonnement; il prétend
s'appeler *Carti* (abréviation de son nom) et même n'avoir plus de nom;
parfois il a des crises de larmes et des illusions de la vue, il croit avoir
rencontré sa mère et sa cousine dans les jardins de l'asile.

23 décembre. — Insomnie et excitation.

25 décembre. — Le malade habituellement triste et anxieux répond à nos
questions avec lenteur et hésitation; il paraît mieux, déclare qu'il est en
parfaite santé et demande pourquoi on lui fait suivre un traitement.

26 décembre. — L'insomnie a disparu; il se réveille toutefois subitement
au milieu de la nuit, il veut se rendre à la gare et prendre le train, il offre
de l'argent à son gardien pour s'en aller, il y a urgence, dit-il, il doit

prendre la place d'un criminel qui va être exécuté; il croit que sa femme est morte par sa faute.

27 décembre. — Il écrit à sa femme : « Nous mourrons ensemble, nous nous reverrons au ciel, nous sommes tous empoisonnés ». Il lui demande pardon et la prie de prier pour lui à cause du mal qu'il a fait avec d'autres femmes que la sienne.

24 janvier 1887. — Insomnie persistante; il croit que sa femme et ses enfants sont morts, malgré les visites de sa femme; il demande à être fusillé.

27 janvier. — Idées persistantes de suicide et cependant, il prétend qu'il est déjà mort trois fois.

4 février. — Il raconte qu'un de ses enfants est enfant de troupe et que son frère vient de recevoir une récompense pour des actions d'éclat; puis il pleure en s'accusant de fautes imaginaires.

6 février. — Il fait trois tentatives de suicide dans un bassin.

27 février. — Il veut se pendre avec son foulard à l'espagnolette de la fenêtre de sa chambre.

5 mars. — Le malade ne sait plus ce qu'il fait, il va et vient comme un homme ivre, puis demande à avoir la tête tranchée.

26 et 28 mars. — Nouvelles tentatives de suicide dans le bassin; il cherche à s'introduire dans la fosse d'aisances; il veut être coupé en deux morceaux.

30 avril. — Il réclame la mort et essaie de boire son urine.

3 mai. — Il se montre violent et méchant avec les gardiens qui le surveillent nuit et jour.

11 mai. — Il se frappe la tête contre les murs avec une violence inouïe.

13 juillet. — Les idées de suicide persistent toujours et d'une façon permanente et avec cela le malade continue à se nourrir très irrégulièrement. Il reste difficile à soigner, diriger et surveiller.

9 août. — Rémission notable et accusée, le malade est calme et se nourrit seul; il écrit à sa femme une lettre très sensée.

16 août. — Pendant la nuit, X... qui était dans une situation satisfaisante depuis quelques jours, s'imagina de se couper la verge avec ses ongles; il avait fait cela en cachette, sans attirer l'attention du gardien. Pendant que nous lui faisions un pansement, il nous dit qu'il arriverait quand même à se suicider.

Cette situation se prolongea jusqu'en décembre 1887, époque où éclata à nouveau une violente crise d'excitation avec tentatives continuelles de suicide; il voulait se précipiter dans le feu et cela à chaque instant du jour et de la nuit. C'est alors que nous avons dû faire usage de la camisole, les gardiens exténués de fatigue, de veilles, de patience et d'appréhensions refusaient d'ailleurs de continuer le service. L'emploi de la camisole après un an d'essai du non-restreint; produisit sur le malade un effet salutaire ; il se calmait dès qu'il avait la camisole, renonçant au moins provisoirement à ses tentatives de suicide ; il en arriva même à en réclamer l'application parce que tout en appelant la mort il en avait peur.

Mai 1888. — Les idées de suicide persistent toujours, X..., cherche à se frapper la tête contre les murs, contre son lit et la bordure de la baignoire quand il est au bain.

Janvier 1889. — Même état avec quelques courtes périodes d'accalmie.

27 avril. — Agitation, refus des aliments, nourri à la sonde, cherche à provoquer le vomissement.

7 juin. — Persistance des idées de suicide; il demande à être privé de ses organes génitaux et de sa langue; il essaie d'ailleurs de la couper en deux avec ses dents.

Cet état de mélancolie aiguë avec idées de suicide et des crises fréquentes d'excitation se prolongea jusqu'en septembre 1891 et durait depuis 4 ans et 8 mois lorsque progressivement une amélioration se produisit; le malade renonçant à ses idées de suicide, demanda à être débarrassé de la camisole et n'en réclama plus désormais l'application. Les visites de ses parents lui devenant agréables, furent de plus en plus fréquentes et bientôt même, après plusieurs promenades à la campagne, il rendit visite à ses parents et séjourna chez eux à plusieurs reprises pendant une demi-journée à titre d'essai.

La sortie définitive fut décidée le 31 janvier 1892.

Nous avions pensé tout d'abord à une guérison inespérée en présence d'un malade calme, conscient, racontant sans réticence tout ce qu'il avait fait pendant sa crise, riant de ses craintes, de ses scrupules imaginaires, n'étant plus jaloux et reprenant avec joie la vie de famille, sans arrière-pensée à l'égard de sa femme, qui, d'ailleurs, en était toute surprise; cela nous fit ouvrir les yeux. Etant admis que la conduite de sa femme n'était pas en apparence exemplaire, il n'était pas naturel que le mari, revenu à l'état normal eût passé l'éponge sur le passé et se montrât, dans le présent, insouciant et même complaisant, puisque rapidement, il se mit à inviter chez lui des célibataires, dans la société desquels il se plaisait. Il se sentait heureux de vivre et de voir autour de lui des gens heureux et satisfaits : cet optimisme était pathologique.

Ce que nous avions pris pour une guérison n'était pas même une période d'intermission entre deux accès, ce n'était que le passage d'une période de mélancolie aiguë à une période de satisfaction d'abord, et ultérieurement de mégalomanie simple, puis, plus tard d'excitation maniaque avec mégalomanie confirmée.

Six mois après sa sortie, nous avions souvent rencontré X... dans la rue, très satisfait de sa petite personne, portant beau, heureux de vivre en inutile, se promenant sans but, enchanté de lui-même et de l'existence ; mais en novembre 1892, cette phase de mégalomanie simple et de calme se modifia sensiblement.

X... manifeste publiquement ses idées de grandeur, il monte à cheval ou sort à pied avec de grandes bottes à l'écuyère et cra-

vache en main, cherchant à se faire remarquer, sonnant tantôt à
une porte, tantôt à une autre, rendant visites sur visites à de
hauts fon onnaires (ingénieur en chef, évêque et préfet), faisant
même parfois des visites de nuit.

Quand on lui faisait des observations sur sa manière d'être, il
s'emportait jusqu'à proférer des menaces de mort contre sa femme
et sa belle-mère. Les menaces devinrent si rapidement **effrayantes**,
que sa femme et ses enfants furent obligés, à plusieurs reprises,
de s'enfermer dans leur chambre, alors qu'il frappait à la porte
de cet appartement comme un furieux, ayant alors retrouvé ses
idées de jalousie, accusant sa femme d'avoir voulu l'empoisonner
et de recevoir chez lui des célibataires, qu'il avait invités lui-
même à y venir. En dernier lieu, il fit à sa domestique la menace
de la jeter par la fenêtre.

Le 5 novembre 1892, il fut replacé à l'asile en pleine période d'excitation
maniaque. Cette situation se prolongea à l'état aigu pendant près de cinq
ans pour faire place à un état mental sub-conscient, avec des alternatives
de courte durée, de calme, d'agitation ou même parfois de dépression
mélancolique avec mysticisme.

En 1897, X... fait à nouveau des difficultés pour manger, il demande
« qu'on lui coupe le sifflet », cherche à se suicider; il faut revenir à la surveillance de jour et de nuit.

En 1898, 1899 et 1900, le malade présenta des alternatives de calme,
d'agitation et de dépression d'une durée de 3 à 4 jours, avec affaiblissement
intellectuel progressif.

4 juin 1901. — Idées mystiques; il voudrait mourir « pour devenir un
petit ange »; on le voit souvent à genoux en prières, il réclame la mort.

En août, il apprend sans aucune émotion la mort de sa femme.

Octobre. — Excitation pendant cinq jours.

16 novembre. — Première attaque d'épilepsie d'une durée convulsive de
quelques minutes avec état inconscient pendant un quart d'heure; il était
étendu à terre cherchant à ramassser des objets imaginaires avec ses mains.

19 février 1902. — Quatre attaques épileptiformes pendant la nuit du
18 au 19.

13 mai. — Une attaque épileptiforme.

16 juillet. — Deux attaques épileptiformes.

13 septembre. — Deux attaques épileptiformes.

29 octobre. — Une attaque épileptiforme.

30 novembre. — Une attaque épileptiforme.

24 décembre. — Deux attaques épileptiformes.

En janvier 1903. — Des signes somatiques viennent s'ajouter d'une façon
très nette aux symptômes mentaux, au point que le diagnostic de paralysie
générale commença à s'imposer ou tout au moins à être fortement discuté
et à maintes reprises.

10 février 1903. — L'embonpoint est normal. Pas de cicatrices sur le corps; atonie des muscles de la face, pas d'asymétrie faciale, les yeux sont proéminents, les oreilles grandes et mal ourlées, la langue est parquetée à sa partie médiane et postérieure.

La sensibilité tactile est conservée, la sensibilité à la douleur est obtuse par tout le corps, l'audition est légèrement affaiblie des deux côtés, la sensibilité gustative paraît normale.

Le sens de position est conservé, pas d'achromatopsie.

Les réflexes patellaires et ceux du poignet sont très exagérés des deux côtés. Pas de trépidation épileptoïde; abolition du réflexe plantaire, une piqûre d'épingle sous la plante des pieds n'est pas sentie.

La marche est incertaine, titubante; le malade chancelle comme s'il était en état d'ivresse.

Tremblement à grandes oscillations des extrémités des membres supérieurs, de la langue et des muscles des lèvres quand le malade parle.

Pas d'inégalité pupillaire, les pupilles sont en myosis, les réflexes lumineux existent mais sont paresseux.

Pas de paralysie, pas de signe de Romberg, faiblesse et atonie des membres inférieurs, le malade ne peut pas se tenir en équilibre sur une seule jambe.

La parole articulée est traînante, nasonnée; certaines syllabes sont redoublées. Mêmes troubles pendant la lecture, parfois le malade saute des syllabes ou des mots entiers.

L'écriture est légèrement modifiée, des lettres manquent dans certains mots, dans d'autres au contraire, elles sont redoublées.

Au point de vue physique, la mémoire est très affaiblie, X... ne peut dire son âge, le mois et l'année actuels, il ne peut plus compter suffisamment pour faire une opération des plus simples; il ne connaît pas les grands faits politiques et cependant il lit tous les jours un journal politique. Il ne peut pas dire pourquoi il est ici et ne se rend pas compte qu'il est malade.

Pas d'idées de persécution ou de grandeur, mais idées de satisfaction, incohérence dans les idées et les paroles.

20 février. — Une attaque épileptiforme. Les jours suivants les idées de grandeurs se manifestent à nouveau, il se dit prince de Saint-Sauveur et prince de Valençay; il met un ruban rouge à sa boutonnière et dit que c'est une décoration russe.

Mars. — Les crises épileptiformes se produisent fréquemment, ce qui nous a permis de les observer directement. Elles s'accusaient à peu près exclusivement du côté droit sous la forme tonique au début, puis clonique à la fin de l'accès. Du côté gauche, on observait seulement des secousses peu accentuées, largement espacées et sans rythme.

8 mai. — Nombreuses crises épileptiformes en séries et imbriquées; le malade reste ensuite dans le coma pendant 48 heures.

21 mai. — 24 crises épileptiformes; la température du corps atteint 38°1; coma pendant 24 heures, le malade se rétablit progressivement mais reste aphasique pendant cinq jours.

15 août. — X... a 34 crises épileptiformes, suivies de vomissements; le lendemain il est encore dans le coma, la température oscille entre 39° et 39°7.

17 août. — Les crises épileptiformes surviennent encore et X..., meurt le 18 dans une crise convulsive.

L'autopsie est faite trente-six heures après la mort.

Au niveau de la région frontale droite, on remarque sur la table externe de l'os, une exostose de la grosseur d'un haricot, très saillante, mais rien à la table interne.

Pas d'adhérences entre le crâne et la dure-mère.

A l'ouverture de la dure-mère, il s'échappe une grande quantité de liquide céphalo-rachidien.

La pie-mère est très congestionnée, mais il n'y a pas d'adhérences avec le cortex; elle se laisse difficilement déchirer et présente par places, des plaques rougeâtres. Plaques d'athéromes sur le tronc basilaire, les carotides internes, les artères cérébelleuses et cérébrales postérieures.

L'hémisphère droit pèse 600 grammes, le gauche présente le même poids; le cervelet et le bulbe réunis pèsent 105 grammes.

Pas de granulations épendymaires sur le plancher du quatrième ventricule et les ventricules latéraux.

Sur les coupes de Pitres, on ne trouve pas de lésion localisée; la substance grise corticale et les noyaux cérébraux ont la couleur hortensia; les ventricules latéraux paraissent très dilatés.

La pie-mère cérébelleuse est très épaissie et très congestionnée.

Sur une coupe antéro-postérieure du cervelet, on trouve dans l'hémisphère droit, au niveau du noyau dentelé *une masse dure*, de coloration jaunâtre, très vasculaire à sa périphérie. Cette tumeur, de la grosseur d'une noisette, fait corps avec le tissu nerveux qui l'entoure.

Examen histologique. — Les différentes parties du cortex qui ont été soumises à l'examen sont : la frontale ascendante gauche, la première frontale droite, la pariétale ascendante gauche. Les méthodes employées sont celles de Nissl, de Weigert-Pal, de Weigert pour la névroglie et la coloration au picro-carmin et à l'hématoxyline de Delafield.

Les méninges sont très épaissies; la pie-mère présente des épaississements irréguliers, surtout au niveau des sillons; elle est infiltrée de nombreuses cellules embryonnaires, mais cette infiltration est irrégulière comme intensité. Les vaisseaux paraissent plus nombreux qu'à l'état normal; ils sont gorgés de sang, et leurs parois sont par places le siège d'une dégénérescence athéromateuse; quelques-uns ont leur lumière totalement oblitérée par un tissu de nouvelle formation.

Entre la pie-mère et le cortex il existe par places de nombreuses nappes sanguines qui paraissent s'être produites quelque temps avant la mort.

Cerveau. — Les cellules pyramidales sont fortement lésées, leurs prolongements sont peu apparents, les granulations chromophiles en partie disparues. Le corps atrophié de la cellule contient du pigment; le noyau est excentrique. Les cellules rondes qui se trouvent dans les espaces pericellulaires ne paraissent pas plus nombreuses qu'à l'état normal.

La névroglie ne paraît pas hyperplasiée dans les différentes couches du cortex; mais la bordure névroglique sous-jacente à la pie-mère est épaissie par places et contient de nombreux noyaux embryonnaires.

Les fibres à myéline sont diminuées en nombre dans les couches superficielles du cortex.

Les vaisseaux ne présentent pas de diapédèse; leurs parois sont toutefois très altérées, et par places on y constate la dégénérescence hyaline.

Cervelet.— La pie-mère du cervelet paraît normale ; pas de lésions appréciables à l'écorce ; les cellules de Purkinje contiennent des granulations chromophiles bien colorées. La tumeur englobée dans l'hémisphère droit présente la constitution histologique suivante : son centre est formé de cellules petites, irrégulières, prenant mal les colorants. A la périphérie, on constate une multitude de vaisseaux présentant de la périartérite. De nombreuses cellules fortement colorées constituent le pourtour de la tumeur. A ce niveau, le tissu névroglique présente une prolifération très active. En résumé, cette tumeur présente les caractères des gommes syphilitiques. Dans les parties voisines de la tumeur, on trouve une grande quantité de grains pigmentés de couleur brunâtre.

La recherche des bacilles tuberculeux a donné un résultat négatif.

Bulbe. — La pie-mère présente des plaques de pachyméningite localisées surtout à la partie antérieure. Pas de lésions accentuées des cellules des noyaux de l'hypoglosse ; les vaisseaux sont très congestionnés et ont des parois irrégulières.

Cette observation est intéressante sous plusieurs rapports. Doit-on d'abord, au point de vue étiologique, établir un rapport de causalité entre la syphilis et la folie à double forme présentée par notre malade?

De nombreux auteurs n'hésitent pas aujourd'hui à considérer la syphilis comme capable de déterminer l'apparition des psychoses. Sans vouloir créer une folie syphilitique, il faut bien reconnaître que la toxine syphilitique, comme les autres toxines et peut-être plus qu'elles, peut produire des lésions cellulaires du cortex et donner naissance à certaines maladies mentales; mais une prédisposition individuelle reste nécessaire; elle existait d'ailleurs chez notre malade qui était atteint de débilité mentale.

Au point de vue clinique, notre observation montre que le syndrome paralytique est surtout déterminé par des lésions diffuses de l'écorce, et qu'il existe des cas où le diagnostic de la paralysie générale est très délicat. La pachyméningite diffuse constatée chez notre sujet donna lieu au tableau clinique de la paralysie générale.

La syphilis, qu'on trouve presque toujours dans l'étiologie de la paralysie générale, peut aussi produire des lésions méningo-encéphaliques, qui ne sont pas celles de la paralysie générale et qui, cependant parfois, produisent des symptômes analogues à ceux de la paralysie générale. Dans le cas que nous soumettons à votre examen, les symptômes moteurs étaient encore accentués par la présence d'une gomme cérébelleuse, ce qui ajoutait encore à la difficulté du diagnostic.

L'examen histologique montre que les lésions cérébrales de notre malade peuvent se résumer ainsi : pachyméningite, lésions dégénératives du cortex et gomme du cervelet.

Ces lésions diffèrent donc de celles de la paralysie générale, dans laquelle l'encéphalite est toujours aussi accentuée que la méningite.

L'un de nous a déjà attiré l'attention sur des cas de folie à double forme intermittente aboutissant à l'épilepsie et en a publié plusieurs observations (1). Pendant longtemps, dans le cas actuel, il croyait avoir à observer un nouveau cas d'épilepsie consécutif à une série d'accès de folie à double forme; c'est à la dernière période que l'épilepsie partielle a été nettement reconnue.

Nous observons en ce moment un cas fort intéressant chez un jeune homme pour lequel le diagnostic d'épilepsie larvée a été formulé en raison de la forme adoptée par les équivalents psychiques qui apparaissent et disparaissent du jour au lendemain. Le traitement polybromuré institué depuis quelque temps à titre d'épreuve, a donné des résultats très satisfaisants.

Nous avons pu voir que l'épilepsie partielle de X..., avait une origine nettement spécifique démontrable, de son vivant, par la langue parquetée et l'exostose frontale, et à l'autopsie, par la gomme cérébelleuse, la pachyméningite et les lésions dégénératives du cortex.

En donnant aux symptômes observés, l'étiquette de syndrôme paralytique sans adopter le diagnostic ferme de paralysie générale, nous croyons être dans le vrai, puisque à l'autopsie, nous n'avons point trouvé les lésions macroscopiques usuelles de la paralysie générale : les adhérences de la pie-mère au cortex, pas plus que les lésions microscopiques du cerveau, l'hyperplasie de la névroglie et la diapédèse des vaisseaux.

(1) Doutrebente, Ann. Médico-psych., 1886, tome IV.

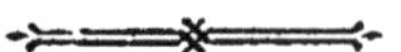

DEUX CAS DE DÉLIRE AIGU

TRAITÉS AVEC SUCCÈS PAR LES BAINS TIÈDES [1]

En collaboration avec le Dr L. MARCHAND

Le délire aigu tue trois fois sur quatre (Marcé), il nous a paru intéressant de rapporter les deux cas suivants de délire aigu terminés par la guérison, pour lesquels nous avons employé un traitement identique à celui de la fièvre typhoïde.

Nous avons été déterminés à user de ce mode de traitement à la suite de la constatation chez nos deux malades de troubles physiques rappelant en tous points ceux de la fièvre typhoïde. Seule, la courbe de la température différait par son irrégularité de celle de la dothiénentérie.

Depuis que le délire aigu est considéré comme étant de nature toxi-infectieuse, son traitement par les bains frais a été préconisé. MM. Letulle (2), Antheaume et Sainton (3) ont aussi obtenu dans l'alcoolisme aigu, maladie qui a beaucoup de points communs avec le délire aigu, des résultats favorables par la balnéation froide.

Nous pensons que, dans nos deux cas, les succès thérapeutiques obtenus sont dus, non seulement aux bains frais donnés en grand nombre dans les 24 heures pendant la période aiguë, mais également aux purgatifs répétés et au régime lacté. Voici les deux observations :

OBSERVATION I

R..., âgée de 48 ans, vigneronne, entre à l'asile de B..., le 13 mai 1904.

Antécédents héréditaires. — Père mort d'accident à 74 ans ; mère morte

(1) Congrès de Pau, tome 2, p. 193, 1904.
(2) Letulle (Presse médicale). 5 juillet 1899,
(3) Antheaume et Sainton, 1899.

de vieillesse à 78 ans. Les grands parents maternels et paternels étaient robustes et sont morts de vieillesse. Une tante maternelle s'est suicidée, elle était atteinte de cancer gastrique et les douleurs violentes qu'elle ressentait l'ont déterminée au suicide. Une cousine maternelle fut aliénée et soignée à l'asile de B... La malade a un frère bien portant.

Antécédents personnels. — R... n'a jamais eu de maladie grave, elle a toujours été d'une santé parfaite. Dans son jeune âge, elle pleurait souvent sans motif. Pas de syphilis. Elle a un enfant de 20 ans, bien portant. R... a toujours été bien réglée.

Dix jours avant son entrée à l'asile, R... fut prise de crises d'excitation et de délire. Venant de faire un héritage, elle s'est figurée que cet héritage ne lui était pas dû et qu'elle avait frustré son frère d'un bien qui lui appartenait. Les crises d'excitation avaient lieu jour et nuit; R... criait gesticulait, s'arrachait les cheveux; ces crises duraient environ une heure et étaient suivies d'une période de dépression plus ou moins longue. Après une crise, la malade est restée deux heures sans remuer ni parler. Quelques jours avant son entrée à l'asile, R... a fait une tentative de suicide, elle a voulu se jeter dans un puits.

A son arrivée à l'asile, R... est très agitée. La face est congestionnée; les conjonctives sont jaunes, les yeux caves, les narines pulvérulentes, les lèvres sont couvertes d'un enduit noirâtre, la langue est sèche et rôtie, les cheveux sont épars. On observe des contusions multiples sur les membres supérieurs occasionnées par les mains des robustes paysans qui ont dû la contenir au lit pendant plusieurs jours.

Pas de lésions cardiaques, le pouls est précipité et fuyant, il y a cent pulsations à la minute. Rien du côté de l'appareil respiratoire.

Inappétence absolue, constipation opiniâtre. Le foie est gros et douloureux à la pression.

Pas d'albumine, pas de sucre dans les urines, elles sont troubles.

Pas de troubles objectifs des sensibilités générales et spéciales; céphalalgie violente.

Légère inégalité pupillaire au profit de la pupille droite; les réflexes à la lumière et à l'accommodation sont normaux.

Réflexes patellaires très exagérés des deux côtés. Pas de signe de Babinski. Léger tremblement de la langue et des doigts.

Pas de troubles du langage.

La température du corps (creux axillaire) est de 38°.

Examen psychique. — Au moment où nous approchons la malade, elle est très agitée; elle crie et cherche à donner des coups de pied pendant qu'on l'examine, elle veut se lever sans cesse. Par moment, elle grimace, fait claquer sa langue, respire bruyamment; les paupières clignotent. Pendant cette période d'excitation, il est impossible d'arracher une réponse à la malade.

Interrogée pendant un moment de calme, on constate que R... a conservé la mémoire. Elle donne sans hésitation tous les renseignements relatifs à son état-civil; mais elle ne peut dire où elle est et comment on l'a amenée à l'asile. Elle se trouve malade, elle est « dans une grande faiblesse », dit-elle. Elle se plaint de cauchemars, elle voit des personnes qui veulent la tuer, elle croit que la maison va s'écrouler. Elle a des hallucinations de l'ouïe ; les voix viennent toujours d'en haut : elles lui disent qu'elle a volé son héritage, que c'est une injustice, elle est une femme misérable, etc. Au milieu de l'interrogatoire, R... ferme les yeux, reste sans mouvements, il devient alors impossible de la faire parler ; elle reste plusieurs heures dans cet état.

Le traitement institué est le suivant : Régime lacté absolu, puis sulfate de soude, 30 grammes. Trois bains tièdes d'un quart d'heure à 33° dans les 24 heures, l'état du pouls ne permettant pas de les donner à une température plus basse. Après chaque bain la malade est enveloppée dans une couverture de laine.

15 Mai. — L'état de la malade est toujours très inquiétant ; l'agitation est extrême, la langue est rôtie, la malade n'a pas dormi pendant la nuit, elle a gâté plusieurs fois.

La température est de 37°4 le matin et 39°4 le soir. On donne six bains tièdes de 20 minutes à 30° pendant les 24 heures. La température du bain est de 25° au moment où la malade en est retirée.

16 Mai. — Le pouls est mieux frappé, la température est de 38°2 le matin. La langue est légèrement humide. L'inégalité pupillaire a disparu. Plus de céphalalgie. Six bains de 20 minutes à 30° sont encore donnés. Lavement purgatif.

17 mai. — Les symptômes physiques sont moins alarmants ; la langue est humide, la malade avale plus facilement ; les narines ne sont plus pulvérulentes ; les conjonctives moins jaunes ; le foie n'est plus douloureux à la pression ; les urines sont claires. La température reste encore au-dessus de 38° matin et soir. La malade a des hallucinations de l'ouïe et de la vue, le délire mélancolique persiste encore. Elle est toujours obsédée par l'idée qu'elle n'avait pas droit à son héritage. Dans ses crises d'excitation, elle crie sans cesse : « c'est faux, le notaire, je l'ai tué ». La malade a dormi quelques heures la nuit précédente. Le traitement par les bains tièdes au nombre de six par jour est continué ; après chaque bain la malade est calme et souvent même, elle a quelques heures de sommeil.

18 mai. — La température est encore le matin de 38°6, mais les symptômes physiques sont de moins en moins accusés. La langue se dépouille. La nuit a été bonne. Les crises d'excitation sont de moins en moins nombreuses.

19 mai. — La température est descendue à 37°2. La malade est calme, mais elle entend toujours des voix. Le sommeil n'est plus entrecoupé de cauchemars. Les hallucinations de la vue ont disparu. Les bains sont supprimés. La malade est enveloppée le matin pendant 20 minutes dans un drap humide et une couverture de laine.

Dans la suite, les troubles physiques finissent enfin par disparaître ; les hallucinations de l'ouïe sont les plus tenaces ; la malade ne peut pas dire ce qui s'est passé pendant la période de fièvre. L'amnésie est complète ; elle ne peut pas dire comment elle a été amenée à l'asile, comment elle a été soignée. Desquamation furfuracée de la peau.

Le 15 juin la malade est en pleine convalescence et le 25 juin, elle sort de l'asile complètement guérie ; mais elle ignore son transport à l'asile et n'a pas conservé le moindre souvenir de sa maladie pendant la période aiguë.

OBSERVATION II

H. E..., voyageur de commerce, âgé de 38 ans, entre à l'asile de X... le 15 mai 1904.

Antécédents héréditaires. — Père mort de fièvre cérébrale (délire aigu ?), à l'âge de 32 ans. La mère était syphilitique. Il nous a été impossible de savoir si elle avait été contaminée avant la naissance de H. E...

Antécédents personnels. — H. E... n'a jamais eu de maladies graves. Il a deux enfants qui sont bien portants. Il n'a jamais fait d'excès alcooliques et n'a pas eu la syphilis. Il y a sept ans, première crise de neurasthénie ; il était obsédé par l'idée qu'il était albuminurique et il faisait l'analyse de ses urines à chaque instant. Pendant plusieurs années l'obsession disparut ; elle reparut il y a 3 ans et avec une intensité chaque jour croissante.

Un mois avant son entrée à l'asile, il fut soigné dans une maison de santé pour les maladies nerveuses. C'est alors qu'il présenta une crise d'excitation avec de vagues idées de persécution, hallucinations de la vue et de l'ouïe, qui nécessita son internement actuel.

A son entrée, H. E... est dans un état d'excitation extrême. Maintenu au lit, il cherche à chaque instant à se lever. Le facies est pâle, les lèvres sont décolorées ; les conjonctives sont jaunâtres. Contusions multiples sur le corps. Comme signes physiques de dégénérescence, on relève des oreilles mal ourlées et de l'asymétrie faciale.

Pas de troubles cardiaques. Le pouls est bien frappé mais précipité (06 pulsations à la minute).

Rien du côté de l'appareil respiratoire.

La langue est sale et rôtie, la salive épaisse, l'haleine fétide. Inappétence absolue ; constipation ; le volume du foie paraît normal.

Pas de sucre, pas d'albumine dans les urines.

Température axillaire : 39o4.

Les sensibilités spéciales et la sensibilité générale paraissent conservées des deux côtés du corps.

Céphalalgie frontale.

Pas de paralysie ; pas de troubles de l'équilibre ; le corps tout entier est animé d'un tremblement à grosses oscillations.

Les reflexes patellaires sont exagérés des deux côtés ; pas de reflexes de Babinski.

Pas de troubles objectifs de la vue. Les pupilles sont égales. Les reflexes à la lumière et à l'accommodation se font bien.

Pas de troubles de l'audition verbale ou de la vision ; léger bégayment ; la voix est tremblée.

Examen psychique. — H. E... paraît en état de rêve ; les paroles qu'il prononce en dehors de l'interrogation sont incohérentes. Il faut le presser de questions pour obtenir une réponse. La mémoire est assez bien conservée, mais il existe de la confusion dans les idées.

H. E... donne les principaux renseignements relatifs à son état-civil ; il a eu 2 enfants, mais il ne sait plus leur âge ; il croit que l'un d'eux a 6 ans ; l'autre enfant serait mort aujourd'hui et il n'en éprouve aucun chagrin. Il sait qu'il est dans une maison de santé et se reconnaît malade.

Les hallucinations de la vue sont vives et fréquentes.

H. E... voit des fourches, des drapeaux, des ombres. Les hallucinations de l'ouïe sont moins accusées. Pas d'idées de persécution, pas d'idées de grandeurs. Idées mélancoliques et hypocondriaques.

Le traitement institué est le suivant : Régime lacté absolu. Sulfate de soude 30 grammes ; 4 bains tièdes à 30° dans les 24 heures.

16 mai. — H. E... a été agité toute la journée et une partie de la nuit, il prétend que ce sont « les calculs et le spiritisme » qui l'empêchent de dormir. Les paroles sont sans suite. Les idées de suicide apparaissent, H. E... demande un couteau, un revolver. La température est descendue à 38°8. Quatre bains tièdes sont donnés dans les 24 heures.

17 mai. — H. E... est toujours très agité ; il essaye d'avaler tout ce qu'il trouve et de se cogner la tête. Il demande à mourir. La température est de 38°4 le soir. Le pouls est bien frappé et rapide. On ordonne un lavement purgatif et on continue les bains tièdes.

18 mai. — Pendant la nuit, H. E... a été calme. Les troubles physiques sont encore très accusés ; le malade est toujours difficile à maintenir au lit ; il prend son lait avec difficulté. Mêmes idées de suicide. On lui fait suivre le même traitement que la veille. La température est de 37°9 le matin et de 38°2 le soir.

19 mai. — H. E... prononce des mots sans suite parmi lesquels ceux de « Charlotte, couteau, revolver, faux témoignage », reviennent sans cesse. Les hallucinations de l'ouïe semblent prédominer sur les hallucinations de la vue. Les maux de tête sont moins violents. La température oscille entre 37°8 et 38°1 ; le pouls est normal ; la langue est légèrement humide sur les bords. Même traitement par les bains tièdes.

20 mai. — Même état mental. La parole est plus facile. La température oscille autour de 38° jusqu'au 22 mai. Les bains sont continués. Les symptômes physiques s'améliorent chaque jour. Les hallucinations de l'ouïe et de la vue persistent encore. Le malade ne comprend rien à tout ce qu'il voit et entend. Il demande à voir son patron et sa famille pour s'expliquer. Il fait une tentative de suicide. Étant au bain il essaye de se noyer dans sa baignoire.

23 mai. — Les symptômes physiques ont disparu. La température oscille autour de 37°5. Le malade prend chaque jour deux œufs et son lait. On ne lui donne plus que 2 bains tièdes par jour.

Dans la suite l'état mental s'améliore mais les hallucinations de la vue et de l'ouïe persistent encore.

1er juin. — La température est normale mais H. E... présente des idées mélancoliques de culpabilité qui persistent dans la suite. Il entend des voix qui lui disent qu'il est condamné à mort ; qu'il doit être jugé en France et en Prusse ; il faut qu'il aille régler ses comptes avec son patron.

L'anxiété est continue. Il reste des heures la tête entre ses mains. Les idées de suicide ont disparu.

ÉLOGE DES ASILES D'ALIÉNÉS FRANÇAIS

Au Congrès de médecine mentale de Pau, le mercredi 3 août,
au banquet offert à l'asile Saint-Luc, le docteur Crocq (de Bruxelles) a fait l'éloge des asiles d'aliénés français et après lui, j'ai
pris la parole en ces termes (1) :

MESSIEURS ET CHERS COLLÈGUES,

Nous venons enfin d'entendre parler de nos asiles français dans
des termes bien faits pour nous procurer quelque satisfaction.
C'est un médecin étranger, bien familiarisé avec l'organisation
des asiles français, le docteur Crocq (de Bruxelles), qui vient de
s'exprimer ainsi.

Nous n'étions plus habitués à ce langage, nous autres médecins
des asiles français. On ne nous parlait plus que des asiles étrangers, tous impeccables; il fallait détruire les asiles français voués
à la fabrication des aliénés chroniques !

Et voilà qu'un médecin belge nous invite à mieux regarder
autour de nous, à constater les progrès réalisés chez nous et les
améliorations incontestables obtenues dans nos asiles départementaux. C'est pour nous un vrai régal et une joie infinie que je
suis heureux de vous voir partager.

C'est qu'aussi notre ami et collègue Girma a fort bien fait les
choses, *il a rajeuni l'asile de Pau*, organisé de nouveaux services et installé une infirmerie idéale — trop belle à mes yeux
— parce qu'elle m'apparaît peut-être supérieure à celles de Blois.
J'avoue un petit accès de jalousie d'auteur, ce qui ne m'empêche
pas d'adresser à mon collègue les plus vives félicitations. Je vous
invite tous à porter la santé du docteur Crocq, en souvenir de
ses bonnes et réconfortantes paroles. (Triple ban d'applaudissements).

(1) Congrès de médecine mentale, Pau, 1904, p. 604.

PSYCHOSE AIGUE, EMBARRAS GASTRIQUE
ALITEMENT
PURGATIFS SALINS, GUÉRISON RAPIDE [1]

L'application du repos au lit pour les aliénés et du traitement
des psychoses aiguës par l'alitement, conçu par Guislain en 1853,
avait été adopté en France par Parchappe et J.-P. Falret. Repris
et réglementé scientifiquement par Clemens Neisser, ce système
a été exposé par lui au 10ᵉ congrès international de médecine
tenu à Berlin en 1890 ; il a été introduit en Russie, en 1892, par
le docteur A.-V. Timofeiew, qui l'avait étudié dans le service du
docteur Neisser. L'essai, tenté par Timofeiew à l'asile Alexandre
III, près de Saint-Pétersbourg, fut rapidement suivi et généralisé
en Russie où le docteur Goveseiw contribua pour une large part
à en préconiser l'usage. Le bruit fait autour de l'alitement pas-
sionna les médecins russes Serbsky, Levtchatkine, Yourman,
Lion, Kostezki, Yochtcheuko, Bekhtérev, Ossipow, Trapeznikow,
et fit mettre la question à l'ordre du jour du congrès des médecins russes en mai 1899. Les rapporteurs furent les docteurs
Tschich et Ossipow.

Le mouvement en faveur de l'alitement a été provoqué en
France par M. Magnan qui en généralisa la pratique dans son
service de l'admission à Sainte-Anne ; son élève, le docteur Briand,
suivit cet exemple à l'asile de Villejuif.

MM. Lacombe, Kéraval, Pochon, Serieux, Farnarier, G. Claus-
soles, Ch. Vallon et A. Marie firent paraître aussi à partir de
1804 des articles ou des publications qui contribuèrent en France
à faire connaître les travaux de Clemens Neisser et des médecins russes.

(1) Annales médico-chirurgicales du Centre, 10 mars 1905, p. 141.

Enfin, au congrès international de Paris, en 1900, la question fut traitée à fond dans le rapport de Korsakoff, le chef de l'école psychiatrique et neurologique de Moscou, ce fut même la dernière publication de ce savant, que la mort vint surprendre au moment où il se disposait à venir à Paris défendre, lui-même, les idées qui lui étaient chères.

Les avantages et les inconvénients de l'alitement pour les aliénés ont été trop longuement discutés pour qu'il soit nécessaire d'y revenir. Comme tous les autres modes de traitement, il ne doit pas être considéré comme une panacée, il ne convient pas à tous les malades, il ne doit pas être prolongé indéfiniment, il suffit de savoir qu'il a l'avantage de donner à l'asile des aliénés les apparences et les habitudes d'un hôpital ordinaire.

Je ne me suis pas trouvé parmi les partisans de l'alitement systématique, ce qui m'a rejeté, bien à tort, parmi les opposants, puisque j'en ai fait l'essai loyal et que, depuis longtemps, j'en avais adopté l'usage, y trouvant d'ailleurs cet avantage incontestable de pouvoir examiner plus facilement et plus complètement les malades dès leur arrivée, tant au point de vue physique, qu'au point de vue mental.

En présence des guérisons obtenues très rapidement à l'asile dans les psychoses aiguës avec embarras gastrique, à l'aide de l'alitement et des purgatifs salins, j'ai pensé bien faire en signalant à nos confrères, exerçant leur profession en dehors des asiles d'aliénés, un cas de guérison obtenu ainsi au milieu de tant d'autres. Je me suis demandé même, s'il ne conviendrait pas de leur conseiller l'essai de ce mode de traitement avant d'envoyer le malade dans un asile d'aliénés. Je sais bien qu'en agissant ainsi on s'expose à reculer le moment de l'admission dans un service spécial, admission trop souvent retardée, qui nous donne à traiter le plus souvent des chroniques ou des incurables; mais que ne doit-on pas faire pour éviter aux malades le séjour dans une maison de santé!

Malheureusement, le traitement médical par l'alitement pratiqué dans la famille ne vaudra jamais le même traitement fait avec l'isolement de la famille et des habitudes antérieures, isolement qui n'est pas simplement un adjuvant, mais une bonne partie du traitement, il faut bien le reconnaître. Réaliser l'isolement de la famille, en dehors de la maison de santé commune, c'est demander d'organiser pour un malade une petite maison de santé dans un pavillon isolé avec un personnel médical et de surveillance, organisation peu abordable et pas à la portée de toutes les bourses. J'en ai essayé plusieurs fois sans grand succès et avec toutes sortes d'ennuis occasionnés par le personnel de surveillance ou en raison de l'indocilité du malade ou de ses parents, qui ne consentaient pas à l'application rigoureuse de l'isolement ou **des autres prescriptions** médicales. Il fallait aussi compter avec les conseils et les **avis** des amis ou des voisins et de tous ceux qui n'avaient pas à supporter tous les inconvénients du contact immédiat du malade.

Mlle R. S., née à B., âgée de 16 ans, lingère, entre à l'asile de B. le 20 décembre 1904. Son père et sa mère paraissent sains de corps et d'esprit, ils ont trois enfants ; notre malade est la plus jeune de la famille, intelligente et travailleuse, elle aurait eu, parait-il, à souffrir moralement de la situation qui lui était faite dans l'entourage familial, où elle jouait le rôle de Cendrillon ; elle est d'ailleurs toute petite et menue avec une physionomie assez agréable et souriante avec les étrangers, alors qu'avec ses parents elle se montrait froide et réservée. Les menstrues se sont établies à 14 ans 1/2, et depuis trois mois elles sont supprimées.

Il y a cinq mois, elle a commencé à maigrir et à s'affaiblir, elle avait en dégoût tous les aliments et se nourrissait de moins en moins. On nous a raconté que ses camarades l'avaient souvent plaisantée à cause de son embonpoint précoce et qu'elle en avait beaucoup souffert.

Sous l'influence de cette idée, elle avait diminué progressivement son alimentation et s'était imaginée, pour paraître plus mince, de serrer son corset d'une façon exagérée. Elle en arriva à dire qu'on pouvait vivre sans manger, que tous les aliments étaient de mauvais goût.

Peu loquace, elle restait au coin du feu, inactive, anxieuse et pleurnicheuse (sic).

Sommeil normal ; constipation opiniâtre depuis fort longtemps.

Au moment de son entrée, la malade qui était en état de confusion mentale ne s'est pas aperçue qu'on la conduisait dans une maison de santé ; elle était déprimée, larmoyante et gémisseuse, répondant à peine ou par monosyllabes à toutes les questions.

La santé physique est compromise, elle présente les signes classiques d'un embarras gastrique avec constipation invincible ; refus des aliments.

Alitée à l'infirmerie dès le premier jour, elle est mise immédiatement en traitement : lavements purgatifs huileux et purgatifs salins à petites doses quotidiennes. Nous parvenons quand même à lui faire prendre du lait coupé avec de l'eau de Vichy et plus tard des jaunes d'œufs délayés dans de l'eau sucrée.

Au bout de 8 jours la constipation avait disparu, la langue nettoyée était devenue rose et humide, l'haleine n'était plus fétide, mais la malade continuait encore ses lamentations, réclamait sa sortie en disant qu'elle n'avait pas besoin de soins et d'aliments, « qu'on pouvait vivre sans manger ».

Au bout de 15 jours l'amélioration s'accusait enfin dans l'état mental et l'état physique, l'alimentation devenait normale.

Le 20º jour du traitement nous trouvons la malade gaie et heureuse, ne parlant plus de sa sortie, comme elle le faisait précédemment au milieu des plaintes et des gémissements.

Le 22 janvier, la malade se rend bien compte de sa situation, elle comprend qu'elle a été malade, raconte que dans sa famille on fait peu de cas d'elle, qu'elle est privée d'affection et d'égards ; elle ajoute même que c'est pour cela qu'elle a essayé de se laisser mourir de faim en refusant les aliments. Nous n'arrivons pas à lui faire dire que les aliments avaient un goût particulier ou désagréable.

Le 23 janvier, R. S. quitte le lit et réclame du travail pour se distraire, elle était gaie, satisfaite, causant et répondant à toutes nos questions, s'intéressant à tout ce qui se passait autour d'elle.

Au bout d'un mois de séjour à l'asile elle est rendue à sa famille, la guérison s'est maintenue et affermie depuis cette époque (1).

(1) A propos du repos au lit, ORIBASE a recommandé le coucher dans les maladies aiguës, en particulier pour les *frénétiques* et il préférait pour eux le décubitus dorsal en position horizontale, la tête n'étant pas plus élevée que le reste du corps (Voir Oribase, traduction Ch. Daremberg, 1861, vol. I, p. 436 et 437). Médecin et ami de l'empereur Julien, Oribase écrivait 350 ans après J.-C. et avait tiré son livre VI, du coucher, d'Antylus.

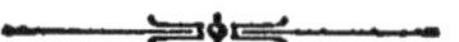

CONSIDÉRATIONS SUR L'ANATOMIE PATHOLOGIQUE

DE LA DÉMENCE PRÉCOCE A PROPOS D'UN CAS [1]

En collaboration avec le Dr L. MARCHAND

Les observations de démence précoce avec examen histologique des centres nerveux sont encore très rares. Si on compare les résultats histologiques relatifs à chacun des cas publiés, on remarque que les lésions décrites sont des plus disparates et on peut dire qu'actuellement la démence précoce n'a pa: d anatomie pathologique.

L'accord semble se faire cependant sur ce qu'il faut entendre par démence précoce et il est facile aujourd'hui de désigner de ce nom certains syndrômes mentaux à évolution chronique. Aussi au Congrès de Pau (2), la discussion sur la démence précoce porta-t-elle sur l'anatomie pathologique et l'étiologie, et la conclusion qui en résulta fut qu'il fallait attendre de nouveaux documents pour pouvoir établir si la démence précoce était une entité morbide avec ses lésions anatomiques bien définies ou au contraire un syndrôme pouvant être déterminé par des lésions du cerveau différentes de nature.

Nous venons de pratiquer l'examen histologique d'un cas non douteux de démence précoce ayant duré 35 ans. L'observation, quelque incomplète qu'elle soit, puisque l'un de nous ne put observer le malade que pendant une période de 25 ans, peut

(1) Revue Neurologique, 15 août 1905.
(2) Congrès de Pau, 1904. Des démences vésaniques. Rapporteur, M. Deny.

apporter quelque tribut à l'étiologie et à l'anatomie pathologique des démences survenant à l'âge de la puberté.

OBSERVATION

Antécédents héréditaires. — Le père et la mère de notre sujet étaient normaux et très affectueux pour leurs enfants. Nous n'avons aucun renseignement sur ses grands-parents. Notre malade a une sœur mariée, et deux frères également bien constitués et intelligents.

Antécédents personnels. — Il... est né à Strasbourg en 1848. Son développement intellectuel et physique fut normal. A l'âge de 20 ans, il s'est engagé volontairement dans une compagnie d'ouvriers d'artillerie. Il avait une taille de 1ᵐ,69. Il était intelligent, d'un caractère bon et gai, il n'était pas ivrogne ou débauché. Pendant la guerre de 1870-71, il était en garnison dans une ville assiégée et sous l'influence de la peur, de l'émotion, du surmenage, il n'a pas tardé à se trouver en état de moindre résistance. Conduit en Allemagne en captivité de septembre 1870 à avril 1871, il a rejoint sa compagnie en France, malade, déprimé, manifestant des idées religieuses exagérées, donnant parfois des signes d'aliénation mentale.

Il fut admis le 15 mai 1872 à l'asile de Bl... pour un délire dépressif avec affaiblissement des facultés intellectuelles. Il fut réformé pour cette raison en mars 1873. Le 19 décembre 1874, il est transféré à l'asile de Bl... où il resta trente et un ans, jusqu'à sa mort.

A son arrivée à l'asile de Bl... notre malade était atteint d'obtusion intellectuelle avec idées de persécution, hallucinations de l'ouïe et de la vue, prostration lypémaniaque avec état voisin de la stupeur. Dans les mois qui suivirent, aucun changement ne se produisit dans l'état mental. L'état de stupeur cependant s'accentua davantage, et pendant quinze ans la note mensuelle de lypémanie avec stupeur se trouve reproduite.

Le 16 avril 1880, on constate chez Il... une dégradation intellectuelle complète. Il ne répond pas aux questions ; il ne paraît pas avoir conservé le souvenir de ses parents et paraît tout au moins indifférent quand on lui en parle. Il ne sait pas où il est ni depuis combien de temps il est ici.

Dans les années suivantes, même état mental. La perte de mémoire est manifeste. Il... ne cause jamais spontanément ; il répond par monosyllabes, il ne fait pas le moindre mouvement. Il a l'immobilité d'une statue. De temps à autre, il faut le conduire à l'infirmerie parce qu'il a les jambes enflées ; cet œdème s'améliore rapidement par le séjour au lit.

Le 16 novembre 1807, on relève les symptômes suivants :

Les réflexes patellaires sont normaux. La sensibilité au tact et à la douleur est conservée par tout le corps.

Etat profond de stupeur. Il... ne parle jamais. Il reste toujours à la même place dans le même coin, inerte, immobile, le regard toujours dirigé vers le même point. Il... paraît cependant comprendre les ordres simples qu'on lui donne et par habitude il se rend seul à table et se nourrit assez bien ; il mange seul. On est arrivé aussi à lui faire tenir un balai et à lui faire balayer le sol ; mais il s'arrête parfois pour reprendre le mouvement imposé par un appel nouveau qui semble le réveiller pour quelques instants de sa torpeur habituelle. Il en est de même pour le lever et le coucher. Attitudes catatoniques avec flexibilité cireuse des membres.

Interrogé à cette époque, il répondit ainsi :

D. — Quel est cet objet (en lui montrant un porte-plume)? — R. — Je ne sais pas (après un temps d'arrêt assez prolongé).

D. — Depuis combien de temps êtes-vous ici? — R. — Quatre ans (en réalité il y avait vingt-trois ans).

D. — Avez-vous encore vos parents? — R. — Non.

D. — Quel âge avez-vous? — R. — Je ne sais pas. (On sent qu'il fait un effort pour répondre. Il remue la tête ou le bras, répond et retombe dans l'immobilité).

D. — Dormez-vous la nuit? — R. — Non.

D. — Pourquoi ne dormez-vous pas?— R. — (Il remue la tête, soupire et dit) : Je ne sais pas.

Il faut bien faire attention pour comprendre les réponses qui sont lentes à venir, mal articulées, à voix basse.

D. — Où êtes-vous ici? — R. — Bas-Rhin, non. (Il lève la tête, regarde à droite, puis à gauche et dit) : Sais pas.

D. — Est-ce à Strasbourg? — R. — Non.

D. — Y a-t-il longtemps que vous êtes ici? — R. — D'années, sais pas, trente, je crois. (Puis il reprend son immobilité).

Les années suivantes, aucun changement dans l'état mental et physique de H...

Le 1er novembre 1904, H... a une hémoptysie. Depuis quelques semaines, il mangeait moins bien et il lui arrivait de gâter. L'auscultation permet de constater des râles sous-crépitants au sommet du poumon droit. Le 15 novembre, nouvelle hémoptysie qui entraîne la mort en quelques minutes. H... était alors âgé de cinquante-quatre ans.

Autopsie. — L'autopsie est faite vingt-quatre heures après la mort.

Rien de particulier à l'ouverture du crâne. Il s'écoule une assez grande quantité de liquide céphalo-rachidien au moment où l'on incise la dure-mère. Le cerveau s'enlève facilement de la cavité cranienne. Les hémisphères droit et gauche pèsent le même poids, 645 grammes. Le cervelet et le bulbe pèsent ensemble 180 grammes. Pas d'adhérences des méninges à la paroi osseuse et au cortex. Les méninges sont opalescentes au niveau des lobes frontaux et des régions motrices. Sur les coupes vertico-transversales, aucune lésion localisée. Pas d'athérome des artères de la base. Pas de granulations sur la paroi du quatrième ventricule.

Examen histologique. — L'examen a porté sur les circonvolutions frontales et pariétales ascendantes droites et gauches, le cervelet et le bulbe. Les méthodes employées sont celles de Nissl, de Weigert-Pal, de Weigert pour la névroglie, de Van Gieson, la coloration au picro-carmin et à l'hématoxyline de Delafield.

Méninges. — Les méninges molles sont considérablement épaissies. Elles atteignent par places jusqu'à quatre millimètres d'épaisseur. On trouve à leur intérieur des traces d'hémorragie ancienne. L'inflammation domine surtout au niveau des sillons ; de nombreux amas de cellules embryonnaires se rencontrent au milieu du tissu et souvent à l'état isolé.

Pas de cellules géantes. Au niveau des épaississements méningés, il existe
une néoformation vasculaire. Les vaisseaux ont des parois bien formées;
ils contractent entre eux de nombreuses anastomoses. En certains points,
les méninges sont intimement soudées au cortex, adhérences que l'examen
macroscopique ne permettait pas de voir.

Cerveau. — Les cellules pyramidales sont presque toutes pigmentées;
quelques-unes paraissent atrophiées. Les granulations chromophiles dans
les régions non envahies par le pigment sont encore bien visibles. Les
noyaux sont pour la plupart excentriques. Les nucléoles sont bien colorés.
Dans tout le cortex, on trouve une infinité de cellules rondes fortement
colorées, disposées souvent en amas, s'accolant parfois aux corps des cellules pyramidales; elles ne prédominent pas autour des vaisseaux. Ces
cellules paraissent être des lymphocytes; par la méthode de Weigert pour
la névroglie, on voit nettement qu'elles ne contractent aucun rapport avec
les fibrilles névrogliques.

Dans toute la couche moléculaire, il existe une sclérose névroglique
intense. La bordure névroglique du cortex est considérablement épaissie
et de cette bordure descendent dans la couche moléculaire un très grand
nombre de fibrilles; on ne rencontre pas ici de grosses cellules en arai-
gnée comme dans le cerveau des paralytiques généraux, mais une augmentation considérable des fibrilles névrogliques.

Pas de lésions des fibres radiaires qui paraissent aussi nombreuses que
normalement. Les fibres tangentielles et sous-corticales sont diminuées de
nombre par places.

Cervelet. — On n'observe aucune lésion soit des méninges, soit du tissu
nerveux.

Bulbe. — Pas de lésions des faisceaux pyramidaux et des cellules des
noyaux des nerfs. Le tissu névroglique paraît plus épais que normalement.
Pas de lésion de l'épithélium du plancher du quatrième ventricule. Nombreux corps amyloïdes disséminés dans toutes les coupes.

Comment interpréter les lésions de méningite chronique que
nous avons rencontrées chez notre sujet? Les caractères histologiques que revêtent les épaississements méningés montrent que
l'on est en présence d'une lésion dans laquelle les phénomènes
inflammatoires sont réduits au minimum; c'est une lésion qui est
le reliquat d'un processus inflammatoire ancien comme en témoignent la néoformation vasculaire et les quelques amas de cellules
embryonnaires qu'on rencontre encore au milieu du tissu
méningé; c'est une lésion arrêtée dans son évolution. Ces considérations montrent que les lésions cortico-méningées n'ont aucun
rapport avec la tuberculose, qui ne survint d'ailleurs chez notre
sujet que dans les derniers mois de la vie, et nous engagent à
admettre que notre malade fut atteint dès le début de son affection mentale d'une inflammation méningée qui guérit, mais qui

laissa après elle des lésions de voisinage irréparables telles que les lésions du cortex que nous avons décrites plus haut.

Les auteurs qui font de la démence précoce une affection exclusive des éléments neuro-épithéliaux font remarquer que jamais on ne rencontre de lymphocytose du liquide céphalo-rachidien au cours de la maladie et que cette constatation « permet de supposer que les méninges restent indemnes » (Deny et Roy) (1). L'interprétation des lésions que nous donnons plus haut explique cette absence de lymphocytose. La démence qui survient chez les jeunes gens, quand elle est le résultat d'une méningite chronique, est l'aboutissant, la période terminale d'une maladie ; le diagnostic de la démence précoce ne peut, en effet, se poser qu'après avoir observé les malades pendant de longs mois, quand il est permis de supposer que l'affection mentale présente une marche chronique. Les phénomènes inflammatoires sont alors réduits à leur minimum ou ont disparu, et il n'y a rien d'étonnant que l'on ne constate aucune réaction méningée. Il en serait peut-être autrement si l'on examinait le liquide céphalo-rachidien de sujets atteints de confusion mentale aiguë, au moment où le diagnostic de démence précoce est impossible (Régis) (2). Les observations de MM. Dufour et Brelet (3), Mosny (4), montrent qu'on peut rencontrer une lymphocytose très abondante chez de tels malades. MM. Ballet et Rose (5), viennent enfin d'observer un sujet qui présenta le syndrome de la confusion mentale, et à l'autopsie duquel ils trouvèrent une méningite scléro-gommeuse du lobe frontal droit. Ces faits confirment l'opinion que nous soutenions plus haut. Si, chez de tels malades, la guérison avec intégrité complète de l'intelligence survient, c'est que les lésions méningées n'ont pas été suffisamment prononcées ou n'ont pas eu une durée assez longue pour altérer d'une façon irrémédiable les cellules pyramidales. Si au contraire le cortex a été altéré, ce qui détermine des troubles mentaux chroniques, on désigne l'affection du nom de démence précoce.

<hr>

(1) Deny et Roy. La démence précoce, Baillière éd., 1903, p. 89.

(2) Régis. Note à propos de la démence précoce. Rev. de Psych., avril 1904, p. 150.

(3) Dufour et Brelet. Confusion mentale primitive avec réaction méningée, Soc. méd. des Hôp., 3 février 1905.

(4) Mosny. Soc. méd. des Hôp., 3 février 1905.

(5) Ballet et Rose. Méningite scléro-gommeuse du lobe frontal droit. Syndrome de confusion mentale. Soc. de neurologie, 2 février 1905.

D'après les différents examens histologiques que nous avons relevés dans nos recherches bibliographiques, il résulte que dans la démence précoce, on a rencontré parfois des lésions chroniques de tous les tissus du cortex ou des lésions des méninges avec retentissement sur le cortex, comme dans notre cas (Hecker, Kahlbaum (1), Lubouchine) (2) ; dans d'autres des altérations exclusives des cellules pyramidales et quelquefois de la névroglie (Klippel et Lhermitte (3), Leroy et Laignel-Lavastine) (4). L'un de nous (5) a également observé, dans deux cas de démence précoce, des lésions portant uniquement sur les cellules pyramidales. On peut, avec les quelques documents publiés sur cette question, dire qu'actuellement le syndrôme démence précoce peut relever de deux ordres de lésions bien distinctes :

1° De lésions portant sur les méninges et sur les différents tissus du cortex ;

2° De lésions exclusives des cellules pyramidales.

En présence de ces deux ordres de faits, il n'y a plus lieu de s'étonner que certains auteurs font de la démence précoce, une maladie constitutionnelle, d'autres une maladie accidentelle. Toute affection cortico-méningée chronique, d'origine inflammatoire ou toxique, survenant chez des jeunes sujets, peut déterminer le syndrôme démence précoce ; l'affection dans ce cas est accidentelle. Dans d'autres cas, la démence précoce survient chez des jeunes sujets débiles, ou ayant des tares héréditaires chargées. Chez ces derniers, les cellules psychiques, adultérées pendant la vie intra-utérine, ou dans les premières années de la vie, se sont mal développées, et ces éléments chétifs succombent rapidement dans la suite, à l'occasion soit d'un surmenage intellectuel ou physique, soit de la puberté ou encore des troubles puerpéraux, causes que l'on rencontre si fréquemment dans l'étiologie de la démence précoce. Dans ces derniers cas, la démence précoce est une psychose constitutionnelle.

(1) Hecker, Kahlbaum. Cité par Deny et Roy, loc. cit., p. 89.

(2) Lubouchine. Modifications anatomo-pathologiques de l'écorce cérébrale dans deux cas de démence précoce. Journ. de neuropathologie et de psychiatrie du nom. SS. Korsakoff, 1902, liv. 1-2, p. 61-72.

(3) Klippel et Lhermitte. Démence précoce. Anatomie pathologique et pathogénie. Revue de Psych., février 1904, p. 45.

(4) Leroy et Laignel-Lavastine. Un cas de démence précoce avec autopsie. Congrès de Pau 1904.

(5) L. Marchand. Lésions des neurofibrilles dans quelques maladies mentales. Soc. de Biol., 22 octobre 1904.

PARALYSIE GÉNÉRALE ET PACHYMÉNINGITE GOMMEUSE [1]

EN COLLABORATION AVEC LE Dr L. MARCHAND

Il est admis que les lésions syphilitiques du système nerveux sont rares chez les paralysés généraux. Les adversaires de la spécifité de la paralysie générale font même ressortir cet argument en faveur de leur thèse. S'il existe des observations dans lesquelles des lésions syphilitiques sont surajoutées à celle de la paralysie générale, on les cite comme des exceptions. Tantôt ce sont les méninges molles qui sont le siège de gommes, cas de Raymond (2), de Tissot (3) ; tantôt c'est dans la substance cérébrale même que l'on rencontre une ou plusieurs gommes, cas de Siemens (4), de Lebedoff (5) ; dans d'autres la lésion spécifique est localisée dans la moelle, cas de Mouratoff (6) ; d'autres fois, et ce sont les cas les plus nombreux, le système vasculaire du cerveau et principalement les artères de la base sont atteints d'entartérite spécifique, cas de Raymond (7), de Schulz (8). Dans l'observation que nous relatons aujourd'hui, la lésion spécifique est localisée au niveau de la dure-mère sous forme de pachyménin-

---

(1) Annales médico-psychologiques, 1905, t. 1, p. 105.
(2) Raymond, Archives de neurologie, 1894, vol. 27, p. 1 et 42.
(3) Tissot, Paralysie générale et syphilis cérébrale. Société médico-psychologique, 21 février 1904.
(4) P. Siemens, Syphilis et paralysie générale. Neurol. Centralb., 1887.
(5) E. Lebedoff, Syphilis et paralysie générale, Saint-Pétersbourg, 1903.
(6) Mouratoff, Syphilis et paralysie générale. Société de neurologie et de psychiatrie de Moscou, 17 février 1901.
(7) Raymond, loc. cit.
(8) R. Schultz, Démence paralytique ; altération syphilitique des vaisseaux de l'encéphale. Neuro-Centralb., 1803.

gito gommeuse et nous présentons à la Société la pièce macroscopique et les coupes qui ont été prélevées en divers points de l'encéphale et de la dure-mère de notre sujet.

R..., âgé de 40 ans, entre à l'asile de Blois en 1904.

Antécédents héréditaires. — Père et mère bien portants ; parmi les grands-parents, la grand'mère maternelle était très nerveuse ; elle serait morte à 80 ans sans présenter de troubles mentaux. R... a un frère plus jeune que lui, bien portant.

Antécédents personnels. — R... a été nourri au sein et n'a jamais eu de maladies graves pendant sa jeunesse. A l'âge de 21 ans, pendant son service militaire, il contracte la syphilis et fut soigné au Val-de-Grâce. R... s'est marié à l'âge de 20 ans. Il eut, après 14 mois de mariage, un enfant actuellement âgé de 10 ans et paraissant bien constitué. Trois ans après son mariage, sa femme présenta des accidents syphilitiques. Elle eut cependant, un an après, une fille âgée actuellement de 4 ans et demi, qui paraît bien portante. Enfin, en 1901, huit ans après son mariage, sa femme accoucha à terme d'un enfant mort-né.

D'abord employé comme garçon de magasin pendant plusieurs années, R... quitta son emploi et entra en 1899 comme garçon de bureau dans une maison de déménagement.

Le début de la maladie semble remonter à cette époque, d'ordinaire très sobre, R... contracta alors des habitudes alcooliques ; de bon et affectueux il devint emporté et très surexcité. Il fut obligé de quitter son nouvel emploi au bout de 9 mois. Dans la suite R.. ne s'adonna plus à la boisson et s'occupa à des travaux des champs. En octobre 1903, il accomplit une période de 13 jours et c'est à son retour que son entourage remarqua pour la première fois de légers troubles dans la parole. En même temps, la mémoire pour les faits surtout récents devint de plus en plus confuse. Malgré ces troubles R... continua à travailler ; il ne présentait d'ailleurs aucune idée délirante. Trois mois avant son entrée à l'asile, il fut soumis à un traitement spécifique (iodure de potassium et sirop de Gibert). Dans ces derniers temps il avait souvent des alternatives d'excitation et de dépression ; pendant ses périodes de dépression, il se renfermait dans un mutisme absolu. Pour le distraire la famille l'amena chez des parents à Blois ; il accepta volontiers ce déplacement et en parut satisfait. La veille de son arrivée à l'asile, sans aucune raison apparente, le malade eut une crise de colère. L'avant-veille le malade avait reçu pour la première fois une injection d'huile grise. Dans sa crise, il se livrait à des violences sur les siens, criait, vociféra..., menaçait de mort sa femme, sa mère et son beau-frère ; son internement fut décidé immédiatement. Huit personnes arrivaient difficilement à le maintenir.

A son entrée à l'asile, R... est dans un état d'agitation extrême, ce qui rend son examen particulièrement difficile ; la température du corps est de 39º. On constate chez lui en même temps que les signes habituels de la paralysie générale, les symptômes d'un délire aigu.

Le corps présente des contusions multiples ; l'embonpoint est normal, pas de cicatrices spécifiques, pas d'éruptions. Le faciès est congestionné. Les conjonctives sont injectées ; une salive abondante s'écoule de la bouche ; les gencives et les bords de la langue sont rouge vif. La langue est saburrale ; l'haleine est fétide.

L'auscultation du cœur et des poumons est rendue difficile par l'agitation du malade. On ne constate rien de particulier dans ces derniers organes. Le pouls est rapide (110 pulsations à la minute). Le malade est gâteux et on ne peut pas recueillir d'urine pour en faire l'examen.

La sensation tactile paraît conservée par tout le corps, la sensibilité à la douleur est obtuse.

Les pupilles sont inégales, la droite est plus grande que la gauche. Les réflexes lumineux paraissent conservés des deux côtés. L'équilibre et la marche sont normaux. Pas de paralysie. Tremblement à grosses oscillations des extrémités. Tremblement fibrillaire de la langue. Les réflexes patellaires sont très exagérés. La parole est pâteuse et très embarrassée, parfois incompréhensible ; il nous a été impossible de faire lire et écrire le malade.

Au point de vue mental, l'incohérence est complète ; le malade tour à tour crie, menace et frappe. Il n'a aucune conscience de sa situation. Quand on lui demande son âge, il répond d'abord 80 ans, puis 100 ans et enfin 30 ans. Il donne son nom quand on le lui demande ; il avoue qu'il a eu la syphilis, mais ne peut préciser la date à laquelle il l'a contractée. Les hallucinations de la vue et de l'ouïe paraissent vives. Les paroles qu'il prononce spontanément sont incompréhensibles. Le malade est soumis au traitement par les bains tièdes d'une durée de 2 heures ; un calme momentané est obtenu ; le régime lacté est difficilement suivi, le malade rejette la nourriture.

Le même état subsiste le lendemain. La température oscille entre 39 et 40°. Sueurs abondantes par tout le corps. Le surlendemain, le pouls est rapide et fuyant. Des soubresauts tendineux apparaissent dans les muscles. Des phénomènes adynamiques de la dyspnée surviennent. L'amaigrissement est rapide. Les mêmes symptômes persistent les jours suivants et le malade meurt le 13 avril, c'est-à-dire cinq jours après son internement.

AUTOPSIE. — L'autopsie est faite 24 heures après la mort.

La calotte crânienne se détache difficilement de la dure-mère sous-jacente. Il faut employer le scalpel pour détacher les adhérences nombreuses qui réunissent les méninges au périoste.

La dure-mère est violacée et présente dans toute la longueur du sinus longitudinal supérieur de petites bosselures d'aspect grisâtre, il n'existe à sa surface aucune trace de pus.

Adhérences, entre la dure-mère et la pie-mère au-dessus de la faux du cerveau, que l'on résoud difficilement. Toute la région comprise autour du sinus longitudinal est épaissie ; elle mesure par places plus de 2 centimètres d'épaisseur. Sur une coupe transversale du sinus on remarque un tissu lardacé entourant le sinus qui est gorgé de sang. De petites hémorragies sont disséminées dans le tissu de nouvelle formation.

Le cerveau est enlevé facilement de la base crânienne. Au moment de son extraction il s'échappe une grande quantité de liquide céphalo-rachidien. L'hémisphère droit pèse 622 gr., le gauche 632 gr., le cervelet 132 grammes.

Les méninges molles sont très congestionnées et ont un aspect gélatineux. Elles se détachent difficilement du cortex ; par places, et surtout au niveau des lobes frontaux et du bord supérieur des hémisphères, il est impossible de les enlever sans entraîner avec elles des parties de substance cérébrale. Pas d'athérôme des artères de la base.

Pas de lésions circonscrites sur les coupes transversales du cerveau. On remarque la teinte hortensia de la substance grise, un pointillé hémorragique disséminé dans toute la masse cérébrale. Les ventricules latéraux restent béants. Granulations épendymaires sur le plancher du quatrième ventricule.

Examen micrographique. — 1º *Cerveau.* — Les diverses régions examinées sont les pariétales et les frontales ascendantes gauches et droites à leur partie moyenne. Nous avons employé comme méthode d'examen, la méthode de Nissl, de Weigert-Pal, de Weigert pour la névroglie ; la méthode de Van Gieson, la coloration par le picro-carmin et l'hématoxyline de Delafield.

On observe dans les méninges et le cerveau les lésions habituelles de la paralysie générale ; épaississement de la pie-mère et de l'arachnoïde qui sont bourrées de cellules embryonnaires ; congestion et périvascularite des vaisseaux méningés situés au fond des sillons. Prolifération névroglique dans toute la couche moléculaire. Les vaisseaux du cortex sont entourés de nombreuses cellules embryonnaires. Les petites cellules pyramidales sont en état de chromatolyse et les espaces péri-cellulaires contiennent de nombreux lymphocytes et noyaux névrogliques. Les fibres tangentielles sont par places complètement détruites et réduites à un fin réseau dans les autres régions.

2º *Cervelet.* — Les méninges molles sont le siège d'une inflammation subaiguë. Les lésions des cellules de Purkinje sont légères. Quelques vaisseaux de la substance blanche sont atteints de périvascularite.

3º *Bulbe.* — Au niveau du sillon antérieur les méninges molles sont épaissies et contiennent de nombreuses cellules embryonnaires. Pas de lésion des pyramides. Le noyau de l'hypoglosse renferme de nombreuses cellules pigmentées.

4º *Dure-mère.* — Sur des coupes faites perpendiculairement à l'axe du sinus longitudinal supérieur, on observe les lésions suivantes : de chaque côté du sinus et sur la faux du cerveau on voit un épaississement de la dure-mère dont le maximum est au niveau du sinus. Ce dernier, complètement perméable, est atteint de périphlébite. L'épaississement dure-mérien est dû à un grand nombre de petites gommes pour la plupart confluentes. Il s'agit plutôt d'un tissu gommeux que de gommes isolées. Les vaisseaux sont le siège de périvascularite et quelques-uns sont obturés par des noyaux d'endartérite. Le tissu de nouvelle formation ne contient pas de cellules géantes. La recherche des bacilles tuberculeux est restée négative. On ne trouve aucune trace de granulation de Pacchioni dans le tissu gommeux.

Cette observation est intéressante, à plusieurs points de vue.

D'abord, la pachyméningite gommeuse chez les paralytiques est rare et d'après nos recherches bibliographiques, sa localisation dans le voisinage immédiat du sinus longitudinal supérieur n'a pas encore été constatée. Au point de vue clinique aucun symptôme particulier ne laissait prévoir une telle lésion qui fut une trouvaille d'autopsie.

Notre malade était depuis quelques mois soumis à un traitement mercuriel intensif. Notre observation devient alors particulièrement intéressante, car on peut en déduire que le traitement n'a pu enrayer, non seulement la marche de la paralysie générale, mais même celle des lésions gommeuses.

Nous insisterons enfin sur le délire aigu terminal que présenta notre malade. Celui-ci débuta deux jours après que le malade eût reçu une injection d'huile grise, qui fut faite par son médecin particulier, et qui détermina une stomatite mercurielle intense. Faut-il voir là une simple coïncidence ou au contraire une relation de cause à effet, nous n'oserions nous prononcer, mais nous signalons simplement le fait.

Le délire aigu est un syndrôme dont l'origine toxi-infectieuse ne fait aucun doute et il est possible que l'intoxication mercurielle ne soit pas étrangère à l'apparition des symptômes graves du délire aigu.

PARALYSIE GÉNÉRALE TARDIVE
MÉNINGITE SCLÉRO-GOMMEUSE DU LOBULE
PARACENTRAL DROIT [1]

En collaboration avec MM. L. MARCHAND et OLIVIER

La paralysie générale tardive est encore peu connue surtout au point de vue des lésions anatomiques démontrées par l'examen histologique. A part plusieurs cas publiés par MM. Toulouse et Marchand (2) et nous-même (3), nous n'en connaissons pas d'autres dans la littérature médicale. Nous avons déjà montré pour quelle raison cette forme tardive de paralysie générale était rare et combien il était quelquefois difficile de la différencier cliniquement de l'athéromasie cérébrale, l'examen histologique étant seul capable dans certains cas de lever tous les doutes.

Le cas suivant est intéressant à plusieurs points de vue. Cliniquement, notre malade présentait bien les symptômes classiques de la paralysie générale et, si l'âge avancé du sujet pouvait laisser subsister quelque incertitude, l'examen histologique est venu affirmer le diagnostic de méningo-encéphalite diffuse subaiguë.

(1) Congrès de médecine mentale de Rennes, 1905, p. 166.
(2) Toulouse et L. Marchand. Paralysie générale sénile. (Soc. méd. psych., juillet 1903).
(3) Doutrebente et L. Marchand. Paralysie générale sénile et athéromasie cérébrale. (Soc. Méd. psych., juin 1903) et L. Marchand. Paralysie générale sénile et athéromasie cérébrale. (Soc. Méd. psych., juin 1903).

OBSERVATION

SOMMAIRE. — Pas d'hérédité ; syphilis à 40 ans ; début de la paralysie générale à 63 ans. Mort à 64 ans. Autopsie : lésions classiques de la paralysie générale ; méningite scléro-gommeuse du lobule paracentral droit.

B... âgé de 64 ans, clerc de notaire, entre à l'asile de Blois le 12 juillet 1904.

Antécédents familiaux. — Son père et sa mère sont morts à un âge avancé. Deux frères vivants et bien portants.

Antécédents personnels. — Pas de maladies graves pendant le jeune âge. Bronchite à l'âge de 18 ans. Syphilis à l'âge de 40 ans. Cette dernière se manifesta par un chancre de la verge, ce l'adénopathie de l'aine, par des maux de gorge et des plaques muqueuses de la bouche. B... suivit pendant quelques mois seulement un traitement mercuriel.

Dispensé de tout service militaire en raison de la petitesse de sa taille (1 m. 50) ; il se maria à l'âge de 23 ans et eut successivement quatre enfants, dont un succomba en bas-âge. Les trois qui survivent sont aujourd'hui âgés respectivement de 40, 37 et 27 ans et sont bien portants.

Ordonné et laborieux, B... prit néanmoins l'habitude de boire sous l'influence des nécessités professionnelles et du surmenage physique qui lui était imposé. Cependant, il cessa ses excès alcooliques plusieurs années avant le début de sa maladie mentale.

Les premiers troubles de l'intelligence apparurent à l'âge de 63 ans. Il faisait des erreurs inusitées de calcul, oubliait certaines commissions ou s'en acquittait mal. Peu à peu il en vint à perdre le souvenir d'actes accomplis ou de paroles prononcées quelques minutes auparavant. Il fut alors obligé de quitter son métier. B... libre désormais, se livra à des achats inconsidérés, commit des excentricités et manifesta des idées de richesse.

A son entrée à l'asile, B... est très calme ; c'est un homme de petite taille, dépourvu de stigmates de dégénérescence, au visage satisfait et aux allures pleines d'aisance. Il se laisse aborder avec la meilleure volonté du monde ; il peut dire son nom, la date et le lieu de sa naissance, sa profession, certains évènements de son enfance ; mais cherche en vain à retrouver l'époque à laquelle ils se sont produits ; il n'arrive qu'à nous donner des chiffres inexacts. Mais sa mémoire est plus altérée encore pour les faits de date récente. Il ne peut dire depuis combien de temps il ne travaille plus, il ne sait ni le quantième, ni l'année. Il ne sait pas depuis combien de temps il est enfermé et ne s'en montre pas surpris ou affecté. Pas d'hallucinations. Les sentiments affectifs sont affaiblis ; il ne se préoccupe que très médiocrement de sa femme et de ses enfants.

Volubilité ; B... parle sans cesse de ses héritages merveilleux, de sa fortune immense, de ses projets inouïs, de constructions et de voyages. Il a des châteaux, des parcs féériques, de nombreuses maîtresses. Il a des qualités vraiment exceptionnelles : pêcheur à la ligne de premier ordre, musicien consommé ; sa force physique est considérable et il se regarde comme un marcheur infatigable. Il vivra, dit-il, un siècle, sans jamais être exposé à aucune maladie.

B... a le teint et les sclérotiques légèrement subictériques. Il prétend souffrir en outre de la tête, de l'estomac, des reins, des jambes, des genoux depuis 20 ans. Cela ne l'empêche pas de faire parade de son excellente santé. Son appétit, à l'en croire, est très grand et toutes ses fonctions s'accomplissent à souhait.

Rien au cœur, aux poumons, du côté de l'appareil digestif et urinaire.

B... affirme que ses nuits sont bonnes et qu'il n'est pas sujet aux cauchemars ou aux rêves. Il reconnaît toutefois ses excès alcooliques antérieurs et ne fait aucune difficulté à avouer les circonstances dans lesquelles il fut jadis contaminé. On ne retrouve d'ailleurs plus chez lui de trace de l'infection syphilitique.

Sensibilité tactile et algésique normale.

Sens stéréognostique des attitudes segmentaire et musculaire conservé.

Les organes des sens n'offrent rien de particulier.

Pupille gauche, à contour un peu irrégulier et légèrement plus dilatée que la pupille droite.

Réflexe lumineux conservé mais plus rapide à gauche.

Réflexe accommodateur conservé des deux côtés, mais plus prononcé à gauche.

L'acuité visuelle semble normale, mais on peut constater des indices de cataractes naissantes à droite et à gauche.

Force musculaire conservée, tremblements légers des doigts, trémulation de la langue.

Pas de signe de Romberg. Légère instabilité quand le malade se tient à cloche-pied. Pas de troubles dans la marche.

Réflexes rotuliens et achilléens exagérés à droite.

Réflexes massétérins normaux. Pas de trépidation épileptoïde. Pas de réflexe idio-musculaire. Réflexe abdominal peu prononcé. Réflexe plantaire normal. Réflexes de Babinski nets des deux côtés.

Embarras de la parole peu marqué, appréciable surtout à la fin des phrases difficiles à prononcer ; parfois achoppements syllabiques, redoublement de syllabes.

Ecriture légèrement tremblée, avec des omissions de lettres ou de syllabes.

Le même état persiste les mois suivants. Les réflexes patellaires deviennent très exagérés des deux côtés, une certaine instabilité apparaît dans la marche. La mémoire est plus troublée. Idées de richesse et de grandeurs. B... dispose d'automobiles magnifiques, de maisons fastueuses, de châteaux, de milliards, etc. Il fera sa femme, reine, baronne, comtesse. Il est pape, président de la république, voyageur de commerce. Il ajoute en même temps qu'il a été clerc de notaire pendant 40 ans.

Le 20 décembre 1904, l'affaiblissement physique et intellectuel a fait de rapides progrès. Le malade s'est amaigri. Il marche assez difficilement. Insomnie nocturne, appétit ordinaire. Gâtisme. Hyperesthésie tactile. Inégalité pupillaire au profit de la gauche. Réflexes lumineux et accommodateur paresseux.

Les réflexes patellaires sont exagérés, surtout à droite. Réflexe de Babinski des deux côtés. Réflexe abdominal net. Pas de réflexe idio-musculaire. Tremblements des mains et de la langue.

Embarras prononcé de la parole. Accrocs nombreux, parfois bredouillement. Suppression, interversion, redoublement de syllabes.

19 janvier 1905. — Agitation nocturne intermittente. Appétit diminué. Amaigrissement considérable.

L'embarras de la parole est très marqué et il est très difficile de comprendre les paroles que B... prononce.

Décès le 2 février 1905.

AUTOPSIE. — L'autopsie est faite 24 heures après la mort.

Rien de particulier à l'ouverture du crâne. Une grande quantité de liquide céphalo-rachidien s'échappe au moment où on incise la dure-mère. Le cerveau s'enlève facilement de la boite crânienne.

Pas d'athérôme des artères de la base.

L'hémisphère droit pèse 500 grammes ; le gauche est du même poids ; le cervelet et le bulbe pèsent ensemble 170 grammes.

Les méninges molles sont uniformément blanchâtres. Au niveau du lobule paracentral droit, les méninges molles présentent un épaississement jaunâtre d'aspect gélatineux. Pas de lésions localisées sur les coupes transversales des hémisphères. Sous l'épaississement méningé décrit ci-dessus, le cortex ne présente aucune lésion macroscopique. Adhérences des méninges au cortex peu profondes. Les ventricules latéraux sont très augmentés de volume ; pas de granulations sur le plancher du quatrième ventricule.

Examen histologique. — L'examen a porté sur les circonvolutions frontale et pariétale ascendante gauche, sur la frontale droite, sur les lobules paracentraux droit et gauche. Les méthodes employées sont celles de Nissl, de Weigert-Pal, de Weigert pour la névroglie, de Van Gieson, celles au picro-carmin et à l'hématoxyline de Delafield.

On observe dans tout le cortex les lésions ordinaires de la paralysie générale : infiltration des méninges par un grand nombre de cellules embryonnaires, surtout au fond des sillons ; disparition presque totale des fibres tangentielles et de la strie de Baillarger par places ; périartérite des petits vaisseaux corticaux ; atrophie d'un grand nombre de cellules pyramidales ; infiltration de tout le cortex et des espaces péricellulaires par de nombreuses cellules embryonnaires.

Au niveau du lobule paracentral droit on observe des lésions caractéristiques de méningite scléro-gommeuse. Les méninges molles atteignent une épaisseur de quatre millimètres. Elles sont formées d'un tissu comprenant une infinité de vaisseaux s'entrecroisant en tous sens et atteint de périartérite et d'endartérite.

La partie de la pie-mère en contact avec le cortex est bourrée de noyaux embryonnaires. Pas de cellules géantes. La recherche des bacilles tuberculeux est restée négative. Toute la zone corticale sous-jacente à la plaque de méningite est envahie par un tissu névroglique dense, bien mis en évidence par la méthode de Weigert pour la névroglie.

De notre observation nous relèverons les particularités suivantes :

1° L'évolution rapide de la maladie qui n'a duré qu'un an et demi.

2° L'absence d'athérôme sur les artères cérébrales de notre sujet. L'athéromasie est fréquemment associée à la paralysie générale et surtout à la paralysie générale tardive. Le fait de n'avoir pas rencontré de lésions athéromateuses cérébrales chez un malade âgé qui, au point de vue du diagnostic différentiel, pouvait être considéré comme atteint d'athéromasie cérébrale, est important à relever.

3° Le rapport entre l'âge tardif auquel fut contractée la syphilis (40 ans), et l'âge tardif auquel est apparue la paralysie générale.

4° La *concomittance* de lésions syphilitiques et des lésions de la paralysie générale. Les lésions spécifiques ont revêtu dans notre cas la forme de méningite scléro-gommeuse. Au point de vue histologique, il est intéressant de constater que l'on peut passer insensiblement des lésions syphilitiques en évolution aux lésions de la paralysie générale. Il n'y a entre elles, dans notre cas, qu'une différence d'intensité dans le processus inflammatoire.

Nous voulons bien admettre avec M. Régis que la paralysie générale tardive est moins rare qu'on ne le pense, mais nous persistons à penser que les cas analogues sont rares *uniquement* parce que nous avons fait l'autopsie avec un examen histologique précis et très détaillé et que les membres du Congrès ont pu voir et examiner à loisir les nombreuses coupes que nous avons présentées. N'ayant point trouvé dans nos recherches bibliographiques un cas de paralysie générale confirmée et démontrée par l'autopsie et l'examen histologique, nous en avons conclu à la rareté de faits analogues relatés et présentés dans les mêmes conditions.

IDIOTIE PAR MÉNINGITE CHRONIQUE

CHEZ UN DÉGÉNÉRÉ HÉRÉDITAIRE [1]

En collaboration avec le Dr L. MARCHAND

Il suffit qu'un aliéné ait parmi ses ascendants un aliéné pour qu'on considère sa maladie comme héréditaire et on est encore plus porté à prononcer le mot d'affection héréditaire quand la maladie rentre dans le groupe des syndrômes que Morel groupa le premier sous le nom de folie héréditaire.

L'hérédité joue un rôle considérable dans l'étiologie des maladies mentales, mais on l'accepte parfois trop facilement et exclusivement. On ne tient pas assez compte des altérations cérébrales acquises, après la naissance, alors qu'elles jouent elles aussi un rôle important dans l'étiologie des troubles mentaux. On peut se demander même si l'hérédité dans les maladies mentales ne doit pas être comparée à l'hérédité dans la tuberculose. De même que, dans la plupart des cas, les enfants de tuberculeux naissent tuberculisables et non tuberculeux, de même les enfants d'aliénés naissent prédisposés aux maladies mentales et ne deviennent pas fatalement aliénés. Les maladies cérébrales de nature toxi-infectieuse qui surviennent après la naissance ont aussi un rôle étiologique des plus importants.

Dans l'observation suivante, l'affection mentale a été déterminée bien plus par les lésions acquises que par les tares constitutionnelles, le père de notre sujet ayant été aliéné. Voici les

---

[1] Congrès de médecine mentale de ... nes 1905, p. 171.

27

pièces anatomiques, les coupes histologiques et les photographies du cerveau de notre sujet.

OBSERVATION

Père aliéné ; grand'mère paternelle faible d'esprit. Deux frères faibles d'esprit. Développement physique et intellectuel défectueux. Troubles cérébraux à 6 ans. Idiotie. Autopsie : Méningite chronique.

L... âgé de 10 ans, entre à l'asile de Blois le 19 octobre 1896.

Antécédents héréditaires. — Père alcoolique, a été interné à la suite d'un accès de délire alcoolique au cours duquel il a voulu tuer sa femme.

Grand-père paternel, travailleur, pas ivrogne, mort très vieux.

Grand'mère paternelle méchante, violente, faible d'esprit, morte âgée.

Mère bien portante, pas nerveuse.

L... a deux frères : Un frère aîné âgé de 13 ans. qui est inintelligent et n'apprend rien à l'école. Ce frère, d'après les renseignements que nous avons eus plus tard, peut gagner sa vie et est bien portant. Le second est un frère jumeau de L..., il est faible d'esprit, n'a marché qu'à 31 mois, il a eu des convulsions à deux reprises, à 11 mois et à 2 ans. D'après les renseignements recueillis quelques années plus tard, ce frère est mort tuberculeux à l'âge de 15 ans ; il avait pu apprendre à lire.

Antécédents personnels. — Le père de L... faisait des excès de boisson au moment de la conception ; la grossesse de la mère a été normale. Hydrocèle à la naissance.

L... n'a commencé à se tenir sur ses jambes qu'à 31 mois et n'a marché qu'à l'âge de 3 ans et demi. Coqueluche à 4 ans. A l'âge de 6 ans, troubles cérébraux ; le médecin traitant aurait prononcé le mot de méningite. Pneumonie à 8 ans. L'intelligence est restée rudimentaire. Les sentiments moraux sont à peine ébauchés ; L... frappe son frère et sa mère.

A son entrée à l'asile, L... est calme, et ne se rend pas compte de son internement.

Asymétrie cranio-faciale très prononcée, acrocéphalie, tête en pain de sucre. Tics multiples. Voûte palatine ogivale. Parole mal développée. Onomatomanie. L... répète à chaque instant les mêmes mots : « T'es des puces ». Il ne donne aucune réponse sérieuse aux questions qu'on lui pose. Mauvais instincts. Tendances érotiques. L... sort à chaque instant ses organes génitaux. Il est méchant et frappe les autres malades sans motif. Gâtisme intermittent.

L... ne présente aucune paralysie ; les réflexes patellaires sont normaux ; la faiblesse d'esprit du sujet rend impossible l'examen de la sensibilité générale et des sensibilités spéciales. Il paraît entendre également des deux côtés ; pas de troubles oculaires.

Cet état ne présente aucun changement dans les années suivantes ; le malade meurt le 15 janvier 1905, de tuberculose pulmonaire dont les symptômes étaient apparus quelques mois auparavant.

L'autopsie est faite 24 heures après la mort. Les os du crâne sont très épais. Pas d'adhérences entre la dure-mère et le crâne. Le cerveau s'enlève facilement de la boîte crânienne. Pas d'adhérences des artères de la base.

Les lobes frontaux sont peu développés ; ceux-ci ne font aucune proémi-
nence, ce qui donne au cerveau une forme particulière. Les circonvolutions
paraissent normales à première vue. Les méninges molles sont très épaissies et ont un aspect lactescent. Au niveau du bord supérieur des hémisphères, à leur face interne et externe, sur une étendue allant du milieu de
la circonvolution frontale interne à la partie postérieure du lobule paracentral, les méninges sont si épaissies qu'elles ont un aspect couenneux.
Ces plaques de méningite ancienne sont symétriques. La décortication à
leur niveau est assez facile.

Au niveau de la convexité des hémisphères, il existe quelques happements des méninges molles au cortex.

L'hémisphère droit pèse 580 grammes, le gauche est du même poids. Le
cervelet et le bulbe pèsent ensemble 160 grammes.

Examen histologique. — Les régions que nous avons examinées sont la
frontale ascendante droite, la frontale ascendante gauche, le lobule paracentral gauche.

Nous avons employé les méthodes de coloration de Nissl, de Weigert-
Pal, de Van Gieson.

Les méninges molles atteignent par places plusieurs millimètres d'épaisseur, comme on peut s'en rendre compte en examinant les coupes à l'œil
nu. Toute trace d'inflammation a disparu dans ces épaississements méningés, qui sont surtout formés de fibres conjonctives. En certains endroits on
retrouve des traces d'hémorragies anciennes et une néoformation vasculaire telle que sur les coupes on trouve un grand nombre de vaisseaux à
parois minces, les uns coupés suivant leur longueur, d'autres transversa-
lement.

Les cellules nerveuses sont diminuées de nombre par places. Sur la
même coupe, on passe par une transition insensible d'une région riche en
cellules à une région pauvre en éléments nobles. Les cellules sont petites,
bien colorées ; pas de cellules géantes, même au niveau du lobule paracentral. Les fibres tangentielles sont diminuées de nombre et, comme pour les
cellules nerveuses, cette diminution est surtout accentuée en certaines
régions.

Dans toute la couche moléculaire, sous les épanchements méningés, il
existe une prolifération névroglique.

DEUX CAS DE DÉMENCE PRÉCOCE

AVEC AUTOPSIE ET EXAMEN HISTOLOGIQUE [1]

En collaboration avec le Dr L. MARCHAND

Il peut survenir rapidement chez de jeunes sujets un affaiblissement intellectuel qui forme parfois le principal symptôme de la maladie mentale, et est souvent précédé par une période de délire ou de confusion mentale. On a donné à ce syndrôme le nom de démence précoce.

D'après les discussions qui eurent lieu au congrès de Pau, il semble que la plupart des aliénistes admettent ce syndrôme et en précisent la désignation par le même terme : démence précoce à forme hébéphrénique. Nous avons dès le début de cette communication précisé ce point, car si la démence précoce a aujourd'hui droit de cité en aliénation mentale, la forme hébéphrénique est la seule sur laquelle les auteurs paraissent d'accord. Les deux observations suivantes se rapportent à cette forme de démence précoce et les examens nécropsiques qui les accompagnent ajoutent à leur intérêt.

OBSERVATION I.

Ch..., cultivateur, âgé de 25 ans, entré à l'asile de Blois le 26 juillet 1878.

Antécédents héréditaires. — On ne relève aucune tare névropathique dans la famille. Son père est mort d'une affection hépatique à l'âge de 50 ans. Sa mère est morte à l'âge de 63 ans pendant l'internement du malade ; elle venait d'être opérée pour une tumeur abdominale. Deux oncles paternels sont encore vivants et bien portants.

(1) Société Médico-psychologique, 30 octobre 1905. Voir Ann. Méd.-psych., 1906, t. 3, p. 103.

Antécédents personnels. — Aucune maladie dans le jeune âge ; le développement physique et intellectuel fut normal. Ch... était d'un caractère docile et aimant. Il reçut une certaine instruction et passait pour être intelligent ; il était travailleur, intéressé et avait une haute opinion de sa personnalité ; il se montrait hautain vis-à-vis de ses camarades. Il ne fit que 6 mois de service militaire grâce à un bon numéro. Pas de syphilis.

Les troubles mentaux ont débuté au mois de février 1878 ; depuis plusieurs mois, Ch... se plaignait de violents maux de tête. A la suite de contrariétés, provoquées par le mariage d'une jeune fille qu'il paraissait aimer, il devint triste, inquiet, refusant toute société. Les accès mélancoliques, d'abord intermittents, devinrent bientôt continus. Cet état s'aggrava et Ch... devint très irritable ; il menaça plusieurs fois sa mère qui cherchait à le distraire. Des idées délirantes polymorphes survinrent ; Ch... avait peur qu'on lui fît du mal ; il se croyait capable de diriger l'industrie et l'agriculture, d'être empereur. Ses violences vis-à-vis de ses proches déterminèrent son internement.

A son entrée à l'asile, Ch... est calme, mais prend une attitude mélancolique ; il répond à peine aux questions qu'on lui pose ; son langage est monotone, la voix est à peine perceptible. Il paraît indifférent à tout ; il sourit niaisement, parfois se fâche et crie sans motif ; d'autres fois, il parle seul et s'emporte contre des personnages imaginaires. Ses paroles sont incohérentes, n'ont aucun rapport avec les demandes ; il est impossible de tirer de lui aucun renseignement sur ses sensations, ses sentiments. Il croit avoir 30 ou 40 ans ; il ne peut rien préciser. On ne constate à cette époque aucun trouble somatique. Les jours suivants, Ch... marche dans la cour d'une façon continue. L'un de nous a suivi ce malade pendant 25 ans et il est remarquable de constater qu'aucune modification dans l'état mental ne survint pendant toute cette période. Jamais on n'a pu l'occuper à quelque travail.

En mars 1903, voici les principaux symptômes que nous relevons chez notre malade. Ch... vit complètement seul ; il fait le tour de la cour durant des journées entières, s'arrêtant parfois pour se reposer sur un banc. Il s'irrite de temps à autre et injurie les autres malades qu'il rencontre ou qu'il heurte sans avoir été nullement provoqué par eux. Par moments, il rit et cause seul à voix basse. Il répond à l'appel de son nom, mais il est incapable de le donner quand on le lui demande ; il ne peut dire son âge, la durée de son internement, les raisons de sa présence à l'asile. Il donne des réponses incohérentes à toutes les questions qu'on lui pose. Ainsi à cette question : Pourquoi êtes-vous ici ? Il répond : « Je ne sais pas, c'est peut-être pour pot-au-feu ».

A cette époque, on constate une diminution du réflexe patellaire du côté gauche, son abolition complète à droite ; l'absence des réflexes plantaires. Pas de troubles de la marche. Les pupilles sont égales et leurs réflexes normaux. Aucun trouble du langage articulé.

Le 5 avril 1905, Ch... est atteint de diarrhée aiguë. On constate à cette époque une légère inégalité pupillaire au profit de la pupille gauche. Ch... meurt le 9 avril 1905.

Autopsie. — Les organes thoraciques ne présentent aucune lésion.

Le gros intestin est très congestionné et rempli de matières liquides.

Système nerveux. — Rien de particulier à l'ouverture du crâne et à l'extraction de l'encéphale. Macroscopiquement, le cerveau paraît sain. Légers happements diffus des méninges molles au cortex. Le cerveau droit pèse 550 gr., le gauche 540 gr. Le bulbe et le cervelet pèsent ensemble 180 grammes. Pas d'athérome des artères de la base.

Examen histologique. — *Cerveau.* — Les régions que nous avons examinées sont les circonvolutions frontales ascendantes droite et gauche à leur partie moyenne, la pariétale ascendante droite, la première frontale gauche. Les méthodes de coloration employées furent celles de Nissl, de Weigert-Pal, de Weigert, de Van Gieson, et la coloration au picrocarmin.

Dans toutes les régions examinées, on observe des lésions de même ordre mais elles sont surtout accusées au niveau de la pariétale ascendante droite.

Les méninges sont épaissies et intimement soudées au cortex et, par place, on observe, des traces d'hémorragies anciennes entre les méninges et le cerveau. De nombreux vaisseaux issus des méninges viennent sillonner la couche moléculaire. Au fond des sillons, dans l'épaisseur des méninges, on observe des noyaux inflammatoires isolés.

La couche moléculaire est très riche en tissu névroglique, et cependant la couche des fibres tangentielles est bien fournie en fibres. Les cellules pyramidales sont presque toutes déformées par des noyaux embryonnaires qui semblent pénétrer leurs parois. Elles sont pigmentées pour la plupart ; leurs noyaux sont excentriques. A leur intérieur, les granulations chromophiles sont réduites en une fine poussière.

Cervelet. — Aucune lésion appréciable.

Bulbe. — Les cellules des noyaux crâniens paraissent saines. Aucune lésion dégénératrice des fibres à myéline. Pas de lésion de l'épithélium du quatrième ventricule.

Moelle. — On observe une légère sclérose des cordons postérieurs. Les cellules motrices sont pigmentées, peu riches en prolongements ; elles contiennent encore des granulations chromophiles bien colorées. Dans toute la hauteur de la moelle, le canal central est oblitéré. Au niveau de la partie moyenne de la moelle dorsale, on constate une hémorragie récente dans la corne antérieure gauche.

Reins et foie. — Pas de lésions à l'examen histologique.

OBSERVATION II.

C... journalier, âgé de 31 ans, entre à l'asile de Blois, le 8 février 1888.

Antécédents héréditaires. — On ne relève aucune tare névropathique dans les antécédents du malade.

Antécédents personnels. — D'après les renseignements donnés par la mère, C... n'a jamais eu de maladie grave dans son enfance. Il a toujours été considéré comme peu intelligent. Enfant, il était borné, paresseux, querelleur. Il apprit cependant à lire et à écrire et acquit une certaine instruction ; son mauvais caractère ne lui permit pas de conserver les divers

emplois qu'il remplit à sa sortie de l'école. Appelé sous les drapeaux, il
s'adonne progressivement à l'abus des boissons alcooliques. Revenu au
pays natal, C... ne fait plus d'excès de boisson ; il se marie, a un enfant :
il obtient un bureau de tabac et pendant quelque temps il se montre très
heureux. Puis, sans transition, il devient inquiet, soupçònneux, méchant
et fait de nouveau des excès alcooliques. Il maltraite sa femme et celle-ci
est obligée de le quitter. C... incapable de tout travail sérieux, fut privé de
son bureau de tabac. Il avait alors 26 ans. A partir de ce moment, commence pour lui une existence misérable ; il fait une série de voyages à pied,
vivant de racines et de fruits, ne cherchant pas de travail ; il devient la terreur des habitants de sa commune et il commet des actes délictueux pour
lesquels il subit plusieurs condamnations. Il fait d'abord 30 jours de prison pour coups et blessures. A la suite de deux discussions avec des personnes de son pays, il subit deux nouvelles condamnations. Il est ensuite
condamné trois fois encore pour coups et blessures.

C... sortait de prison le 21 décembre 1887 et quelques jours après, le 5
janvier 1888, un vol avec effraction ayant été commis dans l'église de sa
commune, C... fut désigné par la rumeur publique comme le coupable.
Interrogé, il se trouble, se contredit, justifie mal l'emploi de son temps,
mais nie énergiquement être l'auteur du vol. Arrêté, il est conduit à la prison de Blois. Là, on s'aperçoit que son langage, sa tenue, son habitus général
indiquent un état morbide. Il nie niaisement sans motif, soutient difficilement une conversation suivie. Sa mémoire est affaiblie. C... présente des
idées vagues de persécution : « on lui en veut dans son pays, on le montre
au doigt ». Examiné alors par des experts, il est considéré comme atteint
de démence précoce avec antécédents alcooliques. Il est transféré de la
prison à l'asile des aliénés de Blois.

A son entrée à l'asile, C... est calme. C'est un homme de taille moyenne,
malingre, qui offre, comme signes physiques de dégénérescence mentale,
des oreilles écartées en anse et un palais ogival. Ses propos sont incohérents et sa mémoire très affaiblie. On ne peut obtenir de lui aucun renseignement sur ses antécédents. Voici les paroles qu'il prononça à un premier
examen : « C'étaient des farceurs qui le faisaient voyager comme un fou ;
il croyait bien être légitisme et patriote. C'étaient des farceurs qui simulaient des familles, qui simulaient des mariages. Les blagueurs au verbe
se sont arrangés de façon que sa femme le quitte. A Tours, il a été empri-
sonné ; la fille F... l'a ramassé étant dans la gendarmerie ; c'est la magie
F... Il a été frappé à coups de fourche et il a rendu des coups de pied.
C'étaient des farceurs ; il a eu trois jugements par la réaction. Il a quelquefois
la migraine parce qu'on l'a baptisé. La réaction, c'est le parti du siècle ;
ça commence par le verbe. La réaction l'a jugé, frappé et condamné. »
Parfois le malade s'arrête de parler tout haut et ce n'est plus qu'une longue
série de paroles monotones et sans suite.

Les jours suivants, C... témoigne une grande irritabilité. Ce n'est qu'avec
les plus grandes prévenances qu'on peut l'aborder et causer avec lui. Il
s'emporte, devient très violent ; il parle souvent seul, crie parfois et injurie
les personnes de son entourage. Léger tremblement des mains et de la langue. Pas d'autres troubles somatiques. Il est employé aux travaux de culture.

Le même état persiste les années suivantes. Parfois C... témoigne des idées hypocondriaques ; il prétend qu'il a un amas de sang derrière l'épaule et demande à se reposer. Il se plaint de ses membres du côté gauche ; il se dit moins fort de ce côté, ressent des crampes. Tous ces phénomènes disparaissent après quelques jours de repos au lit et C... retourne au travail. Il s'accoutre d'une façon bizarre, mais bien connu de tout le personnel de l'asile, on se garde bien de le contrarier en quoi que ce soit. Il travaille tout en parlant seul. Parfois, il s'arrête de travailler, fait des gestes, lance des imprécations véhémentes. On le laisse faire car, ses accès passés, il reprend aussitôt son travail interrompu.

Pendant toute la durée de son internement, c'est-à-dire pendant une période de 14 ans, C... ne présenta aucune modification notable dans son état mental. En 1902, on constate les mêmes propos incohérents, les mêmes expressions prétentieuses et un grand nombre de néologismes. Il est impossible d'avoir avec lui une conversation suivie. Nous relevons à cette époque les troubles somatiques suivants :

Le réflexe rotulien est exagéré à gauche ; le réflexe plantaire se fait en extension à gauche. La force musculaire est diminuée du même côté ; le malade ne peut exercer qu'une faible pression avec les doigts de la main gauche. Légère inégalité pupillaire ; la pupille gauche est la plus dilatée ; pas de troubles réflexes pupillaires, de la sensibilité et de la parole articulée. De temps en temps, C... vient passer plusieurs jours à l'infirmerie pour se reposer au lit, puis il retourne au travail volontairement.

En mai 1905, C... a plusieurs crises cardiaques et reste alité. Souffle d'insuffisance aortique ; la pointe du cœur est abaissée ; le pouls varie entre 130 et 140 pulsations. Essoufflement et oppression. Le foie est douloureux et déborde les fausses côtes ; teinte sub-ictérique des conjonctives. Œdème des membres inférieurs plus accentué à gauche, l'avant-bras est aussi légèrement œdématié. Dès cette époque, l'amaigrissement est rapide et le malade meurt le 27 juin 1905, après avoir présenté une longue période d'asystolie.

AUTOPSIE. — L'autopsie est faite 24 heures après la mort.

Système nerveux. — Rien de particulier à l'ouverture du crâne. Pas d'adhérence de la dure-mère à la calotte crânienne. Pas d'adhérence entre la dure-mère et les méninges molles. Le liquide céphalo-rachidien est peu abondant. Léger athérôme des artères de la base. Au niveau de la face interne des lobes frontaux, il existe des adhérences entre les méninges molles de sorte qu'il est difficile de séparer les deux hémisphères. Les méninges de la convexité des hémisphères présentent une teinte opalescente ; elles sont épaissies au niveau des lobes frontaux et pariétaux, surtout sur l'hémisphère droit. Elles contractent de légères adhérences avec le cortex. On ne constate aucune lésion circonscrite sur les coupes transversales. Le cerveau droit pèse 520 grammes, le gauche 500 grammes. Le cervelet et le bulbe pèsent ensemble 160 grammes. Pas de lésions macroscopiques du cervelet et du bulbe.

Examen histologique. — L'examen micrographique a porté sur les régions suivantes : les circonvolutions pariétales et frontales ascendantes droites et gauches, la deuxième frontale droite à sa partie moyenne, les cuneus droit et gauche. Les méthodes que nous avons employées sont celles de Nissl, de Weigert-Pal, de Weigert pour la névroglie, de Van Gieson et la coloration au picro-carmin.

Les lésions que nous avons observées sont diffuses, mais elles ont leur maximum d'intensité au niveau de la région motrice droite et de la deuxième frontale droite.

Méninges. — Il existe des lésions de méningite chronique encore en évolution. Les méninges sont épaissies, irrégulières, intimement soudées au cortex par endroits. Il y a une néoformation vasculaire, surtout évidente dans les sillons. Il existe au niveau de la deuxième circonvolution frontale droite un sillon dans lequel méninges et cortex ne forment plus qu'un tissu compact. Autour de quelques vaisseaux, on observe une périartérite très accusée ; mais immédiatement à côté de ces vaisseaux, on en trouve d'autres qui sont sains. L'inflammation se traduit par places en une multitude de cellules embryonnaires disposées entre les méninges molles et le cortex.

Cerveau. — Les circonvolutions ont perdu de leur régularité ; elles apparaissent comme hérissées de papilles. Par la méthode de Weigert, on se rend compte que ces bosselures sont formées de tissu névroglique. Le tissu de soutien est aussi très abondant dans toute la couche moléculaire.

Les cellules nerveuses sont atrophiées ; elles contiennent des vacuoles et quelques-unes sont pigmentées. Les granulations chromophiles sont disparues au centre tandis qu'on en trouve encore à la périphérie de la cellule. Les noyaux sont excentriques, leur nucléole est bien coloré.

De nombreuses cellules embryonnaires sont dispersées dans tout le cortex sans aucune prédominance dans les espaces périvasculaires. Quelques vaisseaux surtout à leur entrée dans la couche moléculaire, sont atteints de périartérite.

Sous les épaississen.ents méningés, les fibres tangentielles sont très diminuées de nombre et, au niveau de la deuxième frontale droite et de la région motrice du même côté, les fibres radiaires sont moins nombreuses que normalement.

Cervelet. — Nous n'y avons observé aucunes lésions comparables à celles du cerveau.

Bulbe. — Au niveau de la partie antérieure et inférieure du bulbe, il existe un épaississement des méninges molles, reste d'une méningite bulbaire ancienne. Les méninges sont à ce niveau intimement soudées au bulbe. Les cellules des noyaux des nerfs crâniens paraissent saines. La pyramide droite présente une sclérose manifeste. L'épithélium du quatrième ventricule est sain.

Si nous résumons ces deux observations, nous remarquons qu'elles ont plus d'un point de ressemblance. Pas de tares héréditaires ; pas de maladies du jeune âge chez nos deux malades ; début de l'affection à l'âge de 25 ans ; affaiblissement rapide de l'intelligence. Notre premier sujet avait eu une enfance et une adolescence normales, et son affection débuta par de violents maux de tête et des accès mélancoliques. Notre second malade

était manifestement atteint de débilité mentale et son affection
mentale survint à la suite d'excès alcooliques ; pendant plusieurs
années, il vécut errant, répandant la terreur dans sa commune,
il subit plusieurs condamnations et ce n'est qu'à la sixième qu'il
fut reconnu aliéné. Tels sont les principaux faits cliniques. Au
point de vue anatomique, nous relevons dans les deux cas des
lésions de méningite, avec cette différence que chez notre premier sujet ces lésions étaient arrêtées dans leur évolution et que
chez notre deuxième elles étaient encore en activité.

Dans un travail antérieur (*Revue neurologique*, 15 avril 1905)
nous avons publié un cas de démence précoce qui, au point de
vue clinique et anatomo-pathologique, présentait des rapports de
similitude avec les deux cas que nous venons de rapporter. De ces
trois cas, on peut en déduire qu'une méningite évoluant insidieu-
sement chez de jeunes sujets et produisant des lésions de la cor-
ticalité (méningo-corticalite), peut déterminer une démence précoce et que souvent la démence précoce à forme hébéphrénique
relève de telles lésions. Les recherches anatomo-pathologiques
de Hecker, Kalbaum, Lubauchine s'accordent avec les constatations précédentes. A côté des cas où une méningite a été la cause
des troubles mentaux, il en existe d'autres où on a rencontré uniquement des lésions des cellules pyramidales (Klippel et Lher-
mite, Leroy et Laignel-Lavastine). C'est dire qu'au moins actuellement les déments précoces peuvent présenter des lésions
cérébrales différentes ; cela signifie qu'il n'y pas *une* démence
précoce, mais *des* démences précoces.

Au point de vue clinique, plusieurs auteurs se sont efforcés de
montrer qu'il pouvait exister les plus grandes différences entre
les états mentaux des déments précoces ; on peut dire en effet que
le seul symptôme constant chez ces malades est l'affaiblissement
intellectuel survenant rapidement et pouvant ensuite rester de
longues années sans présenter de modifications notables.

L'anatomie pathologique, en montrant des lésions diverses dans
le cerveau de tels malades, apporte un nouvel argument en faveur
de la définition suivante : la démence précoce est une imbécillité
acquise. De même que des lésions cérébrales diverses provoquent
l'imbécillité ou l'idiotie, de même des lésions diverses provoquent
la démence précoce.

De même qu'il n'y a pas une imbécillité ou une idiotie, mais des
imbécillités et des idioties, de même il y a des démences précoces.

Toutes lésions cérébrales diffuses survenant chez des sujets âgés de 15 à 30 ans (et parmi celles-ci les lésions méningitiques sont, d'après nous, des plus fréquentes) donneront lieu à une démence précoce, mais ces lésions ne pourront avoir comme ressemblance que leur diffusion.

Dans les deux cas que nous venons de rapporter, il n'existait plus dans le premier que des traces d'une méningite ancienne, dans le second, des lésions de méningite encore en évolution. Dans ce dernier cas, elles avaient une prédominance marquée au niveau de la région motrice droite et leur intensité avait été telle qu'elles avaient déterminé des lésions corticales assez profondes pour donner lieu, cliniquement, à des symptômes hémiplégiques et, histologiquement, à une dégénérescence notable de la pyramide droite du bulbe. Ces lésions méningées avec retentissement sur le cortex avaient provoqué le syndrôme de la démence précoce et cependant elles étaient différentes par leur intensité et leur évolution. Elles n'avaient comme similitude que leur diffusion et leur apparition chez de jeunes sujets.

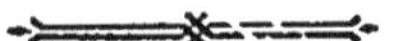

PSYCHOSE AIGUE

PAR AUTO-INTOXICATION GASTRO-INTESTINALE

ET RÉNALE [1]

En collaboration avec le Dr M. OLIVIER

Les psychoses aiguës dues à l'auto-intoxication par suite de troubles fonctionnels du tube digestif et de ses annexes, ou simplement à une constipation opiniâtre, ne sont pas chose nouvelle ; elles ont existé de tout temps, quoique souvent méconnues. Nous en avons observé un si grand nombre, depuis plusieurs années, que nous avons cru bien faire en attirant, une fois de plus, sur ce sujet, l'attention des médecins non spécialistes des villes et de la campagne.

Ne craignons pas de dire que l'apparition de plus en plus fréquente de ces crises aiguës délirantes, à début parfois si rapide et à guérison facile à obtenir, — quand les troubles viscéraux ont été rapidement constatés, surveillés et traités d'une façon efficace, — que cette apparition, dis-je, tient à ce que, dans les asiles d'aliénés actuels, nous sommes mieux armés qu'autrefois, et que, plus heureux que nos prédécesseurs ou nos maîtres, nous avons la possibilité de faire du traitement et de l'*observation individuelle* dans des asiles améliorés, désencombrés, se rapprochant de plus en plus de l'hôpital, du sanatorium.

Quand un malade entrait dans un asile d'aliénés, il fallait,

(1) Annales Médico-chirurgicales du Centre, Tours, 3 déc. 1905.

d'abord, lui trouver une place et, pour cela, organiser une série de changements dans les différents quartiers pour arriver à caser le nouveau ; il fallait, en tout cas, serrer les rangs, et, perdu dans la masse, le dernier venu n'attirait plus l'attention que s'il était violent, surexcité, agressif, ou, au contraire, abattu, déprimé, refusant toute alimentation.

Que faisons-nous aujourd'hui à l'arrivée du malade? On le conduit dans un quartier dit de traitement, d'admission, d'observation ou, à défaut, dans une infirmerie largement installée avec des chambres d'isolement où la surveillance de jour et de nuit est devenue possible.

Le malade, installé au début dans un lit, y bénéficie des avantages primordiaux de l'alitement, qui permet au médecin traitant d'examiner le patient tout à son aise et de faire surveiller scrupuleusement le bon ou le mauvais fonctionnement de tous ses organes.

Si, pendant longtemps, les fonctions psychiques ont attiré et *captivé* l'attention des observateurs spécialisés, il est de toute nécessité, actuellement, de surveiller étroitement les troubles somatiques et, en particulier, l'état du tube digestif et de ses annexes. La psychologie, c'est bien intéressant, paraît-il, mais il sera toujours temps d'en faire, après coup, quand on aura dégagé l'inconnue somatique, cause des troubles psychiques secondaires.

Cette observation terre à terre, mais tout-à-fait médicale, n'était pas, autrefois, facile à mettre en pratique ; mais il y a aujourd'hui, pour moins de malades, un plus grand nombre de médecins, ce qui rend possible une mesure nécessaire et indispensable. Nous sommes, à cet égard, moins bien favorisés que nos voisins les Allemands et les Suisses où, dans les asiles d'aliénés, les médecins traitants sont en très grand nombre, soit comme médecins en chef, soit comme assistants.

L'alitement, dans le traitement des psychoses, partiellement conseillé en France et en Belgique par Parchappe et Guislain, rajeuni, réglementé et systématiquement employé en Allemagne et en Russie, a été préconisé en France par M. Magnan. On faisait, au début, sans sélection, de l'alitement prolongé, constant et absolu, ce qui m'avait semblé exagéré et peu médical ; il a fallu en rabattre et en arriver à l'alitement mitigé, que tout le monde a adopté et qui paraît spécialement indiqué pour les psychoses aiguës.

Aux avantages incontestables réalisés et dont profitent malades et médecins, il faut y ajouter ceux obtenus dans l'organisation des asiles d'aliénés, qui, mieux adaptés aux besoins actuels, ne sont plus de simples garderies, mais des hôpitaux de traitement où on obtient des moyennes de guérison de plus en plus satisfaisantes.

Nous voyons enfin, et fréquemment, des malades entrer dans le quartier d'observation et en sortir guéris pour retourner dans le milieu familial, sans avoir parcouru successivement, comme jadis, les différents quartiers de classement de l'asile des aliénés.

L'observation suivante, parmi tant d'autres, vient à l'appui des considérations que nous venons de présenter ; c'est l'histoire d'un malade ayant été atteint de cette psychose aiguë que le professeur Régis, de Bordeaux, a désignée sous le nom de « Délire des hôpitaux », dans son récent Précis de Psychiatrie. Les malades de cette catégorie pourraient être traités avantageusement en dehors des asiles d'aliénés, à la condition, toutefois, de pratiquer l'isolement de la famille et des habitudes antérieures ; ce qui, d'ailleurs, n'est pas facile à réaliser, mais devient possible dans les villes où il existe une clinique psychiatrique à l'hôpital urbain, près d'un centre universitaire. Ce genre de sanatorium psychiatrique fonctionne depuis plusieurs années à l'hôpital Saint-André, de Bordeaux, sous la direction du docteur Régis, qui a bien voulu, cette année, nous en faire visiter le fonctionnement administratif, médical et universitaire, ce dont nous lui sommes particulièrement reconnaissant.

SOMMAIRE. — *Psychose aiguë fébrile, embarras gastrique, constipation opiniâtre, auto-intoxication, alitement, traitement des symptômes physiques saillants, guérison rapide.*

C... L.-E.-V., âgé de 52 ans, mécanicien, domicilié à C..., entre à l'asile des aliénés de B... le 17 septembre 1905.

Antécédents familiaux. — Sa mère est morte accidentellement ; son père, mort à 76 ans ; son frère aurait de la lithiase rénale ; pas d'antécédents vésaniques héréditaires.

Antécédents personnels. — C... est d'une taille au-dessous de la moyenne, mais il est bien constitué et indemne de toute tare physique apparente ; il a eu la rougeole pendant son enfance, et, depuis, sa santé physique a toujours été satisfaisante. Il a fait son service militaire et a contracté, à ce moment, une blennorragie assez tenace qui lui a occasionné un rétrécissement de l'urèthre.

Intelligent, travailleur acharné, il s'est fait seul, est devenu mécanicien et a fini par gagner 35 à 40.000 francs.

En 1889, crise de neurasthénie avec sensation de casque dans la région occipitale, coïncidant avec des troubles digestifs accentués ; il a en, à cette époque, « comme un voile sur l'intelligence », mais, depuis, sa mémoire a toujours été fidèle.

En 1803, crise de colique néphrétique qui dura huit heures ; trois ou quatre jours après, émission douloureuse de petits calculs.

En 1895, il se marie à une toute jeune femme ; il avait 42 ans ; nouvelle colique néphrétique de six heures de durée ; deux ou trois jours après, émission très douloureuse de calculs un peu plus gros que les précédents.

En 1900, troisième crise analogue aux deux premières, laissant après elle, dans le ventre, dans le côté droit et au-dessous de l'ombilic, des douleurs vagues, mais persistantes. C'est à ce moment que son médecin, croyant qu'il avait un ou plusieurs gros calculs dans la vessie, l'expédia à Paris pour y être opéré.

Le chirurgien, consulté, reconnut le rétrécissement uréthral, mais ne trouva pas de calculs dans la vessie.

On porta alors le diagnostic de rein mobile ou d'entéro-ptose ; les douleurs vagues du ventre persistaient et inquiétaient le malade de plus en plus. Il souffrait surtout dans la position assise et, dans la station debout, se trouvait soulagé seulement dans le décubitus dorsal. C'est alors qu'apparurent les idées hypocondriaques avec leur cortège habituel ; C... achète des livres de médecine, surveille son régime alimentaire, éliminant successivement tous les aliments qui lui occasionnent des douleurs dans le ventre. Trois semaines environ avant son entrée à l'asile, il présenta les symptômes d'un embarras gastrique avec sensation douloureuse de pesanteur sur l'abdomen, langue sabburale, constipation opiniâtre, invincible, qui ne fut pas modifiée par les purgatifs salins.

9 septembre. — Les troubles mentaux apparaissent d'une façon bien nette huit jours avant son entrée à l'asile. Il se croit perdu, fini, « il est mort, il est ruiné, il n'y a plus rien à faire, il n'y a plus rien à tenter, il est dans l'éternité et s'étonne de souffrir encore ». — Propos incohérents. — Il fait successivement trois tentatives de suicide — agitation nocturne, insomnie, cauchemars terrifiants. — Perte absolue d'appétit, amaigrissement rapide, urines rares, colorées et chargées. — Constipation habituelle.

15 septembre. — A son arrivée à l'asile, C... est conduit à l'infirmerie, où l'alitement s'imposait en raison de son état physique assez précaire ; il en exagérait, d'ailleurs, le degré d'importance. « Il est à bout, il ne peut plus remuer, il va mourir, c'est fini de lui, tout ce que nous ferons est inutile », mais, en même temps, il affirme « qu'il ne pourra pas mourir, c'est en vain qu'il a essayé de se tuer, il a compris qu'il ne pourrait pas y arriver, parce que sa chair est et restera vivante malgré toutes ses tentatives ; on peut essayer de l'empoisonner, on n'y réussira pas ; c'est un cas singulier, curieux, unique ; il est voué à une éternelle souffrance ; il sera encore dans l'asile dans cent ans, dans deux cents ans ; il est perdu, parce qu'il ne peut pas mourir, il ne peut plus localiser ses souffrances, elles sont indéfinissables, ça ne finira jamais. »

C. nous raconte aussi qu'il avait à C. une situation très florissante, qu'il gagnait facilement sa vie et faisait des économies, quand brusquement la maladie est arrivée avec l'effondrement de ses facultés intellectuelles ; il sait qu'il est à Blois, mais il ne comprend pas qu'il est dans un asile d'aliénés.

Il n'a pas d'hallucinations visuelles, mais seulement des hallucinations auditives élémentaires ; il entend un bruit perpétuel de roulement, comme si un régiment défilait dans le jardin. La langue est chargée, légers tremblements de l'orbiculaire des lèvres, pouls fort (120 à la minute) ; rien aux poumons, urines rares chargées, miction pénible, douloureuse. Pas de troubles de la sensibilité au contact et à la piqûre. Réflexe rotulien aboli.

17 septembre. — Etat fébrile accentué. Température axillaire 38,2 le matin, 38,8 le soir ; anorexie. Le malade sent qu'il a le cerveau vide, il ne peut plus penser, il a tout oublié de son métier, il a senti que ça se détachait de son cerveau. Persistance de douleurs autour de l'ombilic.

22 septembre. — Température axillaire 37,5 le matin, 38,5 le soir. C. se lamente, « il est perdu, il étouffe, il ne digère plus, il est sans forces, il défaille, il peut à peine parler, il n'ose pas s'alimenter », il nous raconte qu'il est victime d'un grand krack dans lequel il se trouve pris, il doit mourir, il n'a plus le droit de vivre (c'était à l'époque du krack des sucres).

Nous avons institué, à l'entrée du malade, un traitement symptomatique pour combattre les douleurs abdominales, l'embarras gastrique, la constipation et l'insuffisance des fonctions hépatiques et rénales. Avec quelques injections hypodermiques de morphine, nous avons, tout d'abord, calmé les douleurs du ventre et procuré au malade quelques heures de sommeil, et, pour les autres symptômes, nous lui avons prescrit du calomel à petites doses, de l'huile de ricin et des grands lavages du gros intestin, à l'eau chaude contenant en dissolution trois grammes de salicylate de soude. Le lait étant mal supporté, même coupé avec de l'eau de Vichy, nous lui avons rapidement substitué la tisane de céréales, des boissons diurétiques et, progressivement, le malade a pu absorber du lait de poule et des purées de légumes divers. La constipation avait d'ailleurs cessé facilement aux divers moyens énumérés plus haut, et nous n'avons pas tardé à nous apercevoir de l'heureuse modification des fonctions gastro-hépato-rénales.

27 septembre. — La température axillaire de la veille était 36,5 le matin, 37,6 le soir et, à partir de ce jour, elle est devenue normale. Le malade se préoccupe moins de sa santé, il est calme, se laisse masser le ventre sans se plaindre ; il s'alimente mieux. Nous ne manquons pas, à ce moment, où la suggestibilité apparaît, avec la possibilité de fixer son attention, de procéder par affirmations catégoriques, de faire constater au malade le chemin parcouru, l'amélioration évidente, la guérison prochaine, imminente et certaine.

11 octobre. — L'amélioration est considérable. C. éprouve une sensation de bien-être, de soulagement dans laquelle il se complaît, il constate lui-même le retour de ses forces ; « le passé de souffrances s'est déjà enfui comme un rêve ». Il commence à se lever depuis plusieurs jours.

12 octobre. — C. raconte enfin qu'il est sorti d'un mauvais rêve ; il songe déjà à la vie heureuse qu'il va mener avec sa petite femme, il fait des projets et même « il bâtit des châteaux en Espagne ».

15 octobre. — La guérison est certaine au point de vue somatique et probable au point de vue psychique, nous disons probable parce que C... manifeste peut-être trop sa félicité et la splendeur de sa santé enfin recouvrée, il s'étend avec exagération sur ce sujet; au pessimisme morbide a succédé un optimisme absolu.

La constipation a complètement disparu, le ventre est souple et autorise le massage et les fortes compressions sans production de douleur ou de simple gêne. Pas le moindre engorgement, gonflement ou sensation rappelant au malade le passé, l'époque ou le souvenir des calculs urinaires, du rein mobile ou de l'entéro-ptose. Réflexe rotulien normal.

24 octobre. — Apparition d'une grippe heureusement légère, qui nous donna des inquiétudes en raison de sa généralisation possible chez un convalescent en état de moindre résistance.

26 octobre. — C. ne se rappelle pas tous les propos qu'il a tenus pendant la période délirante aiguë, il faut l'aider à rappeler ses souvenirs, ou tout au moins lui fournir les premiers éléments ; mais, en revanche, il se rappelle tous les faits qui ont précédé la crise délirante ; « il sent qu'il vient de sortir d'un cauchemar prolongé, mais aujourd'hui il a l'esprit libre, dégagé, il s'est repris. »

Il sort guéri quelques jours après.

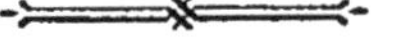

UN CAS DE DÉLIRE CHRONIQUE

A FORME MÉGALOMANIAQUE AVEC AUTOPSIE [1]

En collaboration avec le Dr L. MARCHAND

Les particularités cliniques et anatomo-pathologiques que présente l'observation suivante nous ont engagé à la communiquer à la Société médico-psychologique.

B..., âgé de 35 ans, tisserand, entre à l'asile de Blois le 22 septembre 1871. Le certificat d'entrée porte : Débilité mentale avec idées de persécution et délire religieux. B... quitte l'asile, guéri, le 16 novembre de la même année.

Le deuxième internement a lieu le 12 juillet 1872. On constate chez B..., à cette seconde entrée, des idées de grandeur et mystiques.

Antécédents héréditaires. — D'après les renseignements relevés au moment de son entrée à l'asile, aucun membre de la famille de B... n'a présenté de troubles nerveux ou mentaux.

Antécédents personnels. — Pas de maladies graves pendant l'enfance. Développement physique normal. B... était considéré comme assez intelligent ; il apprit à lire, à écrire, son instruction resta cependant rudimentaire. Il était travailleur, de caractère doux, il apprit le métier de tisserand. Marié, il eut une fille bien constituée, qui vit encore au moment où nous rédigeons cette observation. D'après sa femme, B... aurait fait quelques excès alcooliques. Le premier accès d'aliénation mentale a débuté brusquement. Après la guérison de ce premier accès, B... serait resté sobre, mais son caractère s'était modifié, il était devenu très irritable. Quelques semaines avant son deuxième internement il a présenté des idées délirantes de grandeur, et son exaltation devint telle que sa femme le fit interner de nouveau.

---

(1) Société médico-psychologique, 23 juillet 1906. Voir Ann. méd.-psych. 1906, t. 4, p. 310.

A son entrée à l'asile, B... est assez calme. C'est un sujet de taille moyenne (1m62). Pas de signes physiques de dégénérescence. Les dents sont bien plantées, les oreilles bien ourlées.

B... répond aux questions qu'on lui pose, donne des détails sur son premier internement. Sa mémoire est bien conservée. Voici les principales idées délirantes qu'il émet alors : Il s'appelle Bonaparte, il est procureur de la république divine ; il s'appelle aussi de Montesquieu, mais il n'est qu'une personne. Il est aussi le bon Dieu, Garibaldi ; il est maître d'armes et va tuer le diable en duel ; il est aussi tisserand et faucheur ; il est seigneur, comte. Homère, Molière, Socrate et Abraham sont aussi des dieux. Il se plaint de décharges électriques. Pas de troubles des réflexes, de la sensibilité objective, pas de troubles du langage.

Dans les jours suivants, B... cause seul, il est propre. Refus de travailler. Il s'agite souvent et fait des gestes comme s'il se battait en duel. Les mêmes idées délirantes, les mêmes gestes s'observent chez B... les années suivantes sans présenter aucun changement notable.

En août 1887, il prétend que des maîtres d'armes se tiennent dans son ventre depuis 8 ans et 8 mois ; ils entrent par sa gorge, il les entend parler. A cette époque il existe un léger affaiblissement intellectuel et B... confond les dates.

Voici une lettre qu'il a adressée au médecin en chef en août 1890 : « Au commencement du monde, j'étais un grain de sable ; j'ai été fait homme pour sauver la nature. Enfant, Dieu m'a donné les noms de Montauban, de Napoléon Bonaparte. J'ai gagné la bataille de Montauban et de Solférino. Je m'appelle Dieu Jean B... pour toujours : c'est l'immortel Dieu qui vous l'écrit. »

En mars 1899, on note les propos suivants : Il est ici pour pour dérouler la nature sainte de ses malheurs. Au-dessus de lui il n'y a personne. Il est le maître d'armes, il est le père des soleils, c'est lui qui a fait la lune. Il est le bon Dieu, Napoléon, Montesquieu, etc. Il a été tous ces personnages dans des vies précédentes. Il est très riche, la terre est à lui, tout lui appartient. Confusion dans les dates, B... se croit en 1900. Interprétations délirantes, B... reconnaît toutes les personnes qui l'approchent et leur donne des noms imaginaires. Hallucinations de l'ouïe et de la sensibilité générale. B... a des personnages dans son corps : il les entend causer ; parmi ceux-ci il y a des gens contre lui qui sont perdus, d'autres pour lui qui sont sauvés. Ces personnages sont de la grandeur d'un homme ordinaire, il y en a qui lui envoient de mauvaises odeurs. Son sang voit clair au-devant de lui. B... cause souvent seul, il gesticule, faisant le geste de se battre en duel au fleuret. B... n'a jamais eu aucun moment de méchanceté.

En août 1903, B... présente de la parésie du côté gauche ; cette parésie s'est installée lentement sans ictus. Les mêmes idées délirantes persistent toujours ; léger affaiblissement de la mémoire.

En novembre 1905, la marche devient difficile, B... traîne péniblement la jambe gauche. A la fin du mois de novembre, on constate les symptômes physiques suivants : réflexes rotuliens exagérés à gauche, léger réflexe de Babinski du même côté, réflexe crémastérien conservé ; force musculaire diminuée à gauche. Aucun trouble oculaire, pas d'embarras de la parole.

Au point de vue mental on constate les mêmes idées de grandeur que nous avons signalées plus haut : il est Dieu, il parle de la nature sainte, etc. Mêmes hallucinations cénesthésiques. Sa mémoire est encore bien conservée pour les faits anciens ; il dit exactement son âge, la date de sa naissance, il sait qu'il est à l'asile des aliénés, et il ajoute qu'il préférerait être chez lui, à X...

Le 2 janvier 1900, l'affaiblissement physique est devenu tel que B... garde le lit pendant une grande partie de la journée.

Le 29 janvier 1900, B... a eu un ictus avec élévation de température, et il meurt quelques heures après le début de l'ictus. Il avait alors 60 ans et était pour la seconde fois à l'asile depuis 34 ans. Pendant les quelques heures qui précédèrent la mort, la commissure labiale était tirée à droite, les membres gauches étaient en résolution.

AUTOPSIE. — Rien à noter du côté des organes thoraciques et abdominaux qui sont congestionnés. Aorte athéromateuse.

Rien de particulier au cuir chevelu. Adhérences de la calotte crânienne à la dure-mère au niveau des régions frontales. Adhérence très prononcées de la dure-mère aux méninges molles au niveau de la convexité des hémisphères. Sur leur face externe, les méninges molles sont très épaissies, fibreuses, d'une couleur lactescente très prononcée. Macroscopiquement, la décortication se fait assez bien. Les deux lobes frontaux sont intimement soudés à leur face interne, et il est impossible de les séparer sans déterminer des déchirures des méninges et du cortex sous-jacent. Léger athérôme des artères de la base. Grande quantité de liquide céphalo-rachidien. Sur les coupes vertico-transversales, on ne trouve aucune lésion corticale circonscrite ; petit foyer de ramollissement ancien au niveau de l'extrémité de la corne frontale du ventricule droit. Foyer de ramollissement récent dans la couche optique droite.

Le cervelet et le bulbe ne présentent aucune lésion macroscopique. Le cerveau pèse 1420 grammes ; le cervelet et le bulbe pèsent ensemble 160 grammes.

Examen histologique. — L'examen a porté sur les circonvolutions frontales et pariétales ascendantes droites et gauches à leur partie moyenne, sur le pied de la première frontale droite. Nous avons employé les méthodes de Nissl, de Weigert-Pal, de Weigert, pour la névroglie, de Van Gieson, la coloration au picro-carmin et à l'hématoxyline.

Les lésions ont leur maximum d'intensité au niveau des régions motrices.

Les méninges sont très épaissies, elles atteignent par place 3 millimètres d'épaisseur sur la surface libre des circonvolutions. Au niveau des sillons, l'épaississement est considérable.

De nombreux vaisseaux, à parois bien formées, sillonnent le tissu fibreux des méninges. On constate au microscope, que la pie-mère contracte de nombreuses adhérences avec le cortex. De nombreux noyaux embryonnaires s'observent au niveau des adhérences.

Sous les épaississements méningés, le cortex présente des aspérités entre lesquelles se glissent de nombreux vaisseaux ; ces bosselures du cortex sont surtout formées de tissu névroglique. Il existe, d'ailleurs sous tous les épaississements méningés, une sclérose diffuse qui s'accentue surtout au niveau des adhérences méningées. Dans le cortex on remarque une prolifération des noyaux névrogliques.

Les fibres tangentielles sont moins abondantes que normalement ; mais la lésion dominante des fibres à myéline consiste dans la disparition de la strie de Baillarger.

Les cellules nerveuses présentent de nombreuses granulations chromophiles ; un grand nombre sont pigmentées et entourées de noyaux embryonnaires.

Les vaisseaux du cortex sont sains ; on ne trouve autour d'eux aucune diapedèse.

Sur les coupes du bulbe on relève une légère sclérose des pyramides antérieures avec prédominance sur la pyramide droite.

Les délires chroniques ont une évolution spéciale, suivant qu'ils surviennent chez un débile ou, au contraire, chez un individu dont les fonctions intellectuelles sont bien développées. Notre sujet était un débile. Son observation montre combien les idées de grandeur et la transformation de la personnalité peuvent survenir rapidement, pour ainsi dire dès le début de la psychose. Notre malade présente tout d'abord des idées de persécution et des idées mystiques. Ce délire polymorphe paraît guérir en quelques semaines, mais notre sujet reste irritable, et sa femme dit nettement qu'après sa sortie de l'asile son mari n'était pas revenu à son état normal. Il reste cependant deux ans en liberté, quand surviennent des idées délirantes qui nécessitent de nouveau l'internement. On constate alors chez lui un délire de grandeur avec transformation de la personnalité. Les idées de persécution restent au second plan, ainsi que les hallucinations. Le malade dit qu'il ressent des décharges électriques, mais il ne s'en préoccupe pas. Les idées de grandeur couvrent toute la scène. Il n'existe pas d'hallucinations de l'ouïe.

Cet état dure des années sans changement, quand, 14 ans après, surviennent des hallucinations cénesthésiques. Notre malade dit qu'il a des maîtres d'armes dans le corps, qu'il les entend parler, etc. Ces symptômes se confondent alors avec ses idées de grandeur et de nombreuses interprétations délirantes surviennent ; il connaît toutes les personnes qu'il voit, il leur donne un nom. Enfin, quelques années plus tard, les maîtres d'armes qu'il a dans le corps se divisent en deux camps : les uns sont pour lui, les autres contre lui. Ces derniers lui envoient de mauvaises odeurs. Ces divers symptômes se maintiennent sans changement dans la suite, malgré l'apparition de troubles hémiplégiques et un léger affaiblissement de la mémoire. La maladie eut une durée de 34 ans.

Les lésions du cerveau, que nous avons constatées, peuvent se résumer en un mot : méningo-corticalite chronique. La méningite fibro-plastique, les lésions de sclérose corticale, l'absence de nodules inflammatoires, montrent que ces lésions ont évolué très lentement. Nous ne chercherons pas, d'après ce cas unique, à poser le problème des lésions des délires chroniques, mais nous sommes portés à admettre que les lésions que nous venons de décrire sont certainement en rapport avec l'évolution du délire. Les observations de délire chronique, dans lesquelles on constate des lésions aussi nettes sont encore très rares.

RESPONSABILITÉ DES MÉDECINS PRATICIENS ET DES MÉDECINS ALIÉNISTES

A PROPOS DE L'INTERNEMENT DES ALIÉNÉS [1]

L'éternelle question des placements des aliénés dans un asile spécial et de leur maintien dans ledit établissement passionne l'opinion publique depuis longtemps ; elle revient sur l'eau d'une façon périodique, elle a fait couler des flots d'encre et a provoqué la nomination de nombreuses Commissions parlementaires et extra-parlementaires. Ces Commissions ont publié des rapports volumineux (parfois remarquables) et déposé des projets de loi appelés à remplacer la loi du 30 juin 1838.

Les travaux considérables auxquels MM. Th. Roussel, Lafond, Bourneville et Dubief ont consacré leur temps, sont atteints aujourd'hui de caducité parce que nos législateurs n'ont pas réussi à discuter, à légiférer et à mener à bonne fin le travail de refonte réclamé par l'opinion publique. La question est toujours pendante, jamais résolue ; faut-il en conclure qu'elle est insoluble ?

Le 18 juin 1906, M. Clémenceau a produit une nouvelle circulaire aux Préfets instituant une sorte de Commission d'enquête et de surveillance chargée de rechercher dans les asiles d'aliénés les faits de séquestration inutile ou arbitraire.

Cette Commission, comme tant d'autres, a fonctionné sur tous les points du territoire sans résultat pratique.

Le résultat certain de toutes les plaintes, enquêtes, projets de loi avortés, circulaires ministérielles, etc., c'est que, en réalité, si la loi de 1838 a vieilli, il n'a pas encore été possible d'y toucher ; mais, chose déplorable, on en est arrivé à ne plus oser s'en

(1) Annales médico-chirurgicales du Centre, Tours, fév. 1907.

servir utilement, parce qu'on a jeté le trouble, l'incertitude et la crainte des responsabilités dans l'esprit des personnes chargées de l'application ou de la surveillance de cette application.

Les campagnes de presse faites dans le but d'empêcher la séquestration arbitraire, louables par leur but philanthropique, qui est de pousser au respect inviolable de la liberté individuelle, placent en suspicion fâcheuse le médecin appelé à délivrer un certificat à fin d'admission dans un asile d'aliénés ; on a, d'ailleurs, mis en scène dans des romans ou des pièces de théâtre, le médecin coupable de délivrer un certificat, dit de complaisance, permettant à une famille de se débarrasser d'un parent gêneur ou riche, facile à dépouiller pendant son internement. La complicité du médecin de la famille, complicité payée, bien entendu, serait, à notre avis, illusoire et tout à fait insuffisante, il faudrait encore acheter celles du directeur de l'asile, du médecin-adjoint, des internes, des surveillants et des infirmiers ; il ne faudrait pas oublier surtout l'administrateur des biens des aliénés dont les fonctions accablantes et gratuites pourraient alors devenir fructueuses. Ne serait-il pas aussi utile et prudent, pour obtenir une séquestration illégale et arbitraire, d'intéresser à cette mesure inique les Préfets, Maires, Présidents du Tribunal, Procureurs de la République, Juges de Paix chargés de visiter les asiles d'aliénés et de voir ce qui s'y passe, ainsi que l'exige la loi du 30 juin 1838. La séquestration arbitraire apparaît difficile à réaliser dans un asile d'aliénés ; je n'en connais pas, d'ailleurs, d'exemple bien avéré, alors que j'en connais, dans des conditions épouvantables, en dehors des asiles d'aliénés, au domicile familial, là où la surveillance n'existe pas et où on se passe facilement des prescriptions de la loi de 1838 !

Mais passons ! constatons cependant que, à l'heure actuelle, les médecins praticiens menacés dans leur honneur et leur considération, peu flattés de courir au-devant de responsabilités pécuniaires ou pénales, hésitent ou se refusent à délivrer le certificat à fin d'admission, dont on ne peut se passer, et quand ils sont acculés à la nécessité, ils le font timidement et sans conclusion formelle à l'internement. Le malade accompagné de ses parents munis de ce certificat se présente à l'asile, où on ne veut pas le recevoir, il ne peut pas y être admis, on le ramène au pays où il ne tarde pas à se suicider (le fait vient de se produire dans la région) ou à commettre les actes les plus graves, contraires à l'ordre public et à la sécurité des personnes et notamment des plus proches parents.

Et, cependant, il est absolument prouvé et admis scientifiquement que dans le traitement de la folie proprement dite et de nombre d'états névropathiques moins accusés, l'isolement de la famille et des habitudes antérieures s'impose et ne saurait être remplacé par des mesures palliatives, illusoires et inefficaces. La violation de la liberté et de la volonté individuelle à domicile ou en dehors de ce domicile se produira fata'en.·· .t ; elle est inévitable. La folie, en effet, « est une infortune qui s'ignore elle-même », c'est une maladie, souvent curable au début, que le malade se refuse à admettre, contre laquelle il proteste, ne consentant point à recevoir les soins dont il a besoin, accusant ceux qui l'entourent de soins et d'attentions, de vouloir attenter à sa liberté ou à sa vie.

Voilà la situation non grossie, vécue, telle qu'elle se présente tous les jours aux yeux des médecins et des parents qui, apeurés par la clameur publique, provoquée elle-même par des articles sensationnels, ne savent plus quel parti prendre, sûrs, d'ailleurs, de ne contenter personne et de mécontenter tout le monde.

Nous assistons alors à un spectacle singulièrement émouvant pour ceux qui approfondissent la question et l'étudient patiemment en constatant, chaque jour, les déplorables incidents produits par la peur de la mise en application des formalités exigées par la loi du 30 juin 1838.

Ces incidents, c'est tout simplement le massacre des innocents renouvelé au xxᵉ siècle, que les journaux d'information nous font connaître avec assiduité.

Depuis l'année 1869, MM. Baillarger et Lunier prirent l'habitude de publier dans les Annales Médico-psychologiques, les faits divers parus dans les journaux politiques et d'information concernant les actes délictueux ou criminels commis par *les aliénés en liberté*. La récolte, abondante au. début, continua à être de plus en plus fructueuse, ainsi que l'a constaté le docteur A. Ritti, leur continuateur, qui disait en 1903 : « On vit ainsi s'accumuler les incendies, les meurtres, les viols, dont la plupart auraient pu être évités si la loi sur les aliénés, critiquée avec tant de passion, avait été plus strictement appliquée. »

Les statistiques annuelles publiées par le docteur A. Ritti sont fort intéressantes ; mais, réunies dans un tableau comprenant

cinq années (1898 à 1902), elles sont d'un enseignement visuel
effrayant :

	1898	1899	1900	1901	1902	TOTAL
1º Tentatives d'homicides, agressions, menaces de mort.................	23	16	14	32	31	116
2º Suicides et tentatives....	10	22	16	20	19	87
3º Homicides...............	16	10	12	17	14	69
4º Homicides suivis de suicides	12	14	9	14	10	59
5º Actes délictueux........	15	13	8	18	9	63
6º Incendies..............	2	8	6	4	7	27
TOTAL.........	78	83	65	105	90	421

Ainsi, en cinq ans, un observateur déclarant lui-même qu'il
lui a été impossible de connaître tous les faits, qu'il est matérielle-
ment impossible de savoir chaque jour ce qui se passe dans chaque
commune de notre pays, a cependant réussi à constater : que
421 aliénés en liberté avaient fait 410 victimes, parmi lesquelles
149 personnes tuées sur le coup, non compris les blessés morts
ultérieurement ou les estropiés pour le restant de leur vie. Enfin,
111 aliénés se sont suicidés, dont 59 après le massacre de leur
conjoint ou de leurs enfants ; *ce massacre des innocents* « n'est
pas rare, ajoute M. A. Ritti, les aliénés en liberté font parfois
trois, quatre ou cinq victimes ; certains vont même plus loin :
comme le prouvent nos faits recueillis, un aliéné a tué sept personnes, un autre neuf, enfin un troisième a fait douze victimes
dont sept tués et cinq blessés. »

Parmi les aliénés en liberté, un certain nombre avaient déjà
été internés ; ils sont classés ou désignés dans les journaux d'information comme sortis prématurément ou récemment sortis de
l'asile des aliénés. La critique n'épargne pas alors le médecin
aliéniste qui, généralement, accusé de séquestration arbitraire,
est également accusé de favoriser des sorties prématurées et avant
guérison ; il peut même, dans ce cas, être victime d'actions judi-

ciaires et de réclamations d'indemnités pécuniaires ; il y en a des exemples que nous pourrions rappeler en cas de besoin. Pris ainsi entre l'enclume et le marteau, le médecin aliéniste sera toujours écrasé, il est fatalement réduit à faire le mort, il ne peut pas se défendre, il est condamné au silence, car, s'il vient à parler, on le poursuit alors ou on l'actionne pour violation du secret professionnel.

La sortie prématurée d'un asile ne se fait donc pas sans soucis pour le médecin aliéniste, il devrait, suivant M. A. Ritti, « pouvoir résister aux instances des familles qui, souvent, pour obtenir la sortie de leur malade ont recours aux moyens les plus inattendus. Ils n'épargnent ni prières, ni ruses, ni menaces même, pour arriver à leurs fins ; parfois, aussi, ils font jouer les influences les plus diverses, politiques ou autres. »

La loi de 1838 a prévu le cas, elle donne aux familles le droit de protester contre la résistance du médecin aliéniste qui, dans l'intérêt du malade ou de la société, ne consent pas à faire sortir un aliéné avant guérison obtenue ; elle autorise les gens trop pressés à se pourvoir devant le tribunal civil (article 29 de ladite loi) ; *il faut, en un mot, faire intervenir l'action judiciaire pour la sortie d'un malade* ; il n'y a plus qu'à l'obtenir ensuite pour l'admission et à dégager enfin la responsabilité des médecins. C'est toute la modification pratique à apporter à la loi du 30 juin 1838.

Mais, en attendant, cette modification qui transformera le médecin en expert assermenté, je conseille aux médecins praticiens de ne pas faire de certificat à fin d'admission sans demander une consultation, l'avis et la signature d'un confrère, et, autant que possible, d'un spécialiste, quand ils en auront un à leur disposition. Il n'est peut-être pas inutile d'ajouter : que les médecins signataires du certificat n'ont pas le droit de le faire, s'ils sont parents du malade ; il en est de même pour le médecin aliéniste chargé de soigner le malade à l'asile, il ne peut pas signer le certificat à fin d'admission.

PSYCHOSES DU PALUDISME [1]

Les psychoses du paludisme, récemment décrites par Le Dantec, dans son *Précis de Pathologie exotique* (1905), et que le docteur Régis a classées parmi les psychopathies des exo-intoxications, ne sont pas d'observation courante ; elles se rencontrent chez des sujets ayant fait un séjour plus ou moins prolongé dans nos colonies (Sénégal, Tonkin, Madagascar, etc.) ; elles étaient autrefois confondues et prises pour des psychoses éthyliques, en raison du délire de rêve hallucinatoire (délire onirique de Régis) présenté par les malades (délire aujourd'hui classique et commun à toutes les intoxications ou infections de l'organisme).

Nous avons eu l'occasion d'observer un cas typique de psychose paludique chez un adulte de sobriété incontestable, qui se présentait avec toutes les apparences du *delirium tremens*.

L. F...., âgé de 33 ans, domicilié à R..., terrassier, entre à l'asile des aliénés de X... le 4 juillet 1905.

C'est un homme bien constitué, sans antécédents héréditaires et sans stigmates mentaux ou physiques de dégénérescence ; il s'est engagé, à 18 ans, dans l'infanterie de marine et a séjourné un an au Sénégal, où il a contracté des fièvres intermittentes avec cachéxie paludique et soupçons de tuberculose. D'un caractère froid, sérieux, n'aimant pas le plaisanterie et assez susceptible à cet égard, L. F... n'a jamais fait d'excès de boissons alcooliques ; c'est un sobre, convaincu et déterminé : il s'est marié à 22 ans et a eu huit enfants, dont sept sont vivants ; c'est un travailleur et un bon père de famille.

En janvier 1905, il a été opéré de l'appendicite et a séjourné quarante jours à l'hôpital de T..., il revint prendre possession de son poste, mais fut astreint à un repos de deux mois. Vers la moitié d'avril, il reprend du

(1) Annales Médico-chirurgicales du Centre, 20 avril 1907.

service actif, mais, eu égard à sa maladie récente, on ne lui donnait pas de travaux pénibles.

Pendant le mois de juin, il travailla à peindre au minium des poutres de fer. Le 20 de ce mois, il quitte son travail, effectué en plein soleil et sans abri, et va trouver le chef de chantier, en se plaignant d'avoir été persécuté toute la journée par un de ses camarades, le nommé P..., qui, devant lui, disait du mal de ses chefs et lui répétait sans cesse qu'il serait révoqué. L. F... paraissait inquiet, tourmenté, anxieux, « parce que, toute la journée, on n'avait pas cessé un instant de le regarder. »

Le lendemain, L. F... ne se rend pas au travail et continue à se plaindre des persécutions du nommé P...; il prétend encore : que les gendarmes vont venir le prendre pour le conduire en prison et à la guillotine. Dans la soirée, échappant à la surveillance de son entourage, il quitta précipitamment son domicile et se jeta à l'eau dans un ruisseau peu profond, où il ne pouvait pas se noyer; il continuait à voir partout des gendarmes, disant : qu'on l'injuriait, que sa dernière heure était venue. — Insomnie.

5 juillet. — L. F... est conduit à l'infirmerie ; il présente une langue saburrale et une teinte sub-ictérique de la peau et des conjonctives — urines normales — réflexe rotulien un peu exagéré — léger tremblement digital, lingual et de l'orbiculaire des lèvres. — Pas de signe de Romberg.

L. F... donne assez facilement ses nom, prénoms et qualités, âge, etc., mais il prétend qu'on a fait de faux rapports contre lui, on lui envoyait des coups de patte, on l'accusait d'avoir volé du minium et de l'avoir vendu, on veut lui faire perdre sa place, on le lui a dit dans le train qui l'amenait à l'asile ; on lui disait : « Tu seras révoqué, on te tuera, tu auras le cou coupé, tu iras au bagne », et il ajoutait : « Je suis cependant innocent, la seule faute que j'ai commise, c'est de ne pas avoir pesé le minium avant de m'en servir » ; il a entendu des gens qui cognaient à la porte de son jardin ; il a vu aussi des lumières et des lanternes sourdes promenées autour de sa maison. Il y a quelques jours, on le reluquait, on se moquait de lui ; les employés de sa brigade le regardaient de travers et, comme ils s'approchaient de lui pour le tuer, il s'est enfui et s'est jeté à l'eau ; il pleurniche et se lamente, il a perdu sa place, sa femme et ses enfants vont mourir de faim pendant son absence ; il se plaint de douleurs dans la tête (région frontale), il ne dort pas. — Purgatifs salins, lavement purgatif, diète lactée.

6 juillet. — Nous prescrivons le sulfate de quinine à la dose de 1 gramme par jour (trois jours de suite).

10 juillet. — L. F... raconte, au matin à la visite, qu'il est guéri; « il ne se sent plus de rien, il a dû avoir un grain de folie ». — Plus de maux de tête ; appétit et sommeil normaux.

13 juillet. — L. F... parait être dans son état mental habituel et normal: il a gardé un vague souvenir de ses idées délirantes; *c'était*, dit-il, *un mauvais rêve* ; il manifeste le désir de sortir prochainement, sa nombreuse famille ayant besoin de lui. Quand on lui rappelle les propos qu'il tenait au moment de son entrée à l'asile, il en rit et ne s'en tourmente pas plus.

19 juillet. — Il sort guéri et dans un état physique fort satisfaisant.

La médication d'épreuve par le sulfate de quinine ayant rapidement tranché la question du diagnostic, nous n'insisterons pas sur les hésitations du début, bien permises chez un sujet infecté et débilité, récemment opéré d'appendicite et ayant, pendant une longue convalescence, occupé ses loisirs à des travaux de peinture auxquels il n'était pas habitué, et cela sans être à l'abri des rayons solaires. Nous devons cependant dire que, si L. F... n'a pas fait de psychose héliosique ou saturnine, il a certainement été impressionné et réveillé dans son paludisme par ces influences occasionnelles.

Un an auparavant nous avions observé un cas de psychose paludique de longue durée, dont le diagnostic fut fait tardivement et après coup, alors que la maladie durait depuis 4 ou 5 mois.

Mme B..., femme C..., âgée de 40 ans, mariée depuis 10 ans, n'a pas eu d'enfants. — Pas d'antécédents vésaniques héréditaires ; — à 23 ans, crise d'appendicite, suivie d'une phlébite de la jambe gauche. — Les troubles psychiques ont paru se produire à l'occasion d'une émotion violente. — Suppression des menstrues. — Mme B... a fait un séjour au Tonkin, il y a quatre ans, et a eu des fièvres intermittentes.

Observée fin octobre 1904, par un médecin aliéniste, Mme B... lui avait paru atteinte d'une maladie mentale caractérisée « par un état habituel d'in-
» quiétude avec crises d'agitation anxieuse, des troubles, des perceptions
» sensorielles (illusions, hallucinations, ébauche d'hallucinations psycho-
» motrices), des idées non systématisées de persécution (on l'hypnotise, on
» lui tourne la tête), des craintes d'empoisonnement. Sous l'influence de
» ces troubles, dont le début remonte à trois mois, la malade dort mal et
» s'alimente d'une façon irrégulière ; elle émet des doutes sur l'identité et
» les intentions des personnes qui l'approchent ; elle refuse de se laisser
» soigner par ses plus proches parents ; elle manifeste le désir de changer
» continuellement de séjour par craintes d'embûches imaginaires ; elle a
» fait récemment une tentative de suicide. »

Tout à fait au début, Mme B... a fait une cure d'alitement prolongé et systématique.

Le 3 novembre 1904, Mme B... entre à la maison de santé de X... en pleine crise mentale aiguë ; elle voit des gens s'entretuer, elle aperçoit partout des cadavres ; elle reconnaît celui de son mari, blessé à la tempe ; sa sœur et son beau-frère sont derrière la porte de sa chambre, elle n'entend pas leur voix, elle les entend causer par la pensée et elle s'entretient avec eux. Sensibilité et réflexes normaux, légers tremblements de la langue et des mains, langue saburrale, refus des aliments.

8 novembre. — Cette nuit, la malade a demandé à être camisolée, elle ne se sentait plus maîtresse d'elle-même, elle était irrésistiblement poussée à tuer quelques personnes.

Cette situation pénible se prolongea pendant deux mois et paraissait devoir s'éterniser, quand, à tout hasard et en raison des accidents paludéens

présentés au Tonkin par la malade, nous fîmes l'épreuve du traitement par
le sulfate de quinine, traitement dont l'effet fut rapidement salutaire, à ce
point que la malade, nourrie à la sonde depuis longtemps, ne tardait pas à
réclamer des aliments et à dormir, débarrassée, enfin, des rêves et des cauchemars terrifiants.

Cette amélioration rapide, inespérée, à convalescence rapide, s'est cependant maintenue après guérison complète ; la malade a quitté la maison de
santé le 31 janvier 1905.

. Les psychoses du paludisme chronique non liées à des accès fé-
briles sont fort difficiles à différencier des vésanies, quand les
malades se présentent sans renseignements précis sur leurs antécédents personnels ; mais il se rencontre aussi des crises délirantes aiguës de courte durée, éclatant à l'occasion d'un accès
fébrile chez un paludéen, ainsi que j'ai eu l'occasion d'en observer un cas, il y a une dizaine d'années.

X..., âgé de 41 ans, ancien médecin colonial, démissionnaire pour raison
de santé, exerçait la médecine dans un chef-lieu de canton d'un département
du Centre où, malgré des soins appropriés, il avait encore, parfois, des
accès de fièvre intermittente. Un jour, et sans raison apparente connue, il
fut pris d'accidents psychopathiques aigus simulant, à s'y méprendre, le
delirium tremens. Déjà la question de placement dans une maison de santé
était proposé à la famille et, pour cette raison, je fus appelé en consultation
par le médecin traitant. Les accidents paludéens anciens ayant été rappelés
fort heureusement par la femme du malade, il fut décidé, séance tenante, de
faire une injection sous-cutanée de bromhydrate de quinine (méthode Boille),
à continuer en cas de besoin.

Au bout de quarante-huit heures, notre confrère se levait et parlait de reprendre son service habituel de clientèle rurale.

Ces psychoses d'accès, dans le paludisme chronique, sont, d'a-
près le professeur Régis, de Bordeaux, liées à des retours d'accès
de fièvre intermittente et, « quelquefois même, peuvent remplacer ces accès, à titre d'équivalents psychiques. »

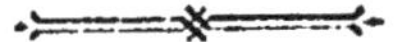

LA RÉFORME DU RÉGIME DES ALIÉNÉS [1]

Dans les séances des 14, 17, 21 et 22 janvier 1907, la Chambre des députés a adopté une proposition de loi consacrant la réforme du régime des aliénés et abrogeant la loi du 30 juin 1838, loi qui avait cependant été préparée et discutée, non pas hâtivement, mais avec soin, avec prudence, dans tous ses détails et ses conséquences, par des philanthropes dégagés de toute préoccupation étrangère au débat, libres dans la manifestation de leur opinion, sourds aux bruits de la rue, indifférents aux cancans, aux racontars et aux scandales factices signalés dans les « bastilles modernes », scandales propagés et soigneusement étalés par la Presse d'information, esclave elle-même de lecteurs à satisfaire, auxquels il faut fournir, chaque jour, le fait nouveau qu'ils recherchent avec une curiosité malsaine.

Certes, on peut désirer et réclamer l'amélioration du sort des aliénés et faire pour eux ce qu'on parle de faire — en période électorale — pour tous les citoyens : *Plus de justice, plus d'humanité !* Cela fait bien dans le tableau des revendications sociales, c'est un sujet propice aux déclamations pompeuses, à des tirades bien senties ; c'est le lieu commun, actuellement exploité, qui provoque les applaudissements d'une foule émue, impressionnée, emballée par un orateur habile et puissant. Mais les hommes qui composent cette foule ainsi amorcée deviennent souvent inconscients ; ils ne sont plus libres ; ils sont dans un état d'hyperémotivité et de surdité mentale qui ne leur permet plus d'entendre la voix de la Raison.

Oui, les aliénés avaient droit à toute la sollicitude de nos

(1) Annales Médico-Chirurgicales du Centre, n° 17, 28 avril 1907.

députés, mais il fallait, avant de leur proposer une loi nouvelle,
faire observer à nos législateurs, que la loi ancienne permettait
de réaliser toutes les améliorations réclamées pour le service des
aliénés, que la nouvelle loi était inutile, qu'elle est encombrée de
formalités et de prescriptions multipliées à l'infini. Complication
des écritures, transmission permanente de bordereaux, certificats,
rapports circonstanciés entre directeurs, médecins, préfets, procureurs de la République, présidents des tribunaux civils, et
cela à de nombreux exemplaires : tel est le bilan paperassier de
la nouvelle loi, qui nécessitera, pour être appliquée, de nouveaux
employés dans les bureaux de la direction et du service médical.
On a préparé pour ces bureaux, ceux de la Préfecture et du
Parquet, une surcharge de travail analogue à celle créée, depuis
quelques années, pour les bureaux de l'économat des asiles
d'aliénés, par l'adoption d'une nouvelle comptabilité en matière,
aussi compliquée et minutieuse, qu'inutile et tracassière. Tous
les agents et sous-agents des services économiques sont transformés en comptables au petit pied ; ils passent leur temps à faire
des écritures et à contrôler le travail, qu'ils n'ont plus le temps
de faire ; les chefs des ateliers, au lieu du marteau, du ciseau,
de la varlope ou du tranchet, ont à la main, soit un crayon, soit
un porte-plume ; ils pèsent, mesurent, comptent, enregistrent les
matières premières à transformer en meubles ou vêtements, puis,
ils recomptent, remesurent sur l'objet fabriqué ou réparé et
opèrent, enfin, le réenregistrement et le contrôle. C'est dans ce
recoin du service des aliénés que les inspecteurs généraux, au
moins un, se complaisent et trouvent facilement à critiquer et à
exercer leurs aptitudes. C'est bien leur droit, c'est même leur
devoir ; il serait évidemment plus utile de s'inquiéter de la
passionnante question du traitement des aliénés et du nombre
des guérisons obtenues, mais il faudrait, pour cela, être du métier ou du bâtiment, ce qui n'est plus !

Pour améliorer le régime et la condition des aliénés, il fallait
donner aux médecins aliénistes le temps de s'y consacrer, en
simplifiant les écritures, en ne compliquant pas leur service
d'ordre administratif, en leur permettant d'utiliser leurs connaissances acquises ; ils sont tous aujourd'hui à la hauteur de leur
tâche, ils possèdent, au point de vue humanitaire ou scientifique,
toutes les qualités nécessaires à l'exercice de leur profession.

Malheureusement, une seule chose a dominé toute la discussion : *la crainte des séquestrations arbitraires ;* nous n'en parlerons point, car il a été suffisamment démontré que c'est là une question, dite : *Tête de Turc,* sur laquelle on frappe, quand on n'a pas de question plus sérieuse à traiter. La loi de 1838, d'ailleurs, est suffisamment armée pour empêcher la production de semblable illégalité, mais il faut qu'elle soit appliquée sans peur, sans crainte ou négligence, par les agents chargés d'en faire usage ou d'en surveiller ou contrôler la mise en œuvre.

Souhaitons à la nouvelle loi de mettre fin aux *séquestrations arbitraires à domicile,* plus fréquentes qu'on ne le croit généralement ; souhaitons-lui aussi une influence bienfaisante à l'égard des victimes que font journellement les aliénés en liberté, en renouvelant, au xxᵉ siècle, le *massacre des innocents,* sur lequel nous avons récemment attiré l'attention dans ce journal, en nous appuyant sur les renseignements publiés par notre excellent collègue le docteur A. Ritti.

Que réclament donc les médecins aliénistes pour les malades, pour les infirmiers, pour eux-mêmes, pour le service général ?

1° *Pour les malades,* la possibilité de les traiter rapidement, au début du mal, dans la période aiguë, avant le passage à l'état chronique et à l'incurabilité ; c'est ce que demandent, d'ailleurs, les médecins qui font de la médecine générale.

Ils demandent aussi la diminution du nombre des malades accumulés dans un asile d'aliénés et dans chacune des divisions et subdivisions du même asile, pour qu'il leur soit possible de les connaître tous et de les traiter quand il est temps encore et utile de le faire.

L'encombrement, auquel nous avons personnellement fait la guerre pendant vingt-cinq ans, est un obstacle sérieux au traitement médical et une cause permanente de propagation des maladies contagieuses ; il procure, notamment, un milieu de culture favorable au développement de la tuberculose.

A part quelques essais timides et peu encouragés, il n'y a pas eu, en France, de lutte sérieuse entreprise contre l'encombrement, dont tout le monde proclame les inconvénients, mais dont personne ne s'inquiète en haut lieu, laissant aux administrations locales la déplorable habitude d'entasser les malades dans des locaux absolument insuffisants pour les contenir. Un trop grand nombre d'asiles, construits pour recevoir de 4 à 500 malades, en contiennent aujourd'hui de 6 à 700.

2° *Pour les infirmiers.* — L'amélioration du sort des gardiens d'asile, leur moralisation, leur éducation professionnelle en feront des infirmiers dignes de ce nom. Leur avenir, enfin, devra être assuré par l'organisation d'une caisse de retraites; il faut faire pour eux ce qui a été récemment fait pour les gardiens de prison, dont le service est moins pénible ; il faut nationaliser cette profession et créer autour d'elle une *auréole de mérite civique;* il faut aussi reconnaître, à ces humbles serviteurs du Devoir, les qualités du cœur, le dévouement, le courage et l'abnégation, qu'ils n'ont pas tous, malheureusement, mais qu'ils auront quand ils connaîtront leurs devoirs et leurs droits à une vie meilleure, à la considération et à une retraite bien gagnée, comme cela a été prévu pour leurs supérieurs hiérarchiques. Si la loi nouvelle a établi des pénalités pour les gardiens qui, méconnaissant leurs devoirs, auront outrepassé leurs droits, elle a laissé au hasard le soin de leur assurer une situation en rapport avec les dangers auxquels ils sont exposés ; c'était là, cependant, une question de la plus haute importance, qui est, d'ailleurs, liée au recrutement de ces agents, recrutement des plus difficiles en certaines régions, où, faute de mieux, il faut se contenter du déchet et des expulsés provenant de régions mieux favorisées, où le choix est encore possible.

Un bon médecin, un habile directeur, des comptables actifs et travailleurs, sont nécessaires au fonctionnement normal d'un asile d'aliénés, mais c'est là une monnaie courante, facile à se procurer, et à bon compte. On pourrait, d'ailleurs, faire pour le personnel administratif, ce qui a été fait pour les médecins-adjoints : instituer le concours à l'entrée de la carrière.

Mais à ces chefs de service, médecins et administrateurs, il faut des aides nombreux, un personnel secondaire plus près qu'eux des malades, vivant de leur vie, dont le nombre doit être relativement considérable, si l'on veut réaliser le *non restreint* idéal et possible dans un grand nombre de cas; il faut, enfin, organiser, avec ce personnel secondaire, la surveillance de nuit au moyen d'agents spéciaux n'ayant point été surmenés par le travail de jour.

3° *Pour eux-mêmes.* — Les médecins aliénistes voudraient avoir une retraite assurée autrement que par les Caisses de retraites départementales, qui fonctionnent bien dans quelques départements, moins bien dans un certain nombre, et pas du tout

dans un trop grand nombre. L'organisation de ces caisses de
retraites est abandonnée au bon plaisir des membres du Conseil
général, qui a remplacé, à cet égard, celui des anciens rois.

Le service de la retraite des médecins attachés au service
public des aliénés devrait être assuré par la Caisse nationale des
pensions civiles, qui deviendrait, de ce fait, créancière des
départements intéressés, par un simple jeu d'écriture.

L'inspection générale du service des aliénés est actuellement
faite par les inspecteurs généraux des services administratifs au
Ministère de l'Intérieur, c'est-à-dire par des hommes qui n'ont
point été préparés à cette fonction *par leur passage obligatoire
dans le rang*, comme cela existait autrefois. On ne trouve plus
parmi eux de savants aliénistes comme Ferrus ou Parchappe, ou
d'anciens directeurs-médecins comme Dumesnil, Lunier et Foville.
C'est absolument regrettable ; il faut donc introduire dans la loi
nouvelle des indications formelles à cet égard et obliger le ministre
de l'Intérieur à choisir les inspecteurs généraux des asiles d'aliénés
parmi les médecins-directeurs hors classe.

4° *Pour le service général.* — Les Conseils généraux ne
devraient plus avoir le droit de réduire le prix de journée par
des moyens directs ou indirects, de façon à entraver les améliorations à réaliser dans l'asile départemental. On dit bien, dans la
nouvelle loi, qu'ils ne pourront pas disposer des bonis en faveur
d'un autre service du département, mais cela existait déjà, puisqu'il y avait, à cet égard, une jurisprudence établie dont on para-
lysait, d'ailleurs, les décisions en diminuant le prix de journée.

Voilà tout ce qu'il n'y a pas dans la nouvelle loi, sur le régime
des aliénés et qui n'y sera pas incorporé si le Parlement, insuffisamment informé, ne prend pas la décision de faire une enquête
auprès de ceux qui, chargés du service médico-administratif des
asiles d'aliénés, connaissent seuls, théoriquement et pratiquement,
les avantages, les inconvénients ou l'insuffisance des dispositions
législatives, qui doivent être abrogées, conservées ou mises en
vigueur. Une enquête de ce genre a été faite sur la demande de
M. Sarrien, il y a dix-huit ans environ, si mes souvenirs sont
exacts ; une sorte de consultation a été demandée à tous les
directeurs-médecins ou médecins en chef : elle doit dormir dans
les archives du Ministère de l'Intérieur ; on pourrait peut-être
l'exhumer ou la renouveler !

Après tant d'autres, nous dirons aussi quelques mots de ces

médecins traitants prévus par la nouvelle loi, médecins qui, par raison d'économie, paraît-il, n'habiteront plus dans l'asile et y viendront, à temps perdu, quand les exigences de leur clientèle de ville ou de campagne leur donnera des loisirs. C'est là une conception étrange, en contradiction formelle avec les besoins d'un service médical qui, avec toutes ses obligations professionnelles, réclame, sans restriction possible, la présence réelle et prolongée du médecin au milieu des malades, à son cabinet de réception, au laboratoire, dans les ateliers, au jardin et partout, enfin, où il y a des malades à observer et à étudier. Que deviendra, avec ces médecins aliénistes d'un genre nouveau, le traitement individuel que, paraît-il, nous aurions méconnu ? Faudra-t-il y renoncer, alors qu'il a passé de l'ordre des idées dans celui des faits accomplis ? Et la surveillance médicale permanente de jour et de nuit, d'importation plus récente, faudra-t-il aussi la laisser pour compte à la douane ?

Cette conception, j'm'en fichiste, des médecins traitants ne contentera personne et fera bien des mécontents parmi les médecins dont la clientèle, déjà peu productive, sera encore amoindrie par des concurrents aussi nouveaux qu'imprévus : les médecins aliénistes en rupture d'asile.

J'imagine, toutefois, et j'en ai peur, que cette organisation nouvelle du service médical des asiles d'aliénés n'ait été prévue et inspirée que pour légitimer, peut-être, la façon de faire de quelques arrivistes, de ceux qui vivront en marge de notre carrière (avec des assistants), qui bénéficieront des honneurs, de l'installation de services dits spéciaux, *créés pour eux*, qui passeront agréablement leur temps et leur vie en visitant et parcourant, aux frais de la princesse, le pays de France et ceux d'outre-Manche et d'outre-Rhin, d'où ils rapporteront (nous avons déjà vu cela) le besoin de critiquer et même de vilipender ce que font, en France, les braves et modestes médecins des asiles de province, loin des honneurs et des grasses prébendes ! Cantonnés dans leur service public, les médecins de province n'ont jamais eu l'avantage de posséder une fructueuse maison de santé privée ; ils ont pris à la lettre l'article 68 du règlement général, prescrivant : « que les médecins des asiles d'aliénés ne doivent pas être intéressés dans la gestion d'une maison de santé, et ne peuvent pas y être attachés *soit comme médecin habituel, soit comme médecin consultant* ». Quelques-uns parmi eux ont, il

est vrai, l'ambition légitime d'obtenir un poste dans les asiles
de la Seine ; ils devront renoncer à cette unique satisfaction si
les partisans de l'autonomie du service médical de la Seine
obtiennent gain de cause et si la loi nouvelle n'étouffe pas la
tendance à la formation d'une caste, d'une petite chapelle, parmi
les représentants d'un service dans lequel l'union doit être faite
et l'unification prononcée par des dispositions législatives impres-
criptibles.

S'il faut, pour l'avenir, compter avec des privilèges répartis
entre plusieurs ou un seul, fut-il un grand chef, même un pontife
dispensateur des faveurs, au-dessus de la loi ou dispensé de s'y
conformer, qu'on en dispose alors pour tout le monde, qu'on
lâche la bride à toutes les convoitises, à tous les abus, cela com-
plètera la mesure prise à l'égard des médecins traitants éloignés
de l'asile par les exigences de leur clientèle. C'est le seul moyen
d'arriver rapidement au chambardement général, à la dissolution
d'un service qui, après une durée de près d'un siècle, disparaîtra
et avec lui, d'ailleurs, les réformateurs outranciers, intransi-
geants, détracteurs d'un passé glorieux illustré par Esquirol,
Ferrus, J.-P. Falret, Baillarger, Moreau de Tours, Parchappe,
Morel, Delasiauve, Lunier, Jules Falret et tant d'autres, leurs
continuateurs, qui, nourris de leurs exemples et de leur enseignement, conservent pieusement le souvenir des services qu'ils
ont rendus à notre spécialité, à la science, à l'humanité.

Des Aliénés dits Criminels (1)

Dans la proposition de loi adoptée par la Chambre des députés,
au mois de janvier dernier, il a été prévu une *troisième section*
déterminant les conditions du placement des *condamnés devenus
aliénés*, et des *aliénés dits criminels*, soit dans les asiles d'a-
liénés, soit dans les asiles ou quartiers de sûreté à créer, soit
dans le local spécial d'observation prévu à l'article 28, et cela à
titre provisoire ou définitif, après une ordonnance de non-lieu,

(1) *Annales Médico-Chirurgicales du Centre*, n° 10, 12 mai 1907.

un acquittement rendu par la juridiction correctionnelle, le Conseil de guerre ou la Cour d'assises, pour cause d'irresponsabilité reconnue et après une nouvelle expertise contradictoire et obligatoire.

Les aliénés dits, à tort, criminels sont ceux qui, sous l'influence de leur état mental, ont accompli un acte qualifié crime ou délit, alors que, en vertu de l'article 64 du Code pénal, « il n'y a ni crime ni délit quand le prévenu était en état de démence au temps de l'action, ou quand il a été contraint par une force à laquelle il n'a pu résister ». Ces aliénés, ainsi légalement innocentés, conservent cependant la qualification de criminels, malgré une ordonnance de non-lieu ou un acquittement en Cour d'assises, prononcés après la démonstration de leur irresponsabilité. En l'état actuel ils sont, pour cette raison, mis à la disposition de l'autorité administrative, qui ordonne le placement d'office dans un asile d'aliénés ; dans le projet de loi nouveau, ils restent soumis à l'autorité judiciaire, qui, après une nouvelle expertise médico-légale, ordonnera leur placement soit dans un asile d'aliénés, soit dans un asile ou quartier de sûreté, où ils partageront le sort des condamnés devenus aliénés en cours d'une peine afflictive ou infamante.

Nous persistons à dire que les aliénés dits, à tort, criminels ne doivent pas être incriminés ou tarés à l'occasion d'une action dont ils ont été déclarés irresponsables ; ce sont, purement et simplement, des malades justiciables de l'asile des aliénés et traités au même titre que tous les autres aliénés ; ils ne doivent pas former une catégorie spéciale dont la présence, au milieu des autres, soit à regretter, puisqu'ils n'ont point été condamnés à une peine afflictive ou infamante.

Ainsi que nous l'avons soutenu au Congrès de Toulouse, en 1807, et au Congrès de Pau, en 1904, il n'y a pas de différence à faire entre l'aliéné qui a réagi violemment, qui a fait un acte qualifié criminel ou délictueux avant son entrée à l'asile des aliénés et celui qui, déjà interné, n'a pas encore accompli un acte semblable ou analogue, soit parce que l'occasion lui a fait défaut, soit parce qu'il en a été empêché par une surveillance active dont, un jour ou l'autre, d'ailleurs, il pourra s'affranchir. Que l'acte regrettable ou dangereux ait été accompli avant ou après la séquestration, il est toujours couvert par l'état de démence au temps de l'action, il n'est pas criminel, il n'est pas délictueux. Nous sommes donc autorisés à déclarer que le séjour, dans un asile d'aliénés, de ces pseudo-criminels n'est pas gênant, désagréable, compromettant ou infamant pour les autres malades.

Leur placement, dans un quartier de sûreté, avec les condamnés devenus aliénés serait une mesure de réaction anti-sociale, anti-humanitaire, réclamée par les partisans des asiles spéciaux, à court d'arguments sérieux, ainsi, d'ailleurs, que l'a victorieusement soutenu et démontré le tant regretté Jules Falret. La question du contact soi-disant néfaste, mauvais ou infamant des aliénés dits, à tort, criminels avec les autres aliénés, c'est du lieu commun, du sentimentalisme enfantin, c'est, surtout, une faute d'observation clinique.

J'ai constaté, en effet, après une enquête sévère entreprise, dans un asile d'aliénés, avec mon excellent élève et ami le docteur Olivier, que les aliénés réputés criminels passaient inaperçus au milieu des autres malades, vivaient de leur vie sans le moindre inconvénient, et ne réclamaient pas la moindre modification au service de surveillance générale.

Si, par l'observation attentive et minutieuse, il n'est pas possible de distinguer ce qui caractérise les aliénés réputés criminels mélangés à leurs compagnons d'infortune, c'est, qu'en réalité clinique, il n'y a pas la moindre différence entre tous ces malades ; ce sont des aliénés dangereux, l'ayant été ou pouvant le redevenir, mais il en est de même, plus ou moins, pour tous les aliénés internés ; c'est pour cette raison, d'ailleurs, qu'ils ont été placés à l'asile, pour y être traités et surveillés, parce qu'ils avaient été reconnus dangereux pour l'ordre public, la sécurité des personnes ou leur propre sûreté.

Les prévisions de la nouvelle loi (art. 38), qui ordonnent la construction, aux frais de l'État, des asiles ou quartiers de sûreté pour les aliénés dits criminels, sont non seulement inutiles, mais aussi, et surtout fort regrettables, parce qu'elles proclament le retour en arrière dans l'œuvre d'assistance des aliénés, parce qu'elles formulent la nécessité d'organiser des asiles-prisons, des bastilles, des renfermeries de sûreté où on placera et réunira, avec les aliénés dits criminels, les condamnés devenus aliénés (art. 30) et les aliénés qui, à l'asile, auront commis un acte qualifié crime ou délit.

Mais voici que, déjà, ces mesures, avant d'être réalisées, apparaissent insuffisantes aux protagonistes, aux soi-disant progressistes, inspirateurs ou conseilleurs des auteurs du projet Dubief, puisque, à la séance du 29 avril 1907, ils ont présenté, à la Société médico-psychologique, *un vœu* pour demander au Sénat de surcharger le projet Dubief des propositions suivantes :

« 1° Prévoir, à l'article 2, la construction de quartiers spéciaux »' *pour les aliénés difficiles,* au même titre que les asiles spé- » ciaux prévus pour *les arriérés, les épileptiques, les alcoo-* » *liques ;*

» 2° Appliquer à ces aliénés difficiles les dispositions de l'ar- » ticle 40, prévues pour la sortie des aliénés criminels, *en cas* » *de guérison.* »

C'est-à-dire, préparer à ces *aliénés, dits difficiles,* la situation particulièrement délicate et arbitraire de sujets *suspects d'une rechute probable* (sic), et, par suite, de candidats à la séquestration à vie ou, tout au moins, de candidats à *la séquestration facile,* en vertu de la *sortie révocable et conditionnelle* formulée au 4° paragraphe dudit article 40. Voilà du pain sur la planche et des motifs nouveaux d'articles à sensation pour les journaux d'information ; ils peuvent, à juste titre et dès maintenant, y préparer l'opinion publique et annoncer que la loi nouvelle, instituée pour éviter les séquestrations arbitraires et les rendre impossibles ; que cette nouvelle loi, déjà si compliquée, ne l'est pas encore assez, qu'on parle déjà d'y faire insérer des prescriptions menaçantes pour le sort des *aliénés difficiles,* dont la sortie de l'asile sera empêchée ou entravée, après la guérison, et dont la réintégration, avec une sortie révocable et conditionnelle, sera singulièrement facilitée, puisque, avec leur étiquette d'aliénés difficiles, ils auront encore le désavantage d'être *suspects de rechute.*

« 3° Ajouter à l'article 39, énumérant les catégories de ma- » lades à admettre dans les asiles de sûreté, tous les aliénés qui, » n'ayant pas encore commis d'actes qualifiés crimes ou délits » contre les personnes, seront déclarés *particulièrement dan-* » *gereux* par le médecin traitant, au moyen d'un certificat motivé » par leurs tendances aux réactions violentes. »

Enfin ! voilà donc proclamées, par nos contradicteurs d'autrefois, les idées que nous avons toujours soutenues, à savoir : qu'il n'y a pas de différence entre les aliénés dits criminels et ceux qui ne le sont pas encore. Voilà que nos contradicteurs, insensibles et réfractaires à nos propositions philanthropiques naïves, paraît-il, parlent, non pas d'améliorer le sort des aliénés dits criminels,

mais d'aggraver la situation d'un nouveau groupe de malades affu-
blés par eux de l'étiquette suggestive de *particulièrement dangereux* !

Si tous ces malades doivent être dirigés sur les asiles de sûreté,
c'est reconnaître, c'est avouer qu'ils sont atteints de la même
maladie, qu'ils ont les mêmes impulsions et qu'ils réclament tous
le même traitement. Ils ne sont pas plus criminels ou dangereux les
uns que les autres ; ils sont tous égaux devant la maladie ; ils ont
tous leur place marquée dans l'asile ordinaire du traitement et ne
méritent point la séquestration dans les futurs asiles-prisons dits
de sûreté.

Ce n'est pas tout ! Les auteurs du vœu soumis au vote de la
Société médico-psychologique trouvant, sans doute, que l'article
35 du projet Dubief est trop humanitaire, puisqu'il épargne (aux
épileptiques ou aux aliénés condamnés à des peines afflictives ou
infamantes de un an et moins) le séjour, jusqu'à la guérison, dans
les asiles de sûreté ; les auteurs de ce vœu, dis-je, osent demander
la suppression de cette prérogative !

Mais alors, quand il y aura des asiles spéciaux :
1° Pour les arriérés ;
2° Pour les épileptiques (on a oublié de dire s'il s'agit d'épileptiques simples ou des épileptiques, atteints d'aliénation mentale) ;
3° Pour les alcooliques ;
4° Pour les aliénés difficiles ;
5° Pour les aliénés dits criminels ;
6° Pour les aliénés non encore criminels, mais particulièrement
dangereux ;
7° Pour les déments inoffensifs bons pour la colonie familiale ;
Quand il y aura aussi, près des centres universitaires, des services urbains pour les psychoses aiguës ; quand il y aura encore,
près de l'asile d'aliénés, un quartier d'observation ou d'admission, *il
n'y aura plus personne à placer dans les asiles d'aliénés ;* l'œuvre
du désencombrement, toujours à faire, sera enfin accomplie ; le
personnel de surveillance ne sera plus surmené ; les médecins
traitants, après avoir dirigé sur les asiles spéciaux les arriérés,
les épileptiques, les alcooliques, les malades criminels, dangereux,
difficiles, gêneurs, déchireurs déments et gâteux pourront, sans
aucun inconvénient, habiter la ville ou la campagne, loin de l'a-
sile, mais près de leur clientèle privée. Pour dispenser ces médecins du moindre effort, il n'y aura plus qu'à diriger directement

les malades, à leur sortie du quartier d'observation, sur les asiles
spéciaux sans les faire passer par l'asile des aliénés.

La conclusion de cette organisation divergente, de cette disper-
sion des malades, de ce triage, de cette catégorisation exagérée,
c'est, évidemment, la suppression immédiate des asiles d'aliénés
actuels, devenus inutiles et inutilisables, et aussi, fort heureusement, la suppression des médecins traitants, morts avant d'avoir
vu le jour.

Sorties définitives. — Sorties provisoires.
Responsabilité des Médecins (1).

A la section IV du projet de loi voté par la Chambre des députés en janvier 1907, et à l'occasion des sorties définitives et provisoires, il a été indiqué, en l'article 41, qu'une demande de
sortie pourra être faite par le malade, les personnes qui ont
demandé le placement, le tuteur, le curateur, le procureur de la
République ou tout autre personne, et que tous auront la possibilité de se pourvoir devant le tribunal civil, qui statuera, sans
délai, en Chambre du Conseil.

M. le député Lefort a fait observer, au cours de la discussion
à la Chambre des députés, que la mise en liberté, ainsi obtenue,
serait particulièrement dangereuse pour les alcooliques qui, guéris après un court séjour à l'asile des aliénés, pourraient, avec une
sortie prématurée, commettre des actes dangereux (ce qui, d'ailleurs, arrive à Rouen et ailleurs) ; il ne va pas jusqu'à demander
un séjour de six mois après un premier internement, ou d'un an,
s'il y a récidive, mais il demande que le cas soit prévu et inséré
au dit article 41.

Le rapporteur, M. Dubief, répondit alors : que M. Lefort avait
satisfaction à l'article 40, paragraphe 1'', dans lequel il est dit
« que le médecin traitant doit déclarer si le malade est, oui ou
non, *suspect de rechute* de nature à compromettre la décence ou
la tranquillité publique et sa propre sûreté », et il ajoutait : « Qui
donc visions-nous dans ce paragraphe? précisément les aliénés

(1) *Annales Médico-Chirurgicales du Centre*, 10 mai 1907.

buveurs, les alcooliques ; ce sont eux dont la guérison est suspecte de rechute et qui peuvent, une fois l'accès passé, retrouver les impulsions de la maladie et causer un de ces malheurs dont nous lisons trop souvent le récit, M. Lefort me semble avoir toute satisfaction. »

M. Dubief déclarait ensuite qu'il y aurait inconvénient à légiférer spécialement pour les alcooliques, « car *d'autres malades* sont dans la situation des alcooliques pour des vésanies de formes différentes. »

M. le député Lefort, se déclarant satisfait, retira son amendement.

Je regrette, pour ma part, l'intervention du rapporteur et le retrait de l'amendement, parce que les dispositions de l'article 40, malgré les affirmations du distingué rapporteur du projet de loi, ne sont point applicables *aux alcooliques* indiqués par M. Lefort et *aux autres malades* signalés par M. Dubief.

L'article 40, en effet, concerne les individus internés en vertu des articles 35, 36 et 39 ; il n'y est point question soit *des alcooliques* de M. Lefort, soit *des autres malades* de M. Dubief. En nous reportant, en effet, aux dits articles 35, 36 et 39, nous constatons qu'il s'agit :

1° Des condamnés devenus aliénés ;

2° Des prévenus déclarés irresponsables ;

3° Des aliénés ayant commis un acte qualifié crime ou délit pendant leur séquestration dans un asile d'aliénés.

Un point. C'est tout.

M. Lefort, auquel, en réalité, on n'a donné aucune satisfaction, peut encore, comme nous l'avons fait, se reporter de l'article 40 aux articles 35, 36 et 39, et constater que le rapporteur a fait involontairement une confusion regrettable et n'a point solutionné la question.

Nous sommes donc autorisés à dire qu'à l'avenir, comme par le passé, *les alcooliques* ou *les autres malades* pourront, sans qu'aucune précaution nouvelle ait été prise, continuer à massacrer leur femme ou leurs enfants le jour même de leur sortie ou le lendemain !

La fameuse question de *la séquestration arbitraire* ou de *la détention forcée*, suivant l'observation du député Féron, a bouché les yeux de nos législateurs, calmé les scrupules de M. Lefort ; elle a permis au rapporteur de faire une sortie par la tangente en aiguillant l'attention de son contradicteur et de ses auditeurs sur la section III, réservée aux condamnés reconnus aliénés et aux aliénés dits criminels.

Pour faire œuvre utile, pour empêcher le massacre des innocents, pour parer aux dangers auxquels est exposée la femme d'un alcoolique jaloux, comme ils le sont presque tous, on n'a pas osé améliorer, sur ce point, la loi de 1838 en y ajoutant le moindre paragraphe.

C'est par erreur, dira-t-on, cela peut se réparer, il y a le Sénat, il y aura une deuxième discussion à la Chambre des députés. Je veux bien y croire et je compte alors sur l'intervention de M. Lefort qui, dûment informé, ne se laissera plus convaincre aussi facilement par des arguments étrangers au débat.

A l'article 42, prévu pour les sorties, *à titre d'essai*, la même confusion n'a pas été faite, on a autorisé les médecins traitants, *dans les cas autres que ceux prévus pour les aliénés désignés aux articles 35 et 38*, à autoriser des sorties, à titre d'essai, pour une durée indéterminée ; si cette durée excède un mois, l'autorisation devra être approuvée par le Préfet.

Voilà donc enfin, justifiée et autorisée par la Loi, une coutume déjà pratiquée d'ailleurs, à leurs risques et périls, par les médecins aliénistes.

Je ne sais pas si mes collègues usaient de ce moyen avec une grande satisfaction et en toute tranquillité d'esprit ; je ne sais pas ce qu'ils en pensaient, ou ce qu'ils redoutaient, mais je me rappelle bien mes tourments, mes inquiétudes et mes préoccupations, quand j'avais un malade en congé, comme nous disions à l'asile de Blois.

Donner une satisfaction à un malade et à sa famille, leur procurer la joie et le bonheur de se revoir en toute liberté, sans contrainte, c'était bien tentant, agréable à accorder, mais, cet acte humanitaire, volontairement consenti par le médecin aliéniste, sous sa responsabilité, lui faisait entrevoir avec crainte la série des incendies, suicides ou meurtres, commis par des aliénés rendus prématurément à la liberté !

Les dispositions prévues en la loi nouvelle ne modifient donc pas la situation pour les sorties d'essai d'un mois et moins ; le médecin aliéniste aura toujours la liberté de se compromettre et d'aller au-devant des responsabilités ; c'est au bout d'un mois seulement qu'interviendra l'autorisation et l'approbation du Préfet. C'est au bout d'un mois d'attente et d'appréhension que le médecin pourra enfin dormir et penser à autre chose ! Il n'y a donc rien de changé, et alors je me demande si les sorties, à titre d'essai, sortiront de l'état rudimentaire, si même elles seront souvent provoquées par le médecin, nullement protégé, dégagé ou couvert par l'autorité judiciaire ou administrative.

Les sorties d'essai de plus d'un jour, je les remplaçais (c'est une question de mot), pour les convalescents, par une proposition de sortie, pour cause d'amélioration, mais alors, proposée par le médecin, elle était faite et réalisée en vertu d'un arrêté préfectoral. Il m'arrivait bien, parfois, ainsi qu'à mes collègues de provoquer la sortie de certains mélancoliques, comme moyen de traitement, quand l'isolement de la famille restait sans résultat apparent, mais il s'agissait de cas tout-à-fait exceptionnels pour lesquels il est impossible de légiférer.

Les sorties d'essai restent donc à organiser et doivent, en tous cas, être envisagées à nouveau sous tous leurs aspects et conséquences, par nos législateurs soucieux du sort des malades et de leurs médecins.

Placements volontaires et placements d'office (1).

Le titre II du projet de loi voté par la Chambre des députés concerne les placements faits dans les établissements d'aliénés et comprend deux sections.

Les anciens placements volontaires sont dits : *Placements faits sur la demande des particuliers* (article 13) *et placements volontaires sur la demande des malades* (article 15).

1re Section

Art. 13. — Les placements faits sur la demande des particuliers, sans l'intervention préalable du Préfet, pourront être réalisés quand le directeur de l'établissement public ou privé aura reçu :

1° Une demande d'admission d'une personne autorisée, de-

(1) *Annales Médico-Chirurgicales du Centre*, 0 juin 1907.

mande visée par le Juge de Paix, le Maire ou le Commissaire de Police ;

2° Un rapport au Procureur de la République (en remplacement du certificat habituel) sur l'état mental de la personne à placer, rédigé par un docteur en médecine dont la signature sera dûment légalisée ; la date de la dernière visite faite au malade sera indiquée et aura été notifiée au Juge de paix ou au Maire ; elle ne devra pas remonter à plus de huit jours.

Le rapport médical sera détaillé et relatera les symptômes de la maladie et les faits observés journellement par le médecin signataire, qui établira ainsi la preuve de la folie et les motifs qui exigent le placement du malade dans un asile d'aliénés, et la nécessité de l'y tenir renfermé.

3° Un document (acte de naissance, livret militaire, acte de mariage), permettant au directeur de l'asile des aliénés de s'assurer de l'identité du malade.

Le placement fait, après la réalisation de ces formalités, aura lieu *au quartier d'observation et à titre provisoire.*

ART. 17. — Au bout de vingt-quatre heures, le directeur de l'asile public ou privé adressera à trois fonctionnaires : au Préfet, au Procureur de la République de l'arrondissement où l'asile est situé, au Procureur de la République de l'arrondissement où le malade a son domicile habituel :

1° Le bulletin d'entrée du malade ;

2° La copie de la demande d'admission ;

3° La copie du rapport du médecin (art. 13).

4° Le certificat de vingt-quatre heures du médecin de l'asile.

Si le placement a été fait dans un asile privé, le Préfet fera visiter le malade, dans les trois jours de réception du bulletin, par un médecin qui transmettra un rapport au Préfet et au Procureur de la République.

Quinze jours après le placement, il sera adressé, au Préfet et aux deux Procureurs de la République, un nouveau certificat circonstancié du médecin traitant, certificat confirmant ou rectifiant celui de vingt-quatre heures et indiquant *le retour plus ou moins fréquent des accès ou actes de démence.*

ART. 18. — C'est à ce moment que le Procureur de la République adressera *ses réquisitions écrites,* avec les trois ou quatre rapports médicaux, au Président du tribunal de l'arrondissement où l'établissement est situé.

Le Président du tribunal, ainsi informé, pourra statuer sans délai, s'il le juge convenable; mais, s'il a des doutes, si une opposition a été faite au placement, soit par le malade, le conjoint, un membre de la famille ou un ami, la décision sera prise par le tribunal réuni en chambre du conseil et d'urgence.

Le tribunal pourra cependant se déclarer insuffisamment informé et ordonner une expertise contradictoire faite par deux médecins choisis, l'un par lui et l'autre par le malade ou son représentant.

La décision du Président ou du tribunal sera notifiée au Préfet et au directeur de l'asile des aliénés.

Appel de cette décision pourra être fait dans les cinq jours (art. 9).

Copie de toutes les pièces ci-dessus énumérées, au nombre de six, sera faite au livre de la loi, prévu en l'article 20.

Le placement fait, à titre provisoire, en vertu de l'article 13, deviendra alors définitif.

On ne pourra plus dire qu'il a été fait en cachette, avec une discrétion exagérée, à l'insu des autorités compétentes, administratives ou judiciaires, avec précipitation, à la légère, sans raison ou dans un but criminel, car il sera connu d'un membre de la famille, d'un ami, du médecin, du Juge de paix, du Maire ou du Commissaire de police, de deux Procureurs de la République, du Président du tribunal et de ses collègues, éclairés au besoin par deux médecins experts ; il sera connu, enfin, du Préfet, informé par le directeur de l'asile et le médecin en chef, pouvant lui-même être contrôlé par un cinquième médecin, commis à cet effet par le Préfet.

Nous devons ajouter qu'autour de toutes les personnes énumérées ci-dessus vivent un nombre considérable d'agents : secrétaires, employés, rédacteurs, commis aux écritures, qui, fatalement, connaîtront le placement avec tous les renseignements plus ou moins confidentiels contenus dans les rapports, enquêtes, certificats, décisions, communiqués et transmis des uns aux autres et de bureaux en bureaux.

Le secret médical ou le secret des familles, il n'en faudra plus parler, quand vingt-cinq ou trente personnes en auront pris la charge et la responsabilité.

Avec toutes ces formalités, ces précautions minutieuses, ces interventions des Juges de Paix, Maires, Procureurs de la République, Présidents des tribunaux civils, Préfets et médecins experts ; avec ces transmissions, échanges et insertions de bulletins, rapports médicaux, certificats, décisions, notifications et appels de décisions, on se demande si tous les fonctionnaires, ainsi provoqués et mis en activité, auront le temps de faire autre chose !

' Dans certains arrondissements, dans les grandes villes comme Bordeaux, Marseille, Lyon, Rouen, Nancy, Lille, où il y a plusieurs placements par jour à l'asile des aliénés, nos magistrats du Parquet et du tribunal civil seront fatalement et rapidement surmenés ; plus de congés possibles, plus de repos prolongé, et, partant, suppression des vacances judiciaires et du repos hebdomadaire.

Les magistrats n'ayant point été préparés, par leurs études ou travaux antérieurs, à apprécier l'état mental des malades à interner, auront souvent recours à l'expertise contradictoire (art. 18), et cela pour dégager leur responsabilité ; ils trouveront difficilement, à mon avis, puisqu'il s'agit de contrôler les certificats du médecin aliéniste, des experts assez au courant des maladies mentales pour agir contradictoirement et utilement.

Les décisions du tribunal en chambre du conseil ou du Président pouvant donner lieu à un appel (art. 9), il semble bien, en toute justice, qu'on a oublié d'autoriser l'appel du médecin en chef de l'asile des aliénés, à l'occasion d'une décision prise par le tribunal ; cet appel est aussi utile et justifié que ceux prévus en l'article 9 ; il serait, d'ailleurs, de bonne guerre, et, puisque le droit de contrôle et le droit d'appel sont déterminés et accordés à toute personne et au Procureur de la République, pourquoi refuser ce droit aux médecins aliénistes, qui ne devraient plus être suspectés, contrôlés et condamnés sans appel, quand leurs propositions ou décisions auraient été contredites ou infirmées en première instance.

Ma proposition d'appel, je le sais, n'a aucune chance d'être adoptée ; on continuera comme par le passé à suspecter la bonne foi du médecin aliéniste, son impartialité ou sa compétence ; le médecin aliéniste voit, d'ailleurs, partout des aliénés, à force de vivre au milieu d'eux ! il n'est donc point qualifié pour parler des choses qu'il connaît, parce qu'il a pris la peine de les apprendre théoriquement et pratiquement ! il s'est faussé le jugement à force de fréquenter les aliénés !

· Oui, il faut en convenir, il y a des courants d'opinion qui ne se remontent pas, et nos législateurs, trop près de leurs électeurs avec le scrutin d'arrondissement, suivent le courant ; ils ne seraient point réélus, s'ils osaient penser et dire que le corps des médecins aliénistes français possède, avec le savoir professionnel, la dignité du caractère, une haute moralité et l'habitude invétérée de comprendre et de pratiquer les devoirs de la société envers ceux qui souffrent et qui peinent.

Si donc le projet de loi est voté par le Sénat et approuvé par la Chambre des députés, en deuxième délibération, sans qu'il y soit apporté aucune modification, il deviendra à peu près impossible de faire admettre les malades dans les asiles de traitement, où ils n'arriveront qu'après avoir tué père, mère, femme ou enfants, et assurément quand leur état mental, passé à l'état chronique et, par suite, à l'incurabilité, aura été reconnu par la rumeur publique, dont la compétence et l'impartialité sont indiscutables !

Les auteurs du projet de loi, eux aussi, ont suivi le courant d'opinion publique, pour éviter les séquestrations arbitraires, ils ont multiplié les précautions, les garanties, les certificats, les rapports, les enquêtes, les expertises contradictoires, de façon à rendre à peu près impossibles les placements demandés par les particuliers, sans tenir aucun compte du secret des familles, de l'intérêt réel du malade et du travail imposé à ceux qui seront chargés d'appliquer ou de surveiller la mise en pratique de la nouvelle loi sur les aliénés, s'ils veulent s'acquitter de leurs devoirs et obligations sans faiblesse, avec ténacité et continuité.

Quand nos magistrats auront mis la main à la pâte, quand ils sauront de quoi il retourne, quand il faudra prendre des décisions à jet continu, quand leur responsabilité sera engagée, quand, à cet égard, ils auront pris la place des Préfets et des médecins aliénistes, ils ne tarderont pas à se convaincre qu'on leur a préparé une nouvelle charge, des plus lourdes à supporter, des travaux supplémentaires non rétribués, jamais terminés, toujours à refaire, chaque jour, plusieurs fois par jour, pour un ou plusieurs aliénés ; ils succomberont à la tâche ou lâcheront le métier.

Nous tenons, à l'avance, à leur exprimer la part profonde que nous prenons au sort qui les attend (à leur insu), alors que, en toute quiétude d'esprit, de 1 heure à 5 heures du soir (pas tous les jours), ils se contentent, revêtus d'amples costumes et bien assis en des fauteuils confortables, d'écouter ceux qui parlent et plaident le pour et le contre. Quel changement dans leurs habitudes ! Que d'enquêtes nouvelles à faire ! Que d'expertises à prévoir ! Que de décisions à prendre !

Il n'est peut-être pas paradoxal, en résumé, de se demander s'il ne serait pas plus simple, pour gagner du temps, pour ne point déranger tant de gens, de supprimer dans le projet de loi, cette section 1re du titre II, puisqu'il paraît démontré que les placements demandés par les particuliers seront peu abordables et fort difficiles à réaliser, et aussi parce qu'ils imposeraient à nos magistrats des obligations nouvelles et accablantes dont ils sont loin de connaître l'importance et l'étendue.

Ce mode de placement, ainsi prévu et préparé, sur la demande des particuliers, n'est pas, d'ailleurs, à la portée de tout le monde ; il est utilisé, presque exclusivement, par ceux qui paient, par la bourgeoisie, par les classes dirigeantes ; il n'est point demandé, dans nos départements, pour les aliénés du monde des travailleurs, pour les prolétaires et les gens à gages, c'est une mesure d'exception en faveur des capitalistes !

Si la séquestration arbitraire peut être réalisée, c'est précisément à l'égard de ceux qui possèdent, de ceux qui peuvent être dépossédés de leurs biens, propriétés, valeurs mobilières, bijoux, collections et objets d'arts. Les pauvres diables, les travailleurs, les gens du peuple, sont à l'abri de ce genre de trafic; personne n'envie leur sort, personne ne convoite leurs capitaux ; ils n'ont point à redouter la séquestration arbitraire dans un asile d'aliénés par fausse imputation d'aliénation mentale; ils sont cependant en majorité, aussi leur a-t-on réservé, à la section 3, les placements ordonnés par l'autorité publique, c'est-à-dire les placements d'office, que nous proposons d'appliquer à tous les aliénés, riches ou privés de ressources, ayant besoin d'être internés et soignés dans les asiles d'aliénés publics ou privés.

ART. 26. — Les placements d'office, d'ailleurs, ordonnés par le Préfet de police, à Paris, et par les Préfets, dans les départements, seraient réalisés avec les garanties et formalités prévues aux articles 13, 17 et 18; ils ne seraient définitifs qu'après l'intervention du pouvoir judiciaire.

Le contrôle des actes administratifs et des arrêtés préfectoraux relatifs aux placements des aliénés, ainsi donné aux Procureurs de la République et aux Présidents des tribunaux civils, serait la garantie idéale contre la séquestration arbitraire et, tout au moins, on interdirait l'évocation.

On laisserait, bien entendu, aux malades ou à leur famille, le choix entre les asiles publics ou privés.

Tout le monde aurait donc satisfaction ; les malades seraient admis dans les maisons de santé privées et dans les asiles publics au moyen des mêmes formalités; ils y seraient surveillés et pourraient en sortir en vertu des mêmes prescriptions et garanties ; les séquestrations arbitraires, devenues impossibles, ne continueraient plus à être exploitées et ne hanteraient plus le cerveau dès prédisposés ou des déséquilibrés ; les plaintes finiraient par disparaître avec le temps ; les médecins aliénistes, devenus à peu près irresponsables avec le partage des responsabilités, pourraient exercer leur sacerdoce en toute tranquillité d'esprit.

Seraient à plaindre, toutefois, les journaux d'information, privés d'articles à sensation sur les bastilles modernes, obligés alors de changer leur fusil d'épaule et réduits à parler du massacre des innocents, au xxe siècle, par les alcooliques, et à réclamer la séquestration des aliénés dangereux qu'on laisse en liberté, et qu'on interne alors seulement qu'ils ont accompli un ou plusieurs actes dits criminels !

Art. 15. — Les placements volontaires ayant été supprimés pour le plus grand nombre, seraient cependant, ainsi que cela a été prévu dans le projet de loi, maintenus, mais réservés uniquement aux malades ayant conscience de leur état mental et venant eux-mêmes réclamer leur internement dans un asile public ou privé. C'est là une innovation que nous approuvons et qui a été soumise aux dispositions prévues à l'article 18, relatives à l'intervention du pouvoir judiciaire.

Des causes de l'encombrement des Asiles d'aliénés (1).

A la séance du 22 janvier 1907, M. Dron, député et maire de Tourcoing, a pris longuement la parole, à la Chambre des députés, et a principalement attiré l'attention de ses collègues sur l'encombrement des asiles d'aliénés par les *pseudo-aliénés*, les déments, les séniles, les déséquilibrés et les infirmes cérébraux ;

(1) *Annales Médico-chirurgicales du Centre*, numéro du 23 juin 1907.

il estime que les communes devraient garder dans leurs hospices la plus grande partie de ces prétendus aliénés ; il ajoute qu'il y a dans les asiles d'aliénés, *une catégorie très nombreuse* d'aliénés autrefois dangereux qui ont retrouvé le calme et *approximativement leur raison* ; on les *oublierait* à l'asile, peut-être volontairement, parce qu'ils travaillent, gagnent leur vie, économisent des frais de main-d'œuvre et contribuent, par leur présence, à faire ressortir une brillante gestion financière !

Comme remède à cette singulière situation, M. Dron demande au gouvernement de tenir la main à l'application de la loi d'assistance aux vieillards, loi qui commence à fonctionner et qui prévoit, avec des secours pécuniaires à domicile, l'hospitalisation à la charge de l'Etat, du département et des communes, des vieillards âgés de 70 ans et des incurables.

C'est là, pour M. Dron, le moyen de désencombrer les asiles d'aliénés français qui ne contiendront plus, à l'avenir, *que des malades susceptibles de recevoir les soins médicaux qui leur sont dûs.*

L'encombrement des asiles d'aliénés, comme nous l'avons dit au Congrès de Grenoble en 1902, tient à d'autres causes et n'est pas prêt de disparaître, si l'on se contente d'en faire sortir les déments et les séniles, soit pour les renvoyer dans leur famille avec un secours pécuniaire, soit pour les assister dans les hospices communaux.

La majeure partie de ces infortunés n'ont plus de domicile familial, et ceux qui ont encore leur conjoint ou des descendants ne sauraient être reçus par eux sans difficulté morale ou matérielle, et d'ailleurs, comme l'a dit le député Vandame, dans une courageuse mais solitaire interruption, « *ils sont mieux soignés à l'asile* (1). »

Les vieillards, en dehors de l'affaiblissement intellectuel, ont, ainsi que les adultes, des crises mentales, des psychoses aiguës ou chroniques ; ils ont souvent des idées vagues de persécution ; ils redoutent la dépossession de leurs biens, et beaucoup parmi eux se plaignent de l'abandon dans lequel ils vivent et de l'ingratitude de leurs descendants ; ils souffrent du manque de soins et d'attentions, ils sont relégués parfois, s'ils sont infirmes ou gâteux, dans des taudis infects et ils changent de linge quand il y en a

_____

(1) *Journal officiel*, séance du 22 janvier 1907, p. 124, 8e paragraphe.

dans la maison, ou quand les parents ont le temps et la possibilité
de s'en occuper.

Dans les hospices, ces vieillards infirmes et gâteux se plaignent
continuellement, crient, la nuit, comme des enfants qui ont besoin
d'être changés de linge, et dorment le jour, après le nettoyage
du matin ; ils troublent donc, la nuit, le repos des autres vieillards, qui se plaignent de leur présence, et alors ils sont dirigés
sur les asiles d'aliénés où ils deviennent, le plus souvent, calmes
et moins désagréables, parce qu'ils y trouvent des attentions et
des soins plus fréquents de propreté intime et générale signalés
par le député Vandame.

Oui, il y a peut-être dans les infirmeries de nos asiles d'aliénés,
quelques déments organiques ou quelques vieillards, qui pourraient être placés ailleurs, s'il y avait possibilité de mieux faire ;
mais les parents de ces malades et les hospices ne veulent pas ou
ne peuvent pas les garder pour les raisons indiquées ci-dessus.
C'est donc à l'asile qu'ils seront encore soignés comme ils le méritent en attendant mieux.

J'exprime, en passant, le vœu que, dans chaque asile d'aliénés,
il soit créé une section spéciale pour les vieillards, comme il y a
déjà une section d'enfants ou une section d'épileptiques.

Pour désencombrer les asiles d'aliénés de province, il faut
d'abord en construire un dans les départements où il n'y en a
pas encore, de façon à ce que chaque département soigne, chez
lui, ses malades, au lieu de les expatrier en encombrant le ou les
asiles des départements voisins ou éloignés ; il faut, enfin et surtout, que le département de la Seine conserve ses aliénés à Paris
ou dans ses asiles de la banlieue ou de la grande banlieue, car
un très grand nombre de ces malades sont encore transférés et
maintenus dans les asiles de province, où ils contribuent à y per-
pétuer l'encombrement, la gêne et parfois le désordre. Les aliénés
de la Seine expédiés en province ne sont pas précisément choisis
parmi les chroniques calmes et plus ou moins inoffensifs ; il y a
parmi eux des persécutés toujours dangereux, des persécutés
persécuteurs, des dégénérés impulsifs, des fomenteurs de complots, bien des gêneurs plaignants et réclameurs (parce que expa-
triés), des paralytiques et quantité de gâteux.

Les malades calmes, agréables, faciles à soigner avec le *non
restreint*, sont conservés dans les asiles de la Seine ou dirigés
aujourd'hui, quand ils ne sont plus dangereux, sur les colonies

familiales du Cher ou de l'Allier, créées sur l'initiative et avec le concours efficace de notre ancien collègue le docteur Marie, qui a, d'ailleurs, passé la main à d'autres aliénistes (des meilleurs et des plus sympathiques) ayant fait comme lui et ayant été remplacés par des jeunes pleins de science et d'activité, désirant, eux aussi et déjà, leur retour près du soleil qui éclaire l'Hôtel de Ville de Paris, pour profiter des honneurs et des avantages matériels de l'autonomie du service des aliénés de la Seine. C'est là une des raisons d'être de la petite chapelle inventée pour couper en deux le service des aliénés, pour empêcher à jamais ce que nous avions rêvé, l'union des médecins aliénistes, pour diviser des hommes ayant des aspirations communes et le même idéal philanthropique. On dirait vraiment que Paris et le département de la Seine sont hors la loi commune, puisqu'il faut pour les aliénés de cette agglomération, des médecins triés sur le volet, pourvus d'une investiture spéciale, choisis cependant parmi les aliénistes nommés au même concours pour toute la France, mais ayant alors ce je ne sais quoi, qui en fait des Parisiens originaires de Marseille, Limoges, Angoulême, Bourges, Grenoble, Tulle, Perpignan, Strasbourg et Moscou. C'est à se demander si le département de la Seine, au moins pour le service des aliénés, conservera des relations avec le ministre de l'Intérieur et si, dans l'avenir, comme dans le passé et le présent, les asiles de la Seine seront dispensés du contrôle des inspecteurs généraux des services administratifs, dont tout l'agrément est réservé aux provinciaux isolés et oubliés, quoique parfois Parisiens d'origine. Quoi qu'il en soit, l'assistance familiale indirecte du docteur Marie est un moyen pratique de désencombrement des asiles d'aliénés, qui a fait ses preuves en France et à l'étranger.

Je n'accorde pas grande confiance aux remèdes proposés par M. Dron pour désencombrer les asiles d'aliénés, qui, fatalement, continueront à recevoir ses *pseudo-aliénés* ou ses *prétendus-aliénés* : déments, séniles, déséquilibrés, etc... Je ne puis pas davantage admettre avec lui, qu'il y a, dans les asiles, des aliénés autrefois dangereux, à peu près guéris, qui y sont, illégalement conservés, pour favoriser des combinaisons financières ; cela n'est pas exact, c'est une affirmation contre laquelle il faut protester énergiquement, puisque personne ne l'a fait à la Chambre des députés.

Les médecins aliénistes, disons-le hautement, sont trop heureux de rendre à la liberté et à leur famille les aliénés guéris ou améliorés, c'est pour eux la question primordiale, le but de tous leurs efforts, la raison, qui les conduit à rechercher les moyens d'obtenir un fort pourcentage de malades sortis par suite de guérison ; ils arrivent, de ce fait, à des résultats remarquables singulièrement méconnus et démarqués.

Les aliénés *oubliés* et *approximativement guéris*, dont a parlé M. Dron, sont probablement en style médical, *des maniaques rémittents* ; ils ne sont donc point guéris et s'ils ne sont point renvoyés dans leur famille, c'est qu'ils sont encore dangereux pour l'ordre public et la sécurité des personnes. •

M. Dron, je le crains, aura emprunté ses renseignements statistiques à des aliénistes en rupture d'asile, à des missionnaires en psychiatrie, admirateurs de l'étranger, qui n'ont pas hésité à déprécier ou à dénaturer ce qui se fait en France et l'ont ainsi autorisé à dire, à la Chambre des députés : « les Français n'ont » pas lieu d'être fiers (1) quand ils comparent le nombre des gué- » risons qu'on attribue à leurs asiles à celui qu'on obtient dans » les pays étrangers », et personne n'a protesté !

A Villejuif, paraît-il, on obtiendrait 12 0/0 de guérisons : ailleurs, ce serait à peine 1 ou 2 0/0 ; la moyenne en France serait en gros de 6 0/0, et en Allemagne de 18 à 20 0/0, chiffre obtenu cependant à l'asile de Bron (Rhône), suivant une riposte de M. Cazeneuve à M. Dron. Ce dernier renseignement place nos distingués confrères du Lyonnais dans un rang des plus enviables, puisqu'ils arriveraient, seuls en France, au même résultat que les Allemands !

Avec des statistiques ainsi recueillies, on ne sait où, ni comment, on arrive à des résultats stupéfiants, ridicules même, dont il faudrait rire s'ils n'étaient pas aussi attristants.

Une statistique intéressante et utile à faire r'oit reposer sur des données précises appliquées également aux asiles français et aux asiles étrangers ; la seule méthode rationnelle consiste à prendre pour base, et chaque année, *le nombre des · malades admis pour la première fois dans un asile* et non pas, la population moyenne ou totale et, alors, on arrive à ce résultat plus consolant à savoir : que la moyenne des guérisons obtenues dans un asile d'aliénés français est de 30 à 33 0/0, puis si on ajoute

(1) *Journal officiel*, loc. cit., p. 125, paragraphe 2.

à ce chiffre le nombre des malades sortis par amélioration dont la guérison s'est achevée et consolidée à domicile, on obtient des moyennes de 50, 55, 60 et 65 0/0. Je ne crains pas de donner ces chiffres et d'en affirmer l'exactitude, parce que j'ai pris la peine de les vérifier et de les contrôler sur place et par moi-même, pendant 26 ans, dans le même établissement.

Ces résultats ne sauraient être taxés d'exagération si l'on veut bien se rappeler que *dans le premier tiers du XIX° siècle*, Esquirol, notre maître à tous, obtenait déjà, dans sa maison de santé d'Ivry, 550/0 de guérisons et 33 0/0 à la maison nationale de Charenton, mais Esquirol opérait par lui-même ou avec l'aide des docteurs Bleynie et Calmeil.

« Recueillir des tableaux statistiques d'après des faits qu'on n'a point observés par soi-même, c'est courir à l'erreur (1). »

Ces bonnes histoires de statistiques faites à la diable, sur des bases inconnues, parfois différentes les unes des autres, ont permis et permettent encore aux directeurs des maisons de santé payantes de la Belgique, de l'Allemagne et de la Suisse d'opérer le drainage des malades riches, des bonnes poires, qui vont chercher merveille à l'étranger où, malheureusement, ils se rendent sur le conseil de médecins, qui opèrent dans le monde des snobs français, que la mode oblige à s'habiller de draps anglais, à chausser des souliers américains, à boire du vin du Rhin, à se purger avec l'eau d'Hunyadi-Janos, à se faire masser par des Suédois, à confier enfin leur mâchoire à des dentistes américains ; comme si, en France, nous n'avions pas du bon vin en Bourgogne, en Champagne, à Bordeaux, à Chinon, à Saumur ou à Vouvray, et aussi de bons draps à Elbeuf, Sedan et Roubaix ; comme si nous n'avions pas à Paris et en province des stomatologistes savants et habiles opérateurs et même des médecins aliénistes, hors de pair, médecins praticiens, consultants, médecins-directeurs à la tête des asiles publics et des maisons de santé privées. Oui, nous avons tout cela à Paris et en province, en qualité et en quantité ; mais avec l'habitude prise de dénigrer ce qui se fait chez nous, on organise une réclame (inconsciente, je veux bien l'admettre) en faveur des étrangers, qui empochent la bonne galette française.

Les malades, ainsi exportés, nous font d'ailleurs souvent retour,

(1) *Esquirol*, édition originale 1838, tome 2, p. 666.

délestés, désabusés, et pas toujours guéris (malgré les statistiques alléchantes), jurant, mais un peu tard, qu'on ne les y prendra plus.

On reproche aux asiles français de contenir des aigus, des curables et en même temps des chroniques et des incurables ; ces derniers prendraient aux médecins un temps précieux, et M. Dron, enfourchant le dada de nos théoriciens, dits à tort progressites, réclame deux sortes d'asiles : l'asile hôpital pour les premiers et l'asile hospice pour les autres, les incurables, les déments, les séniles, les faibles d'esprit.

Les malades de cette dernière catégorie sont moins intéressants, paraît-il, ils ne sont plus jugés dignes des attentions et des soins des *médecins traitants de l'avenir* et cependant, c'est dans ce milieu, dans un hospice de vieillards, de déments, d'incurables, d'infirmes, de dégénérés, d'hystériques et de paralytiques divers que Charcot a trouvé le moyen de créer l'*Ecole de la Salpêtrière*, d'où sont sortis des travaux inoubliables, des publications scientifiques qui ont fait le tour du monde et des élèves dont la plupart ont été ou sont aujourd'hui des maitres et à leur tour des chefs d'école : Bouchard, Ball, Bourneville, Raymond, Joffroy, Brissaud, Marie, Babinski et Ballet à Paris, l'éminent professeur Pitres à Bordeaux et enfin à Lyon le savant et distingué professeur Pierret.

Dans les asiles d'aliénés, les chroniques et les déments (qui ne le sont pas toujours d'ailleurs) et tant d'autres, désignés pour être placés dans les asiles hospices à créer, sont donc loin d'être négligeables au point de vue scientifique et médical ; ils sont fort intéressants à suivre, observer et surveiller et sont, pour les travailleurs, j'en appelle à mon excellent ami le docteur Marchand, une mine inépuisable vers laquelle les aliénistes de l'avenir feront bien de se diriger en vue du développement de nos connaissances cliniques et anatomo-pathologiques en psychiâtrie. Puisqu'il a été parlé de statistique, nous serions curieux de savoir, si en Allemagne, le pourcentage des guérisons (18 à 20 0/0) a été obtenu en opérant dans des asiles analogues aux asiles français c'est-à-dire contenant des curables et des incurables, ou si au contraire ce pourcentage a été pris dans les seuls asiles de curables, puisqu'ils en ont, paraît-il, en Allemagne ! car, alors le nombre des guérisons serait bien inférieur à celui obtenu dans les asiles français.

Il me paraît plus juste de dire : que les documents statistiques présentés à la Chambre des députés ont été recueillis au hasard en France et à l'étranger, qu'ils ne sont pas comparables entre eux et qu'ils ne permettent point d'avancer et surtout d'affirmer : qu'on fait en Allemagne mieux ou moins bien qu'en France et réciproquement.

Il ne faut point dénigrer la statistique, œuvre du travail pénible et opiniâtre, mais il nous faut « des tableaux statistiques, cons-
» truits avec conscience, d'après des notes journalières, recueil-
» lies, pendant plusieurs années, sur un grand nombre d'aliénés
» soumis aux mêmes conditions, qui fourniraient des termes de
» comparaison avec d'autres tableaux rédigés d'après des obser-
» vations faites sur des aliénés vivant dans des climats opposés,
» sous l'influence de mœurs, de lois, de régime différents. Que
» de résultats précieux pour la connaissance de la folie et de ses
» causes surgiraient de ces faits rapprochés, comparés par une
» sage critique ! Que de questions de haute philosophie résolues
» par la comparaison de ces travaux statistiques (1). »

Des Sociétés de Patronage pour les aliénés guéris
ou améliorés (2).

Nous avons en vain cherché, dans le projet de loi voté en pre-mière délibération par la Chambre des députés, une indication, une simple allusion aux Sociétés de patronage en faveur des alié-nés guéris qui doivent être mis en liberté, même s'ils sont privés de ressources, s'ils n'ont pas de famille pour les recevoir, s'ils n'ont pas de travail assuré pour gagner leur vie. C'est là évidem-ment, une lacune, un oubli regrettable que M. le député Dron n'a pas manqué de signaler, en attirant l'attention de ses collègues « sur la situation lamentable de l'aliéné guéri, remis en contact avec le milieu social, aux prises avec la misère ou, tout au moins, avec la gêne, avec l'inquiétude du lendemain » ; et il ajoutait à ce propos : « Il vous manque encore un organisme essentiel, in-

(1) *Esquirol*, loc. cit , p. 665.
(2) Annales Médico-Chirurgicales du Centre, n° 29, 21 juillet 1907.

dispensable, préposé à la protection de l'aliéné convalescent : je veux parler des Sociétés de patronage. »

Des *très bien* ont signalé ces bonnes et fortes paroles, mais il n'y a pas eu le moindre paragraphe ajouté aux « Sorties d'essai », prévoyant ou prescrivant l'organisation des Sociétés de patronage ; elles continueront, comme par le passé, à être ardemment désirées, sans être organisées comme le sont cependant, depuis longtemps, les Sociétés de patronage en faveur des condamnés libérés.

L'aliéné guéri ou convalescent, assuré de trouver, à sa sortie de l'asile, une réception cordiale, du travail et, au besoin, des conseils, ne tardera pas à reprendre sa place dans la Société et à y vivre de la vie commune, à l'abri d'une rechute.

Voilà ce que pensent les médecins aliénistes, ce qu'ils disent, ce qu'ils ont décrit et démontré dans de nombreuses publications, lans leurs Congrès périodiques et, notamment, au Congrès international d'Assistance publique de 1889 ; au Congrès international de médecine mentale de la même année ; au Conseil supérieur de l'Assistance publique, en 1890, où notre vaillant ami, le docteur Bourneville, a présenté un rapport magistral des plus documentés, dans lequel il a étudié les Sociétés de patronage sous tous leurs aspects, prouvé leur nécessité absolue, exposé leurs résultats pratiques, immédiats et lointains.

A part des tentatives partielles, publiques ou privées, dues à des philanthropes éminents qui, depuis 1840, avec Cazauvielh, ont réclamé, pour les aliénés guéris, la création de patronages analogues à ceux des condamnés libérés, *la société*, par les soins de nos législateurs et du gouvernement, n'a pas eu le temps « de former des Sociétés protectrices des malheureux aliénés que la misère et le mépris, dont ils sont fréquemment accablés, provoquent à de funestes rechutes » (1).

En 1842, David Richard, directeur de l'asile de Stephansfeld, s'efforça, à Strasbourg, dans un Congrès scientifique, de combattre *le préjugé de l'incurabilité des aliénés* ; « il ne suffit pas de les soigner dans les asiles et de les guérir », disait-il, « il faut, de toute nécessité, qu'ils ne trouvent pas, à leur sortie, une société prévenue contre eux, une société marâtre par indifférence, cruelle par préjugé... L'aliéné indigent qui a recouvré la raison, sort

___

(1) Cazauvielh, Paris, 1840 : Du suicide, de l'aliénation mentale, etc.

joyeux de l'asile où il a été constamment traité avec les égards dûs à sa souffrance. Rendu à la liberté, maître de ses actions, le cœur ouvert à l'espérance, il retourne avec empressement à ses anciennes relations. Chacun, pense-t-il, va se réjouir avec lui, l'aider à reprendre ses travaux, soutenir sa vie Qu'il se trompe cruellement ! *On ne veut pas croire à sa guérison*; on le poursuit de l'épithète injurieuse de fou ; on interprète défavorablement toutes ses actions, toutes ses paroles ; on lui refuse toute confiance ; la peur lui ferme toutes les maisons où il pourrait trouver du travail, et, resté isolé, bafoué, sans ressources, sa tête s'égare ; il cherche un remède à ses maux dans le suicide, ou bien il est renvoyé dans l'asile où il n'aurait jamais dû rentrer. »

Il n'y a rien de changé ; ce qu'on a pu écrire il y a soixante-cinq ans, on peut l'écrire encore aujourd'hui ; la mentalité du peuple et de la bourgeoisie ne s'est pas modifiée à cet égard ; le préjugé de l'incurabilité est toujours aussi vivace, aussi répandu : les aliénés continuent à effrayer les gens de toute condition, soit à l'asile, soit après leur sortie.

Chose curieuse et inexplicable : l'aliéné, dont on ne veut pas admettre la maladie, qu'on ne trouve pas dangereux pour la société, avant son placement dans un asile d'aliénés, qu'au besoin même, et souvent, on regarde comme victime d'une séquestration arbitraire, devient dangereux quand il a été soigné dans un asile, et n'est plus digne d'intérêt quand il sort par suite de guérison ; la société ne veut plus en entendre parler ; on l'évite, on l'isole, on lui refuse du travail ; il n'avait pas le droit de guérir, il est devenu nuisible et dangereux.

Que de choses à faire ! Que de luttes à continuer pour modifier la mentalité du grand public! pour lui faire admettre que l'aliéné a besoin de soins médicaux rapidement mis en œuvre au début du mal ; que l'isolement de la famille et des habitudes antérieures s'impose et ne peut être pratiqué que dans des asiles spéciaux ; que la guérison de la folie est chose possible, souvent réalisée ; que le retour à la raison et à la vie familiale doit se faire dans les meilleures conditions ; que l'aliéné guéri ou amélioré doit trouver, à sa sortie de l'asile, des attentions délicates, des encouragements, du travail, de l'amitié et de la confiance ; que la société, enfin, doit sans retard, cette fois, et par des dispositions législatives, décréter et organiser les Sociétés de patronage.

Point n'est besoin de s'arrêter à l'objection de dépenses nouvelles à prévoir; elles seront de peu d'importance, puisqu'il s'agit simplement d'assister des aliénés indigents, dépourvus de toutes ressources et qui, rapidement mis à même de travailler et de gagner leur vie, n'auront pas longtemps besoin de secours pécuniaires. L'assistance morale et l'accueil bienveillant prodigués à l'aliéné, à sa sortie de l'asile, préviendront, d'ailleurs, la rechute et, par suite, les dépenses occasionnées par un nouveau séjour à l'asile des aliénés.

Puisqu'on a reconnu l'utilité des « sorties d'essai » par des dispositions législatives nouvelles et précises, il faut compléter cette mesure philanthropique en voie de passer de la théorie à la pratique, par des décisions immédiatement applicables aux Sociétés de patronage. En provoquant, en facilitant, en augmentant le nombre des sorties, il faut songer à éviter les rechutes, ou bien il n'y a rien de fait.

Que ceux qui ignorent tout ce qui a été demandé, réclamé et tenté, depuis près d'un siècle, par les médecins aliénistes, en faveur des Sociétés de patronage et qui désirent le savoir, prennent la peine de lire les rapports des docteurs Giraud (de Rouen), et Ladame (de Genève) ; ils y trouveront tous les renseignements désirables.

Nos distingués collègues ont, en effet, dans une savante et précieuse collaboration au Congrès de La Rochelle, en 1893, produit un travail remarquable, étudié la question des sociétés de patronage dans ses rapports avec l'histoire, la théorie, la pratique, et énuméré, enfin, les mesures déjà prises en Suisse ou ailleurs, à généraliser et à appliquer définitivement en France.

Auront-ils prêché dans le désert ?

Aurons-nous fait comme eux en rappelant leurs travaux ?

ALCOOLISME INCONSCIENT [1]

On désigne sous ce nom une variété d'*alcoolisme* auquel arrivent progressivement des gens qui fulminent toutes sortes d'injures contre les ivrognes vulgaires, dits professionnels ; ils sont loin de croire que, au point de vue du résultat, zingueur et bourgeois peuvent souvent se donner la main. Partis de points distincts, ayant suivi des sentiers différents, ayant marché à pas inégaux, ils finissent cependant par se rencontrer, ils deviennent tous deux *alcooliques* : les deux sont à plaindre, les deux sont mûrs pour la maison de santé ; mais si l'ouvrier verse dans l'alcoolisme, c'est par suite du mauvais exemple, de la maladie, du chômage et souvent du *tædium vitæ,* c'est peut-être aussi le résultat d'une mauvaise organisation sociale ! Le bourgeois, l'homme arrivé et repus est moins à plaindre, c'est parce qu'il l'a voulu qu'il s'est alcoolisé.

Dans la bourgeoisie, toutefois, il y a des femmes sobres, rangées, choyées et honnêtes qui s'alcoolisent d'une façon inconsciente. Nous signalons le danger ; en voici, d'ailleurs, un exemple :

Une dame de 35 ans, ayant séjourné à X... pendant plusieurs années, avait l'habitude, après chaque repas, de prendre un petit verre d'une liqueur soi-disant digestive, analogue à la Chartreuse. Cette médication lui avait été prescrite par un pharmacien de Paris pour la guérir de maux d'estomac de nature indéterminée. Mme X..., à part ce traitement, ne buvait ni vin, ni bière, ni liqueurs fermentées ; sa boisson favorite était l'eau claire et filtrée... et cependant ! ! Par un beau jour du mois de mai, je

(1) Annales Médico-chirurgicales du Centre, 1908.

fus appelé à lui donner des soins pour un cas non douteux de *delirium tremens*, dont la description est à lire dans la dernière partie de l'*Assommoir*.

Notre malade est aujourd'hui complètement guérie ; elle ne boit plus de liqueur digestive, elle désire que *son cas serve d'exemple*, et fait une propagande active en faveur de la Société de tempérance. Chose rare à citer, elle n'a point oublié son médecin qui, à force de recherches patientes, a su trouver la cause de sa maladie (*sublata causa tollitur effectus !*) Elle n'a point, il est vrai, fait ses classes de latin ; elle ignore donc les vers suivants attribués à Euricius Cordus, médecin et poète allemand du xvie siècle :

> Tres medicus facies habet : *unam* quando rogatur
> *Angelicam ;* mox est, cum juvat, *ipse Deus.*
> Post ubi curato poscit sua præmia morbo,
> Horridus apparet terribilisque *Satan.*

Quoi qu'il en soit, Mme X... vient, sur ma demande, d'écrire le factum dont la teneur suit, dans lequel elle raconte les visions, hallucinations et sensations bizarres qui l'ont impressionnée pendant le court accès de *delirium tremens* dont elle ne craint plus le retour.

CE QUE J'AI VU !

Un samedi, je me rendis, avec mon fils, chez un commerçant de la ville ; j'allais réclamer un vêtement de mon mari, qui devait être fait ce jour-là, lorsque ce monsieur me dit que sa femme était malade et m'engagea à aller la visiter ; je montai jusqu'au premier étage, où se trouve son logement ; là, je la vis étendue, paraissant affectée d'un commencement d'angine ; elle fit signe à mon fils de se retirer dans l'autre chambre et je remarquai alors une lampe posée sur une petite table devant son lit ; la flamme que projetait cette lampe *me parut suspecte et l'odeur en était suffocante;* ne voulant point fatiguer la malade et craignant la mauvaise odeur de cette lampe, je me retirai presque aussitôt.

Le dimanche, en me promenant, avec mon fils, sur le Mail, je remarquai un équipage richement orné et précédé d'une voiture de bohémiens ; ces deux véhicules, se suivant si grotesquement, me firent aussi une vive impression. En revenant de cette promenade, dans la grande rue, je vis une dame, avec laquelle j'avais toujours été en excellentes relations, *me tirer la langue en faisant une grimace.*

Les jours suivants, je fus alarmée de découvrir sur ma personne des boutons qui, vu leur situation, étaient fort difficiles à soigner ; je me crus de suite en danger et pris la résolution d'aller à Paris consulter un médecin.

Dans mon logement, je remarquai, en face de ma fenêtre, un pigeon blanc se tenant immobile, placé sur le milieu d'une fenêtre du troisième étage d'un bâtiment situé de l'autre côté de la rue : *ce pigeon blanc me semblait un avertissement.*

Un autre jour, j'entrai dans la cathédrale avec mon fils ; je vis l'autel richement orné et l'intérieur de l'église tout garni de bannières rouges et de bannières blanches ; les rouges étaient ornées de couronnes et les blanches représentaient deux colombes.

Je passai rapidement, effrayée de tant de splendeur et *croyant mon nom inscrit sur ces bannières,* j'en fus vivement impressionnée, au point que je fis venir un prêtre de la cathédrale pour m'expliquer, *me croyant persécutée par le clergé.*

Me sentant très malade, je fis venir un médecin, je me couchai pour le recevoir ; ce docteur s'approcha de moi, me regarda le visage et *me parut faire le signe de lever les yeux au ciel,* puis il me visita et m'ordonna de faire toucher mes boutons avec un pinceau trempé dans une composition médicale contenue dans une petite fiole ; sachant que je ne pourrais pas faire cette opération moi-même, je ne voulus pas employer ce remède et fis venir un autre médecin. En approchant de moi, ce docteur *me parut tirer un coup de pistolet dans ma figure,* il m'ordonna de prendre une cuillerée d'une composition ressemblant à un sirop, et que je pris avec bonne volonté ; mais ce docteur voulut aussi me faire prendre des pastilles blanches. Je refusai, ne trouvant *pas la forme de ces pastilles à mon goût ;* ce deuxième docteur me sembla avoir une *forte fluxion à la joue droite.*

Un soir, j'entendis une voix me questionner ; *cette voix me semblait venir de l'étage supérieur.*

Je reçus aussi deux télégrammes ; ils me parurent empoisonnés. Je vis une boite d'allumettes sur ma table, sur laquelle je crus y voir une demande. Je remarquai aussi des billets de loterie, que j'avais sortis d'une cassette où je les avais placés ; ces billets me parurent empoisonnés et je les brûlai. Je trouvai aussi, sur mes meubles, des pièces d'or de plusieurs dimensions ; je crus y voir gravée ma tête, ainsi que celle de mon fils.

Je fis le voyage de Paris ; en allant, le long du chemin, je remarquai des superbes champs de fleurs, d'autres où se trouvaient étendues des matières d'engrais ; je voyais aussi des machines de tout genre, manœuvrées par d'habiles ouvriers ; enfin, il y avait à mes yeux, sur tout le parcours, une activité inaccoutumée.

Au débarcadère du chemin de fer, je vis une quantité de voitures à armoiries, encombrant la cour ; j'en choisis une sans marque et me fis conduire dans un hôtel où nous avions l'habitude de descendre en famille ; je me fis servir dans une chambre séparée ; à côté de cette chambre ; je vis un cabinet paraissant être un cabinet de toilette. Au milieu, sur une table, se trouvaient placés une grande quantité de peignes roses et blancs ; *ce cabinet me parut suspect.* Je remarquai aussi, dans la chambre que nous occupions, deux tableaux représentant, l'un un personnage ressemblant à Béranger, et l'autre, une femme ridicule ; ces deux tableaux, ainsi que le cabinet, me firent une impression pénible *et je sortis de l'hôtel.*

Je me dirigeai, avec mon fils, du côté où demeurait un de mes parents : j'entrai chez lui et je fus frappée de voir, sur son buffet de salle à manger, deux lampes jetant des lumières de couleur, qui avaient aussi une *odeur suffocante;* je demandai à ce parent de me conduire dans un hôtel voisin où j'avais l'habitude de descendre, autrefois, lorsque j'allais de ce côté de Paris; il me répondit qu'il était dangereux pour moi d'y coucher seule avec mon fils; alors je lui demandai de me conduire à un poste de police, afin de demander un asile sûr pour la nuit; n'en ayant point trouvé, je finis par me décider à revenir chez moi. En voulant monter dans le train (j'avais pris des billets de deuxième classe), je fus frappée de voir des femmes étendues dans une position indécente et je me décidai à monter avec mon fils dans un wagon de troisième classe où il y avait beaucoup de monde. Sur ma gauche, dans le wagon, je remarquai un *poignard de franc-tireur,* je n'en eus pas peur et me mis à la portière pour prendre l'air; il me semblait que la locomotive lançait des bouffées de vapeur qui me faisaient du bien.

Je revins chez moi, mais, *ne m'y trouvant pas en sûreté,* j'allai, avec mon fils, à l'Hôtel de Ville de la localité, demander un asile pour la nuit; M. l'Agent de police qui se trouvait là me dit qu'il ne pouvait me satisfaire, attendu que dans notre ville personne n'en avait besoin; il m'offrit de venir passer la nuit chez moi, et j'acceptai; ce monsieur me parut fort émotionné.

Dans l'intérieur de l'Hôtel de Ville, en face la porte d'entrée, je vis une chambre très spacieuse, dans le fond de laquelle se trouvait une estrade toute préparée comme pour faire un mariage; cette chambre *me parut tendue de velours cramoisi avec ornements de galons et franges d'or.*

Un autre jour, je voulus faire ma cuisine; mes casseroles me parurent embarbouillée d'une certaine composition noire ressemblant à de la mine de plomb; la cuisinière me parut mettre une composition blanche dans mon filtre, ressemblant à de l'alun; mon mari vint aussi me présenter un soufflet qui me fit un drôle d'effet.

Me voyant en danger chez moi, je résolus d'en sortir à tout prix, et me sauvai avec mon fils; j'entrai dans un hôtel où je demandai une chambre; sur la cheminée, placé sur la pendule, je remarquai un petit sujet de bronze représentant un homme et paraissant très ridicule. *Je ne voulus pas rester dans cette chambre* et en demandai une autre; la personne chargée de la surveillance de la maison m'en offrit une autre qu'elle me montra; sur la cheminée également se trouvait aussi une pendule sur laquelle il y avait un sujet représentant une femme caressant un oiseau; *cette allégorie me parut fort suspecte* et je ne voulus pas accepter d'y rentrer. Au fond d'une autre chambre, en descendant l'escalier, j'aperçus le haut d'un superbe vitrail fermé en cintre et fait de carreaux de toutes couleurs.

Je sortis de l'hôtel et me dirigeai, avec mon fils chez un commerçant de la ville, et je priai la maîtresse de la maison de vouloir bien prendre mon fils chez elle comme commis de magasin; chez cette personne, je crus voir, en entrant dans la chambre où elle me reçut, *des bouffées de fumée ayant une couleur suspecte;* cette fumée me suffoquait; je m'éloignai et me rendis dans un établissement de bains; je me fis préparer une chambre à deux baignoires, mais, au moment de prendre le bain, *je crus voir au fond de l'eau une certaine composition blanche opaque;* je refusai d'y rentrer et, me *croyant persécutée de tous les habitants de la ville,* je me présentai dans un établissement de l'Etat, à la maison de santé où on soigne des aliénés ; là je demandai à ce qu'on voulut bien faire donner un bain et une douche, car je sentais ma tête en très mauvais état.

Dans cet établissement où je rentrai, on me conduisit à la salle à manger. Je crus voir, en la personne qui me faisait manger, un personnage important déguisé en femme ; croyant ma dernière heure arrivée, je me préparai à mourir ; mais, quelque temps après, me trouvant dans un autre local et me sentant beaucoup mieux, je me rassurai. Là (j'étais dans une cour), je vis dans le ciel des phénomènes semblant être de feu et que j'attribuai à la magie ; ces phénomènes représentaient des personnages marquant de toutes administrations, une femme paraissant être couchée et prête à mourir, *des spectres*, des éléphants, des chameaux, des chiens, des oiseaux dont une mère, dans son nid, semblait disputer ses petits aux chiens qui voulaient s'en emparer, des porcs, *des poissons monstrueux*.

Un autre jour, sur les pierres dont la cour est pavée, *je vis des têtes de mort* que je croyais être des têtes de personnages marquants ; plus tard, dans cette même cour, je remarquai une ombre représentant un flacon dont le bouchon avait la forme du bout d'un doigt ; je vis aussi sur le côté, à droite, l'ombre d'une locomotive.

Dans mon lit, le soir, la porte de ma chambre se trouvant ouverte, je vis dans le ciel une tête de feu monstrueuse représentant à peu près une personne que j'avais vue autrefois ; cette figure paraissait me faire les gros yeux.

Un autre soir, en face de mon lit, sur la cheminée, je remarquai une *tête d'âne embaumée*.

Plus tard m'apparut un autre phénomène représentant *une femme placée sur un char, tenant une fourche à deux branches et coiffée d'un casque*.

La nourriture me parut aussi représenter des personnages de tout rang ; je voyais des têtes de juges, de gens d'armes, de militaires, de prélats et de personnes du peuple dans mon assiette.

Dans le dernier local que j'habitai, je vis dans les cieux un phénomène de feu représentant un petit village placé au milieu des montagnes et me semblant être un paysage suisse.

La nuit, je vis un météore semblant être la lune en grand.

Je remarquai aussi, le même soir, en face de mon lit, dans le miroir de la table à toilette, une tête de chien et l'ombre d'un squelette sur le parquet de la chambre ; je supposai que la tête de chien était formée des ombres de deux cuvettes qui se trouvaient placées sur cette table, et que le squelette était formé de l'ombre d'une petite table ronde à pied tourné qui était justement disposée à cet effet.

Plus tard, dans la dernière chambre que j'habitai, la gardienne de ma chambre à coucher étant malade, on avait disposé une veilleuse sur la cheminée en face de mon lit ; je vis une ombre représentant un flacon surmonté d'un bouchon dont le haut avait la forme d'un doigt ; puis, sur la cheminée, je vis une étoile scintiller sur un petit pot de fleurs artificielles qui était placé devant cette veilleuse.

En dernier lieu la forme du pain me sembla en cœur.

Depuis, je n'ai plus rien vu d'extraordinaire, et, tout en comprenant bien que j'ai été malade, je me demande comment il peut se faire qu'il soit possible de voir si nettement des choses ou des objets que les gens qui m'entouraient ne pouvaient pas voir. C'est une maladie bien incompréhensible que je pourrais, je le sens, me donner à volonté, mais, vous le savez, mon mari a brisé toutes les fioles de la maudite liqueur, et, à vous le dire franchement: chat échaudé craint l'eau froide.

Yveline MERCY.

Pour copie conforme :

Dʳ DOUTREBENTE.

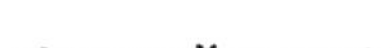

ÉLOGE DU Dr DANNER [1]

Le docteur Danner (de Tours), membre correspondant de la Société médico-psychologique, est mort à Saint-Avertin, près Tours, le 18 décembre 1907, chez sa fille Mme veuve Sainton, où il était venu se réfugier quand, terrassé par l'artério-sclérose, il avait dû renoncer à l'exercice de la médecine et aux exigences des multiples fonctions, dont il avait encore la charge à l'âge de soixante-quinze ans.

La mort du docteur Danner, qui pendant un demi-siècle a fait de la médecine à Tours, a été une perte irréparable, profondément ressentie, pour le corps médical tourangeau, où il occupait, sans conteste, la première place, grâce à la grandeur et à la beauté de son caractère, à sa dignité professionnelle, à sa parfaite urbanité, à sa légitime réputation scientifique et à sa haute personnalité morale.

Danner, Michel-Ange-Louis-Léon, est né à Tours le 27 septembre 1833, au n° 22 de la rue Colbert. Son père, originaire d'Aix-la-Chapelle, s'était engagé et était incorporé en 1809, au 4° régiment de lanciers ; blessé en 1813 et 1814, il quitta l'armée active pour entrer dans l'administration militaire ; en dernier lieu, il avait le rang de chef de bureau à l'intendance de Tours. En 1833, M. d'Entraigues, préfet d'Indre-et-Loire, le nommait chef de division à la préfecture, où, pendant dix ans, il s'acquitta de ses fonctions avec la plus scrupuleuse exactitude, laissant à Tours la réputation d'un homme instruit et distingué ; il appartenait par sa mère à la famille de Wettengel (2).

<hr>

(1) Ann. médico-psych., mars 1908.
(2) Sauze, médecin aliéniste, dont nous avons fait l'éloge au Congrès de Marseille, en 1899, était aussi fils d'un chef de division à la préfecture.

Après avoir fréquenté la pension Couturier, le jeune Danner Léon entra au lycée de Tours, où il a fait de solides et brillantes études classiques. En 1849, élève de philosophie, il remporta tous les premiers prix. Bachelier ès-lettres le 16 octobre 1849 et bachelier ès-sciences le 13 novembre 1850, il se décida à étudier la médecine, contrairement à l'avis de son père, qui le destinait à l'École normale supérieure et à l'enseignement des lettres.

Étudiant à l'École de médecine de Tours, Léon Danner s'attacha de préférence aux professeurs Charcellay-Laplace et Thomas Saturnin, qui furent ses premiers maîtres ; il fut lauréat de l'École de médecine en 1851 et 1852 et termina ses études médicales à Paris, où nous le trouvons externe des hôpitaux en 1853 et, enfin, interne de la promotion de 1854.

Dans les hôpitaux de Paris, pendant quatre ans, les maîtres de Danner, dont il a donné lui-même les noms, furent Vernois, Hérard, Moissenet, Cazalis, Guersant, Jarjavay, Monod, Demarquay, Hillairet et Follin, c'est-à-dire des anatomistes, des médecins et des chirurgiens ; mais en dehors de l'enseignement officiel, Danner fréquenta, pendant plusieurs années, les visites et les cours libres de J.-P. Falret à la Salpêtrière, les leçons cliniques de Baillarger et surtout l'enseignement si brillant du professeur Lasègue, médecin de l'infirmerie du Dépôt à la Préfecture de police, par où passaient tous les malades atteints ou soupçonnés d'aliénation mentale. L'élève du docteur Lasègue devint rapidement son confident et son ami, amitié qui se continua à vie. Ces deux hommes, si bien doués, étaient faits pour se comprendre et s'estimer réciproquement, car tous deux, amis des belles-lettres, esprits cultivés, artistes, hommes de science et philosophes, avaient tous deux aussi le don de la persuasion, la facilité d'élocution, la pureté du langage, la clarté dans l'exposition poussée jusqu'à l'éloquence.

Pendant et après son internat de 1856 à 1859, Danner devint le collaborateur intime de Lasègue, aux *Archives générales de médecine*, où il a fait de nombreux articles de bibliographie française et étrangère, des revues et des articles originaux sur l'*Arc sénile*, la maladie *bronzée*, le *typhus de Crimée*, la *pathologie utérine* et l'*emploi des inhalations en thérapeutique*, etc.

Le 7 août 1858, Danner soutenait à la Faculté de Paris sa thèse pour le doctorat en médecine ; il avait pris pour sujet : l'*Étude sur Esquirol et son influence sur la marche de la pathologie mentale.* Cette étude, ainsi que l'a fait remarquer Jules Falret, est un travail très sérieux, fait à un point de vue philosophique et élevé, dans lequel, tout en rendant hommage aux grands mérites de l'homme et du savant aliéniste que fut Esquirol, l'auteur, avec une grande netteté d'idées et avec un vrai bonheur d'expression, exposait la doctrine de nos ancêtres en médecine mentale.

Pinel et Esquirol n'avaient point échappé à l'influence des idées régnantes sur la psychologie normale et l'étude des facultés intellectuelles, morales et instinctives de l'homme, dont la maladie n'était alors qu'une déviation et un trouble passager ou permanent. Cette tendance plus psychologique que clinique et médicale, vivement critiquée et combattue par le docteur Danner, le plaçait d'emblée au nombre des médecins aliénistes, qui ne devaient pas tarder à abandonner l'histoire et la pathologie des passions humaines pour étudier les causes somatiques de la folie, ses intimes relations avec la pathologie interne et générale, et rechercher enfin une thérapeutique scientifique autre que le traitement moral et systématique de Leuret.

Par ses relations scientifiques et l'allure générale de son esprit, le docteur Danner paraissait destiné à aborder le concours d'agrégation en médecine et séjourner définitivement à Paris ; mais, pour vivre près de sa mère qu'il adorait, il revint à Tours exercer la médecine et assister, comme adjoint, le docteur Alain-Dupré, médecin en chef de l'asile des aliénés, dont la santé était gravement compromise.

En 1859 et 1860, le docteur Danner fut successivement nommé médecin en chef de l'asile des aliénés, puis de l'hospice, et en cette qualité il vint habiter la maison, où nous l'avons connu, maison située au coin de la rue de l'Hospitalité et du ruau Sainte-Anne.

Peu de temps après, il était appelé à l'Ecole de médecine, comme chef des travaux anatomiques, puis comme suppléant des chaires d'anatomie et de clinique externe et enfin comme professeur de physiologie en 1863, chaire dont il resta titulaire jusqu'en 1893.

En 1880, le docteur Danner fut nommé directeur de l'Ecole de médecine ; il obtint l'honorariat en 1893.

Membre de la Société d'anthropologie et de la Société de médecine légale de Paris, le docteur Danner avait été à Tours chargé de multiples fonctions qu'il trouvait le temps de remplir avec une constante et méthodique ponctualité : médecin du lycée (1875) et de l'école normale d'institutrices (1888) ; membre du conseil d'hygiène (1874) ; membre de la commission de surveillance des prisons et du Comité de patronage des condamnés libérés (1878) ; membre de la Commission administrative des hospices (1881) ; membre du Comité de patronage des enfants du premier âge, puis président de ce Comité (1879) ; membre du Conseil municipal de Tours (1870-1883) ; médecin principal des chemins de fer de l'Etat (1882) ; médecin légiste (de 1859 à 1907).

C'est dans cette dernière fonction que le docteur Danner fit réellement la preuve de ses brillantes qualités et des ressources inépuisables d'un homme lucide, pondéré, maître de lui-même, sachant éclairer les questions les plus controversées et imposer la conviction. Pendant près de 50 ans, expert recherché par les tribunaux correctionnels et les cours d'assises de Tours et de la région, il n'a jamais été discuté, et ses conclusions furent toujours adoptées par les magistrats ou le jury, auxquels il savait si bien parler, sans les étonner ou les surprendre par des considérations scientifiques abstraites ou des locutions techniques à l'usage des seuls médecins. Ses rapports de médecine légale et ses dépositions en cour d'assises resteront des modèles du genre ; on ne saurait trop en parler, et longtemps magistrats et avocats en garderont le souvenir inoubliable.

Le docteur Danner a un grand défaut, me disait un jour un avocat très connu de notre région, « il parle trop bien ; il est » par trop clair dans son exposition, il impose trop ses convic- » tions ; il rend ainsi ingrate et par trop difficile la tâche du » défenseur légal des accusés ».

Comme médecin du service des aliénés, dans un asile des plus primitifs, il obtint de la Commission administrative la reconstruction totale de cet établissement et, dans le service des femmes, il proposa et réalisa, en 1866-1867, la suppression des cellules dont Rieger à Würzburg a fait l'essai, *sans précédent*, en 1893 !

Pendant l'année terrible, le docteur Danner fit, lui aussi, tout son devoir, en donnant ses soins aux blessés ; il obtint à cette occasion la croix de la Légion d'honneur (23 août 1873), et plus tard les palmes académiques (1877), et la rosette d'officier de l'Instruction publique (1884).

Ses confrères ayant vivement apprécié ses éminentes qualités professionnelles, l'avaient rapidement nommé président de leur association, fonction qu'il a conservée pendant de longues années, au bout desquelles il devint président honoraire.

Pendant son séjour à Tours, le docteur Danner n'a jamais eu le temps de publier des mémoires; on a de lui, cependant, les discours qu'il a prononcés aux séances de rentrée de l'Ecole de médecine, discours remarqués, parmi lesquels il convient de rappeler *une revue d'ensemble sur les Délires épidémiques aux diverses époques de l'histoire*, avec des considérations générales sur les tables tournantes et les poussées périodiques de spiritisme, qui se produisent encore de nos jours en Amérique, en Europe et même en France, comme un triste reflet des préjugés sociaux du temps passé.

Le service hospitalier du docteur Danner comprenait, avec les aliénés, les enfants du premier âge, les enfants assistés, les vieillards hommes et femmes, les pensionnaires et les employés de ce grand établissement ; il était, bien entendu, recherché des élèves, et parmi eux, je dois rappeler mes collègues du service des aliénés : MM. Petrucci (d'Angers), Taguet (de Ville-Evrard), et Cullère (de la Roche-sur-Yon), ce savant modeste, dont les publications scientifiques sont aussi appréciées en France qu'à l'étranger. Qu'il me soit permis d'y ajouter mon nom, puisque pendant deux ans (1864-1865 et 1865-1866) j'ai eu l'insigne honneur d'être l'interne du docteur Danner, de conquérir son amitié et de lui conserver, jusqu'au dernier jour, la reconnaissance et l'admiration.

En 1893, alors qu'il avait droit à un repos bien gagné par toute une vie de labeur acharné, le docteur Danner eut la douleur immense de perdre son gendre, le docteur Sainton, qui, tout jeune encore, avait réussi à se faire à Tours une situation des plus enviables. C'est à ce moment qu'il trouva encore des forces pour faire face à des charges nouvelles, accablantes, et répondre aux exigences pénibles de la clientèle et de la consultation, et cela sans aucune faiblesse, sans le moindre signe de découragement.

Ce penseur, ce philosophe, ce médecin philanthrope et éclairé redevint, à soixante et un ans, un praticien recherché et écouté, ayant conservé, malgré les plus dures souffrances morales, toute sa lucidité, son calme, sa vive intelligence et son accueil aimable et bienveillant.

S'il était possible de caractériser le bon citoyen, le fils, le mari, le père de famille que fut le docteur Danner, il faudrait ajouter : qu'il a donné toute sa vie, son activité, son intelligence, à l'humanité, à son pays, à sa famille, et qu'il a vécu en véritable stoïcien, laissant à tous ceux qui l'ont approché l'amertume des regrets, mais aussi la majesté du souvenir !

Une foule aussi nombreuse que recueillie et attristée accompagna le convoi funèbre du docteur Danner jusqu'au cimetière de la Salle où il a été inhumé ; des discours vibrants de cœur et d'émotion ont été prononcés sur sa tombe par MM. Wolff, au nom de l'Ecole de médecine ; Bourreau, au nom de l'Association médicale ; Meunier, au nom de ses anciens élèves, et Brétégnier, inspecteur d'Académie, discours que nous aurions voulu reproduire s'ils n'avaient pas déjà été publiés dans divers recueils, et notamment dans tous les journaux de la région. Le *Petit Indépendant médical* (janvier 1908) y a joint une phototypie qui reproduit fidèlement la figure aimable et les nobles traits de notre premier maître en médecine mentale.

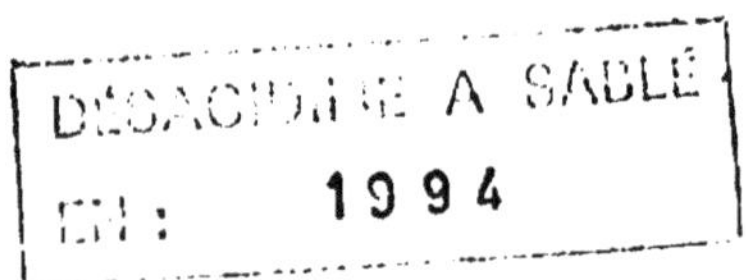

TABLE DES MATIÈRES

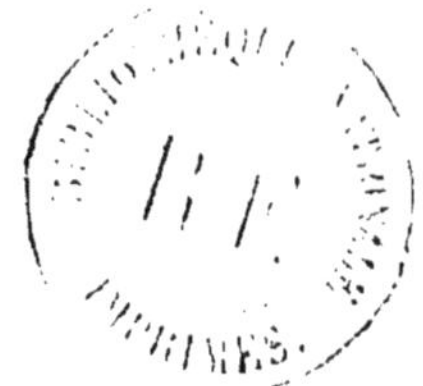

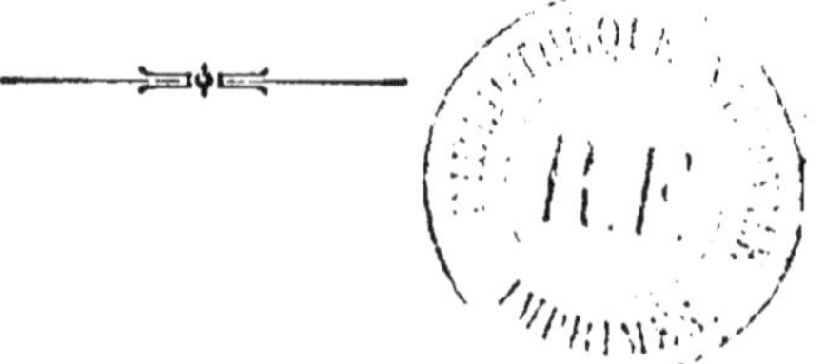

TABLE NOMINATIVE

TOURS, IMPRIMERIE BONNESOEUR ET Cie

www.ingramcontent.com/pod-product-compliance
Ingram Content Group UK Ltd.
Pitfield, Milton Keynes, MK11 3LW, UK
UKHW021002140726
13695UKWH00001B/53